国际经典心血管病译著

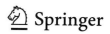

Heart Failure
A Comprehensive Guide to Pathophysiology and Clinical Care

心力衰竭
病理生理学与临床管理综合指南

原著　[美] Howard J. Eisen　　主译　唐其柱

中国科学技术出版社
·北 京·

图书在版编目（CIP）数据

心力衰竭：病理生理学与临床管理综合指南 /（美）霍华德·J. 艾森（Howard J. Eisen）原著；唐其柱主译. 一北京：中国科学技术出版社，2021.5

书名原文：Heart Failure: A Comprehensive Guide to Pathophysiology and Clinical Care

ISBN 978-7-5046-8980-1

Ⅰ.①心… Ⅱ.①霍…②唐… Ⅲ.①心力衰竭－诊疗－指南 Ⅳ.① R541.6-62

中国版本图书馆 CIP 数据核字（2021）第 034158 号

著作权合同登记号：01-2020-7671
First published in English under the title
Heart Failure: A Comprehensive Guide to Pathophysiology and Clinical Care
edited by Howard Eisen
Copyright © Springer-Verlag London 2017
This edition has been translated and published under licence from Springer Nature Switzerland AG.
All rights reserved.

策划编辑	王久红　焦健姿	
责任编辑	王久红	
装帧设计	华图文轩	
责任印制	李晓霖	

出　　版	中国科学技术出版社
发　　行	中国科学技术出版社有限公司发行部
地　　址	北京市海淀区中关村南大街 16 号
邮　　编	100081
发行电话	010-62173865
传　　真	010-62179148
网　　址	http://www.cspbooks.com.cn

开　　本	889mm×1194mm　1/16
字　　数	654 千字
印　　张	23.75
版　　次	2021 年 5 月第 1 版
印　　次	2021 年 5 月第 1 次印刷
印　　刷	天津翔远印刷有限公司
书　　号	ISBN 978-7-5046-8980-1 / R · 2682
定　　价	298.00 元

Translators List　译者名单

主　译　唐其柱　武汉大学人民医院
副主译　沈涤非　武汉大学人民医院
译　者　（以姓氏汉语拼音为序）

卞洲艳　武汉大学人民医院

蔡珠兰　武汉大学人民医院

代　佳　中南大学湘雅三医院

邓　伟　武汉大学人民医院

樊　迪　武汉大学人民医院

郭　振　武汉大学人民医院

黄　觊　首都医科大学附属北京安贞医院

黄思慧　武汉大学人民医院

孔春燕　武汉大学人民医院

廖海含　武汉大学人民医院

芦　茜　武汉大学人民医院

马　磊　郑州市第七人民医院

马振国　武汉大学人民医院

孟妍妍　武汉大学人民医院

倪　健　武汉大学人民医院

沈　波　武汉大学人民医院

万春霞　武汉大学人民医院

汪晶晶　中国人民解放军总医院

王辉波　武汉大学人民医院

吴海明　武汉大学人民医院

吴青青　武汉大学人民医院

徐　蔓　武汉大学人民医院

徐斯驰　武汉大学人民医院

严　玲　武汉大学人民医院

杨　政　武汉大学人民医院

袁　园　武汉大学人民医院

袁雨培　武汉大学人民医院

张　鑫　武汉大学人民医院

周　恒　武汉大学人民医院

朱金秀　汕头大学医学院第一附属医院

内容提要　**Abstract**

　　本书引进自世界知名的 Springer 出版社，是一部心力衰竭专业参考书，由美国 Drexel 大学医学院心脏科教授 Howard J. Eisen 联合众多学界专家共同打造，全面涵盖了病理生理学、病情评估、医疗管理、器械治疗、心脏移植和机械循环支持等方面的内容，还分享了心力衰竭领域从分子基础到临床防治的前沿进展和学术观点，并特别介绍了心脏超声心动图、磁共振成像、病理切片和血流动力学描记等心力衰竭病情评估的内容。本书内容翔实，脉络清晰，图文并茂，可读性强，为心力衰竭的临床诊疗提供了理论依据，既可作为心血管内外科、内科相关专业及老年病科等医生的实践指南，又可供相关专业研究生、规范化培训医生和其他相关专业人员阅读参考。

补充说明

　　书中参考文献条目众多，为方便读者查阅，已将本书参考文献更新至网络，读者可扫描右侧二维码，关注出版社医学官方微信"焦点医学"，后台回复"心力衰竭"，即可获取。

Foreword by Translators　译者前言

　　这是一部有关心力衰竭病理生理基础和临床防治综合指导的专业著作，以美国 Drexel 大学医学院心脏科教授 Howard J. Eisen 为首的相关专家为我们分享了心力衰竭领域从分子基础到临床防治的前沿进展和学术观点。

　　心力衰竭的基础和临床研究是当前国内外心血管病学领域最具热点的主题之一，心血管病学的专业期刊每年都会发表大量研究论文，相关的学术会议也是心血管病学领域最具人气的会场之一，这些都反映出目前还没有阐明心力衰竭病理生理和临床防治的关键问题。

　　"他山之石，可以攻玉。"本书重点讨论了心力衰竭的一系列重要问题，包括心力衰竭的病因、病理生理过程及发生心力衰竭后的病情评估、器械治疗、心脏移植和机械循环支持等一系列干预措施。特别是深入分析了心力衰竭的病理生理和临床管理，肯定了器械治疗、干细胞疗法和机械循环支持等新型干预方式在心力衰竭治疗中的应用前景。

　　感谢中国科学技术出版社引进并邀约我们翻译本书。书中内容专业性非常强，从翻译初稿到审订终稿，通过大家辛勤努力，历时 1 年多，终于完成了本书的翻译工作。

　　最后，我要感谢参与本书翻译的各位译者，大家都在工作之余花费大量时间对原文精心推敲、对译文反复斟酌，几经审校才使本书最终得以呈现在广大读者面前。再次感谢各位译者的辛苦付出！

武汉大学人民医院心血管内科

教授、主任医师

原书前言 Foreword by Authors

随着心血管疾病（如心肌梗死和心脏瓣膜病）患者生存期的延长，心力衰竭已成为发达国家和发展中国家发病、死亡和住院治疗的主要因素。预计在未来 20 年，心力衰竭患者的人数将成倍增长。在过去几十年中，人们对心力衰竭病理生理学的认识愈发深刻，针对心力衰竭的药物和器械疗法快速发展，一些新兴的药物和心脏辅助装置疗法显著改善了心力衰竭患者的预后，包括生存率和生活质量。

即使终末期的心力衰竭患者，目前也存在多种治疗选择，如心脏移植，能有效延长患者的生存期；而对于不适合心脏移植的患者，一些机械循环支持装置和快速发展的、更便捷、更可靠的新型医疗设备可作为心脏移植的替代治疗，并且已有越来越多的患者正在接受这种治疗方式。

本书对心力衰竭的病因和病理生理特征进行了全面分析，为心力衰竭的临床诊疗提供了理论依据。本书旨在为规范化培训医生和临床心血管医生提供科学的临床背景。随着心力衰竭相关研究的不断发展，本书将持续更新以反映其最新发展成果。

Howard J. Eisen, MD

致 谢 Acknowledgments

感谢我的妻子 Judy Wolf 博士和孩子们 Jonathan Eisen 博士和 Miriam（Mimi）Eisen 博士，感谢他们的爱与支持，感谢 Drexel 大学医学院心脏科的教职员工、护理人员及心脏病学研究员，正是他们的支持和无私奉献，为患者提供了最优质的护理服务。我还要感谢各位著者的辛勤工作、奉献精神及所取得的学术成就。

Howard J. Eisen

Contents 目　录

第1章
心力衰竭的分子改变
Molecular Changes in Heart Failure

Raymond C. Givens   P. Christian Schulze   著

廖海含   译

缩略语

AKAP	A-kinase anchoring protein	A 型激酶锚定蛋白
ANF	Atrial natriuretic factor	心钠素
AT	Angiotensin	血管紧张素
β-MHC	β-myosin heavy chain	β-肌球蛋白重链
BAD	Bcl-2-antagonist of cell death	细胞死亡相关 Bcl-2 拮抗药
BNP	Brain-type natriuretic peptide	脑钠肽
cGMP	Cyclic guanine monophosphate	环磷酸鸟苷
CHF	Congestive heart failure	充血性心力衰竭
CRP	C-reactive protein	C 反应蛋白
DAG	Diacylglycerol	二酰甘油
DISC	Death-induced signaling complex	死亡诱导信号复合体
ECM	Extracellular matrix	细胞外基质
ERAD	Endoplasmic reticulum-associated degradation	内质网相关蛋白降解
ERK	Extracellular-signal-related kinase	胞外信号调节激酶
FAK	Focal adhesion kinase	黏着斑激酶
Gab	Grb2-associated binder	Grb2 相关结合子
GSK3β	Glycogen synthase kinase 3β	糖原合成酶激酶 3β
HSP	Heat shock protein	热休克蛋白
ILK	Integrin-linked kinase	整合素连接激酶
IP$_3$	Inositol triphosphate	肌醇三磷酸
LCAD	Long-chain acyl-CoA dehydrogenase	长链酰基辅酶 A 脱氢酶
LTCC	L-type calcium channel	L 型钙通道
LVAD	Left ventricular assist device	左心室辅助装置
MAPK	Mitogen-activated protein kinases	丝裂原活化蛋白激酶
MCAD	Medium-chain acyl-CoA dehydrogenase	中链酰基辅酶 A 脱氢酶
miR	Micro-RNA	微小 RNA
MI	Myocardial infarction	心肌梗死

MLP	Muscle LIM protein	肌肉 LIM 蛋白
MMP	Matrix metalloproteinase	基质金属蛋白酶
mTOR	Molecular target of rapamycin	雷帕霉素的分子靶点
NF-κB	Nuclear factor kappa-light-chain-enhancer of activated B cells	活化 B 细胞核因子 κ 轻链增强剂
NFAT	Nuclear factor of activated T cells	活化 T 细胞核因子
NOS	Nitric oxide synthase	一氧化氮合酶
NOX	NADPH oxidase	NADPH 氧化酶
PI3K	Phosphoinositide-3-kinase	磷酸肌醇 3- 激酶
PKA	Protein kinase A	蛋白激酶 A
PKC	Protein kinase C	蛋白激酶 C
PPAR	Peroxisome proliferator-activated receptor	过氧化物酶增殖物激活受体
RyR2	Ryanodine receptor type 2	2 型雷诺丁受体
SAC	Stretch-activated ion channel	牵张激活性离子通道
SERCA	Sarcoplasmic reticulum Ca^{2+} ATPase	肌质网膜钙 ATP 酶
SOC	Store-operated Ca^{2+} channel	钙库操控钙离子通道
TAC	Transaortic constriction	主动脉缩窄术
TGF-β	Tissue growth factor beta	转化生长因子 β
TIMP	Tissue inhibitor of metalloproteinase	组织金属蛋白酶抑制药
TNF-α	Tumor necrosis factor alpha	肿瘤坏死因子 α
TnI	Troponin I	肌钙蛋白 I
TnT	Troponin T	肌钙蛋白 T
TRP	Transient receptor potential	瞬时感受器电位

一、概述

在过去的 3 个世纪里，医学领域对心力衰竭的认识已经从单一对循环系统和生物力学的研究发展到对复杂的全身多脏器的生理学研究中来。过去几十年，遗传学和分子生物学研究向我们揭示了血流动力学改变所致心脏及全身脏器中细胞和分子水平的改变。随着研究的深入，心肌肥大和心力衰竭所涉及的分子病理改变越来越复杂。本章主要总结临床及实验研究中涉及的细胞和分子病理改变，重点阐述已证实的及潜在的治疗靶点。

二、代偿机制

多种心肌损伤会导致心力衰竭。在美国，冠状动脉粥样硬化导致的心肌梗死、慢性缺血及长期持续的高血压是心力衰竭发生的最主要危险因素[1, 2]。糖尿病及其相关终末期器官病变（包括糖尿病导致的冠状动脉病变）所占比例在持续增长，相反、感染性心脏病和瓣膜性心脏病所致心力衰竭的比例已显著减少[3]。

心脏压力或容量超负荷是不同病因所致心脏损伤的共同病理特征。心肌细胞持续承受压力和容量超负荷表现为病理性的心肌细胞肥大[4, 5]。拉普拉斯定律表明，心肌细胞肥大导致的心壁增厚最初可以维持正常心脏跨壁压力，保护心功能[6, 7]。随着时间的推移，持续的心肌肥大以及肥大相关分子通路的激活最终破坏心脏正常的生理功能，促使心肌肥大向心力衰竭转变[8]。

一个多世纪以来的研究证实，心肌和骨骼肌等横纹肌在压力负荷（如高血压）作用下会发生肥大改变[9-11]。通常认为成熟的心肌细胞不具备有丝分裂的能力，因此心肌肥大是现有心肌细胞体积增大而非数量增加所致。目前尚不清楚心肌前体干细胞分化产生成熟的心肌细胞的程度[12]。非心肌细胞的增殖，如成纤维细胞、平滑肌细胞、间充质细胞和内皮细胞的增殖，可能通过加重心肌和血管周围纤维化进一步加剧病理性心肌肥大的发生发展[13, 14]。

"心脏重塑"一词最初仅用于描述心肌梗死后心脏大体结构和功能的改变，现在其描述的内容已经扩大到涵盖持续性病理作用下心脏分子、心肌细胞、心脏间质细胞、代谢和电生理的改变[15]。主动脉缩窄术（TAC）常用于构建压力负荷诱导的小鼠心肌肥大模型，TAC 术后两天即可观察到小鼠心脏室壁增厚和相对体积增大，术后一周可观察到心肌细胞体积增大，间质纤维化和射血分数显著降低[16, 17]。猪的 TAC 模型显示术后 6h 肌质网膜钙 ATP 酶（SERCA）的表达量和活性均显著增加以促进肌质网对 Ca^{2+} 的摄取[18]。非选择性 β 受体激动药异丙肾上腺素处理大鼠 1h 后显著促进胎儿基因 c-fos 和 jun-B 的表达，24h 内诱发大鼠心肌肥大[19]。β 受体拮抗药普萘洛尔可以抑制异丙肾上腺素诱导的早期 c-fos 的表达。电镜观察异丙肾上腺素作用 96h 后的心肌细胞发现细胞内线粒体肿胀、破裂，细胞内和细胞外间质显著水肿，以及成纤维细胞浸润。

持续压力负荷促进早期的代偿性心肌肥大朝着失代偿性收缩功能障碍和心腔扩张的恶性心脏重塑转变[15]。除压力负荷以外，肾素 - 血管紧张素 - 醛固酮（RAAS）系统的激活同样在早期阶段促进代偿性的心肌肥大，持续激活的 RAAS 最终导致恶性心脏重构的发生和多器官生理功能紊乱。若缺乏临床有效干预措施，心功能持续恶化最终导致多器官功能障碍和患者死亡。

三、心肌细胞的改变

各种生理性应激导致的心脏重构包括心肌细胞和细胞外基质的复杂重构。从微观层面来看，心肌细胞的肥大是持续应激和心力衰竭状态下最为直观的改变。事实上，促肥大的信号通路的持续激活促进心功能障碍的发生发展。

生理性损伤导致的压力或容量超负荷会促进心脏微观结构上的改变。细胞外机械张力的变化可以通过牵张激活性离子通道（SAC）传递至细胞核。机械质膜张力的改变足以激活 SAC。瞬时感受器电位通道（TRP）是哺乳动物中感受机械张力变化的最常见代表性受体，主要表达于心肌细胞、血管平滑肌细胞和内皮细胞[20, 21]。TRPC6 是位于 T 小管膜上的代表性 TRP 家族成员，当其感知机械张力应激与牵拉敏感性受体结合时被激活，其激活后触发心肌细胞的钙离子内流[22, 23]。此外，TRPC6 还能被不依赖于蛋白激酶 C（PKC）的二酰甘油（DAG）和不依赖于血管紧张素 Ⅱ（AT-Ⅱ）的血管紧张素 Ⅱ 1 型受体（AT1R）激活[24-26]。SAC 激活后促进心肌细胞胞质内 Ca^{2+} 浓度增加直接导致钙调磷酸酶 A 激活。激活的钙调磷酸酶 A 去磷酸化活化 T 细胞核因子（NFAT）并促使其进入细胞核诱导促肥大基因的表达，相关内容将在下文继续讨论[27, 28]。研究发现在 TRPC 1、3 和 6 的启动子区域均具有 NFAT 结合位点，研究还发现 TRPC 亚型在心肌肥大的动物模型和心力衰竭的人体心脏标本中均显著高表达[29]。

细胞表面牵张信号也能够通过细胞表面整合素（integrin）蛋白家族传递至细胞核。整合素通过与黏着斑复合体和称作肌原纤维附着点的多分子结构复合体相互联系，将细胞骨架及收缩运动与细胞外基质（ECM）连接到一起。形成肌原纤维附着点复合体的蛋白定位于 Z 盘。Z 盘是构成肌小节（心肌细胞收缩的基本功能单位）的纵向边界[30-32]。黏着斑复合物和肌原纤维附着点与多条致心肌细胞肥大的信号通路相关[33, 34]。整合素本身与多个细胞外配体（如层粘连蛋白、胶原和纤维连接蛋白等）相结合[35-37]。牵张刺激作用于整合素后激活细胞质内的黏着斑激酶（FAK）和整合素连接激酶（ILK）促进磷酸肌醇 3- 激酶（PI3K）的活化。活化的 PI3K 进一步激活其下游的 Akt 和丝裂原活化蛋白激酶（MAPK）相关的信号级联反应[38, 39]。Grb2 相关结合子（Gab）蛋白通过调控 RAS 活性来激活 MAPK 并促进心肌肥大的发生发展[40]（图 1-1）。

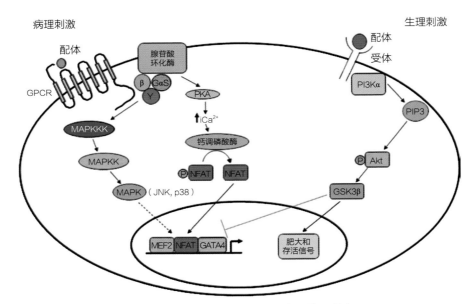

▲ 图 1-1　生理性和病理性肥大相关信号通路

机械牵张刺激还能激活心肌细胞和血管平滑肌细胞表面的 G 蛋白偶联质膜受体，如 AT1R 和内皮素 A（ETA），间接导致 TRP 通道开放[24, 41]。心室心肌细胞感受牵张刺激或受到 AT-II 作用后激活 AT1R，进一步激活细胞外信号调节激酶（ERK）和 G 蛋白偶联受体 Gαq。动物模型中，即使没有 AT-II 对 AT1R 的激活，压力负荷也能直接作用于 AT1R 促进心肌肥大[24]。Gαq 蛋白通过激活磷脂酶 C 促进细胞质内肌醇三磷酸（IP₃）和 DAG 的聚积[42]。IP₃ 的聚积进一步激活 TRP3、6 和 7，也可以激活内质网（ER）上的 IP₃ 受体，促使 ER 中的 Ca^{2+} 释放至细胞质内[43]。ER 中储存的 Ca^{2+} 耗竭反馈性激活质膜上的钙库操控钙离子通道（SOC）促进 Ca^{2+} 内流，导致细胞内 Ca^{2+} 超载[44]（图 1-2）。

细胞内 Ca^{2+} 和 DAG 浓度的增加激活蛋白激酶 C（PKC）各亚型。PKC 相关信号通路的激活可促进 c-fos、c-jun、jun-B、c-myc、egr-1 和热休克蛋白 70（HSP 70）等多个早期应激反应基因的表达[45]。PKC 信号通路的激活也可以激活转录因子 Nkx2.5 和 GATA-4，研究表明这两个转录因子的持续激活下调 SERCA 的表达。SERCA 在心肌细胞中主要调控肌质网对钙离子的快速再摄取[46, 47]。SERCA 的下调直接导致心力衰竭的心肌细胞中钙

离子信号通路异常，因此恢复 SERCA 正常生理功能是心力衰竭的潜在治疗策略[48, 49]。心肌肥大过程中心肌细胞内钙离子调节能力的障碍还与心肌细胞的凋亡直接相关，心肌细胞的凋亡进一步加重收缩功能障碍并促进心力衰竭的发生[50]（图1-3）。

在实验性心肌肥大模型和有限的人体实验中，环孢素 A 和 FK506 通过抑制钙调磷酸酶的活性显著抑制心肌肥大[51-54]。细胞和线粒体内 Ca^{2+} 浓度增加促进细胞凋亡的作用机制为通过激活钙调磷酸酶去磷酸化 BAD 并促使其与 Bcl-xl 结合来使细胞肥大向细胞凋亡转变[55-57]。

糖原合成酶激酶 3β（GSK3β）通过磷酸化作用抑制 GATA-4 和 NFAT 的活性改善心肌肥大[58]。AKT 和 PKA 通过磷酸化抑制 GSK3β 的活性促进心肌肥大[59, 60]，恢复 GSK3β 正常生理状态下的非磷酸化状态能够抑制心肌肥大[61]。

心脏组织在感知机械牵张刺激时可激活 MAP 激酶 p38 和 ERK1/2，其通过磷酸化激活锌指转录因子 GATA-4。GATA-4 的第 105 位丝氨酸位点磷酸化后活化，从而与 BNP 启动子等 DNA 靶点区域结合[62-64]。

压力负荷可激活 AT1R，通过 AT-II 依赖和非依赖性双重信号转导途径促进肥大的发生[24]。其

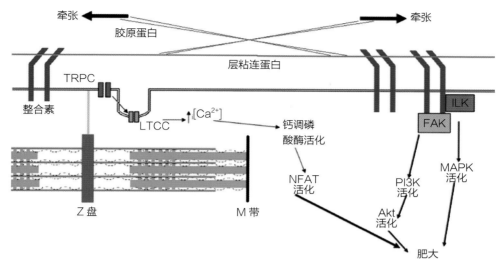

▲ 图 1-2　心脏牵张刺激传导通路

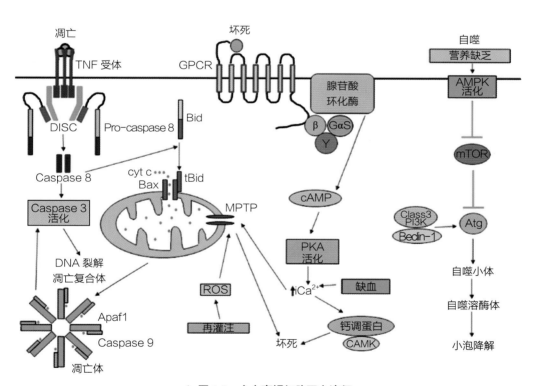

▲ 图 1-3　心力衰竭细胞死亡途径

中，AT1R 信号激活 TRPC 通道，促进致肥大信号的激活和细胞内钙离子调节障碍[43]。AT-Ⅱ 诱导心肌成纤维细胞中 TGF-β₁ 的表达，促进胶原合成增加和加重心脏纤维化[65, 66]。

　　总体而言，心肌肥大程度与临床心力衰竭的发生密切相关[67]。压力或容量超负荷诱导的病理性肥大与运动或妊娠引起的生理性肥大在关键分子

的表达上有着本质区别。生理性肥大不会诱导胎儿基因程序的再表达[68]。生理性肥大和正常心脏的生长均受胰岛素样生长因子 -1（IGF-1）的调节，IGF-1 通过激活 AKT 途径诱导生理性心肌肥大。与病理性肥大不同的是 IGF-1 的激活具有抗细胞凋亡的作用。在大鼠缺血性心力衰竭模型中，给予 IGF-1 可维持心脏收缩功能和发挥改善不良重

构的有利作用[69]。不过实验表明 IGF-1 途径的持续激活最终还是会导致心脏从生理性肥大向病理性肥大转变（表 1-1）。

心肌细胞占据了心脏体积的绝大部分，但其他几种类型的细胞及细胞外基质在调节心功能方面同样发挥重要作用。在心力衰竭的发展进展中，这些非心肌细胞和细胞外基质均出现显著病理改变。心脏中的肥大细胞、成纤维细胞、传导组织、内皮细胞、血管平滑肌细胞、心脏祖细胞和巨噬细胞参与心脏的构成和生理功能调节。正常的心脏组织中成纤维细胞的数量大约是心肌细胞的 3 倍，机械牵拉刺激促进成纤维细胞增殖分泌导致细胞外基质重构。

舒张期过度牵拉刺激激活 NADPH 氧化酶 2（NOX2）导致细胞内活性氧（ROS）的聚积。ROS 通过增敏 2 型雷诺丁受体（RyR2）促使肌浆网中 Ca^{2+} 大量释放至细胞质中[70]。直接抑制

NOX2 的活性或抑制 NOX2 的辅因子 p47^{phox} 后有效阻止了 Ang-Ⅱ 诱导的心肌细胞凋亡，由此可见 NOX2 活性对 Ang-Ⅱ 等肥大刺激作用导致的心肌细胞凋亡至关重要[71]。

心肌细胞肥大一个显著的特点是胎儿基因的重新激活。胎儿基因通常仅在胚胎发育过程中表达，哺乳动物出生后心脏组织中不再表达[72]。GATA-4、Nkx2.5 和 PTX 等胚胎时期的转录因子的再次激活标志着静止细胞周期的再次激活。这些转录因子启动经典的胎儿基因如 ANF、BNP、α-骨骼肌肌动蛋白、β-肌球蛋白重链和 AT1R 等的表达，胎儿基因的再表达既是心肌细胞肥大的标志同时也是促进心肌肥大的分子媒介[73, 74]。

四、血管生成与心肌肥大不一致

研究发现随着心脏肥大的进展，血管生成相对减少，导致单位面积心肌区域内毛细血管的数

表 1-1　不同状态心脏中细胞和分子水平比较

	正常心脏	生理性肥大	心力衰竭
分子改变			
"胎儿基因程序"	–	–	增加
肌球蛋白重链（MHC）	α-MHC	α-MHC	β-MHC
标志物			
脑型利钠肽（BNP）	–	不清楚	升高
肌钙蛋白	正常	未知	可能增加
细胞因子激活	正常	正常	TNF-α、IL-6 增加
儿茶酚胺水平	正常	正常	增加
细胞改变			
细胞大小	正常	肥大	肥大
纤维化	正常	正常	增加
细胞死亡	正常	正常	增加
毛细血管密度	正常	维持正常水平	降低
钙循环	正常	正常	增加
新陈代谢	脂肪酸氧化为主	脂肪酸氧化为主	葡萄糖氧化为主
收缩功能	正常	正常	下降
兴奋收缩偶联	正常	正常	改变

量减少[75]。在没有冠状动脉粥样硬化的情况下，实验和临床中均可以观察到心肌肥大和心力衰竭的微血管功能障碍和冠状动脉血流储备减少[76, 77]。血管生成与数量减少直接导致肥大心肌的心内膜下局部缺血并加速心肌肥大向心力衰竭的转变。主动脉缩窄诱导的兔心肌肥大模型中，血管内皮生长因子（VEGF）介导 MMP-2 依赖的血管生成，延迟左心室扩张的开始并改善左心室收缩功能[78]。

五、成纤维细胞增殖和纤维化

心肌细胞、内皮细胞、血管平滑肌细胞和成纤维细胞是构成心脏组织的主要细胞。占据心脏组织细胞构成 1/3 比例的心肌细胞是维持心脏收缩功能的主要细胞。成纤维细胞是构成心脏组织的另一重要组成细胞，其主要负责细胞外基质（ECM）的产生。ECM 支撑着心脏的形态结构，同时调控细胞生长、组织分化和血管生成。心肌纤维化是晚期心肌肥厚和心力衰竭的主要病理改变之一。心肌纤维化主要表现为胞外胶原沉积和其他基质成分的增加[79]。

细胞间质液体增加激活成纤维细胞，促进 Ⅲ 型胶原和转化生长因子 β（TGF-β）的产生，阻断 AT1 和 TGF-β 受体可抑制成纤维细胞激活[80]。Ang Ⅱ 灌注等实验性心肌肥大模型中成纤维细胞分泌白介素 6（IL-6）并促进胶原 Ⅰ 的产生，IL-6 通过旁分泌途径促进心肌肥大的发生[81-84]。

六、兴奋 - 收缩偶联

Ca^{2+} 依赖的肌球蛋白和肌动蛋白肌丝相互作用促使心脏收缩。细胞膜去极化过程中，Ca^{2+} 通过靠近肌质网的横小管上的 L 型钙通道（LTCCs）进入心肌细胞[85]。进入胞质的 Ca^{2+} 与肌质网 RyR2 结合激发 SR 中 Ca^{2+} 的大量释放。肌质网膜钙 ATP 酶（SERCA2A）可以摄取细胞质中的 Ca^{2+} 储存于 SR 中[48]。心肌肥大和心力衰竭发生发展过程中，SERCA2A 表达的下调显著减少 Ca^{2+} 与心肌细胞收缩蛋白的偶合[86]。在人体心力衰竭心脏组织中，T 小管 -SR 二联体显著减少，因此，LTCCs 和 RyR2 共定位减少，表明收缩到兴奋在

物理和生化上存在一定程度的解偶联[87,88]。

七、肌纤维膜蛋白

心肌细胞强有力的收缩依赖于适当的兴奋 - 收缩偶联，这一过程需要细胞外 Ca^{2+} 进入细胞质内以及 SR 中 Ca^{2+} 释放和再摄取之间的精确配合[89]。T 小管是肌膜上很深的内陷凹槽，其向外连接细胞外空间，向内则延伸至心肌细胞内部[36, 90]。T 小管在 Z 盘处与 SR 形成致密的网络样组织结构[91]，这一结构对兴奋 - 收缩偶联的调控至关重要。LTCCs 位于 T 小管上，主要调控初始 Ca^{2+} 内流。位于管状或非管状的肌纤维膜上的钠钙交换蛋白（NCX）主要调控 Ca^{2+} 外流[92]。不同位置的 NCX 调控 Ca^{2+} 外流的确切机制目前尚不清楚。研究发现 T 小管上分布有 β 肾上腺素受体，其可能调控 LTCC 的功能以及定位 cAMP 信号[93]。啮齿动物的心力衰竭模型中，这种定位丢失，$β_2$ 肾上腺素受体从 T 小管重新分布到细胞嵴，导致 cAMP 信号的扩散[94]。

肥大和心力衰竭的心脏组织中 T 小管表现为畸形和扩张，并且伴有 T 小管的解体或消失，这一现象被称为 T 小管重构[87]。T 小管重构的程度与心力衰竭的严重程度相关[95]。其潜在的机制为 L 型钙离子通道主要位于 T 小管上，T 小管的重构导致 L 型钙离子通道的减少，细胞内 Ca^{2+} 浓度显著降低[96]。在啮齿动物模型中的研究表明腹部异位心脏移植可逆转 T 小管的功能障碍[97]。

八、心力衰竭中的心肌代谢

心肌在很大程度上（基线 70% 以上）依赖脂肪酸的氧化产生 ATP 维持正常生命活动。以分布较广且来源丰富的饱和脂肪酸棕榈酸为例，一分子的棕榈酸完全氧化可以产生 129 个 ATP 分子。与此相比，一分子的葡萄糖完全氧化产生 36 个 ATP 分子。因此相比于葡萄糖，脂肪酸氧化能够提供更多的能量（图 1-4）。

心肌肥大和心力衰竭进程中，不仅包括调控心肌结构和收缩功能相关胎儿基因的再表达，还包括调控底物代谢的相关胎儿基因的再表达。胚

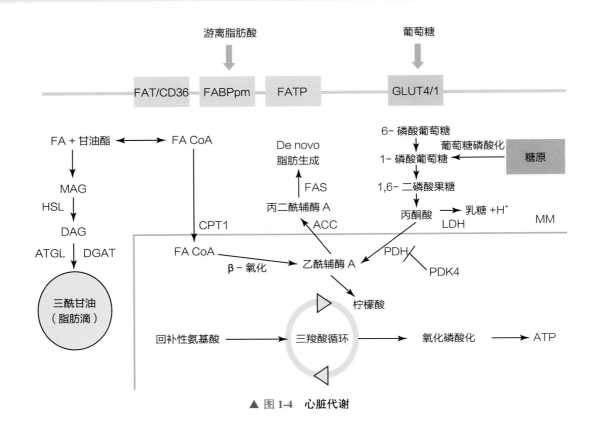

▲ 图 1-4　心脏代谢

胎发育过程中，心脏主要依赖于糖酵解供能，但是哺乳动物出生之后，心脏组织能量供给转变为以脂肪酸氧化为主[98]。实验研究表明，心肌肥大早期脂代谢增加，当发展至心力衰竭阶段时，心肌组织中脂肪酸氧化酶的表达显著降低[99, 100]。PPARα 的活性在脂肪酸利用和代谢中起决定性作用。PPARα 与 CPT-I、LCAD 和 MCAD 的启动子区域结合促进脂代谢关键酶的转录[101]。肥大心脏中 PPARα 活性和表达的降低与脂肪酸氧化减少和葡萄糖利用增加密切相关[102]。值得注意的是，肥大心肌组织中相关基因表达的进一步改变将启动无氧代谢途径。无氧代谢将葡萄糖降解为丙酮酸和乳酸，是心肌缺血时的一个重要代谢途径。1 分子的葡萄糖在无氧条件下进行糖酵解仅产生 8 分子 ATP，导致心肌 ATP 严重缺乏。失代偿性心力衰竭恢复至稳定性心力衰竭状态后，至少需要 5d 的时间才能恢复 ATP 的储存。

心肌肥大时激活的 MAPK 激酶 MEK1 阻碍细胞质中的 PPARα 向细胞核转移，部分抑制了 PPARα 的活性[103]。PPARα 表达下调及活性的抑制与病理性肥大的进展密切相关。在自发性高血压大鼠模型中，给予 PPARα 的配体共轭亚油酸激活 PPARα 可显著抑制心脏肥大的发生发展[104]。

非脂肪组织中脂肪的异常聚集产生脂毒性。在动物模型以及心力衰竭患者心脏组织中，脂肪酸的利用减少，心肌代谢朝着胚胎时期依赖葡萄糖代谢供能的方式转变[99, 105]。最近的研究表明心力衰竭的心肌组织中大量聚积有毒性作用的脂肪代谢中间产物（如神经酰胺和二酰甘油），同时中性脂肪如三酰甘油和脂肪酸含量显著降低。左心室辅助装置的使用可部分逆转心力衰竭的心脏组织及全身代谢障碍[106]。

九、炎症与心力衰竭

炎症与心肌肥大和心力衰竭的发生发展密切相关。心力衰竭患者血清中 TNF-α 和 IL-6 的表达显著升高，且其升高程度与 NYHA 分级、恶病质的程度以及总体预后相关[107-110]。因心脏移植而严重心力衰竭患者的心肌组织中发现较多的巨噬细胞、T 淋巴细胞和活化的内皮细胞，还可检测到细胞黏附分子 1（ICAM-1）的大量聚积[111]。

压力负荷诱导的实验动物心脏组织中同样可以检测到 TNF-α 和 IL-6 的显著高表达，这些炎症因子促进心肌肥大和心力衰竭的发生发展[112-114]。TNF-α 与其受体（TNFR1）的结合促进死亡诱导信号复合物 DISC 的形成并激活下游的 Caspase 信号，诱导心肌细胞凋亡。α1 肾上腺素受体 A 型激酶锚定蛋白（AKAP）可通过抑制 IKKβ 活性促进 IL-6 的表达，IL-6 通过自分泌和旁分泌途径结合于 IL-6 受体促进胎儿基因和致肥大相关基因的表达[115]。临床上对心脏再同步化治疗反应良好的心力衰竭患者血清中 IL-6、IL-8、TNF-α 和 TGF-β 的含量显著降低，对心脏再同步化治疗无反应的患者血清中 TGF-β 的水平显著升高[116, 117]。

十、细胞死亡

凋亡、坏死和自噬的共同作用促进心肌细胞死亡并促进代偿性心肌肥大向失代偿性的心力衰竭阶段转变。这三种细胞死亡方式同时存在于人体心力衰竭的心脏组织中[118]。自噬发生时将待降解底物包裹于双层膜的自噬体中供溶酶体降解。营养缺乏、缺氧、氧化应激、细胞器损伤和蛋白聚积等情况诱导自噬。自噬的形成受到 mTOR 相关信号通路及其他信号通路的调控。在心肌局部缺血状态下，自噬可以维持心脏功能。在缺血再灌注过程中，自噬的持续激活促进心肌细胞死亡并加重心功能障碍。AMPK 是自噬形成的主要信号调控通路之一。通过显性负突变特异性抑制小鼠心肌细胞中 AMPK 活性后，心肌细胞中自噬水平显著降低并伴随着心肌梗死后的心脏功能显著恶化[119]。也有证据表明自噬激活加重小鼠心脏功能恶化。通过转基因技术在小鼠心肌细胞中特异性过表达自噬相关基因 beclin1 后显著促进自噬的形成。与非转基因小鼠比较，Bechin1 促进自噬形成的同时也显著增加主动脉缩窄术后小鼠死亡率和加重左心室扩张和心脏纤维化。相反，杂合子小鼠心肌细胞中 Beclin1 缺失抑制自噬形成并改善压力负荷诱导的心功能障碍[120]。PI3K 相关激酶家族成员 mTOR 抑制自噬的形成。在小鼠心肌细

胞中条件敲除 mTOR 复合物 1 的重要组分 Raptor 后，压力负荷模型小鼠心脏表现为严重的心脏扩张、自噬增加、脂肪酸氧化减少以及葡萄糖利用增加。在这一模型中小鼠心脏并未朝着典型的心肌肥大发展[121]（图 1-3）。

在人体心力衰竭的心脏组织和实验性心力衰竭动物心脏组织中，心肌细胞的凋亡显著增加[122, 123]。心肌肥大过程中产生的多种细胞因子均可促进心肌细胞凋亡。心力衰竭患者血清 TNF-α 表达增加与患者的心功能分级呈正相关[108, 124-126]。机械牵张刺激体外培养的心肌细胞以及主动脉缩窄诱导的压力负荷作用下的实验动物心肌细胞中 TNF-α 的表达显著增加并促进心肌细胞凋亡[127, 128]。TNF-α 敲除的小鼠中心肌细胞凋亡减少[127]。在 TNF-α 刺激的小鼠模型，或心肌细胞中特异性高表达 TNF-α 的转基因小鼠中，可观察到心肌细胞凋亡增加和收缩功能障碍[129]。TNF-α 与 TNFR1 结合后促进死亡信号诱导复合体（DISC）的形成，DISC 募集 FADD 后激活半胱氨酸蛋白酶 8（caspase 8）并促进 caspase 3 的裂解，这一 Caspase 信号级联的启动促进 DNA 的裂解和心肌细胞凋亡[130, 131]。

细胞内 ATP 的缺乏导致需要 ATP 持续供能的离子泵活性下降，改变细胞内外的渗透梯度，细胞外液通过渗透作用进入细胞后加重细胞肿胀和凋亡的发生发展[132, 133]。细胞肿胀破裂后细胞内容物释放进入细胞外空间。缺氧是 ATP 合成减少的重要原因之一。缺氧主要源自冠状动脉供血不足。此外，在肥大的心脏组织中心肌细胞大小与血管密度不匹配导致心肌细胞慢性缺氧。随着心肌肥大的发展，心肌细胞肥大的速度超过毛细血管生成的速度，单位面积内毛细血管相对密度降低，氧合的血液从毛细血管向心肌细胞扩散的距离增加导致心肌细胞慢性缺氧[75]。此外冠状动脉弹性下降导致的血液储备能力下降也会导致心脏的慢性缺氧[134]。

传统观点认为细胞坏死是继发的不受调控的病理生理过程，但也有一些研究指出心肌细胞坏死同样受到细胞内信号传导通路的精细化调控。已在细胞膜上发现调控细胞坏死的信号

通路，其与 TNF-α 促进细胞凋亡的下游分子调控机制相同[135]。不同条件下 TNF-α 发挥调控细胞生存和凋亡的双重作用[136]。TNF-α 与 I 型 TNF 受体结合并招募形成下游的多分子复合物激活 NF-κB 促进细胞生存[137]。当这一复合物分子招募带有死亡结构域的 Fas 相关蛋白形成另一复合物分子则促进细胞坏死[138, 139]。

代谢紊乱、心肌细胞死亡和间质纤维化的共同作用促进代偿期的心肌肥大向心力衰竭转变。动物实验证实压力超负荷抑制心脏中 PGC-1α 和 β 的活性，PGC-1α 和 β 活性的丧失促进心肌肥大向心力衰竭转变[140, 141]。PGC-1α 和 β 除了调节脂肪酸转运和氧化相关核基因的表达外，还能够激活线粒体基因组中相关转录因子的表达。这些转录因子调控线粒体氧化磷酸化相关基因表达和线粒体生物合成[140, 142]。通过转基因技术在心肌细胞中特异性高表达 PGC-1α 导致线粒体无限制的增殖，破坏心脏正常收缩结构，促进扩张型心肌病的发生发展[143]。与主动脉缩窄术建立的野生型小鼠心肌肥大模型相比较，PGC-1β 缺失的小鼠经主动脉缩窄术后表现出更加严重的心脏纤维化、更多的活性氧聚集以及更加显著的左心室射血分数降低[141]。

十一、心力衰竭时细胞外基质的变化

基质金属蛋白酶（MMP）催化的细胞外基质的代谢是心肌重构的重要组成部分。心力衰竭的心肌组织中 III 型胶原和膜型 MMP 的表达显著增加。心力衰竭患者外周血液中可检测到 MMP-2 和 MMP-9 表达升高。超氧阴离子与一氧化氮反应生成的过氧亚硝酸盐激活 MMP 的表达。相反，在离体心肌细胞中抑制 MMP 的作用显著减轻过氧亚硝酸盐对心肌细胞的收缩功能的影响[144]。在动物实验中抑制 MMP 的活性改善心肌梗死后的心脏重构。MMP 的组织抑制相关基因的缺失显著恶化心肌梗死后的心脏重构。

十二、血管改变和内皮功能障碍

内皮细胞是血液和血管壁之间的屏障结构，其同时在调节血管张力和凝血功能方面发挥重要作用[145]。其中最重要的功能之一是受一氧化氮合酶（NOS）调控生成并释放 NO。NO 作用于鸟苷酸环化酶产生环鸟苷酸（cGMP）促使血管平滑肌松弛。心力衰竭过程中的氧化应激抑制一氧化氮合酶活性妨碍 NO 的产生。NO 生成减少促使血管收缩并增加心肌收缩后负荷。血管收缩还导致肥大心肌的低灌注，进一步加剧心室功能障碍。

十三、NO 偶联受损

在心力衰竭发生时，NOS 不能催化 NO 的产生而促进 ROS 的产生和聚积，这一过程被称作 NOS 的解偶联。NO 的减少和 ROS 的增加抑制血管和心肌的舒张[146]。ROS 与 NO 反应生成过氧亚硝酸盐。大鼠心脏中灌注过氧亚硝酸盐促使 pro-MMP-2 的产生。Pro-MMP-2 可以短暂性的扩张血管，随后表现为持续性的血管收缩和进行性的心脏功能障碍。给予 MMP 抑制药或谷胱甘肽显著抑制过氧亚硝酸盐导致的持续性的血管收缩和进行性的心脏功能障碍[147]。

十四、心肌重构的生物标志物

Braunwald 教授指出心力衰竭标志物应分为反映心肌细胞损伤、心肌顺应性、氧化应激、神经激素活性、细胞外基质重构、炎症、肾功能障碍以及其他类型[148]。

目前广泛应用于临床的 B 型利钠尿肽（BNP）和心房钠尿肽（ANP）是主要反映心肌顺应性的标志物。临床研究已证实利钠尿肽用于指导心力衰竭治疗的重要价值[149]。ST2 为心肌组织中 IL-33 的受体，其在血浆中表达水平的升高反映心脏收缩功能。研究表明 ST2 表达水平可以用于预测 ST 段抬高型心肌梗死患者心力衰竭的发生，也可预测心力衰竭患者的死亡[150, 151]。

肌钙蛋白 I（TnI）和肌钙蛋白 T（TnT）是预示心肌损伤和坏死的主要临床标志物。原发性高血压和心脏肥大患者血清中可以检测到肌钙蛋白表达水平升高[152-155]。肥大型心肌病（HCM）患者血清中 TnI 水平与左心室壁厚度正相关[156]。另外一项独立研究表明 HCM 患者血清超敏肌钙蛋白表达（hs-TnT）水平与心脏功能恶化、流出道阻塞、左心室壁厚度增加密切相关[157]。血清 TnI 能够预测社区老年男性患者心力衰竭的发生，且其预测作用不依赖于血压、体重指数、吸烟和心肌梗死病史[158]。Hs-TnT 水平与非缺血性扩张型心肌病患者的死亡风险正相关[159]。

反映胶原合成的 I 型前胶原氨基端前肽（PINP）与反映胶原降解的 I 型胶原交联羧末端肽（CITP）的比值可预测心脏中胶原沉积状态[160]。ECM 的降解依赖于不同亚型的基质金属蛋白酶（MMP）的活性。同时心脏组织中也存在着抑制 MMPs 活性的组织抑制药（TIMP）。研究表明 MMP-2、TIMP-4 和 III 型前胶原氨基端前肽（PIIINP）在左心室肥大和射血分数保留的心力衰竭患者之间存在显著差异，MMP-3 和 MMP-8 仅在左心室肥大患者中表达升高，MMP-7、MMP-9、TIMP-1、TIMP-2、CITP 和骨桥蛋白在射血分数保留的心力衰竭患者中显著升高。与仅由临床协变量组成的预测模型相比，临床协变量加入 PIIINP、MMP-2、MMP-8 和 TIMP-4 后显著提高射血分数保留心力衰竭患者和射血分数降低心力衰竭患者的识别率[161]。

心力衰竭患者的血清 C 反应蛋白（CRP）水平显著升高。CRP 的升高与心力衰竭严重程度和心力衰竭患者死亡风险正相关[162]。CRP 联合 IL-6 可预测代谢综合征和非代谢综合征人群中 CHF 的发生[163-165]。重症心力衰竭死亡患者血清中 TNF-α、IL-6 和 TNF-α 的可溶性受体较幸存患者显著升高，研究表明在重症心力衰竭患者血清中炎症因子水平越高，患者生存的可能性越低[166]。相同年龄的健康人群与心力衰竭患者相比较，心力衰竭患者血清中 TNF-α 和 TNF-α 的 I 型和 II 型受体的分泌显著升高，且 II 型可溶性受体（sTNFR II）可以独立预测心力衰竭患者死亡[110]。在重症心力衰竭患者人群中通过单因素分析发现 IL-6、TNF-α、IL-1β、TNF-α 可溶性受体和 IL-2 的表达水平与心力衰竭患者死亡风险正相关；IL-6 的表达水平可以独立预测死亡、新的心力衰竭发作和心脏移植的复合终点[167]。半乳凝素是 β- 半乳糖苷结合蛋

白家族的成员，具有调节炎症的作用[168]。半乳凝素 3 表达水平的升高提示心力衰竭患者心功能恶化和预后较差[169, 170]。

冠状动脉内皮细胞分泌的神经调节蛋白 -1（NRG-1）可与心肌细胞上的 ErbB4 受体结合并促进其与 HER2 的相互作用，激发下游黏着斑激酶相关信号通路调节肌节和细胞生存[171]。在癌症化疗中联合应用 HER2 单克隆抗体如曲妥珠单抗虽然可以显著遏制肿瘤和提高患者生存率，但同时也导致患者心力衰竭发生风险增加 4 倍[172]。NRG-1β 表达随着心力衰竭分级升高而增加，其可用于判定心脏移植后患者生存预后[173]。在一项小型临床试验中，心力衰竭患者连续灌注 11d 重组人源性 NRG-1 后对血流动力学起到显著改善作用，主要表现为显著降低肺毛细血管楔压、全身血管阻力、血清去甲肾上腺素和醛固酮水平，同时增加心排血量。随访至 NRG-1 灌注后的第三个月发现，NRG-1 灌注组较对照组左心室射血分数提高 12%[174]。

十五、心脏非编码 RNA

长度为 18 ～ 25 个核苷酸的非编码序列称为微小 RNA（miRs），miRs 与信使 RNA 的部分片段结合可抑制该信使 RNA 翻译或靶向介导信使 RNA 的降解[175]。在人心力衰竭心脏组织和实验动物的心力衰竭心肌组织中均可检测到 miR-24、miR-195、miR-199a 和 miR-214 的表达上调[176]。

MiRs 可稳定存在于外周循环的血液中[177]。MiR-423-5p 在心力衰竭患者心脏中的表达显著升高；miR-423-5p 血浆表达水平与 N 末端脑钠肽前体正相关，可以区分心力衰竭患者和健康人群，还能够区分呼吸困难者中的心力衰竭患者和非心力衰竭患者[178]。一项小型临床研究发现联合检测血清中 miR-423-5p、miR-320a、miR-22 和 miR-99b 可以区分心力衰竭患者和非心力衰竭患者，但这项研究结果存在一定的局限性，因为在研究的不同分组中药物治疗、糖尿病和慢性肾病患病率存在显著差异[179]。在一项独立研究中发现 miR-423-5p 的表达在发生大动脉转位和心房修复后的右心室衰竭患者与年龄、性别相匹配的健康

对照组之间没有显著性差异[180]。血浆中 miR-126 浓度的对数（log miR-126）与 log BNP 呈负相关关系，NYHA 分级降低患者中 log miR-126 的值升高，当临床疗效显著和患者心力衰竭状况改善时 log miR-126 的值升高[181]。急性心肌梗死、病毒性心肌炎和急性心力衰竭患者血清中 miR-499 表达水平显著升高[182]。

十六、结论

在过去的半个世纪，有关心力衰竭发生前和进展中的分子改变方面的研究取得了显著进步。继续深入的研究有望发现用于心力衰竭预防、诊断和治疗的新分子靶标。虽然体外的研究对于阐述心力衰竭的分子和细胞调控机制有着重要的作用，但在心力衰竭领域的重大研究突破大都来自于基因编辑的实验动物模型。借助于人类基因组序列和个体间遗传变异的深入研究必将发现心力衰竭相关的新的危险因素以及治疗心力衰竭的新方法。血液循环中的 miRNA 有可能是心力衰竭高危和进展阶段以及心力衰竭治疗效果的标志物，也有可能充当促进心力衰竭发生发展和拮抗药物治疗的分子媒介。这些分子的生物学功能的阐明还有赖于生物信息学和系统生物学的进步。

第 2 章
心力衰竭的血流动力学特征
Hemodynamics and Heart Failure

Gary S. Ledley　Shahzad Ahmed　Haile Jones　Steven J. Rough　Peter Kurnik　著

廖海含　译

一、概述

美国有大约 500 万心力衰竭患者，每年大约有 550 000 名新诊断的心力衰竭患者。急性心力衰竭是 65 岁以上患者住院治疗的主要原因。对心力衰竭的定义、病因学、病理生理学和血流动力学方面的深入理解促使治疗方法的进步。

二、定义

心力衰竭的完整定义不能仅局限于心脏，还应涉及心脏与其他器官之间复杂的相互作用。心力衰竭的定义主要聚焦于心脏泵血功能障碍和静脉淤血的临床表现。Katz[1] 认为："心力衰竭是一种临床综合征，在这一临床综合征中心脏疾病导致心排血量减少、静脉压升高，同时伴随有导致心力衰竭发生发展的分子和其他方面的异常改变。"

三、病因学

心力衰竭是所有心脏疾病的终末阶段。不同病因导致的心脏损伤的临床表现、对全身系统的影响以及治疗和预后不同。缺血性心肌病、肺动脉高压、高血压、原发性心肌病及瓣膜异常等均可导致心力衰竭的发生（表 2-1）。

四、临床表现

心力衰竭可分为急性或慢性、代偿性或失代偿性，以及以上类型的混合型。病史及体格检查对于心力衰竭的诊断至关重要，病史和体格检查也用于决定是否实施有创性血流动力学监测。根据充血性心力衰竭与肺动脉置管的有效性评估研究（ESCAPE）的临床试验结果来看，并不建议对心力衰竭患者进行常规性的肺动脉置管。尽管该临床试验表明常规使用右心导管并不能改变主要临床终点事件，但其与测量颈静脉压（JVP）和右心房压的准确性相关。左心室充盈压力的升高与端坐呼吸和颈静脉压（JVP）升高有关。出现颈静脉压升高和端坐呼吸或心排血量降低和灌注减少的心力衰竭患者 6 个月后的死亡率和再住院风险增加 50%[3, 4]。有创性肺动脉导管血流动力学评估仅用于那些症状典型但对初始治疗无有效应答的患者（图 2-1）[2]。正确识别心力衰竭患者血流动力学特征对心力衰竭患者的诊断和治疗非常重要。

五、急性失代偿性心力衰竭

缺血或心肌梗死直接导致心脏泵血功能衰竭和射血分数降低。急性的左心室功能障碍表现为心排血量降低和颈静脉充盈。

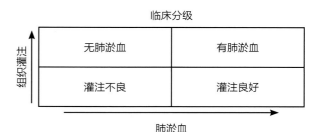

▲ 图 2-1　血流动力学特征与有创性血流动力学监测结果的关系

（经 Oxford University Press 许可，转载自 Dickstein 等[2]，©2008）

表 2-1　心力衰竭的常见病因

冠心病	急性冠状动脉综合征
高血压	常与左心室肥大及射血分数保留的心力衰竭相关
心肌病	家族性 / 遗传性心肌病或非家族性 / 非遗传性（包括获得性心肌炎，如病毒性心肌炎） 肥大型心肌病、扩张型心肌病、限制型心肌病、致心律失常性右心室心肌病及其他未分类心肌病
药物	β 受体拮抗药、钙离子拮抗药、抗心律失常药物、细胞毒性药物
毒性物质	酒精、药物、可卡因、微量元素（汞、钴、砷）
内分泌疾病	糖尿病、甲状腺功能亢进 / 低下、库欣综合征、肾上腺功能减退、生长激素过多、嗜铬细胞瘤
营养异常	维生素 B_1、硒、肉碱缺乏，肥胖，恶病质
浸润性疾病	结节病、淀粉样变性、血色素沉着症、结缔组织病
其他	Chagas 病、HIV 感染、围产期心肌病、终末期肾衰竭

经 Oxford University Press 许可，转载自 Dickstein 等 [2]，©2008

心脏舒缩功能减弱，颈静脉压力升高。颈静脉压力升高是由于心脏不能够完全容纳体循环回流至心脏的血容量导致颈静脉淤血，同时还伴有左、右心房压力升高。这些血流动力学的改变通常发生在心排血量降低后的几秒钟内。心排血量的不足同时导致全身组织系统的血流灌注不足，机体代偿性的激活交感神经系统。

机体神经激素和体液容量的改变反馈性激活交感神经系统。心脏泵血功能降低时，机体动脉系统充盈不足时通过压力感受器反馈性地激活交感神经系统。缺血性心肌病时，心脏内部的反馈机制和该反馈系统的其他机制共同促进交感神经系统的激活。在心排血量急剧下降的几秒钟内即可导致交感神经和副交感神经兴奋以代偿心排血量的急剧下降。外周血管和心脏是交感神经系统激活后调控的主要靶器官。交感神经兴奋使心脏收缩功能增强，以调动正常心肌储备功能以及增加部分损伤心肌的收缩功能。如果缺血导致心室肌发生弥漫性损伤，交感神经兴奋仍然能增强功能性心肌细胞收缩。如果部分心室肌丧失收缩功能，交感神经激活将增强功能正常心室肌收缩以代偿受损的心功能。

除了增强心肌收缩功能，交感神经兴奋还能收缩外周血管。外周血管收缩加强静脉血回流至心脏。平均充盈压升高同样能促进静脉系统中的血液回流至心脏。血液回流增加的心室充盈压也能反馈

性的刺激心脏收缩，有助于心脏泵血功能的恢复。交感神经完全激活所需时间少于 1min（图 2-2）[5,6]。

六、慢性心力衰竭

心脏缺血性损伤之后的数周到数月，根据心肌收缩状况可分为无恢复、部分恢复和完全恢复三种情况。除了心室肌恢复，肾脏机制所致的液体潴留也可以代偿这种新的心脏泵血状态并改变有创性评估中所测得的正常生理血流动力学（表 2-2）[7]。肾功能对灌注状态的改变极为敏感。心排血量降低伴随肾功能的降低，表现为无尿。尿量减少将持续至心排血量和机体血流灌注恢复正常生理状态之前。

表 2-2　正常的血流动力学参数

正常血流动力学参数		压力（mmHg）
右心房	a 波 / v 波 / 均值	$1 \sim 7/1 \sim 7/0 \sim 5$
右心室	收缩期 / 舒张末期	$17 \sim 32/1 \sim 7$
肺动脉	收缩期 / 舒张末期	$17 \sim 32/1 \sim 7$
左心房	a 波 / v 波 / 均值	$4 \sim 12/4 \sim 15/4 \sim 15$
左心室	收缩期 / 舒张末期	$90 \sim 140/5 \sim 12$
主动脉	收缩期 / 舒张末期 / 均值	$90 \sim 140/60 \sim 90/70 \sim 105$

经 McGraw-Hill Education, Leopold 和 Faxon[7] 许可转载，©2015

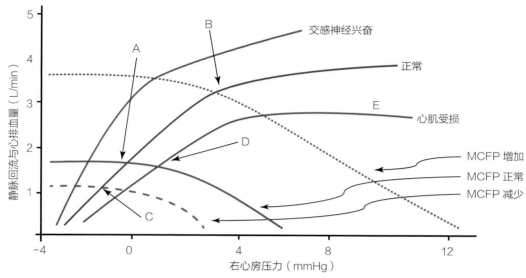

▲ 图 2-2　不同心肌状态下的心排血量和右心房压力的关系
经美国生理学会许可，转载自 Guyton[5]，©1955

肾脏可通调节循环中的血容量来影响心脏功能。初始阶段，适度的体液潴留增加血容量，有利于代偿心脏泵血功能的下降。因为液体潴留可通过促进静脉回流来增加回心血容量。

当受损心脏接收增加的静脉回流时反馈性增强心功能。在心排血量极低的情况下，肾脏不能排出足够多的钠和水导致钠水潴留。过量的钠水潴留不再刺激心脏产生代偿性反应，而是增加心脏容量负荷和导致机体水肿。

肺循环钠水潴留外渗导致肺水肿和缺氧，全身各器官钠水潴留导致器官水肿和功能障碍。心肌功能恢复程度介于无恢复和完全恢复之间。受损心肌功能部分恢复的情况下机体也将潴留部分体液，这部分体液将建立新的血流动力学状态。循环血容量增加时静脉回流增多，有助于改善心脏泵血功能。随着心排血量的改善，静脉压升高达到新的平衡状态。随着新的稳定血流动力学状态的建立及静息心排血量的改善，交感神经张力将在急性缺血性损伤后数周内逐渐降低。肾功能的改变导致的液体潴留也将在新的血流动力学状态中稳定存在。随着心脏泵血功能的代偿，交感神经张力开始逐渐降低，心力衰竭由急性期转变为慢性稳定期。

七、代偿性和失代偿性慢性心力衰竭

随着心室肌功能的部分恢复，心房压力增加有助于恢复心室正常静息泵血功能。心房充盈压的增加有助于调动心肌储备功能改善静息状态下的心排血量。心力衰竭患者心肌储备功能已达到最大化利用，当患者运动时心力衰竭的症状再次出现。静息状态下处于代偿性心力衰竭的患者的共同特点之一是缺乏心功能储备，因此当他们在运动或其他应激状态下需要更多心排血量时，这些代偿性心力衰竭患者将再次出现心力衰竭症状。

在严重的心力衰竭患者中，心脏做功不能满足机体增加的额外的心排血量需求时将发生失代偿性心力衰竭。此时交感神经兴奋和液体潴留触发的代偿机制不能将心排血量维持在正常生理需求水平。心脏不能给肾脏足够的血流灌注以维系钠和水排出时导致机体水钠潴留。

心排血量与心房充盈压的关系如图2-3所示[8]。功能不良的心室肌对逐渐增加的右心房充盈压做出代偿性反应，表现为右心房压力增加的同时心排血量增加。在心房充盈压达到某一点之后，心房充盈压的增加将不再额外增加心脏输出量。液体潴留和充盈压的持续增加最终将导致心室壁过度拉伸与扩张。由此可见随着液体潴留的逐渐增

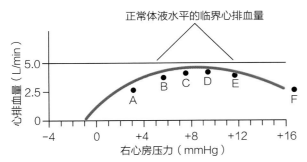

▲ 图 2-3　右心房压力与心排血量关系
右心房压力增加时心排血量的上升和下降。RAP 的进一步增加导致心排血量下降（经 Elsevier 许可，转载自 Hall[8]，©2016）

加，平均充盈压将逐渐增加并传导至心脏，促使心排血量出现代偿性的逐渐升高，在调动心肌最大储备功能后心排血量不再增加，心脏将处于过度充盈的失代偿性心力衰竭阶段。

如果心排血量不能保证机体灌注所需，特别是肾灌注不足时则发生心力衰竭，将会出现全身水肿和肺水肿，缺氧，泵衰竭甚至死亡。

八、病理生理学

Frank-Starling 机制或心脏 Starling 定律决定了心肌收缩功能和每搏输出量将随着心脏充盈体积的增加而增加（图 2-4）[9]。这是肌节长度 - 肌张力关系的体现。当心室被血液充盈时，心肌细胞扩张和肌节重叠减少。当心肌细胞"拉伸"时，心脏能够增加其射血量。当心肌细胞和肌节达到最佳拉伸点之后，心室的继续充盈将导致心室壁过度拉伸和心脏泵血体积的减少。Starling 曲线的

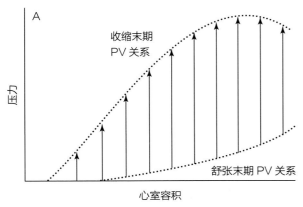

▲ 图 2-4　左心室内的压力 - 容积关系
随着舒张末期容量的增加，舒张末期压力和收缩压增加（经 Wolters Kluwer Health 许可，转载自 Katz[9]，©2011）

上升部分说明了前负荷的增加如何导致心排血量的增加。然而前负荷的持续增加终将导致心室过度充盈和心脏收缩功能障碍。舒张末期压力继续升高，过度"伸展"的心肌的收缩末期压力转变为 Starling 曲线的下降部分，即每搏输出量和收缩压均下降。

九、瓣膜性心力衰竭

正常的瓣膜功能保证血液在心腔内呈现单向且无阻力流动。房室瓣的狭窄将限制舒张期血流在心房和心室间的流动，动脉瓣的狭窄将限制收缩期血流从心室流向动脉。

十、瓣膜狭窄

主动脉瓣和肺动脉瓣狭窄导致心室射血阻力增加和心排血量减少。可通过导管检测瓣膜两侧的跨膜压力梯度来评估动脉瓣狭窄导致的射血阻力增加程度。双腔猪尾导管、分离的主动脉根和左心室导管，以及动脉鞘和左心室导管均可用于测量瓣膜两侧的跨膜压力梯度改变。在主动脉瓣狭窄但左心室功能正常的患者中，左心室腔内压力随主动脉瓣狭窄的严重程度增加而增加。主动脉和左心室压力监测曲线用于测量峰与峰之间最大值和平均压力梯度（图 2-5）[10]。随着超声心动图诊断准确性的提高，当临床表现和超声心动图检查结果存在差异时，可用导管测量血流动力学参数进一步诊断。

通过分析血流动力学曲线，可用 Gorlin 公式计算主动脉瓣瓣膜口面积。在一些收缩功能降低的特殊情况下的诊断通常较为困难。例如"左心室低排血量、低跨膜梯度压力的主动脉瓣狭窄"的患者的诊断就较为困难。

在同为心排血量减少的情况下，假性主动脉瓣狭窄与真性主动脉瓣狭窄的鉴别诊断事关患者的正确治疗决策。在注入多巴酚丁胺的同时监测主动脉和左心室血流动力学曲线可区别以下 3 种不同的特殊情况。

图 2-6 所示为"左心室低排血量、低跨膜梯度压力的主动脉瓣狭窄"患者在使用多巴酚丁胺

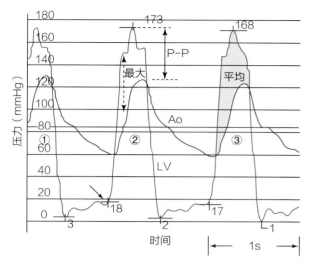

▲ 图 2-5 经主动脉压力梯度

主动脉瓣狭窄中左心室（LV）和主动脉（Ao）之间的梯度可以通过三种有创性测量来描述。平均梯度（beat # 3）代表左心室 - 主动脉压力曲线下的面积。峰 - 峰（P-P）梯度（beat # 2）是最大主动脉压和最大左心室收缩压之间的差。最大（max）梯度（beat # 2）是心脏收缩期间左心室和主动脉之间可以测量的最大差异（经 Elsevier 许可，转载自 Shavelle[10]，©2014）

后主动脉和左心室血流动力学曲线[10, 11]。

最左侧图示注入多巴酚丁胺后心排血量和主动脉瓣平均压力梯度均增加，表明为真性主动脉瓣狭窄；中间图示为注入多巴酚丁胺后心排血量增加，但主动脉瓣压力梯度没有显著增加，此种情景为轻度主动脉瓣狭窄；最右侧图示注入多巴酚丁胺后主动脉瓣压力梯度没有发生生显著变化，此种情景为重度主动脉瓣狭窄。

瓣膜狭窄除了限制心排血量外，还可以妨碍

心室腔充盈。二尖瓣和三尖瓣狭窄影响左、右心室充盈导致心室前负荷降低。血流动力学检测提示 PCWP 显著升高，但血流动力学检测不能准确反映 LVEDP。PCWP 反映的是二尖瓣狭窄时左心房的压力，其并不能反映左心室舒张末期压力。二尖瓣狭窄时左心房和左心室之间压力梯度显著增加。血流动力学曲线示二尖瓣狭窄患者肺动脉压显著升高，在 PCWP 曲线上出现典型的 a 波和 v 波（图 2-7A 和 B）[12]。在二尖瓣狭窄患者中血流动力学曲线同时标测 LVEDP 和 PCWP，可以发现两者之间存在显著的压力梯度改变。

一个不容忽视的问题是当左心房压力经肺血管床传递到右心导管时必然出现压力传导的延迟。因此，理想的方法是通过房间隔穿刺直接测量左心房压力并同时进行左心室血流动力学监测（图 2-7C）[13]。

十一、瓣膜反流

主动脉瓣膜反流导致左心室舒张压增加。急性主动脉瓣反流导致左心室急性的容量超负荷，可出现肺水肿、二尖瓣过早关闭及休克（图 2-8）[12]。

慢性主动脉瓣关闭不全常导致脉压差增大，收缩压升高和舒张压降低。在慢性代偿性主动脉瓣关闭不全中，左心室和全身血流动力学有足够时间进行代偿性调整，因此在早期表现为 LVEDP 正常。当心动周期接近左心室舒张充盈末期时，LVEDP 接近左心室舒张压水平。LVEDP 升高至

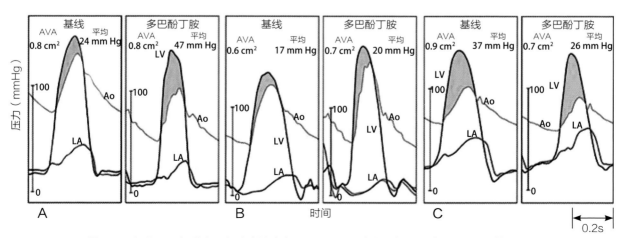

▲ 图 2-6 "低排血，低梯度"主动脉瓣狭窄的多巴酚丁胺输注引起的 3 种有创性测量情况的区分

经 Wolters Kluwer Health 许可，转载自 Nishimura[11]，©2002；经 Elsevier 许可，转载自 Shavelle[10]，©2014

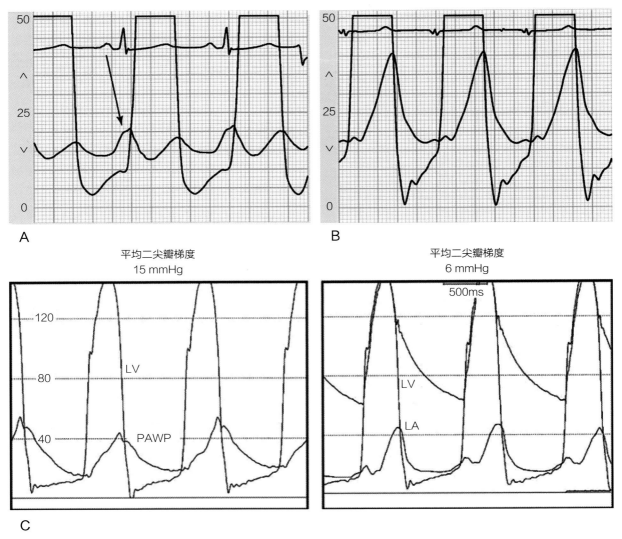

▲ 图 2-7　二尖瓣狭窄患者的血流动力学曲线

A．在二尖瓣狭窄中，左心房（如图所示）上的 a 波更明显或肺毛细血管楔压增加（经 Elsevier 许可，转载自 Ragosta[12]，©2010）；B．二尖瓣狭窄患者的 v 波也可能明显增加。这名二尖瓣狭窄的患者没有二尖瓣反流和正常的收缩功能（经 Elsevier 许可，转载自 Ragosta[12]，©2010）；C．通过心导管测得的二尖瓣传导梯度通常是同时进行肺动脉楔压（PAWP）和左心室（LV）压力测量得出的。然而，由于传递压力曲线变化的延迟和相移，使用肺动脉楔压测得的梯度往往会高于真实的跨瓣梯度。左图，同时测量二尖瓣狭窄患者的左心室压力和肺动脉楔压。测量的平均梯度为 15mmHg。右图，同一患者，用左心室和直接左心房（LA）压力测量二尖瓣传导梯度。真实的平均跨瓣梯度仅为 6 mmHg（经 Wolters Kluwer Health 许可，转载自 Nishimura 和 Carabello[13]，©2012）

舒张压时即为心脏舒张末期（图 2-9）[10]。

　　同样，慢性二尖瓣反流决定了血流动力学曲线。急性二尖瓣反流导致肺水肿，同时在 PA 和 PCWP 两条血流动力学曲线上可见明显的 v 波（图 2-10）。

　　慢性二尖瓣反流不会在 PCWP 和 PA 血流动力学曲线上出现急性二尖瓣反流时出现的典型的 v 波。是否出现典型的 v 波取决于左心房的顺应性、大小和心房内压力。因此，慢性二尖瓣反流可能在血流动力学曲线上表现为正常的生理性 v 波。

十二、单侧心力衰竭

　　单侧心力衰竭时，在正常心室侧可出现特征性的临床血流动力学改变。即当左侧心室发生心力衰竭但右侧心室收缩功能正常时，右侧心室将出现特征性的血流动力学改变，反之亦然。

左心室出现心力衰竭但右侧心室功能正常时将出现平均肺动脉压力升高。在左心室泵血功能不足的情况下，血液从体循环转移至肺循环导致血液在肺循环中淤积。肺循环中血容量的增加促进肺部毛细血管压升高。当肺部血管中的血液蓄

积至一定程度，毛细血管网不能容纳更多的液体时，肺血管中的液体漏出至肺间质中。随着肺动脉压的继续增加，持续渗出的液体超过了毛细血管床能容纳的液体，便会出现肺水肿，临床表现为肺部啰音和呼吸困难。急性心肌梗死和心源性休克导致的严重肺水肿将导致机体在 1h 内处于严重缺氧状态。

单独的右心室衰竭导致全身静脉压逐渐增加并且左心室的前负荷显著降低。右心室和左心室的相互依赖性是理解单纯性右心室功能障碍的血流动力学病理生理改变的关键点。在急性右心室梗死中，心脏的泵血收缩功能受损。随着右侧心室功能障碍的发生，右侧心室扩张且伴随收缩压下降。心室的舒张期充盈压升高，在血流动力学监测曲线中表现为显著的 Y 形下降后伴随一平台期（图 2-11）[15]。

心室功能下降导致右心房充盈压增加和静脉系统淤血。急性右心室充盈扩张将侵占左心室充

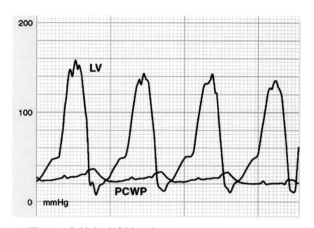

▲ 图 2-8 急性主动脉瓣反流
急性重度主动脉瓣膜反流导致 LVEDP>PCWP（经 Elsevier 许可，转载自 Ragosta[12]，©2010）

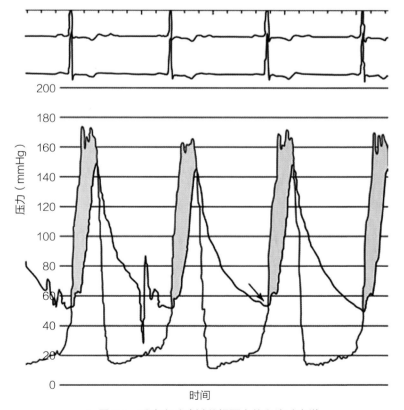

▲ 图 2-9 重度主动脉瓣关闭不全的血流动力学
轻度主动脉瓣狭窄和重度主动脉瓣关闭不全的患者同时存在主动脉压力和左心室压力。注意，脉压差较大（约 100 mmHg）且主动脉舒张压（箭）较低（经 Elsevier 许可，转载自 Shavelle[10]，©2014）

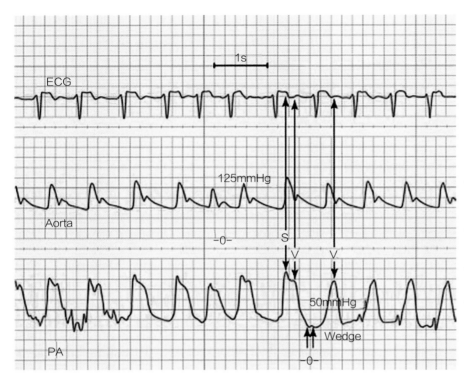

◀ 图 2-10　急性重度二尖瓣反流

急性重度二尖瓣反流患者的心电图（ECG）、主动脉（Aorta）、肺动脉压（PA）（左）和肺毛细血管楔压（Wedge）（右）监测。在肺动脉压和肺毛细血管楔压监测中都存在巨大的 v 波。由于存在肺动脉收缩波（S）和 v 波，肺动脉压力呈双峰。巨大 v 波可能导致楔压监测与肺动脉压监测的混淆（经 Elsevier 许可，转载自 Sharkey[14]，©1987）

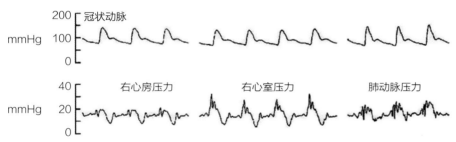

◀ 图 2-11　右心室梗死血流动力学监测

（经 Elsevier 许可，转载自 Lorell 等[15]，©1979）

盈空间。由于心包大小和空间的限制，急性右心衰竭时右心室扩张将占据左心室充盈空间。在右心衰竭时，左、右心室高度依赖的特征性临床改变与缩窄性心包炎相似，均呈出低血压、肺充血和显著的颈静脉怒张。通过右心室梗死诱导的实验性右心衰竭动物模型中，因为实验造模破坏心脏外的心包膜将不能重现右心衰竭时出现的动脉血压降低等血流动力学改变。若急性右心梗死没有及时再灌注并给予相应血流动力学支持治疗，急性右心梗死将危及生命。

十三、缩窄性心包炎与限制型心肌病

限制型心肌病是一种比较罕见的心肌病，表现为心室肌异常僵硬，缺乏韧性和心室舒张功能受限。限制型心肌病主要临床表现为静脉淤血和心力衰竭。

限制型心肌病独特的形态结构，使其易于与其他心肌病鉴别。例如，限制型心肌病左心室大小和功能通常正常，而扩张型心肌病和肥大型心肌病左心室大小和心功能显著异常。在鉴别诊断方面应注意其与缩窄性心包炎的差别，因为两者在左心室形态大小、功能以及血流动力学等方面存在相似的表现。

对临床医生来说对缩窄性心包炎和限制型心肌病的鉴别诊断尤为重要，因为两者在治疗方面截然不同。在某些难于鉴别的情况下，应用有创的心导管检查有助于鉴别诊断。此外，在血流动力学改变方面，缩窄性心包炎、限制型心肌病、心脏压塞和右心室梗死也有一定的相似性。在本章节中将讨论这些心肌病之间的血流动力差异和鉴别诊断方法。

十四、缩窄性心包炎

缩窄性心包炎发生于炎症性心包疾病的终末阶段，心包的炎症改变常导致瘢痕形成和心包弹性的消失。在发达国家，手术和放疗及自发形成或病毒感染是导致缩窄性心包炎的主要病因（表2-3）[16-19]。

十五、病理生理

心包是包裹于心脏表面填充有液体的囊状弹性纤维结构。心包在胸腔内包裹心脏并具有一定的延展性以适应生理性的心脏容量负荷的改变[20,21]。

缩窄性心包炎发生时，包裹于心脏表面的心包失去顺应性将极大地限制心脏的容量总负荷。心包缩窄限制心室腔向外扩张严重阻碍静脉回流。心包缩窄还可导致血液回流至心室腔后压迫室间隔，向暂时未接纳血流充盈的一侧突出。这种代偿性的充盈改变将妨碍对侧心室腔的有效充盈，这一现象也被称作室性依赖作用，因为一侧心室血液充盈量取决于另一侧心室的充盈状态。

心包的缩窄与硬化导致了左、右心室充盈相互依赖。正常生理状态下，吸气时胸腔和心腔内压力将同步降低，但缩窄僵硬的心胞缺乏舒缩弹性，

表 2-3　缩窄性心包炎的病因

- 先天性 / 特发性
- 辐射
- 术后
- 感染
- 赘生物
- 自身免疫性（结缔组织）疾病
- 尿毒症
- 创伤
- 结节病
- 甲型交感神经抑制药疗法
- 植入式除颤仪

经 Elsevier 许可，转载自 LeWinter 和 Hopkins[19]，©2015

因此在吸气时肺静脉压降低而左心室压力将维持不变，导致左心室充盈逐渐减少。左心室充盈的减少将导致右心室过度充盈，此时室间隔向左侧移位，进一步压缩左心室充盈空间。室间隔向左侧突出的直接原因是心包的缩窄与僵硬极大限制了左心室的外延扩张。

在呼气的过程中则出现相反的情况。肺静脉压升高促进肺部和左心室之间的压力梯度增大。左心室血流充盈增多导致室间隔向右心室突出，显著妨碍右心室充盈（图 2-12）[19]。

心脏充盈的早期主要依赖于心室壁扩张，而不是心包的扩张，因此缩窄性心包炎患者心脏舒张早期的充盈不受影响。事实上，缩窄性心包炎患者早期心室充盈较正常生理状态下更为迅速，这主要是因为心房压力增强和心室虹吸作用增加所致。不过在充盈早期到中期的过渡阶段，心包顺应性的缺失导致心室充盈突然停止。因此对于缩窄性心包炎患者的心室充盈几乎均发生于舒张早期。未能回流至心室腔的血液淤积于静脉内将导致外周水肿、肝淤血和腹水。

心导管监测右心房和左心室压力可用于缩窄性心包炎的鉴别诊断。在舒张早期，从右心房压力曲线波可以观察到左心室内压力迅速下降，在曲线上表现为 Y 形的陡降支。在中期到晚期的舒张过程中，血流充盈突然停止，在压力曲线波上表现为陡降支后的平台期（图 2-13）[19,22]。

一般情况下会同时记录缩窄性心包炎患者左、右心的压力变化。缩窄性心包炎患者右心房、右心室和左心室舒张压以及肺动脉楔压表现为相同程度的增加。充盈压通常增加约 20 mmHg，误差不会超过 3 ~ 5 mmHg 范围。右心房压力表现为轻微的 X 形下降和显著的 Y 形下降。右心房和左心室压力曲线波均表现为早期的陡然下降，然后在舒张中晚期趋于平稳。肺动脉高压并非缩窄性心包炎患者的典型特征性改变。肺动脉压通常在 35 ~ 40 mmHg 范围内。当血容量不足时，缩窄性心包炎患者的典型血流动力学特点将被掩盖，快速补充 1000 ml 血液将呈现出典型的缩窄性心包炎的血流动力学特征[21, 23]。

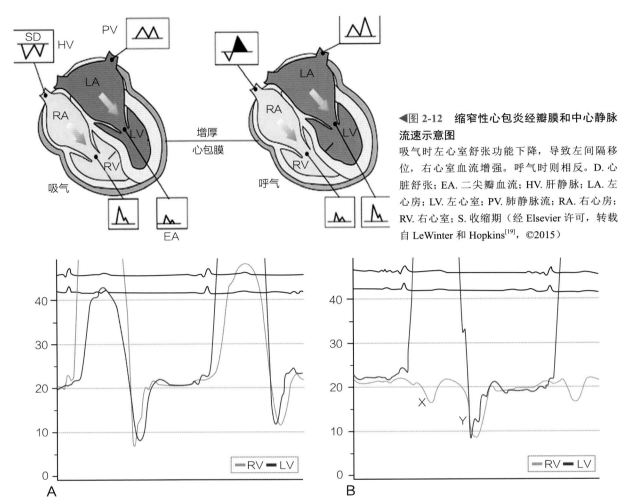

◀图 2-12　缩窄性心包炎经瓣膜和中心静脉流速示意图

吸气时左心室舒张功能下降，导致左间隔移位，右心室血流增强。呼气时则相反。D. 心脏舒张；EA. 二尖瓣血流；HV. 肝静脉；LA. 左心房；LV. 左心室；PV. 肺静脉流；RA. 右心房；RV. 右心室；S. 收缩期（经 Elsevier 许可，转载自 LeWinter 和 Hopkins[19]，©2015）

▲ 图 2-13　缩窄性心包炎患者的压力记录

A. 左心室和右心室压力波形示踪图上用"下降和平稳波形"或"平方根符号"同时显示左心室和右心室压力。黑箭表示快速下降，白箭表示平稳部分；B. 右心房压力显著 Y 形下降（经 Wolters Kluwer Health, Inc. 许可，转载自 Vaitkus 等 [22]，©1996；经 Elsevier 许可，转载自 LeWinter 和 Hopkins[19]，©2015）

十六、临床表现

缩窄性心包炎患者呈现出多种临床表现，但这些临床表现均不具有特异性，因此很难仅仅凭这些临床表现对缩窄性心包炎做出准确诊断。最主要的表现为右心衰竭。呼吸困难、乏力和端坐呼吸常见于所有缩窄性心包炎患者，下肢水肿和腹部水肿也很常见。缩窄性心包炎类似于右心衰竭和终末期肝病的临床表现，较易导致误诊。原发性肝病患者颈静脉压并不升高，可用于与缩窄性心包炎的鉴别诊断。

大多数缩窄性心包炎患者颈静脉压显著升高。在接受外科手术治疗的缩窄性心包炎患者中，多达 93% 的患者伴有显著的颈静脉压升高。约半数缩窄性心包炎患者可闻及左心室血流灌注突然停止发出的心包叩击音。Kussmaul 征也常见于缩窄性心包炎患者，但其并不具有特异性[17]。

限制型心肌病

多种局部和全身性疾病可导致限制型心肌病。常划分为特发性限制型心肌病、浸润性限制型心肌病、治疗诱导的限制型心肌病和恶病质相关的限制型心肌病（表 2-4）[24]。

十七、临床表现

限制型心肌病患者有肺动脉淤血和全身淤血

表 2-4　限制型心肌病病因

- 血色素沉着病
- 淀粉样变性（最常见于美国人群）
- 结节病
- 硬皮病
- 类癌心脏病
- 糖原堆积性心脏病
- 放射性心脏病
- 转移性恶性肿瘤
- 蒽环类药物毒性

表 2-5　缩窄性心包炎和限制型心肌病血流动力学特征

	缩窄性心包炎	限制型心肌病
Y 型波	显著存在	变异
充盈压 > 25 mmHg	较少	常见
肺动脉收缩压 > 60 mmHg	无	常见
方形动脉根	存在	变异
左心室和右心室压力随呼吸变化	不一致	一致

经 Elsevier 许可，转载自 LeWinter 和 Hopkins[19]，©2015

的症状和体征，表现为呼吸困难、外周水肿、心悸和乏力。在疾病进展期由于静脉压的显著升高还可表现为显著的肝脾肿大、腹水和全身性水肿。

颈静脉压通常显著升高，Kussmaul 征常见于限制型心肌病患者。在心导管压力曲线中也可以检测到显著的 Y 形陡降曲线，但在轻度患者无显著改变。心血管方面的检查常难于区分限制型心肌病和缩窄性心包炎[25,26]。

十八、缩窄性心包炎与限制型心肌病诊断与鉴别诊断

通过病史，体格检查和影像学资料可做出特异性诊断。例如缩窄性心包炎患者可能有接触过辐射或心包手术。限制型心肌病患者有可能患有全身性疾病如淀粉样变性。然而在大多数情形下，两者临床表现相似，难以做出正确的鉴别诊断。在一些特殊情况下，有创的心导管检查可用于鉴别诊断（表 2-5）[19]。

两种疾病状态下，左、右心室舒张压均会显著升高。限制型心肌病患者的左、右心室压力升高的差值通常会超过 3～5 mmHg；缩窄性心包炎患者的左、右心室压力升高的差值不会超过 3～5 mmHg。肺动脉高压常见于限制型心肌病，较少见于缩窄性心包炎患者。限制型心肌病患者中常见心室舒张期压力超过 25 mmHg，缩窄性心包炎患者舒张期心室压力较少超过 20 mmHg[27]。

呼吸活动对左、右心室收缩压的影响对鉴别缩窄性心包炎和限制型心肌病较为敏感。缩窄性心包炎患者，由于左、右心室相互依赖的收缩方式导致呼吸运动时，左、右心室腔内的压力不能呈现出一致性的升高。然而在限制型心肌病患者，心包发挥正常生理功能，在呼吸活动时左、右心室收缩压呈一致性变化（图 2-14）[27]。

十九、缩窄性心包炎与右心室梗死和心包压塞的鉴别诊断

心脏受压迫出现的血流动力学改变和心功能障碍可见于除缩窄性心包炎外的其他疾病。任何导致心包腔内压力升高的病理改变，如心包压塞和右心室梗死导致的心室突然扩张，均能导致缩窄性心包炎的病理表现。缩窄性心包炎、心脏压塞和右心室梗死在舒张期均可见右心房、右心室、肺动脉楔压和左心室充盈压的升高[14, 15]。

在这三种疾病中，仅缩窄性心包炎在呼吸活动时表现出胸腔内压力和心脏内压力的不一致改变（图 2-15）[28]。正常生理状态下，吸气导致胸腔内负压促使肺动脉和心室压力同时降低。缩窄性心包炎患者僵硬的心包腔妨碍了心室腔的充盈扩张，在呼吸时心包的正常舒缩功能障碍。因此，缩窄性心包炎患者吸气时其胸腔和心脏内压力不能呈现出一致性的改变。这一病理性特征也是鉴别右心室梗死、心脏压塞与缩窄性心包炎的关键病理特征。

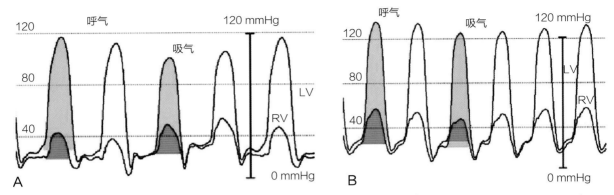

▲ 图 2-14   两位患者的左心室和右心室的压力曲线

在呼气和吸气过程中，A．缩窄性心包炎患者左心室和右心室收缩压在呼吸活动中呈现不一致改变。在吸气过程中右心室压力增加而左心室压力降低，呼气时相反；B．限制型心肌病患者左心室和右心室收缩压在呼吸活动中呈现一致性改变。在吸气过程中左、右心室压力均降低，呼气时均增加（经 Elsevier 许可，转载自 Talreja 等 [27]，©2008）

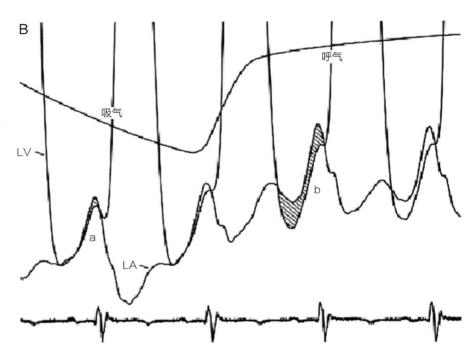

▲ 图 2-15   左心室和肺动脉楔压胸腔内和心脏内压力在呼吸运动时的分离式病理改变

经 Elsevier 许可，转载自 Doshi 等 [28]，©2015

第3章
影像与心力衰竭
Imaging and Heart Failure

Gustavo Jardim Volpe   Joao A.C. Lima   著

马振国   译

缩略语		
2D–Echo	Two-dimensional Echocardiography	二维超声心动图
3D–Echo	Three-dimensional Echocardiography	三维超声心动图
CAD	Coronary artery disease	冠状动脉疾病
CCT	Cardiac computed tomography	心脏计算机断层扫描
CMR	Cardiac magnetic resonance	心脏磁共振
CRT	Cardiac resynchronization therapy	心脏再同步治疗
EF	Ejection fraction	射血分数
HF	Heart Failure	心力衰竭
LA	Left atria	左心房
LV	Left ventricle	左心室
LVEF	Left ventricular ejection fraction	左心室射血分数
MRI	Magnetic resonance imaging	磁共振成像
PET	Positron emission tomography	正电子发射断层扫描
RV	Right ventricle	右心室
RVG	Radionucleotide ventriculography	放射性核苷心室造影术
SPECT	Single-photon emission computed tomography	单光子发射计算机断层扫描
ST	Speckle tracking	斑点追踪
TDI	Tissue Doppler Imaging	组织多普勒成像

一、概述

影像技术在心力衰竭的诊疗中发挥关键作用。心脏功能评价可明确诊断，指导临床治疗，心脏功能受损的患者至少应该评估一次心功能。某些影像技术对心力衰竭的病因鉴别（如缺血性心肌病）至关重要，是心力衰竭治疗成败的关键[1,2]。影像检查手段多样，从19世纪初发现的胸部X线摄影到目前尖端的磁共振成像（MRI）。由于篇幅有限，本章仅概括影像在心力衰竭诊断和鉴别中的应用。

二、胸部X线

胸部X线技术在心脏疾病患者中的应用可以追溯到19世纪末，这种技术可协助评估存在呼吸困难患者的有效的诊断方法。它成本低、速度快，只产生很少剂量的辐射。作为一线检查手段，胸部 X 线可以帮助区分心力衰竭和原发性肺部疾病[2]。心力衰竭最有代表性的特征包括心脏肥大（心-胸比＞50%）、Kerley B 线、肺血管头部化和胸腔积液。瓣膜病或先天性心脏病往往导致心脏形状和大小的变化，这些也可从胸部 X 线中识别出来。值得注意的是，这些提示性的影像学征象并不能作为疾病的诊断或排除标准。在一项系统评价中，Badget 等指出血运重分布和心脏肥大是诊断心力衰竭的最佳影像学检查结果，前负荷增加和射血分数降低也能说明问题，但这些都不能作为排除或确诊心力衰竭的标准[3]。Knudsen 等对 7 家医院急诊科患有呼吸困难的 880 名患者进行评估，发现胸部 X 线征象中只有心脏肥大对于诊断心力衰竭的灵敏度超过 50%[4]。

在临床随访中，胸部 X 线检查对于鉴别失代偿性心力衰竭非常重要。胸腔积液、肺充血和肺血管头部化是容量超负荷的标志，心力衰竭代偿期的 X 线检查可能发现不了这些征象。此外，肺充血和肺炎不容易鉴别，需要把 X 线征象和临床症状结合起来分析。

最后，胸部 X 线片是疑似心力衰竭患者首诊和随访的必要检查，异常的 X 线征象需要认真解读。

三、超声心动图

超声心动图包括二维超声心动图、三维超声心动图、彩色血流动力学多普勒、脉冲和连续多普勒及组织多普勒成像。尽管其他成像技术发展迅猛，超声心动图仍然是心力衰竭患者明确诊断的首选方法。它是一种可靠、可重复好且成本低的检查手段，可以很好地评估心脏的解剖结构和功能。由于超声设备的体积越来越小，近年来超声心动图已经被认为是体格检查的延伸。

在对心力衰竭患者的初步评估中，二维超声心动图和多普勒血流动力学是最有用的辅助检查。超声可评估房室容量和功能、瓣膜和心包异常，判断患者左心室射血分数是否保留或降低，左心室结构是否异常，是否合并瓣膜和心包疾病或右心室异常[5]。所有这些信息都应提供数字估算值，左心室腔几何结构和功能的正常范围见表 3-1。双平面法（改良的辛普森法）是测量左心室容积的方法，也是美国超声心动图学会（ASE）推荐测量左心室射血分数的方法[6]。M 型超声评估射血分数时稳定性和重复性不好，因此在评估左心室功能障碍时不推荐使用。尽管射血分数和左心室内径大小与心力衰竭症状缺乏相关性[7]，但它们与心力衰竭的发病率和死亡率密切相关[8,9]。左心室质量和左心房容积也可协助进行心力衰竭的鉴别和预后评价[10-12]。

舒张功能的评估是诊断左心室射血分数保留症状性心力衰竭的基础。各种超声心动图技术均可测定左心房压力和左心室舒张末期压力，但在诊断左心室舒张功能障碍时都存在准确性不高、重复性不好的问题[2]。我们可以从这些测量数据中获得良好的预后信息[13]，但需要将相关的二维

表 3-1　二维超声心动图左心室功能的参考信息[6]

	女　性				男　性			
	正常	轻度异常	中度异常	重度异常	正常	轻度异常	中度异常	重度异常
质量（g）	66～150	151～171	172～182	≥183	96～200	201～227	228～254	≥255
质量/体表面积（g/m²）	44～88	89～100	101～112	≥113	50～102	103～116	117～130	≥131
舒展末容积/体表面积（ml/m²）	35～75	76～86	87～96	≥97	35～75	76～86	87～96	≥97
收缩末容积/体表面积（ml/m²）	12～30	31～36	37～42	≥43	12～30	31～36	37～42	≥43
舒张末内径（cm）	3.9～5.3	5.4～5.7	5.8～6.1	≥6.2	4.2～5.9	6.0～6.3	6.4～6.8	≥6.9
射血分数（%）	≥55	45～54	30～44	＜30	≥55	45～54	30～44	＜30

超声心动图和多普勒数据结合起来才能评估诊断。根据这些联合结果分析发现，心脏舒张功能按严重程度可分为异常松弛、假性正常和限制性。异常松弛为轻度舒张功能障碍，表现为舒张早期血流速度降低和心室充盈压力增加。假性正常为中度舒张功能障碍，表现为舒张早期左心房压力增加和舒张早期血流速度增加。限制性充盈为严重的舒张功能障碍，发生在左心房压力进一步升高时，表现为舒张早期血流加速，左心室和左心房压力快速均衡[14]，此种类型舒张功能障碍预后不良[15]，可以通过二尖瓣多普勒、组织多普勒二尖瓣环运动和肺静脉血流的信息来完成评估[16]。

超声心动图还可测定心脏不同步运动。从临床和实验研究中，我们可以将心脏不同步细分为三类：房室型、室间型和（左）室内型。其中，最后一种类型的非同步是预测心脏再同步治疗（CRT）反应的最佳方法[17]。最常使用的技术包括M型超声心动图、组织多普勒成像、应变成像和3D超声心动图。一些小型临床试验显示，心脏不同步运动的标志物和再同步治疗反应性有良好相关性。但最近的前瞻性、多中心的PROSPECT研究结果显示，心脏不同步运动的标志物和再同步治疗反应性仅具有中度相关性[17,18]。因此，影像学征象的改变不是心脏再同步化治疗的指征。近年来，随着图像的采集和分析方法的改进，超声参数重复性越来越好，也许未来这个问题可以得到解决。

一些新的超声心动图技术，如三维超声心动图和斑点追踪，为心脏无创性评估开辟了新的领域。利用新的矩阵阵列传感器，实时获取全方位数据，更适合临床应用（图 3-1）。二维超声心动图对心脏容积和功能的评价需要采用假设的方法用数学公式计算获得，三维超声优点是无须几何假设即可计算心脏的体积和直径。一些研究表明，与心脏 MRI 相比，三维超声在评估左心室体积和质量方面具有很高的准确性和可重复性[19,20]。斑点追踪不依赖角度，可直接确定心脏整体和区域应变，是最有前景的新技术之一。斑点追踪基于散斑模式的唯一性和稳定性，通过寻找序列图像中最优近似的散斑模式自动追踪心脏周期，提供应变和应变率信息（图 3-2）。据研究，斑点追踪监测到应变参数与纤维化以及一些心肌疾病标志物相关[21]。目前，我们仍需要随机试验和流行病学证据来验证三维超声和斑点追踪的有效性。

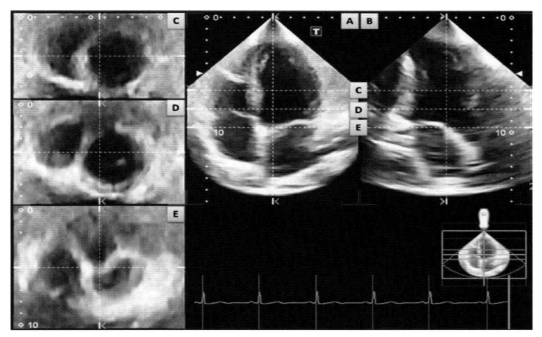

▲ 图 3-1 三维超声心动图

通过实时的全量数据采集，可以同时获得各个平面的影像。A. 四腔切面；B. 双腔切面；C 至 E. 短轴视图

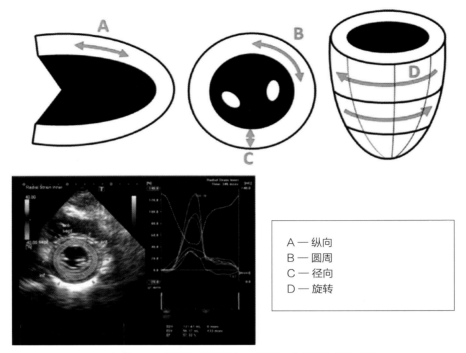

A — 纵向
B — 圆周
C — 径向
D — 旋转

▲ 图 3-2　超声心动图示斑点追踪技术获得的应变参数

A. 长轴纵向应变峰值；B. 圆周应变峰值（最稳定的应变参数）；C. 径向应变反映收缩期室壁的增厚；D. 旋转是指顶端旋转和基部旋转的度数之差。左下方是径向应变采集曲线

四、心脏磁共振影像

心脏磁共振是评估心力衰竭最有价值的技术之一。心脏磁共振具有良好的软组织分辨率和高度空间分辨率，可提供所有的心脏解剖和功能参数。心脏磁共振是检测心脏容积、质量和室壁运动的金标准，具有准确性高和可重复性好的特点[2]。良好的图片质量使得心脏磁共振成为二维超声心动图无法诊断时的功能评估首选方式。常规的 CMR 检查包括心脏的完整切分，垂直和水平的左心室长轴（二腔切面和三腔切面视图），短轴上的 8～12 个切面和左心室流出道（三腔切面视图）（图 3-3）。

容量大小和左心室质量可在短轴视图中使用改良的辛普森法则计算出来，其优点是不需要几何假设（表 3-2）。考虑到心室扩张和重塑通常伴随心力衰竭，这一事实尤其重要。如今，心脏磁共振最常用的序列是采用回顾性心电门控的平衡稳态自由进动梯度回波序列（SSFP）[22]，具有良好的空间分辨率，以及心室壁、血液和相邻结构之间的对比度。但是检查过程需要患者反复屏气，

这在心力衰竭患者中很难实现。因此，实时采集模式变得更加实用。尽管该序列与 SSFP 相比空间分辨率低，但可在 3～4s 内获得的诊断图像，且患者不需要屏气[23,24]。在此模式下，操作者完成功能评估后，可以立即获得相位对比图像，用于测量瓣膜血流、心内血流，甚至心肌组织运动[24]。与静止结构相比，该序列依赖于血液（或心肌）的流动（或运动），可提供详细的像素图，其中像素强度与速度相关，并利用符号（正或负）用来表示方向（图 3-4）。心肌标记是评价心肌整体和局部功能的有力工具，可对心肌内的运动和变形进行详细、全面的检查，因此，该技术可用于评估组织张力[25]。心肌标记序列检测细微异常，敏感性高，但在常规临床使用中的作用仍需要进一步探索[24]。

除功能分析外，组织界定在心力衰竭的诊断和预后也至关重要。T_1 和 T_2 加权序列均可提供关于心肌组织的组成和灌注的信息。T_2 和 T_2^* 加权图像在不使用造影剂的情况下可以反映心肌组织内在成分，如水和铁含量；当与其他技术联合使

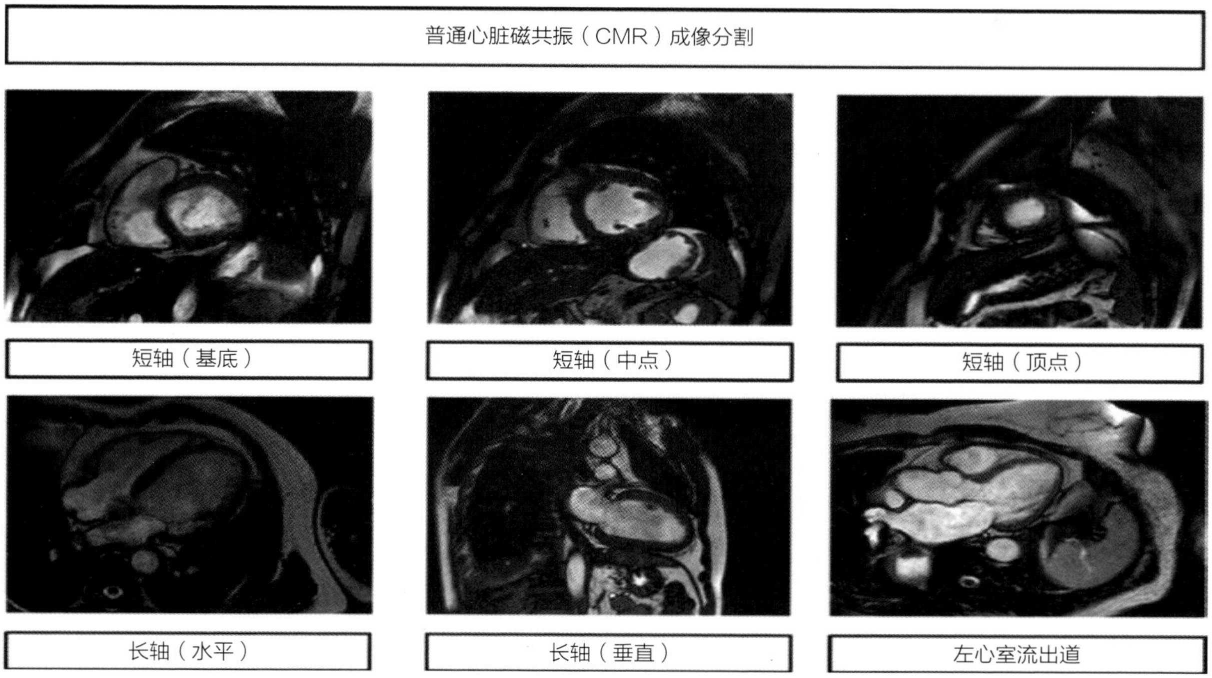

普通心脏磁共振（CMR）成像分割

短轴（基底）	短轴（中点）	短轴（顶点）
长轴（水平）	长轴（垂直）	左心室流出道

▲ 图 3-3　普通心脏磁共振（CMR）成像

CMR 检查包括心脏的完整切分，垂直和水平的左心室长轴（二腔切面和三腔切面），短轴上的 8 ～ 12 个切面（上图中为基底、中点和顶点）和左心室流出道（三腔切面）

表 3-2　成人心脏磁共振左心室和右心室功能和尺寸的参考值 [42]

	女　性		男　性	
	< 35 岁	≥ 35 岁	< 35 岁	≥ 35 岁
左心室				
质量（g）	52 ～ 132	54 ～ 130	89 ～ 173	74 ～ 166
质量 / 体表面积（g/m²）	35 ～ 71	34 ～ 70	47 ～ 87	42 ～ 78
舒展末容积 / 体表面积（ml/m²）	62 ～ 98	51 ～ 95	68 ～ 112	53 ～ 97
收缩末容积 / 体表面积（ml/m²）	13 ～ 37	11 ～ 35	16 ～ 44	10 ～ 34
射血分数（%）	57 ～ 81	57 ～ 81	57 ～ 77	59 ～ 83
右心室				
舒展末容积 / 体表面积（ml/m²）	67 ～ 111	42 ～ 118	74 ～ 134	67 ～ 111
收缩末容积 / 体表面积（ml/m²）	25 ～ 45	6 ～ 54	26 ～ 62	20 ～ 48
射血分数（%）	55 ～ 67	50 ～ 78	47 ～ 67	49 ～ 73

利用 Argus 软件从短轴对 SSFP 图像中的参考值进行分析（Siemens，The Netherlands），这些值可能会根据图像序列、获取技术和轮廓而变化

用时也可提供关于心肌脂质含量的信息 [27-29]。因为钆使 T_1 时间显著缩短，所以 T_1 加权图像通常用于对比显示其动态。晚期钆增强和灌注图像依赖于这一效应产生的图像。这些使得评估更加有利于诊断。

心脏磁共振应力灌注成像是研究冠状动脉疾

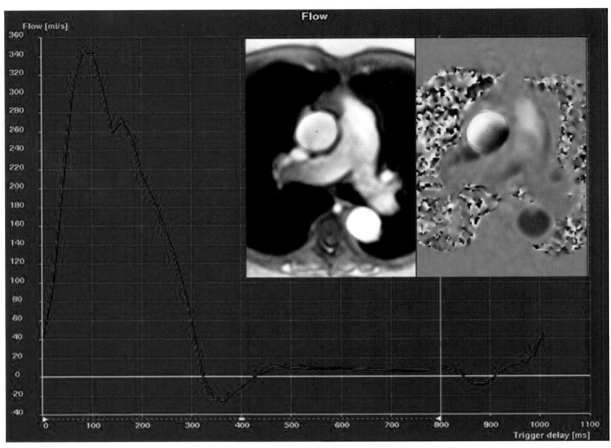

▲ 图 3-4　心脏磁共振成像相位造影成像定量升主动脉血流

本图中，ROI（红色）位于升主动脉，可在早期舒张期心电图门控相位对比幅度（左）和相位（右）图像中观察到。在相图上，亮信号强度对应头侧血流，暗信号对应尾侧血流。这样就可以绘制出升主动脉心脏循环的平均血流图

病的准确检查方法。它可以使用药物或物理压力来进行，其中药物更为常用。双嘧达莫或腺苷用于舒张冠状动脉血管；造影剂的延迟灌注可能和冠状动脉狭窄有关。多巴酚丁胺压力测试依赖于心室壁运动异常，与负荷超声心动图相同。两项MRI 检查均具有良好的可重复性，可用于冠状动脉疾病（CAD）的诊断 [30,31]。

　　LGE 技术是心脏磁共振成像中最重要的改进之一，并被广泛用于评估心肌替代性纤维化 [30,32,33]。钆造影剂注入后迅速扩散穿过毛细血管膜，但不会扩散到细胞内。在 8 ～ 12min 后，达到平衡状态，并且在纤维化区域中分布体积更高，因此用 T_1 加权序列将这些区域标记为亮白色。为了提高图像对比度，按此顺序设置反转恢复制备脉冲，使可行区域的信号为零。LGE 是评估患者心力衰竭的有价值的工具，因为某些特定的模式可提示某些

特定病理改变。缺血性 LGE 特征为 LGE 分布在心内膜下，可能延展至心肌全层，符合冠状动脉供血的节段特征 [34]。非缺血性表现为 LGE 以心外膜或心肌中层分布为主（图 3-5）。此外，心脏淀粉样变性通常表现为心内膜下区域集中的弥漫性增强，而特发性扩张型心肌病和心肌炎通常表现出中壁集中的弥漫性增强；然而，这些模式都不是特征性的。在冠状动脉疾病调查中，与灌注缺损相关的缺血性 LGE 模式可以提高冠状动脉疾病诊断的准确性 [31]。除诊断外，瘢痕的存在和数量可能与治疗反应和预后有关。Kim 等的经典研究显示：当 LGE 评估心肌瘢痕的透壁率超过 50% 时，血运重建后左心室功能改善效果不佳 [35]。在另一项研究中，心力衰竭患者的存活组织数量是接受 β 受体拮抗药治疗的患者左心室射血分数、平均室壁运动评分和左心室舒张末期容积指数变化的

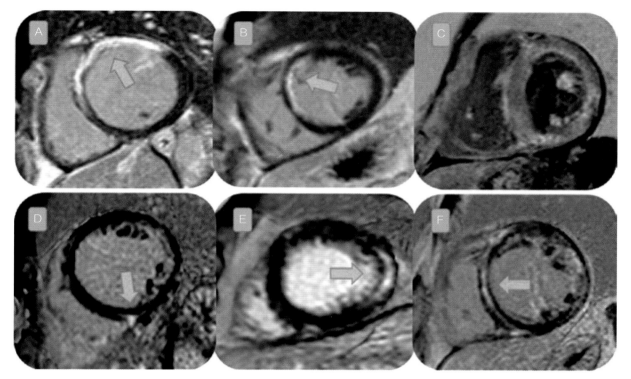

▲ 图 3-5 心脏磁共振呈延迟钆显像

橙色箭指向瘢痕的主要区域。缺血区：A. 透壁的；B. 心内膜下的；非缺血区：C. 弥散性的；D 和 F. 室壁间。缺血性 LGE 特征为 LGE 分布在心内膜下，可能延展至心肌全层，符合冠状动脉供血的节段特征（在本例中为左前降支）。弥漫性模式与心脏淀粉样变等浸润性疾病有关。室壁型缺乏特异性，可在特发性扩张型心肌病、心肌炎、结节病、Chagas 心脏病及 Anderson-Fabry 病中见到

独立预测因子[36]。室壁纤维化也是非缺血性扩张型心肌病患者全因死亡和住院的独立预测因子[37]。此外，心脏再同步的反应差和室性心动过速的诱发也与瘢痕的存在有关[38,39]。

心力衰竭组织表征的另一个重要序列是松弛参数 T_2^* 的评估。心肌中铁过载导致 T_2^* 加权序列中信号的异常丢失，且丢失程度与铁含量成比例。因此，此法可用于估计组织中的铁含量[29]。T_2^* 时间低于 20ms 表明铁超负荷显著，提示发生室性心律失常和心力衰竭可能性高[24,40]。用铁螯合剂去铁胺治疗降低心肌中铁含量后，T_2^* 时间显著增加[40]。

在不久的将来，心脏磁共振可能会提供更多信息。T_1 mapping 定量技术可估算 Native T_1 时间（钆使用前后）和细胞外容积，既可明确诊断间质纤维化，还可改善心力衰竭患者的治疗[41,42]。此外，组织光谱学和钠成像也是一些良好的预测手段[26,43]。

五、心脏计算机断层扫描

心脏计算机断层扫描（CCT）是一种可识别潜在冠状动脉疾病的宝贵技术。使用多层扫描仪可高精确度完成高分辨率冠状动脉造影[44,45]。详细的解剖重建评估可精确测量各腔室的直径和容积。尽管 CT 成像也可使用回顾性采集技术进行功能分析，但是当其他手段（如 2D 超声心动图和心脏磁共振）可用时，不建议使用此成像技术。这一技术主要的限制性是使用碘造影剂和辐射，但使用多排 CT 可以最大限度地减少这些问题。将来，组织表征和心肌灌注评估可能是最有潜力的。

六、心脏核医学

核医学是指使用放射性示踪剂生成图像的技术。正电子发射断层扫描（PET，单独或与计算机断层扫描相关联）、单光子发射计算机断层扫描（SPECT）和放射性核素心室造影（RVG）是在心脏病学中应用的核医学技术。

放射性核苷心室造影技术于 20 世纪 70 年代初首次引进，与测量左心室射血分数的有创性技术测量结果具有很好的一致性[46]。即使现在，放射性核苷心室造影技术和心脏磁共振还被认为是评估心室功能的最准确和可重复的方式。用放射性示踪剂（^{99m}Tc）对血池进行标记，并用 γ 相机测量前胸的放射性。实时计数数量与血液放射量成比例，而血液放射量与心动周期中的血容量呈线性相关。这种方式的一大优势是不依赖于任何几何假设,因此无论心室的形状如何（右侧或左侧）都是准确的。然而，由于使用放射性物质，放射性核苷心室造影技术仅在超声心动图和心脏磁共振均不可用的情况下使用。

与放射性核苷心室造影技术的情况不同，单光子发射计算机断层扫描（SPECT）和正电子发射断层扫描（PET）的主要用途是心脏缺血和心肌存活力的评估。以上两种方式都依赖于使用放射性示踪剂来产生图像，通常辅以心血管药物或运动应激。尽管 PET-CT 比门控 SPECT 具有更高的空间分辨率和更好的敏感性和特异性（分别为 91% 和 82%，88% 和 77%），但该技术仍缺乏预后评估的前瞻性研究。另一方面，门控心肌 SPECT 已经在相当长的一段时间里作为非有创性工具评估心肌缺血，已有的文献证据支持门控心肌 SPECT 能够进行良好的诊断和预后评估。低成本和高可用性是门控 SPECT 的另外一个优点。

七、结论

影像学检查在心力衰竭患者评估中非常重要，它不仅可用于正确的诊断，还可用于适当的治疗和随访。从简单有限的胸部 X 线检查到复杂而完整的心脏磁共振，不同的技术可以提供不同程度的信息。如今检查方式众多，因此选择一种对患者伤害最小且成本更低的方式来提供我们想要的答案是很重要的。

第 4 章
急性与慢性右心室衰竭
Acute and Chronic Right Ventricular Failure

Gabriel Sayer   Marc J. Semigran   著

马振国   译

一、概述

近年来的研究揭示右心室在正常心脏的生理过程及心力衰竭的病理过程中发挥着重要作用。左心室简单的解剖结构更容易构建几何模型，也更容易获得非有创性成像，相比而言，右心室的研究较少。此外，早期的实验错误地认为右心室对心排血量是没有贡献的[1]。然而，过去25年的一系列研究让我们对右心室独特的解剖结构、在正常生理条件下的表现以及对特定疾病状态的适应性有了更深入的认识。高级成像技术（如心脏磁共振成像）的发展也为我们研究右心室提供了至关重要的帮助，从而可以无创地表征右心室对压力因素的反应，并提供了一种衡量治疗效果的工具。也因此，我们对右心室在缺血性心肌病、先天性心脏病、肺动脉高压和慢性左心心力衰竭中的作用开始有了详细的了解。更重要的是，研究表明右心室衰竭是影响这些疾病预后的重要因素，尤其右心室功能对左心衰竭患病率和死亡率的影响可能超过了左心室本身。

二、右心室的解剖和生理

右心室可以分为3个解剖单元：右心室流入道（包括三尖瓣）、具有游离壁的心尖部腔室和右心室流出道（漏斗部）。从横切面看，右心室如同贴在左心室前部的月牙。它的游离壁很薄，尽管右心室腔很大，其质量远低于左心室质量。右心室的深部肌纤维是纵向排列的，故其收缩力的主要方向也是纵向的，其浅表心肌平行于房室沟呈环形排列并且与左心室的浅表肌纤维交织。这种在两个心室腔之间肌肉纤维相互交织的解剖关系，在室间隔中也同样存在。在一次心动周期中，室间隔会向右心室移位。左心室和右心室肌纤维的连续性对心室的相互依赖具有重要意义，这一点将在下文进一步详细论述。

右心室收缩是一个相继进行的过程，开始于右心室流入道，通过心尖并终止于右心室流出道。纵向肌纤维牵引心尖部向三尖瓣方向运动，左心室收缩后通过左右心室心肌延续机制牵引右心室游离壁向室间隔做内向运动。右心室与应力很高的肺血管系统相连，因此其压力 – 容积曲线也不同于左心室。在主动脉瓣关闭之前，左心室压力会保持在较高的状态从而产生持续的收缩压力，但右心室压力在肺动脉瓣关闭之前就开始下降。然而，由于肺血管系统中的阻力较低，右心室的射血仍在继续（图4-1）[2]。利用这种生理学优势，右心室在产生与左心室相同的心排血量的同时，

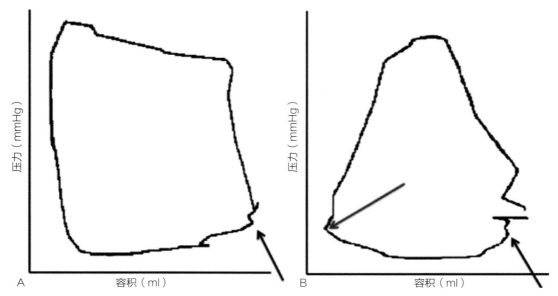

▲ 图 4-1　左心室和右心室单个心动周期的典型压力 - 容积环路的比较

A．在左心室中，在整个心室射血期间压力持续轻微增加；B．在右心室，心脏压力在肺动脉瓣关闭之前下降（红箭），导致心肌做功减少。心脏舒张末期用黑箭表示（经 Redington[2] 及 Elsevier 许可改编）

显著降低心脏工作负荷和心肌需氧量。然而，这种相互作用的后果是右心室对后负荷的敏感性提高，这在急性压力超负荷状态下是不利的。

心室间的交互作用在收缩期和舒张期都有发生。收缩期的交互作用依赖于左心室和右心室的共享肌群，这意味着一个心室的收缩状态可以影响另一个心室的性能。舒张期的交互作用与心包有关。心包不能随心室扩张而显著拉伸，而且在适应慢性心室扩张的能力有限。因此，任何一个腔室的容量负荷都会导致室间隔向另一个腔室移位，从而导致舒张期容量降低和心室排血量减少（图 4-2）[3]。由于右心室顺应性较好，故这种舒张期相互作用更容易在右心室容量超负荷（如房间隔缺损）的情况下发生。

三、右心室适应性改变

可依据发病机制及发病的快慢将右心室疾病大致分为急性和慢性。肺栓塞等急性事件，会导致恶性代偿反应，并迅速进展为右心衰竭。先天性心脏缺损等慢性疾病过程中，右心室受到的压力会逐渐增加，因而在失代偿之前可形成代偿机制，能够在长时间内维持心排血量。由于右心室顺应性较好，右心室通常可以很好地适应一定程度的容量超负荷。但右心室对后负荷的高敏感性导致难以适应压力超负荷的发生（图 4-3）[4]。另外，人们发现压力超负荷持续时间是右心室反应性的关键因素。艾森曼格综合征患者的右心室功能代偿期比获得性肺动脉高压的患者更长，这是由于前者胎儿基因的持续表达使机体适应了全身水平血管阻力[5]。原发性心肌病，如各种形式的非缺

血性心肌病，可能会损害右心室收缩力，但很少单独影响右心室。然而，右心室受累对心肌病的发病率和死亡率具有重要影响，尤其是在肺动脉高压存在的情况下。表 4-1 列出了可引起右心室功能障碍和右心室衰竭的疾病。

（一）急性压力超负荷

在发生较大面积或大面积肺栓塞后，由于血管阻塞和血管收缩剂的释放，肺血管阻力（PVR）迅速升高[6]。栓塞导致的低氧血症会进一步加剧血管收缩。后负荷的快速上升增加了右心室室壁张力，导致右心室扩张及收缩功能障碍。当右心室压力急剧增加时，室间隔向左心室移位，减少了左心室前负荷并进一步降低了心排血量。右心室室壁应力升高导致的右冠状动脉压迫和心排血量减少，使得冠状动脉血流灌注减少。在右心室

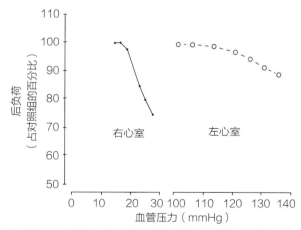

▲ 图 4-3　犬右心室和左心室每搏输出量对后负荷急剧变化的反应
右心室的陡坡表明对后负荷的敏感性增强[4]（经 Elsevier 许可，转载自 Abse 和 Waldhausen[4]，©1967）

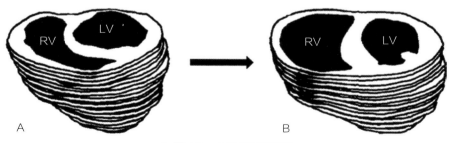

▲ 图 4-2　心室相互依赖性
在正常负荷条件下（A），室间隔向右心室内膨胀；在右心室容积超负荷的情况下，室间隔变平，右心室容积增加，左心室容积减少（B）
（经 Lippincott Williams & Wilkins/Wolters Kluwer/ 重症监护医学学会许可，转载自 Greyson[3]，©2008）

心肌需氧量增加的情况下，冠状动脉血流的减少进一步导致氧供的不足。这一系列事件的最终会导致心排血量减少，全身性低血压甚至心脏骤停。

（二）局部缺血

右冠状动脉近端闭塞后，其分支灌注不足，会引发右心室梗死。局部缺血的直接结果是导致右心室游离壁运动障碍，但并不足够引起右心衰竭。右心室梗死会继发引起心肌硬化和右心室扩张。这就和急性肺栓塞的后果类似，舒张功能障碍引起的右心室急性压力变化会导致室间隔移位

表 4-1 右心室衰竭的原因

急性病	原发性心肌病
• 肺栓塞	• 心肌病
• 右心室梗死	- 特发性心肌病
• 脓毒症	- 病毒性心肌病
• 急性肺损伤	- 家族性心肌病
- 急性呼吸窘迫综合征	- 缺血性心肌病
- 输血相关急性肺损伤	- 浸润性心肌病
- 急性胸痛综合征	- 限制型心肌病
• 心脏切开术后	• 致心律失常性右心室心肌病
• 肺动脉高压危象	
• 心脏压塞	**心包疾病**
	• 缩窄性心包炎
慢性容量超负荷	**慢性压力负荷**
• 三尖瓣反流	• 肺动脉高压
- 感染性心内膜炎	• 肺静脉高压
- 风湿性疾病	- 左心衰竭
- 良性肿瘤	- 肺静脉闭塞性疾病
- 创伤性疾病	• 低氧相关的肺动脉高压
• 肺动脉瓣反流	• 慢性血栓栓塞性肺动脉高压
• 先天性心脏病	• 先天性心脏病
- 房间隔缺损	- 法洛四联症
- Ebstein 畸形	- 肺动脉狭窄
- 冠状动脉瘘	- L 型大动脉转位
- 肺静脉回流异常	- 肺动脉狭窄
	- Eisenmenger 综合征

和左 - 右心室相互作用受损。此外，室间隔缺血进一步损害了左心室的功能，降低了左心室对右心室功能障碍的代偿能力[7]。

（三）慢性压力超负荷

肺动脉高压是许多心血管和肺部疾病的晚期病理表现，是导致右心室的慢性压力超负荷最常见的原因。伴随肺动脉压力的逐渐增加，右心室通过多种代偿机制适应这种变化。首先，心肌细胞肥大和细胞外基质的扩张导致室壁厚度增加。同时，右心室重塑，变成球形，半径减小[8]。根据 LaPlace 定律，室壁应力与室腔半径成正比，与室壁厚度成反比。右心室这些改变的主要目的是为了减小室壁应力，抵消后负荷上升的影响。此外，右心室还可通过 Frank-Starling 机制增加中心静脉压，维持正常的每搏输出量。

另外有一些适应性改变则适得其反，如胎儿基因重编程和神经激素的表达增加[8]。这些变化导致心脏收缩力下降以及心室进行性扩张。与急性右心室压力超负荷一样，心室扩张会增加心肌需氧量，同时减少冠状动脉的血流灌注和氧气输送。如果肺动脉高压未及时处理，这种供需不平衡会进一步影响右心室功能，导致右心室功能障碍。当右心室的收缩储备不足以维持每搏输出量时，心排血量和肺动脉压力均会下降（图 4-4）[9]。

（四）慢性容量超负荷

同前文所言，右心室游离壁较薄、易扩张，这使得右心室能够适应前负荷较大的变化而不会引起室腔内压力的显著改变。房间隔缺损引发的慢性容量超负荷，可维持数十年后才发生右心室功能障碍。持续性右心室扩张的两个结果是三尖瓣环的变形和室间隔移位。扩张的三尖瓣环导致三尖瓣反流，进一步加剧右心室的容量负荷。当心包扩张不能代偿右心室持续扩张时，将发生室间隔移位。如上所述，室间隔移位将导致左心室充盈受损以及左心室功能障碍。最后，由于肺循环血流量增加，持续的容量负荷导致肺动脉压力升高。肺动脉高压的发展通常会引起慢性容量超

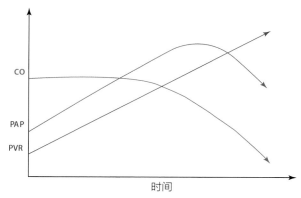

▲ 图 4-4　持续性肺动脉高压的自然病程

随着肺动脉压（PAP）和肺血管阻力（PVR）升高，心排血量（CO）维持一段时间后开始下降。当心排血量持续下降引起右心室衰竭时，肺动脉压也会下降，但肺血管阻力继续上升。MPAP. 肺动脉压；PCWP. 肺毛细血管楔压[9]（经 Lippincott Williams &Wilkins/ 美国心脏协会 /Wolters Kluwer 许可，转载自 Haddad 等[9]，©2008）

负荷状态的失代偿，因为扩张的右心室在压力超负荷的情况下缺乏增强其收缩功能的代偿机制[10]。

（五）原发性心肌病

致心律失常性右心室心肌病是一种以纤维组织和脂肪组织代替心肌为特征的心肌病，以右心室受累为主，表现为受累部位出现局部功能障碍，最终可进展为右心室扩张和整个右心室功能障碍。典型的临床表现是室性心律失常，患者中出现右心室功能障碍症状的比例不到 10%[11]。在大多数患者中，右心室功能障碍可以存在数十年而没有明显症状。类似的动物实验表明，在肺血管阻力正常的情况下，单独的右心室收缩功能障碍并不降低心排血量，并且因为中心静脉压升高使肺循环血流量得以维持。然而，当肺血管阻力升高时，右心功能快速失代偿，这提示促使右心功能障碍进展为右心衰竭需要额外的应激源，比如肺动脉高压[12]。Fontan 术是在体静脉循环和肺动脉之间建立导管，就是利用这一生理学原理来维持足够的血流到左心室，尽管右心室没有收缩功能。

四、右心室功能障碍和衰竭的诊断与评估

详细的病史和体格检查可以为右心室衰竭的诊断提供重要线索。右心室衰竭的常见体征包括肺动脉瓣区出现第三心音、颈静脉压升高、腹水和外周水肿。第二心音增强则表明存在肺动脉高压。早期，患者可能自诉饱腹感和疲劳感，这类患者的肝肾功能常常受累。影像学研究对右心室功能的初始评估和连续监测有着至关重要的作用。超声心动图因其易操作、成本低等优点，是右心室评估最常用的成像方式。心脏磁共振成像是评估右心功能的金标准，它能够避免二维超声心动图的一些解剖学局限。此外，虽然超声心动图和心脏磁共振成像都可以对右心室血流动力学进行评估，但通常我们还需要通过右心导管插入术进行心内压的测量来诊断右心室心力衰竭的病因，以找到适当的治疗方案。

（一）非有创性成像研究

右心室的大小和功能可通过放射性核素心室造影，使用首次通过法或门控平衡技术来评估。虽然放射性核素心室造影可以精确地测量右心室体积和射血分数，但它不能提供额外的解剖学信息，同时会使患者暴露于放射性同位素使用条件下。基于以上缺陷，随着超声心动图的广泛应用，放射性核素心室造影目前较少用于右心室功能评估。

二维超声心动图具有出色的时间和空间分辨率，能够精确显示右心室解剖结构，评估瓣膜功能。二维超声心动图可进行多角度成像估算右心室尺寸。然而，由于右心室的解剖学因素，使用二维超声心动图精确计算右心室容积是不可能的。在心尖视图中定性比较右心室与左心室大小可以对右心室扩张程度进行合理评估。此外，超声心动图也能获取心脏其他结构的解剖学信息，如三尖瓣和肺动脉瓣的形态，以及是否存在瓣膜狭窄或反流。在应用多普勒技术评估三尖瓣反流时，我们可以通过改良的伯努利方程来估计收缩期肺动脉压。最后，在短轴视图中室间隔的形态也能提供重要信息。压力超负荷会导致纵隔变扁平，特别是在心脏收缩期间；而容量超负荷则会导致心脏舒张期室间隔变扁平（图 4-5）。随着压力或容量超负荷，纵隔进一步移向左心室，导致心室相

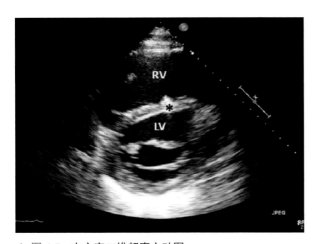

▲ 图 4-5　右心室二维超声心动图

二维超声心动图图像显示右心室扩张（RV）和由于右心室压力和容量超负荷导致的室间隔（＊）扁平化。LV. 左心室

互作用的血流动力学效应发生。

由于缺乏准确的心室容量数据，二维超声心动图对右心室射血分数变化的敏感性不高，因此在容量超负荷时二维超声心动图不能准确评估右心室功能。视觉评估是最常用的技术，但其受限于右心室的复杂形态。目前，有多种技术可用于右心室功能的定量测量。右心室面积变化分数（RVFAC）可在心尖四腔室视图中测量舒张期和收缩期右心室的面积变化。三尖瓣环平面收缩期位移（TAPSE）用来测量三尖瓣环的垂直运动，当其值小于 1.6 cm 时，表明右心室存在功能障碍。RVFAC 和 TAPSE 的变化与负荷的类型无关，因此可以在不同的血流动力学条件下提供不同的信息。右心室心肌功能指数（RIMP）也称为 Tei 指数，受负荷状态的影响较小，可以更准确地衡量右心室收缩功能[13]。该指数利用流经右心室流出道的血流多普勒成像，可通过右心室等容收缩时间加上右心室等容舒张时间再除以心室射血时间的方法来获得。

目前，我们已将心脏磁共振成像作为获取右心室大小和功能准确信息的金标准。心脏磁共振成像不受右心室解剖学限制的影响，具有出色的空间和时间分辨率，因此可以在整个心动周期内准确评估右心室容量。此外，它还可提供有关心室肥大、浸润性疾病和纤维化的信息。对于复杂的先天性心脏病，心脏磁共振成像相对于二维超声心动图、具有显著信息优势，广泛用于评估手术前和手术后右心室解剖和功能。心脏磁共振成像检测所需的时间、技术成本及对专业技术的要求阻碍其更广泛地应用。另外，心脏磁共振成像与大多数可植入心脏设备（如心脏起搏器）不兼容，目前正在开发的与磁场兼容的设备将使心脏磁共振成像在评估右心室衰竭方面得到更广泛应用[14]。

（二）有创性血流动力学评估

右心导管插入术是右心室评估的重要手段之一，尤其是对肺动脉高压患者而言。测量右心房压力、肺动脉压力和肺毛细血管楔压（PCWP）可以区分右心室心力衰竭的病因、协助确定治疗方案（表 4-2）。世界卫生组织根据右心导管插入术获得的参数，对肺动脉高压进行了分类：

● 第 I 组的肺动脉高压（PAH），包括特发性、家族性或特定疾病（如先天性心脏病、胶原血管疾病、HIV 感染或毒素等）引发的肺动脉高压；

● 第 II 组是与左心疾病相关的肺动脉高压（PH），是肺动脉高压最常见的形式；

● 第 III 组是与肺部疾病或低氧血症相关的肺动脉高压（PH）；

● 第 IV 组为慢性血栓栓塞性疾病引起的肺动脉高压（PH）；

● 第 V 组是其他原因引起的肺动脉高压（PH）。

右心导管检查可以在不改变左心室充盈压的情况下识别肺动脉高压，从而协助诊断肺动脉高压。左心室心脏病在影像学研究中通常表现为左心室射血分数降低或出现二尖瓣病变的影像学特征，左心室心脏病相关的肺动脉高压的治疗方案与其他几型并不相同[15]。右心导管插入术可以在没有出现瓣膜病或左心室功能障碍（射血分数保持不变的心力衰竭）的情况下识别升高的肺毛细血管楔压，指导我们优化肺动脉高压的治疗方案。除了解剖学信息外，右心导管插入术还能提供右心衰竭严重程度的信息。右心房压力数值通常约为肺毛细血管楔压的 50%[16]，随着右心室心力衰竭的进展，右心房压力将接近或超过肺毛细血管

表 4-2　不同机制类型右心衰竭的血流动力学特征

右心衰竭原因	RAP	PAP	PCWP	TPG	PVR	临床举例
不伴肺动脉高压的容量负荷	↑	↓	↓	↓	↓	房间隔缺损 孤立性三尖瓣疾病
毛细血管前肺动脉高压	↑	↑	↓	↓	↓	先天性肺动脉高压 慢性血栓栓塞性肺动脉高压 低氧相关性肺动脉高压 先天性心脏病
毛细血管后肺动脉高压						
被动型	↑	↑	↑	↓	↓	左心衰竭
混合型	↑	↑	↑	↑	↑	二尖瓣疾病
反应性（血管扩张后）	↑	↑	↓	↓	↓	
非反应性（血管舒张后）	↑	↑	↓	↑	↑	

PAP. 肺动脉压；PCWP. 肺毛细血管楔压；PVR. 肺血管阻力；RAP. 右房压；TPG. 跨肺压

楔压。右心室心力衰竭的另一征象是肺动脉压的降低，尽管由于右心室泵血能力不足而致右心房压力升高。

右心导管插入术获得的另一个关键参数是跨肺压，它是肺毛细血管楔压与平均肺动脉压之间的差值。这对评估由左心衰竭引起的肺动脉高压（即 PCWP ＞ 15mmHg 的患者）具有重要意义。当肺毛细血管楔压升高但跨肺压小于 10 ～ 12mmHg 时，称为被动型肺动脉高压或者毛细血管后肺动脉高压，此类肺动脉压力升高可完全归因于左心室内压的升高。当跨肺压大于 15mmHg 时，则为混合型肺动脉高压，此时毛细管前因素和毛细管后因素均参与肺动脉高压的形成。这可能继发于长期的肺静脉压力升高所致的血管收缩和肺动脉重塑。根据 PCWP 对血管扩张药（如硝普钠或米力农）的反应，混合性的肺动脉高压可以进一步划分为"反应性"和"非反应性"。在非反应性肺动脉高压中，尽管肺毛细血管楔压降低，跨肺压仍将保持升高；而在反应性肺动脉高压的患者中，血管舒张药物将同时降低肺毛细血管楔压和跨肺压。一般情况下，反应性肺动脉高压的预后较好，尤其对考虑进行心脏移植的患者而言 [17]。应用选择性肺血管扩张药能否使反应性肺动脉高压或非反应性肺动脉高压患者受益是目前研究的热点之一。

对于 I 类肺动脉高压（PAH），应用选择性肺血管扩张药（如一氧化氮或依前列醇）后，平均肺动脉压力下降为 10 ～ 40mmHg，心排血量未降低且对钙通道阻滞药反应良好的患者预后较好 [18]。无应答患者的预后较差，但仍可从选择性肺血管扩张药中获得治疗益处。

此外，右心导管插入术可以计算肺血管阻力，评估右心室后负荷。肺血管阻力是治疗靶点，也是影响预后的因素，在评估患者对心脏移植的耐受性时具有重要作用。肺血管阻力 ＞ 5Woods 单位是移植的相对禁忌证，此时需通过药物或机械辅助循环降低肺血管阻力后方可进行移植 [19]。应用频域分析可以解释在心脏收缩晚期自左心室反冲到肺动脉主干的压力波，为右心室后负荷的评估提供更准确的依据 [20]。

五、右心室衰竭的预后

右心室功能障碍对多种疾病的预后有着决定性的作用，例如左心室心力衰竭、先天性心脏病、肺动脉高压等。右心室衰竭是这些疾病的终点，通常标志着疾病向晚期状态的转变。大量研究说明右心室功能障碍标志物与不良预后相关（表 4-3）。在患有左心室功能障碍的慢性心力衰竭患者中，通过放射性核素心室造影、有创性血流动力学或心脏磁共振检测发现右心室射血分数与运动耐力[21,22]、肺通气效率[23]和患者生存率相关[24-29]。这种关联已在缺血性和非缺血性心肌病中得到证实[24,25,29]。更重要的是，研究发现肺动脉高压和右心室功能障碍之间存在叠加效应，在两者同时存在的情况下，患者的平均生存期更短（图4-6）[30]。与慢性心力衰竭预后相关的其他右心室功能影像学参数还包括右心室容量[31]、三尖瓣环收缩期位移[32-34]和右心室心肌功能指数[35]。目前，已经证明肺动脉高压[36-40]和充血性心脏病[41,42]可以导致右心室功能障碍。

六、右心室衰竭的治疗

最初右心室衰竭的治疗方法依赖于识别和纠正潜在的病因。与不可逆的左心室功能障碍相反，右心室具有高度柔韧性，在去除引起功能障碍的致病因素后，右心室功能可能恢复。这在急性右心衰竭中尤其重要，逆转潜在的疾病状态可以极大地改善患者的预后。例如，冠状动脉血运重建可减轻右心室梗死后的心脏功能受损，改善血流动力学并降低死亡率[43]。同样，对于急性肺血管

表4-3 右心功能不全与不良预后相关研究[21-23, 27, 29-32, 35, 36, 38-42]

纳入研究的人群		结　论
使用放射性核素心室造影术的研究		
Baker 等[22]	25 例有症状的左心室心力衰竭患者	右心室射血分数和 VO_2 峰值有关 左心室射血分数和 VO_2 峰值无关
Lewis 等[23]	30 例有症状的左心室心力衰竭患者	运动后右心室射血分数和肺血管阻力与 V_E/V_{CO_2} 斜率有关
Di Salvo 等[21]	67 例心脏移植术后评估	右心室射血分数＞35% 提示预后良好
使用右心导管插入术的研究		
Gavazzi 等[27]	142 例心脏移植术后评估	死亡或接受心脏移植的患者右心室射血分数低
Ghio 等[30]	377 例左心室射血分数＜35% 并且 NYHA Ⅲ～Ⅳ 的患者	右心室射血分数和肺血管压力是预测因子
使用超声心动图的研究		
Damy 等[32]	1547 例心力衰竭患者	三尖瓣环收缩期位移数值低预测死亡
Harjai 等[35]	60 例左心室射血分数＜30% 的患者	右心室心肌指数＞1.14 预测死亡
Forfia 等[36]	63 例特发性肺动脉高压的患者	三尖瓣环收缩偏移＜18mm 与死亡相关
Ghio 等[38]	72 例特发性肺动脉高压患者	右心室内径＞36.5mm 与死亡相关
Yeo 等[39]	53 例特发性肺动脉高压患者	右心室心肌指数是死亡独立预测因子
Moceri 等[41]	181 例艾森曼格综合征的患者	三尖瓣环收缩偏移、右心室心肌指数和中心静脉压是死亡率强预测因子
使用心脏磁共振的研究		
Larose 等[29]	147 例心肌梗死的患者	右心室射血分数＜40% 是死亡的独立预测因子
Bourantas 等[31]	380 例左心室射血分数＜45% 的患者	右心室收缩末容积预测死亡，左心室收缩末容积并不预测死亡
Van Wolferen 等[40]	64 例特发性肺动脉高压的患者	右心室扩张，低右心室搏出量和左心室充盈降低预测死亡
Knauth 等[42]	88 例法洛四联症的患者治疗随访 20.7 年	严重右心室扩张预测死亡，室性心动过速和心功能分级

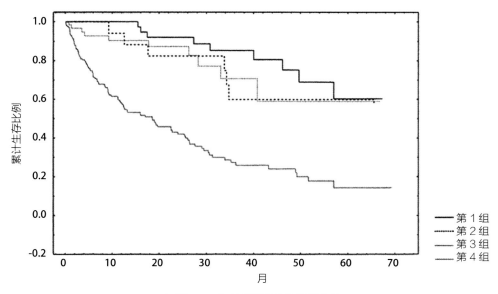

▲ 图 4-6　心力衰竭患者的生存曲线
第 1 组患者右心室射血分数正常，无肺动脉高压。第 2 组患者右心室射血分数降低，无肺动脉高压。第 3 组患者右心室射血分数正常，存在肺动脉高压。第 4 组患者同时存在右心室射血分数异常和肺动脉高压。两种因素的存在导致结果显著差于其他 3 种情景中的任何一种情况[30]（经 Elsevier 许可，转载自 Ghio 等[30]，©2001）

栓塞，通过药物或外科干预快速减轻血栓负荷可产生明显的生存益处[44]。但慢性右心室心力衰竭的病因并不容易根治。最重要的是，治疗急性和慢性右心室心力衰竭需要评估前负荷、后负荷和收缩力所起的作用。具体评估管理方法如图 4-7 所示。

（一）前负荷

优化右心室性能需要足够的前负荷，以产生足够的心排血量，同时不会导致右心室扩张引起的左心室损伤。理想前负荷存在个体差异性，并且依赖于右心室收缩能力和右心室后负荷的严重程度。在急性右心室衰竭患者中，中心静脉压监测可以用来判断容量状态。右心室梗死的患者通常表现为"容量敏感"，并且可能需要更高的前负荷来维持心排血量。然而，过多的循环容量引起右心室扩张，从而增加心室壁张力，加重缺血并导致室间隔移位。急性右心室心力衰竭患者的治疗有时需要机械通气，但由于呼气末正压通气对前负荷不利，应尽量减少机械通气的使用。

在慢性右心室心力衰竭患者中，重点通常是控制容量，这一点主要通过襻利尿药实现。由于

肠道可能存在水肿和吸收不良，应选择具有生物利用度高的药剂。托拉塞米是治疗右心室心力衰竭的首选用药。实际情况下可根据需要加用噻嗪类利尿药以增强利尿效果。与左心室功能障碍一样，限制钠和液体摄入对维持血容量也很重要。在极端情况下，利尿药耐药患者可能需要超滤或血液透析来缓解病情，尽管这些手段尚未在该人群中得到充分地研究。

（二）后负荷

减轻后负荷是治疗大多数原因所致右心室衰竭的主要策略。由于右心室不能代偿后负荷的急剧变化，因此在发生急性右心室衰竭时，解决后负荷问题显得尤为紧迫。持续的低氧饱和度应通过氧疗来缓解缺氧引起的血管收缩。如果需要机械通气，应尽量减少潮气量，以防止肺动脉压力进一步增加。

肺血管扩张药可舒张肺血管平滑肌，降低肺动脉压力和肺血管阻力。吸入一氧化氮可选择性扩张肺部血管，避免全身血管扩张而引起低血压。一氧化氮仅在肺通气区域发挥作用，可纠正通气 /血流量不匹配的问题。一氧化氮在急性右心室梗

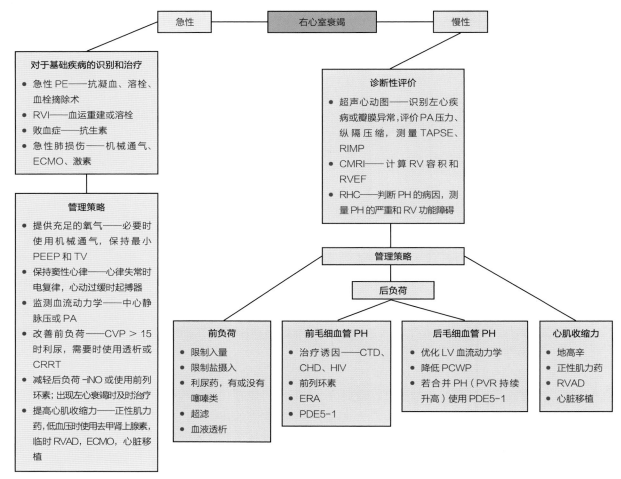

▲ 图 4-7　急性和慢性右心室（RV）衰竭的评估管理

CMRI. 心脏磁共振成像；CRRT. 连续性肾脏替代疗法；CTD. 结缔组织病；CVP. 中心静脉压；ECMO. 体外膜肺氧合；ERA. 内皮素受体拮抗药；HIV. 人类免疫缺陷病毒；iNO. 吸入一氧化氮；PA. 肺动脉；PDE5-I. 磷酸二酯酶 -5 抑制药；PE. 肺栓塞；PEEP. 呼气末正压；PH. 肺动脉高压；RHC. 右心导管；RIMP. 右心室心肌指数；RV. 右心室；RVAD. 右心室辅助装置；RVI. 右心室梗死；TAPSE. 三尖瓣环平面收缩期偏移；TV. 潮气量

死的缓解治疗十分常见。一项纳入右心室梗死患者的研究[45]及纳入多种原因导致的右心室心力衰竭患者的研究[46]，发现一氧化氮能够改善短期血流动力学障碍，但是否改善这些患者的预后尚不可知。从一氧化氮过渡到口服血管扩张药可以防止肺动脉压力在停药时快速反弹。吸入前列环素可用作一氧化氮的替代物，但其研究较少。

慢性右心室心力衰竭的治疗取决于肺动脉压力升高的潜在机制。在肺动脉高压的情况下，有三类血管扩张药具有临床获益的效果：前列环素、内皮素受体拮抗药和磷酸二酯酶 -5 抑制药。如前所述，一小部分肺动脉高压患者对钙通道阻滞药敏感，可能不需要任何进一步的治疗。在该部分

患者之外，大多数肺动脉高压患者需要口服内皮素受体拮抗药或磷酸二酯酶 -5 抑制药进行治疗。随着疾病的进展，这些患者可能需要过渡到静脉注射前列环素治疗。如出现晕厥等严重症状，患者从一开始就需要静脉注射前列环素。

当右心室心力衰竭是由于毛细血管后肺动脉高压（即左心室功能障碍或瓣膜病）引起的，初始治疗目标是肺毛细血管楔压降至正常范围。如果肺动脉高压是反应性的，降低肺毛细血管楔压的同时也应该降低肺动脉压力和肺血管阻力。但是，如果肺血管阻力仍然升高，应考虑肺血管扩张药治疗。枸橼酸西地那非（一种磷酸二酯酶 -5 抑制药）可改善左心室心力衰竭患者的血流动力

学和功能状态[47-49]。由于临床试验中的不良结局，内皮素受体拮抗药和前列环素均不应用于毛细血管后肺动脉高压治疗[15,50]。

（三）收缩性

在急性右心室衰竭中，在病因根治之前，通常需要使用正性肌力药物来加强右心室收缩功能。米力农由于其可扩张肺血管系统，可当作首选药物。但是米力农会导致显著的低血压而限制其在患者中的使用。多巴酚丁胺和多巴胺更可能引起心动过速，这可能加剧右心室梗死患者的心肌缺血。在右心室梗死的病例中，已经有人使用主动脉内球囊泵或临时右心室辅助装置进行机械支持，尽管这些方法都没有很好的研究证据。临时右心室辅助装置也已用于治疗心血管手术或心脏移植后发生的右心室衰竭。

对于慢性右心室衰竭，增加收缩力的药物选择是有限的。地高辛可短期改善肺动脉高压患者的血流动力学，经常被用作右心室衰竭的治疗药物[51]。慢性左心衰竭的患者静脉用正性肌力药物预后往往不佳。尽管静脉用正性肌力药可缓解慢性右心衰竭的恶化，长期使用这些药物会恶化患者的预后。当双心室心衰竭无法治愈时，联合放置右心室辅助装置和左心室辅助装置可作为心脏移植前的桥接治疗。但目前已经批准的右心室辅助装置并不适合于长期使用。在某些情况下，一旦建立稳定的左心室辅助装置，这些设备就可以被移除。心脏移植是晚期右心室衰竭合并左心室衰竭患者的有效治疗方法，但由于供体器官的短缺，该疗法的使用受到限制。由于存在右心室心力衰竭和术后移植物失效的高风险，不应该对肺血管阻力较高（＞6Woods 单位）的患者进行心脏移植术。

七、总结

在多种疾病中，右心室心力衰竭是病情进展到晚期的标志，患者预后较差。右心室心力衰竭是一系列不同于左心室心力衰竭发病机制的病理生理代偿和失代偿的结果。深入了解右心室对特定疾病状态的反应可以为临床管理这些疾病提供指导。影像学在右心室功能障碍的评估中起关键作用，并且可以提供关于右心室衰竭严重程度的信息。心导管检查的血流动力学评估是对影像学诊断的补充，指导合适的治疗方法。右心室衰竭的治疗高度依赖于潜在的病因。急性病因最有效的治疗手段是消除有害的病理生理学环境，慢性右心室衰竭需要有针对性的方法。目前尚无好的手段治疗继发于左心衰竭的肺动脉高压，有赖于未来的研究。

第5章
肾素-血管紧张素-醛固酮系统的抑制作用
Inhibition of the Renin-Angiotensin-Aldosterone System

Erika D. Feller　著

马振国　译

一、概述

在轻度到重度心力衰竭中,肾素-血管紧张素-醛固酮系统的激活是主要的异常因素。血浆中肾素、血管紧张素和醛固酮的升高不仅对心肌有直接影响,对水钠潴留、血管收缩和心肌重构也有影响。抑制肾素-血管紧张素-醛固酮系统的药物疗法是治疗心肌病和心力衰竭的基础。

本章将研究神经激素途径,讨论当这些途径被激活时的有害影响,并回顾目前的神经内分泌阻断疗法。

二、肾素-血管紧张素-醛固酮系统

肾素-血管紧张素-醛固酮系统（RAAS）是涉及心脏、肾脏、肾上腺和血管等多个系统的酶促反应,可调节心血管系统稳态、体液和电解质平衡。其中最重要的是,RAAS系统可以调节体液平衡,这种调节是通过激活一系列反应来影响肾脏对钠的重吸收实现的。充血性心力衰竭是心排血量减少后血管内液体外渗的状态[1]。这种液体平衡破坏从而导致RAAS被激活,RAAS激活后又进一步加剧体液失衡。因此,抑制RAAS是治疗充血性心力衰竭的主要目标。

当血液中肾素水平升高时,RAAS首先被激活。肾素的升高归因于多种因素,尤其是由于心排血量降低以及低血压导致流向肾脏的血流量减少,可能会增加肾素的分泌。心力衰竭时由于水潴留引起血浆钠水平下降,也可能产生类似的结果。肾素由肾球旁细胞分泌到入球微动脉的管腔中,血管紧张素

原从肝脏释放,与肾素相互作用形成无活性的血管紧张素 I。血管紧张素转化酶（ACE）进一步降解血管紧张素 I,形成血管紧张素 II[2]。

血管紧张素 II 的作用主要是由两种受体介导的：血管紧张素 1 受体（AT_1）和血管紧张素 2 受体（AT_2）。AT_1 广泛表达,介导血管收缩；AT_2 主要在肺血管内皮细胞表达,介导血管舒张。其中,血管紧张素 II 是 RAAS 的主要效应化学物质。

肾素依赖的血管紧张素 II 分泌增加可导致循环中的醛固酮水平升高。醛固酮是一种神经激素,由肾上腺分泌,在血管紧张素 II、儿茶酚胺、内皮素和钾离子刺激下产生。醛固酮通过与肾脏中的盐皮质激素受体结合,发挥保钠保水、排钾和维持血流量的作用。醛固酮水平升高促使急性和慢性心力衰竭患者的液体容量增加。醛固酮与心肌纤维化有关[3],大量的心肌纤维化可导致心肌病,降低心肌收缩和舒张功能。

RAAS 系统中的主要激素是血管紧张素 II。血管紧张素 II 是强血管收缩药,当血管紧张素 II 水平降低时,缓激肽水平增加,产生强血管舒张效应。除舒张血管外,缓激肽还可以释放组织型纤溶酶原激活物（tPA）,改善心肌缺血。

RAAS 系统是多器官系统之间相互作用,以调节生理和疾病状态中的体液容量,在充血性心力衰竭中发挥重要作用。在左心室收缩功能障碍的初始阶段,如果心排血量下降或外周动脉压降低,则 RAAS 被激活以维持和（或）增加心脏充盈压、心排血量和全身血压。图 5-1 显示了肾素-

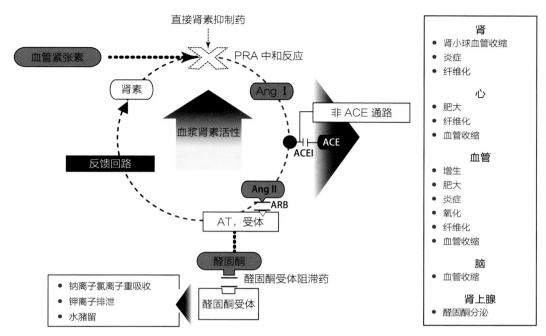

▲ 图 5-1　肾素 - 血管紧张素 - 醛固酮系统

上图显示了 RASS 的主要组成部分。如图所示，血浆肾素水平的增加可以激活级联反应，这一反应的发生涉及多种器官系统（经出版商及 Haroonur[4] 许可后复制 © 2008）

血管紧张素 - 醛固酮系统[4]。

三、肾素-血管紧张素-醛固酮系统的激活

RAAS 在心力衰竭过程中被激活的机制尚未完全阐明。但是最有可能的原因是肾脏灌注减少、心排血量降低与动脉低灌注压三者共同作用激活 RAAS。

作为心排血量降低的代偿机制，肾素从肾脏释放，将血管紧张素原转化为血管紧张素Ⅰ，然后通过血管紧张素转化酶（ACE）将血管紧张素Ⅰ转化为血管紧张素Ⅱ，血管紧张素Ⅱ刺激受体 AT_1 和 AT_2。

心力衰竭是一种病理状态，此时，心脏泵血无法满足全身组织灌注的需求，只能通过增加充盈量才能维持心脏射血。在心肌出现急性或亚急性损伤影响收缩功能时，心脏泵血能力和心排血量出现适应性调整，最重要的神经激素系统如交感神经系统和 RAAS 被激活。RAAS 的激活可以在几分钟到几小时内快速发生，以维持心脏功能。RAAS 通过保留钠和水来增强前负荷或心脏充盈

来维持血流量。另外，RAAS 激活可引起血管收缩，维持器官和组织的灌注。虽然这些机制在短期内具有适应性，但从长远来看它们是不利的。

由于交感神经系统和 RAAS 的激活，以及去甲肾上腺素释放，心肌肥大和心肌重构会在数周、数个月和数年内进展。随着这些途径的慢性激活，这些机制也变得不适应。虽然心功能能够维持一段时间，但随着时间的推移，高充盈压力最终会导致心脏功能恶化，影响器官灌注和循环。心力衰竭、下肢肿胀、呼吸困难、端坐呼吸、阵发性夜间呼吸困难和腹胀等症状均是由于体液潴留所致的高充盈压力引起的。

低心排血量时，RAAS 系统被激活，影响肾上腺素能系统以维持动脉血压。肾小球旁器 β_1 肾上腺素能受体的活化是急性心力衰竭中肾素释放的主要促发因素。图 5-2 显示肾素 - 血管紧张素 - 醛固酮系统的激活[5]。

醛固酮主要由肾上腺产生，此外心脏和血管的内皮细胞和血管平滑肌细胞也可分泌少量醛固酮。醛固酮受 RAAS 和血清钾离子水平的调节，血管紧张素Ⅱ是刺激肾上腺皮质醛固酮分泌的主

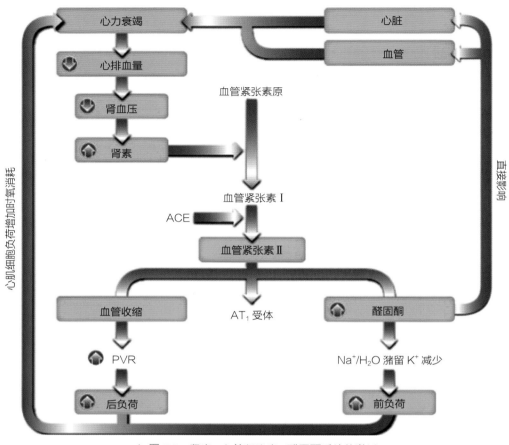

▲ 图 5-2　肾素 - 血管紧张素 - 醛固酮系统的激活

上图显示为 RASS 激活的血流动力学机制（经 BMJ 出版集团许可，转载自 Jackson 等[5] © 2000）

要原因[6]。心力衰竭患者血浆醛固酮水平显著升高，这种增加主要归因于 RAAS 系统激活。

醛固酮与多种导致心力衰竭的有害作用有关。醛固酮可诱导血管收缩，增加儿茶酚胺的表达。它能增加心脏巨噬细胞浸润，增加心肌局部细胞因子和趋化因子的水平。醛固酮也在心肌细胞坏死和瘢痕形成的过程中发挥作用。持续高水平的醛固酮导致心肌纤维化和心肌重构。最近的研究表明，醛固酮促进血小板聚集和活化[7, 8]。因此，使用醛固酮抑制药以降低醛固酮水平仍然是现代心力衰竭治疗的目标和靶点。

ACE 抑制药可使醛固酮水平急剧下降。在长期抑制作用下，醛固酮水平的降低较弱，且变化更大。这一发现被称为醛固酮"逃逸"[9]。

四、RAAS 激活的影响

在某些情况下，RAAS 的作用是有益的。然而，

在心力衰竭中，RAAS 会长期激活并导致有害作用。RAAS 慢性活化和表达上调导致循环血管紧张素 Ⅰ、血管紧张素 Ⅱ 和醛固酮增加。RAAS 的急性激活可维持血管张力或血管收缩，因此短期内可维持肾功能，保持心输血量，降低左心室充盈压。

RAAS 的慢性激活导致适应不良的心肌重构，主要包括纤维化形成和心肌细胞肥大。

血管紧张素 Ⅱ 有多种作用，它可以加重心力衰竭的症状，持续恶化左心室功能障碍。血管紧张素 Ⅱ 还导致高血压、动脉粥样硬化和动脉壁及左心室壁肥大[10]。

醛固酮保钠排钾排镁，促进交感神经活化，抑制副交感神经（表 5-1）。

五、RAAS 的抑制作用

本章前面的部分描述了 RAAS 的激活及

表 5-1　RASS 组分的主要功能

化学物质	功　能
醛固酮	心肌纤维化，钠水潴留，排泄镁和钾，血管收缩，交感神经活化，抑制副交感神经，损害动脉顺应性，血小板活化和聚集，激活巨噬细胞，刺激成纤维细胞生长和胶原合成
血管紧张素转化酶	增殖和促炎信号
血管紧张素原	释放血管紧张素 II
血管紧张素 I	血管紧张素 II 的前体，血管收缩作用
血管紧张素 II	动脉血管收缩，促进炎症发生、钠水潴留，口渴，释放抗利尿激素，增加去甲肾上腺素释放，心脏血管重塑，诱导心肌细胞肥大，刺激醛固酮、加压素、儿茶酚胺和内皮素的分泌
肾素	激活 RASS
缓激肽	舒张血管、抗肿瘤、咳嗽和神经性水肿

RAAS 的激活对心脏的有害影响。联合治疗的基本原理是在每个步骤中抑制血管紧张素 II 的产生。血管紧张素 II 是 RAAS 的主要激素，并产生多种有害作用。通过抑制 RAAS 的激活而降低血管紧张素 II，是 ACEI、血管紧张素受体阻滞药和醛固酮抑制药带来的积极作用。

目前治疗心力衰竭和心肌病的标准疗法是联合使用药物来阻断 RAAS 和交感神经系统（SNS）。多项试验证明了使用靶向不同激素的药物能使心力衰竭患者获益。阻断血管紧张素 II 作用的药理学方法旨在通过抑制血管紧张素转化酶或通过血管紧张素受体 1 水平的直接抑制，以降低血管紧张素的产生。

（一）血管紧张素转化酶抑制

血管紧张素转化酶抑制药（ACEI）被认为是治疗心力衰竭和左心室功能不全的一线治疗方案。ACEI 可显著提高轻度至重度慢性心力衰竭患者的存活率。

ACEI 阻断血管紧张素 I 向血管紧张素 II 的转化，防止缓激肽的降解。ACEI 不仅可阻断血管紧张素 II 的有害作用，还增强缓激肽的扩张血管作用。但缓激肽的聚集可导致血管性水肿和咳嗽，这是 ACEI 不良反应产生的原因。ACEI 还通过减少肾素的释放和血管紧张素 I 的形成来阻断肾素释放的负反馈。研究表明，ACEI 具有多重（多效）作用。

ACEI 已被证明可以抑制左心室肥大和平滑肌增生。ACEI 具有减少冠状动脉收缩、拮抗巨噬细胞的作用。ACEI 还可稳定动脉斑块。此外，ACEI 也可防止心室重塑。临床上已经在高血压、有症状的心力衰竭老年心力衰竭和心肌梗死后状态的患者中得到证实[11,12]。

（二）血管紧张素受体阻滞药

血管紧张素受体阻滞药（ARB）在 RAAS 级联反应中作用更强。与 ACEI 不同，血管紧张素受体阻滞药（ARB）对缓激肽没有影响，因此不会导致咳嗽或血管性水肿。ARB 在受体部位阻断血管紧张素 II。

虽然 ACEI 初期可以导致循环血管紧张素 II 的迅速下降，但长期使用 ACEI 可以导致血管紧张素 II 从最初的下降开始增加，主要是因为血管紧张素 I 通过 ACE 以外的方式转换为血管紧张素 II 所致。根据其作用机制，ARB 可避免这种现象。理论上，ARB 对血管紧张素 II 的抑制作用更广泛[13]。

对于不能耐受 ACEI 或 ACE 抑制药替代药物的患者，ARB 已经显示出更优的临床价值。在 ACEI 中添加 ARB 可减少患者的住院率，但可能导致高钾血症而限制其临床应用。在不耐受 ACEI 的患者中，缬沙坦、氯沙坦和坎地沙坦在降低死亡率方面表现出较好的效果[14-16]。

（三）醛固酮抑制药

自 1999 年 Rales 试验发表以来，醛固酮抑制药已应用于心力衰竭患者的治疗。Rales 试验纳入射血分数 < 35% 并且 NYHA Ⅲ～Ⅳ级心力衰竭患者，患者每天服用 25mg 醛固酮抑制药（螺内酯）或安慰剂。由于螺内酯表现出显著的治疗效果，试验提前停止。螺内酯治疗组死亡人数减少 30%。这主要是由于进展性心力衰竭的风险降低和心脏性猝死的减少[17]。

醛固酮抑制药通过与盐皮质激素受体结合而阻断醛固酮的作用。两种主要的醛固酮抑制药是螺内酯和依普利酮。螺内酯是一种非选择性盐皮质激素受体拮抗药。它还可上调孕酮受体，下调雄激素受体，导致男性乳房发育、性欲改变和月经紊乱等不良反应。此外，螺内酯还会引起高钾血症，需要密切监测。

依普利酮是一种选择性的盐皮质激素受体拮抗药。它比螺内酯不良反应少，但仍然可引起高钾血症，也必须密切监测。

醛固酮能刺激血管紧张素Ⅱ的产生，导致纤维化。心肌细胞表达盐皮质激素受体，醛固酮的产生量与心力衰竭的程度成正比。醛固酮的阻断还可帮助预防利尿药引起的低钾血症。这种策略有助于防止因低钾血症引起的心律失常死亡。

阿利吉仑是第一个在高血压人群中试验的肾素抑制药。目前对心力衰竭的研究尚不全面，其在心力衰竭患者中的作用和性质尚不清楚。

六、支持 RAAS 抑制药的数据

已证明 ACEI 可降低死亡风险和住院治疗，还可以缓解心力衰竭的症状并提高患者生活质量。采用纽约心脏病学会心衰程度分级（NYHA 分级）衡量患者临床状况，使用 ACEI 也会改善患者症状严重程度。大量临床试验支持 ACEI 和 ARB 在充血性心力衰竭患者中的应用。第一个显示 ACEI 益处的试验是 CONSENSUS 试验，该试验比较了依那普利与安慰剂治疗 NYHA Ⅳ级心力衰竭患者的效果。依那普利组的死亡率降低 40%（P=0.002），

患者的临床症状显著改善[18]。在 CONSENSUS 试验后不久，SOLVD 治疗试验研究依那普利与安慰剂对病情较轻的心力衰竭患者（NYHA Ⅱ～Ⅳ级）的治疗效果。在 SOLVD 治疗中，依那普利治疗组心力衰竭患者死亡率显著降低，死亡相对风险降低 16%，因心力衰竭住院的患者更少，住院治疗降低 26%[19]。此外，SOLVD 试验还对射血分数 < 35% 的无症状患者进行研究，发现依那普利不能降低该类人群死亡率，但显著降低死亡或心力衰竭恶化的联合终点发生率[20]。

V-HeFT Ⅱ 试验纳入射血分数 < 45% 的轻中度心力衰竭患者，依那普利作为治疗组，肼屈嗪联合硝酸异山梨酯作为对照组，结果发现，与对照组相比，依那普利治疗组的心力衰竭患者 1 年死亡率降低 34%，2 年死亡率降低 28%。

最近，一些临床试验明确地回答了如何最好地使用 ARB 的问题，即：ARB 是与 ACEI 联合用药？还是作为 ACEI 的替代者？在 ELITE 研究中，65 岁以上慢性心力衰竭患者被随机分配到氯沙坦或卡托普利组，主要研究终点是肾功能恶化。虽然主要终点事件发生率没有统计学意义，但接受氯沙坦治疗的患者死亡率下降[14]。基于此，ELITE Ⅱ 试验被启动，以评估 ACEI 和 ARB 对年龄 > 60 岁、NYHA Ⅱ～Ⅳ级心力衰竭患者死亡率的影响。这些患者被随机分为氯沙坦组或卡托普利组，结果发现两组的全因死亡率（主要终点）或心搏骤停（次要终点）均无差异[22]。

Val-HeFT 试验是探究缬沙坦对已接受 ACEI 和（或）β 受体拮抗药治疗的心力衰竭患者的治疗效果。Val-HeFT 有两个研究终点：全因死亡率及死亡率和发病率的联合终点。缬沙坦组和对照组在全因死亡率方面无显著性差异。ACEI 和（或）β 受体拮抗药的基础上再加用缬沙坦，患者死亡率和发病率的联合终点降低，这主要因为缬沙坦组心力衰竭患者住院率减少[15]。

CHARM-Alternative 试验纳入 NYHA Ⅱ～Ⅳ级、EF < 40%、不耐受 ACEI 的心力衰竭患者，纳入的患者被随机分配至坎地沙坦组或安慰剂组，观察终点是心脏性猝死或因心力衰竭住

院。研究发现，心力衰竭患者接受坎地沙坦治疗后，心血管死亡或心力衰竭入院的风险降低23%[16]。这一发现证实了 VAL-HeFT 亚组分析结果，对于不耐受 ACEI 的患者，ARB 具有降低死亡率的优势。CHARM-Alternative 试验还证实 VAL-HeFT 试验的结果，ACEI 的基础上加用坎地沙坦，心血管死亡率和心力衰竭住院率进一步降低[23]。CHARM-Alternative 试验及 VAL-HeFT 试验表明，ARB 联合 ACEI 或 β 受体拮抗药降低心源性死亡和心力衰竭住院率的效果更好。CHARM-Alternative 试验还研究坎地沙坦对射血分数保留的心力衰竭患者的效果，发现坎地沙坦治疗组与安慰剂组在死亡率或心力衰竭住院率方面无显著性差异。

RALES 试验纳入射血分数＜ 35%、有症状的心力衰竭患者，随机给予螺内酯或安慰剂治疗。这些患者均已接受 ACEI、利尿药和多次地高辛治疗，主要终点是全因死亡。中期分析报告发现螺内酯治疗明显，试验提前停止。螺内酯治疗组全因死亡风险下降 30%[17]。此外，螺内酯还提高心力衰竭患者 NYHA 评分，减轻心力衰竭症状，因失代偿性心力衰竭入院的患者也较少 RALES 试验是在现有数据显示 ACEI 短暂地而不是完全抑制醛固酮后进行的。

EPHESUS 试验用来评价依普利酮片可否减少急性心肌梗死合并心力衰竭患者的全因死亡率、心血管死亡率或心血管事件住院率。所有患者随机分为依普利酮组或安慰剂组，主要终点是全因死亡、心源性死亡和再住院率。结果发现依普利酮可降低全因死亡率、心血管死亡率、住院率和猝死率[24]。

充血性心力衰竭是一种复杂的临床综合征。心脏损害发生时，血流动力学发生变化，RAAS 被激活，以确保重要器官保持足够的灌注。这种短期内改善灌注的机制可引起急慢性期充血症状及心脏前负荷和后负荷异常，导致慢性进行性损害乃至心力衰竭和心肌病的发生。多个大规模试验证实 ACEI、ARB 和醛固酮抑制药可减少死亡率、发病率并减轻 RAAS 激活程度。RAAS 的其他靶点是否会产生相似结果还有待证明。

血管紧张素受体 – 脑啡肽酶抑制药

Paradigm-HF 研究发表于 2014 年底。这一双盲试验是将射血分数＜ 40%、NYHA Ⅱ～Ⅳ级心力衰竭患者随机分为依那普利或脑啡肽酶抑制药 / 缬沙坦组。

脑啡肽酶是一种降解利钠肽、缓激肽和肾上腺髓质激素的酶[25]。这些神经激素的降解会导致血管收缩，钠潴留和心肌重构。脑啡肽酶的抑制可以增加利钠肽、缓激肽和肾上腺髓质激素水平，并逆转上述病理过程。

一项小型的临床试验表明，RAAS 抑制药和脑啡肽酶抑制药的联合作用优于其中任何一个药物。在 Paradigm-HF 试验中，约 4200 名患者接受依那普利（10mg，每日 2 次），4200 名患者接受了缬沙坦和沙库巴曲联合治疗，每组患者均具有相似的基础特征，主要研究终点为心源性死亡或心力衰竭住院率。该试验旨在研究心血管原因导致的死亡率差异。缬沙坦 / 沙库巴曲治疗组 914 例患者达到研究终点，依那普利组 1117 例患者达到研究终点（P ＜ 0.001）。缬沙坦 / 沙库巴曲组中有 558 例心力衰竭患者发生心血管死亡事件，依那普利组中有 693 例心力衰竭患者发生心血管死亡事件（P ＜ 0.001）[25]。与依那普利相比，缬沙坦 / 沙库巴曲显著降低心力衰竭住院的风险，减轻心力衰竭相关的症状。缬沙坦 / 沙库布曲显著降低全因死亡率、心血管死亡率及心力衰竭住院率。

Paradigm-HF 试验的良好结果使缬沙坦 / 沙库巴曲走向临床，成为过去 10 年中唯一获批治疗慢性症状性心力衰竭的药物。这种药物取名 Entresto，在抑制 RAAS 系统的同时，又增加神经肽活性。

在 2016 年美国心脏病学会（ACC）、美国心脏协会（AHA）发布的心力衰竭指南中，对 Entresto 治疗慢性充血性心力衰竭、射血分数降低、NYHA Ⅱ～Ⅲ级症状患者给出了 Ⅰ 级推荐。该指南认为，Entresto 应替代 ACEI 或 ARB，与 β 受体拮抗药和醛固酮拮抗药联合使用（表 5-2）[26]。

表 5-2　RAAS 抑制

试　剂	证　据	优势	适应证
血管紧张素素转换酶抑制药（ACEI）	高质量研究支持	强	射血分数降低的心力衰竭的治疗和预防
血管紧张素受体阻滞药（ARB）	高质量研究支持	强	对 ACEI 敏感的射血分数降低的心力衰竭的治疗和预防
血管紧张素受体/脑啡肽酶抑制药（ARNI）	中等质量研究支持	强	耐受 ACEI 或 ARB 但仍有症状时，可用来降低心力衰竭发病率和死亡率
醛固酮受体拮抗药	高质量研究支持	强	与 ACEI 或 ARB 协同使用

ACC/AHA/AHFS 总结了射血分数降低的心力衰竭治疗建议

第 6 章
抑制交感神经系统
Inhibition of the Sympathetic Nervous System

Evan P. Kransdorf D. Eric Steidley 著

樊 迪 译

一、概述

交感神经系统（SNS）的激活是心力衰竭病理生理的基本组成部分，尤其是在射血分数降低（HFREF）的心力衰竭中。SNS 的长期激活能够导致心脏收缩功能降低，心室重塑和心脏性猝死。过去 30 年的临床研究表明，SNS 的抑制可改善 HFREF 预后，包括死亡率、心力衰竭住院率、疾病的进展和心脏性猝死。抑制 SNS 的基础治疗是采用拮抗 β- 肾上腺素能受体（β 受体拮抗药）的药物。大量证据表明，β 受体拮抗药可减轻所有 HFREF 患者的症状并改善预后。非药物疗法在改善心力衰竭患者的预后仍有积极的一面，比如心脏再同步治疗（CRT）和运动训练。我们回顾了支持药物和非药物治疗 HFREF 的相关文献，并为其在临床中的应用提供建议。

二、心力衰竭中抑制 SNS 的基本原理

在 20 世纪早期，Cannon 将交感神经系统（SNS）描述为对"战或逃"反应的调节者[1]。强烈的交感神经刺激引起一系列心脏和外周血管反应，包括心率和收缩力增加，以及静脉和动脉血管收缩[2]。这些变化的净效应是心排血量、全身血压（BP）和血容量的增加，从而支持了生物体对急性威胁的反应。在过去的 100 年中，对几种常见心血管疾病（如心力衰竭和高血压）的病理生理学研究发现，SNS 不仅是"战或逃"反应的调节者，还是持续维持心血管稳态的一种机制[2]。

SNS 通过一个复杂的神经调控系统维持心血管稳态，该系统包含两种从中枢神经系统延伸到靶器官的神经元[3]。神经节前神经元的细胞体位于脊髓中，它将轴突投射到离靶器官较远的一组神经元或神经节上。在心脏中，交感神经节被称为星状神经节，它位于锁骨下动脉和第一肋骨之间[4]。

节后神经元的轴突投射到心室心肌[5]，释放神经递质去甲肾上腺素（NE）。NE 与心肌细胞上特异性 β_1 和 β_2 肾上腺素能受体（AR）结合，通过 G 蛋白偶联细胞信号通路导致多种细胞内蛋白磷酸化，如 L 型钙通道和雷诺丁受体[6,7]。这些磷酸化蛋白质通过增加细胞内钙水平介导心率和收缩性的增加。

心力衰竭最主要的特点是心肌功能下降[8]。在 HFREF 中，收缩功能的降低能够通过 SNS 的生理性心血管反应增加交感神经结节的放电频率，维持全身血压（压力反射）、血容量（心肺反射）和氧合作用（化学感受器反射）[9,10]。

SNS 的激活导致心肌 NE 水平升高[11]，虽然在急性刺激下对维持心脏功能有积极的作用，但也能直接或间接引起心脏病变。Bristow 及其同事首先发现，与对照组相比，晚期心肌病患者的心脏 β_1-AR 密度降低了 50%[12]。Fowler 及其同事发现，β_1-AR 下调的程度与心力衰竭和左心室收缩功能障碍的严重程度成正比[13]。高水平的 NE 通过直接作用导致心肌细胞凋亡[14]，引起心肌重构致使心肌功能恶化[15]。SNS 的激活还引起左心室中交感神经元分布的改变[16]。总之，这些数据表明

SNS 的激活能够导致心脏收缩功能降低，心室重塑和室性心律失常。图 6-1 总结了 SNS 在 HFREF 病理生理学中的作用。

James Black 是首个在临床中应用的 β- 肾上腺素能受体拮抗药（β 受体拮抗药）普萘洛尔的发明者，并因此获得 1988 年诺贝尔生理学或医学奖 [17,18]。他的目标是找到治疗心绞痛的新药。他推断阻断 α-AR 和 β-AR 的药物可降低心肌需氧量并减轻症状。

尽管目前美国食品药品管理局（FDA）批准了 16 种 β 受体拮抗药 [19]，但只有卡维地洛、比索洛尔和琥珀酸美托洛尔被证明对 HFREF 结局有益，因此只有这 3 种药被批准用于治疗 HFREF。比索洛尔和美托洛尔都是心脏选择性的；它们优先拮抗介导 SNS 活化不良反应的 $β_1$-AR[20]。卡维地洛是非选择性的，可拮抗 $β_1$-AR、$β_2$-AR 和 $α_1$-AR[21]，但对 $β_1$-AR 信号传导具有持久作用 [22]。表 6-1 列出了这些药物的药理作用。

三、β 受体拮抗药治疗射血分数降低心力衰竭的证据

普萘洛尔于 20 世纪 60 年代进入心绞痛和心肌梗死的临床应用 [23]。在那个年代，慢性心力衰竭的现有治疗是应用洋地黄、利尿药，以及卧床休息 [24]。心力衰竭的早期病理生理学研究表明，心力衰竭患者心脏发生功能失调 [25]，并且晚期心肌病患者需要通过提高心率才能维持心排血量 [26]。因此，出于以上考虑使得 β 受体拮抗药治疗 HFREF 的临床应用被延后。

在 20 世纪 70 年代早期，Waagstein 及其同事观察到，普萘洛尔可改善缺血导致的急性心力衰竭患者的肺水肿 [27]。这种益处的机制被认为是减少心动过速和降低心肌氧利用 [28]。Waagstein 认为，患有心肌病和静息性心动过速的患者可能从 β 受体拮抗药治疗中得到类似的益处。他们对 7 例扩张型心肌病患者进行了为期 2 ～ 12 个月的治疗，发现 β 受体拮抗药治疗可减少心力衰竭症状，改善运动耐量，延长射血时间。他们甚至发现 3 名患者的射血分数（EF）增加 [27]。Swedberg 及其同事进一步证明了 β 受体拮抗药在临床应用中的价值 [29]。他们给 24 名已经接受利尿药和地高辛治疗的扩张型心肌病患者使用美托洛尔、普拉洛尔或阿普洛尔，并在 1 ～ 4 周内缓慢增加剂量。治疗持续时间至少为 6 个月。与仅使用利尿药和地高辛治疗的患者相比，使用 β 受体拮抗药联合利尿药和地高辛的患者存活率显著提高（2 年存活率为 66% 和 19%）。

使用 β 受体拮抗药治疗 HFREF 的方法最初遭到学术界的普遍怀疑 [30]，这可能是由于这些早期研究中样本量小且缺乏对照组。两项小型临床试验进一步增加了 β 受体拮抗药治疗 HFREF 的不确定性，这些临床试验结果显示，β 受体拮抗药治疗未能显著改善 25 例扩张型心肌病患者的临床结局 [31,32]。

使用美托洛尔治疗扩张型心肌病（MDC）的试验是第一项用 β 受体拮抗药治疗 HFREF 的随机、安慰剂对照的多中心临床试验 [33]。试验对象为 383 名左心室 EF 低于 40% 的症状性扩张型心肌病

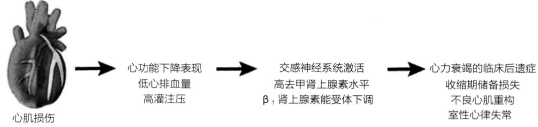

心肌损伤 → 心功能下降表现 低心排血量 高灌注压 → 交感神经系统激活 高去甲肾上腺素水平 $β_1$ 肾上腺素能受体下调 → 心力衰竭的临床后遗症 收缩期储备损失 不良心肌重构 室性心律失常

▲ 图 6-1　交感神经系统（SNS）在射血分数降低的心力衰竭病理生理学中的作用概述
如心肌梗死等心肌损伤发生后，心脏功能受损。心血管反射通过增加交感神经紧张率来补偿心功能降低。增加的交感神经活动导致去甲肾上腺素释放增加以及 $β_1$ 肾上腺素能受体的下调。高去甲肾上腺素水平导致肌细胞凋亡和交感神经再分布。总之，SNS 的激活可导致心力衰竭的临床后遗症

表 6-1　批准用于 HFREF 的 β 受体拮抗药的药理学特性

药　物	受体活性			半衰期（h）	起始剂量（mg）	靶剂量（mg）
	α	$β_1$	$β_2$			
卡维地洛	+	++	+	7 ～ 10	3.125mg，每日 2 次 [a]	25mg，每日 2 次 [b]
比索洛尔	−	++	−	9 ～ 12	每日 1.25mg	每日 10mg
美托洛尔	−	+	−	3 ～ 7	每日 25mg[a]	每日 200mg

a. 对于严重心力衰竭，相对低血压或心动过缓的患者，起始剂量可减半。

b. 最大目标剂量为体重超过 85kg 的轻度至中度心力衰竭患者，每日 2 次 50mg

患者，均已接受血管紧张素转化酶抑制药（ACEI）的治疗。给予患者酒石酸美托洛尔或安慰剂治疗，并随访 12 ～ 18 个月。酒石酸美托洛尔以 10mg 每天 2 次开始，剂量逐步增加至每日 100 ～ 150mg（平均剂量为 108mg/d）。美托洛尔治疗能够使死亡终点或心脏移植需求降低 34%，但这种趋势在统计学上并不显著。美托洛尔治疗也可以改善患者运动能力和美国纽约心脏病协会（NYHA）分级。

心功能不全比索洛尔治疗研究（CIBIS）旨在确定 β 受体拮抗药治疗对扩张型和缺血性心肌病患者死亡率的影响，并评估 β 受体拮抗药治疗的耐受性[34]。在该研究中，641 名患有晚期症状性心力衰竭（NYHA Ⅲ 级和 Ⅳ 级）且 EF 低于 40% 的患者接受比索洛尔或安慰剂治疗，平均随访 1.9 年。比索洛尔治疗可使全因死亡率降低 20%，但也没有统计学意义（置信区间 0.56 ～ 1.15）。然而，比索洛尔治疗显著地降低了心力衰竭患者再次住院率并改善了 NYHA 分级。对于 MDC 和 CIBIS 试验未能显示 β 受体拮抗药治疗对死亡率具有显著统计学影响，有两种可能的解释，一是 2 种试验中的统计功效不足，二是研究中使用的药物剂量相对较低（平均美托洛尔剂量在 MDC 中为 108mg，CIBIS 中平均比索洛尔剂量为 3.8mg）。

截至 1994 年，β 受体拮抗药的治疗已被证明可以改善生活质量并减少心力衰竭的住院治疗，但尚未证实可以影响死亡率。为此，开展了几项大规模临床试验，以确定 β 受体拮抗药治疗是否确实可以提高生存率：①美国卡维地洛治疗心力衰竭试验研究计划；②心功能不全比索洛尔治疗研究 Ⅱ（CIBIS- Ⅱ）；③充血性心力衰竭的美托洛

尔控释 / 缓释剂（CR/XL）随机干预试验（MERIT-HF）。美国卡维地洛治疗心力衰竭试验研究计划实际上是 4 项临床试验，这些试验是作为卡维地洛Ⅲ 期评估的一部分进行并一起分析的[20]。在该试验计划中，1094 例症状性心力衰竭患者接受了卡维地洛或安慰剂治疗[35]。由于接受卡维地洛治疗的患者死亡人数显著减少，故该计划提前结束。卡维地洛组的年死亡率为 3.2%，安慰剂组为 7.8%（相对风险降低 65%）。1997 年 5 月，卡维地洛成为 FDA 批准用于治疗 HFREF 的第一个 β 受体拮抗药。

美国卡维地洛试验计划之后发布了 CIBIS-Ⅱ 试验和 MERIT-HF 试验。在 CIBIS-Ⅱ 中，与安慰剂相比，比索洛尔治疗明显降低了患有晚期心力衰竭且 EF 低于 35% 的患者死亡率（83% 的患者为 NYHA Ⅲ 级，17% 为 NYHA Ⅳ 级）[36]。在 MERIT-HF 中，3991 例 EF 低于 40% 的症状性心力衰竭患者（主要是 NYHA Ⅱ 级和 Ⅲ 级）随机分为琥珀酸美托洛尔组和安慰剂组[37]。结果显示，美托洛尔治疗后，患者死亡率降低 34%，心力衰竭死亡率降低 49%，心脏性猝死发生率降低 41%，以上结果均具有统计学意义。表 6-2 总结了 5 项 β 受体拮抗药试验，统计结果显示 β 受体拮抗药能够显著降低死亡率。

尽管有 CIBIS- Ⅱ 的结果，但对于晚期心力衰竭患者并没有广泛采用 β 受体拮抗药治疗[38]。此外，某些少数民族群体和女性在以前的试验中代表性不足，是否也会从 β 受体拮抗药治疗中获益还不得而知。为解决这些问题，进行了 β 受体拮抗药生存试验评估（BEST）。在 BEST 中，2708

表6-2　在 HFREF 中 β 受体拮抗药的主要临床试验显示死亡率和发病率有统计学意义的显著降低

试　验	年份	药　物	入组患者	终　点			
				全因死亡率	心力衰竭死亡	心脏性猝死	心力衰竭住院率
卡维地洛研究小组	1996	卡维地洛 vs. 安慰剂	NYHA Ⅱ～Ⅳ EF ≤ 35	↓ 65%	↓ NS	↓ NS	↓ 27%
CIBIS Ⅱ	1999	比索洛尔 vs. 安慰剂	NYHA Ⅲ～Ⅳ EF < 35	↓ 34%	↓ NS	↓ 44%	↓ 20%
MERIT-HF	1999	美托洛尔 vs. 安慰剂	NYHA Ⅱ～Ⅳ EF < 40	↓ 34%	↓ 49%	↓ 41%	↓ 18%
COPERNICUS	2001	卡维地洛 vs. 安慰剂	NYHA Ⅲ～Ⅳ EF < 25	↓ 35%	NR	NR	↓ 24%[a]
COMET	2003	卡维地洛 vs. 美托洛尔	NYHA Ⅱ～Ⅳ EF ≤ 35	↓ 17%	NR	NR	↓ NS

NYHA. 纽约心功能分级；EF. 射血分数；HF. 心力衰竭；NR. 未报告；NS. 无统计学意义
a. 死亡或住院合并终点

名患有晚期症状性心力衰竭（NYHA Ⅲ级和Ⅳ级）且 EF 低于 35% 的患者接受了布新洛尔或安慰剂治疗，平均随访 24 个月[39]。BEST 研究人群为 30% 的少数族裔和 23% 的女性。由于治疗组和安慰剂组之间死亡率没有显著差异（风险比为 0.9），试验提前结束。然而值得注意的是，β 受体拮抗药治疗后心源性导致的死亡率和心力衰竭住院率显著下降，并且有统计学意义。

BEST 研究的亚组分析显示，非黑人种族患者使用布新洛尔能够降低死亡率，而黑人患者没有在布新洛尔治疗中受益。鉴于此，对于试验未能显示死亡率获益的可能解释包括，布新洛尔与其他 β 受体拮抗药相比具有不同的药理学性质，或所研究的群体存在药物遗传学差异导致疗效的不同。Bristow 及其同事随后进行的一项研究表明，非裔美国患者缺乏疗效可能是由于 α_{2c}-AR 基因内的特异性缺失[40]。另外的研究表明，β 受体拮抗药可以改善美国非裔心力衰竭患者的预后，但程度低于白人患者[41]。

鉴于 BEST 试验显示布新洛尔不能改善晚期心肌病患者的生存率，因此 β 受体拮抗药治疗是否会加重晚期心肌病患者的心力衰竭存在担忧。为此进行了卡维地洛前瞻性随机累积生存试验（COPERNICUS）[35]。在该试验中，2289 例患有晚期症状性心力衰竭（NYHA Ⅲ级和Ⅳ级）且 EF 低于 25% 的患者接受了卡维地洛或安慰剂治疗，随访时间平均为 10.4 个月。由于治疗组死亡

风险显著降低 35%，因此试验提前停止。重要的是，卡维地洛治疗在这一人群中耐受性良好，安慰剂组 1 年时的戒断率较高（18.5% vs. 14.8%）。

Packer 及其同事在 2001 年发表的一项 Meta 分析显示，卡维地洛治疗导致 EF 显著增加高于美托洛尔治疗组[42]。为了评估 EF 的这种差异是否导致结果的差异，进行了卡维地洛或美托洛尔欧洲试验（COMET）。在这项试验中，3029 名患有症状性心力衰竭并在过去 2 年内因心力衰竭入院的患者被随机分配到卡维地洛组或酒石酸美托洛尔组[43]。卡维地洛每日平均剂量为 41.6mg，美托洛尔每日平均剂量为 85mg。平均 58 个月后，接受卡维地洛治疗的患者死亡风险降低 17%，但两组患者的入院风险没有差异。COMET 试验的结果存在争议，因为酒石酸美托洛尔未经 FDA 批准用于心力衰竭治疗，并且美托洛尔组的剂量相对较低[44]。多中心自动除颤器植入的心脏再同步化治疗试验（MADICRT）数据进行事后分析，结果显示卡维地洛优于美托洛尔[45]。对 1515 例轻度心力衰竭患者（NYHA Ⅰ级和Ⅱ级，EF ≤ 30%）随访 3.4 年，与美托洛尔相比，卡维地洛治疗使得死亡率或因心力衰竭住院的风险降低 28%。

这 5 项临床试验构成了在 HFREF 中使用 β 受体拮抗药的证据基础（表 6-2）。β 受体拮抗药的使用已被证明可降低全因死亡率、住院率、心力衰竭死亡率和心脏性猝死。因此，在没有明显禁忌证的情况下，所有左心室 EF 为 40% 及以下的患者应使

用 β 受体拮抗药治疗[46]。由于 MERIT-HF 使用了琥珀酸美托洛尔，BEST 结果证明布新洛尔无益，COMET 试验发现卡维地洛优于酒石酸美托洛尔，所以美国心脏病学会和美国心力衰竭学会指南推荐只有卡维地洛、比索洛尔或琥珀酸美托洛尔可用于治疗 HFrEF 患者。目前美国心脏病学会和美国心力衰竭学会指南推荐只有卡维地洛、比索洛尔或琥珀酸美托洛尔可用于治疗 HFREF 患者[46, 47]。

在临床实践中，临床医生需为首次诊断为 HFREF 的患者考虑是否使用 ACEI 或 β 受体拮抗药治疗心力衰竭。这种困境尤其适用于那些初始血压不足，无法接受两种药物循证剂量治疗的患者。在 5 项显示 β 受体拮抗药能够降低死亡率试验中，几乎所有患者（＞ 90%）均已接受 ACEI 或血管紧张素受体阻滞药（ARB）治疗。鉴于此，目前的指南建议在使用 β 受体拮抗药前开始 ACEI 或 ARB 治疗[46]。然而，有一小部分数据表明，较早开始 β 受体拮抗药的治疗是安全有效的。Sliwa 及其同事进行了一项单中心随机试验，将卡维地洛或培哚普利（ACEI）作为 78 例特发性扩张型心肌病患者的初始治疗[48]。用第一种药剂治疗持续 6 个月，然后加入第二种药剂。终点为治疗 1 年后。他们发现，在使用较高剂量卡维地洛的第一组患者中，其 NYHA 分级、射血分数、B 型利钠肽水平有较大改善。继而设计了 CIBIS-Ⅲ 试验，其中 1010 名患有症状性心力衰竭且 EF 低于 35% 的患者被随机分配到比索洛尔或依那普利单药治疗 6 个月[49]。这段时间后，两种药物合用并一直维持到试验结束。结果显示，就 HF 患者的主要死亡终点或住院率而言，使用比索洛尔治疗并不比依那普利治疗差。两组不良事件发生率无统计学差异。对 CIBIS-Ⅲ 的进一步分析表明，60% 的不良事件发生在单药治疗期[50]，这表明 2 种基于指南的疗法都应该立即实施和更新。

四、β 受体拮抗药抑制 SNS 的其他临床益处

除了降低死亡率之外，β 受体拮抗药治疗已被证明在 HFREF 患者中具有其他重要的临床益

处。用卡维地洛和琥珀酸美托洛尔治疗显示能够导致左心室的逆向重塑，表现为射血分数的增加和收缩末期和舒张末期血容量的减少[51]。β 受体拮抗药治疗可改善心力衰竭症状，并将 NYHA 分级降低一级，改善运动时间[52]。在 10 项 Meta 分析中，仅有 1 项 Meta 分析显示，β 受体拮抗药治疗不能明显改善生活质量[53]。

峰值氧耗量（VO_2）和利钠肽是受 β 受体拮抗药治疗影响的评估心力衰竭严重程度的常用指标。1991 年，Mancini 及其同事对一组 VO_2 ＞ 14ml/（kg·min）的动态心力衰竭患者进行了随访，发现无论是否有心脏移植，其 1 年和 2 年存活率相似[54]。该 VO_2 被认为是选择心脏移植时机最好的量化指标。这项研究是在 β 受体拮抗药广泛应用于 HFREF 之前完成的。虽然 β 受拮断药治疗不会改变峰值 VO_2，但能改善长期死亡率，风险比为 0.6[55]。由于治疗改善了死亡率，Peterson 及其同事表明接受 β 受体拮抗药的晚期心肌病患者只有 VO_2 ＜ 12ml/（kg·min）时才会从心脏移植受到益处[56]。

B 型利钠肽（BNP）和 N 末端 proBNP（NT-BNP）被用作心力衰竭的诊断和预后标志物[57]。Stanek 及其同事首先研究了 β 受体拮抗药治疗对 BNP 和 NT-BNP 水平的影响[58]。他们发现用阿替洛尔治疗 6 个月可降低 NT-BNP，但不能降低 BNP 水平。在 COPERNICUS 试验的亚组研究中，与安慰剂相比，卡维地洛治疗并未降低 NT-BNP 的中位数水平，但 6 个月时每个患者的 NT-BNP 水平与基线水平的差异确实显著降低了（卡维地洛减少 25%，安慰剂减少 5%）[59]。β 受体拮抗药治疗并不影响这些预后标志物的效用，因此 BNP 和 NT-BNP 水平仍然可以预测死亡率[58,60]。

五、β 受体拮抗药治疗的注意事项

慢性心力衰竭是一种"异质性"疾病，涉及广泛的心血管疾病和潜在并发症是各种心血管疾病发展的终末阶段。尽管存在这种异质性，但 HFREF 患者能够通过使用 β 受体拮抗药得到安全有效治疗，且绝对的禁忌证很少。

在使用 β 受体拮抗药治疗 HFREF 中有一些重要的注意事项。表 6-3 列出了使用 β 受体拮抗药治疗 HFREF 的一系列并发症和条件。

使用 β 受体拮抗药治疗 HFREF 的早期会加剧心力衰竭症状及心脏失代偿[61]。血流动力学数据证实，左心室收缩压和心脏指数在使用 β 受体拮抗药后急剧下降[62]。β 受体拮抗药可减少钠排泄，从而增加容量超负荷[63]。在 β 受体拮抗药治疗 6 周后测量 BNP 和 NT-BNP 水平与基线相比均增加，随后 3 个月下降[59,64]。这些数据表明 β 受体拮抗药治疗初期可能会导致临床状态短暂恶化。

通过在 β 受体拮抗药治疗开始时遵循三个原则临床医生可以帮助患者确保耐受性和接受度。首先，不应在急性血流动力学不稳定的患者中使用 β 受体拮抗药。其次，β 受体拮抗药不应使用于症状加重和容量超负荷症状的患者。在上面讨论的所有大型临床试验中，患者在药物开始时具有临床上正常的血容量。最后，β 受体拮抗药应以低剂量开始，然后在数周内缓慢增加。在每次剂量增加之前，临床医生应确保患者在临床症状、容量状态、心率和血压方面保持稳定。临床试验中剂量增加的频率在 1 周（如 CIBIS-Ⅱ 和 BEST）和 2 周（如 MERIT-HF、COPERNICUS 和 COMET）之间变化，目前的指南推荐剂量增加间隔时间为 2 周[46]。在临床实践中，我们根据患者的多种临床特征（包括 NYHA 分级、EF、BP、心率和利尿药需求）制订个体化起始剂量和加量速度。由临床医生制订 β 受体拮抗剂量和加量专门计划可能会有帮助。相比于标准治疗，制订的个体化 β 受体拮抗药加量方案可以达到更高的 β 受体拮抗药目标剂量利用率[65]。

所有上述 β 受体拮抗药的临床试验都遵循了上述 3 个原则，并且在这些研究中有助于显著提高治疗的耐受性。对 MERIT-HF 试验数据的分析表明，在琥珀酸美托洛尔开始后 90d，死亡或住院风险降低，症状无变化，并且呋塞米单日剂量减少[66]。COPERNICUS 试验表明，即使在失代偿风险非常高的患者中，8 周时死亡率或住院治疗率也没有增加[67]。

临床试验中 β 受体拮抗药治疗的总体耐受性较好[68]，与安慰剂组相比，停止治疗的患者更少。β 受体拮抗药治疗更常发生心动过缓、头晕和低血

表 6-3　HFREF 的 β 受体拮抗药治疗的适应证、慎用及禁忌证

适应证	慎　用	禁忌证
并发症		
糖尿病	糖尿病伴有复发性低血糖事件	
轻度至中度 COPD	严重的 COPD 伴有频繁的恶化	COPD 伴有活动性支气管收缩
稳定的 RAD，用心脏选择性 β 受体拮抗药治疗	RAD 频繁恶化	RAD 具有活动性支气管收缩
无跛行的外周动脉疾病	伴有跛行的外周动脉疾病	伴有严重肢体缺血的外周动脉疾病
血流动力学		
无症状性低血压，SBP ＞ 90 mmHg	无症状性低血压，SBP 80 ～ 90 mmHg	症状性低血压（如正常症状）
稳定的晚期心力衰竭（左心室 EF ≤ 25%）	失代偿性心力衰竭；静息窦性心动过速 ＞ 100 次 /min	急性血流动力学不稳定或静脉注射 β 受体激动药（如多巴酚丁胺）
心脏节律		
窦性心律，心率 60 ～ 100 次 /min	窦性心动过缓，HR ＜ 60 次 /min	窦性心动过缓，HR ＜ 55 次 /min
一度 AV 阻滞；睡眠时窦性心动过缓	二度 Ⅰ 型 AV 阻滞	二度 Ⅱ 型 AV 阻滞；三度 AV 阻滞

COPD. 慢性阻塞性肺病；RAD. 反应性气道疾病；SBP. 收缩压；EF. 射血分数；BPM. 每分钟心搏次数；HR. 心率；AV. 房室传导

表 6-4　Meta 分析表明 β 受体拮抗药治疗比安慰剂发生不良反应频率更高

不良反应	β 受体拮抗药发生频率	安慰剂发生频率	风险比（RR）
低血压	7.6%	6.1%	1.41
头晕	21.5%	16.6%	1.37
心动过缓	5.7%	1.8%	3.62

压的不良反应，已被证明是终止治疗的罕见原因。表 6-4 列出了 Ko 及其同事[68]在 Meta 分析中确定的这些不良反应的发生率。值得注意的是，β 受体拮抗药会降低窦性心率、延长房室结传导，因此，在心动过缓（HR < 55 次 /min）或二度和三度 AVB 患者中禁忌使用[69]。在没有植入心脏除颤器或心脏再同步治疗（CRT）指征的情况下，放置起搏器对促进 β 受体拮抗药治疗的作用尚不清楚。对植入除颤器的 HFREF 患者（平均 EF 26%），双室和 VVI 植入式除颤器 Ⅱ 试验（DAVID- Ⅱ）显示心房起搏速率为 70BPM 是安全的，虽然相比 40BPM 的备用心室起搏没有临床益处[70]。值得注意的是，两组接受目标剂量 β 受体拮抗药治疗的患者百分比相似，表明起搏器模式对 β 受体拮抗药的剂量增加没有显著影响。

在针对 HFREF 的药物治疗期间，医生应密切关注血压。血压与心力衰竭的结局有关，血压越低，则会导致更严重的心肌病，从而导致更高的死亡率[71]。除 COPERNICUS 和 COMET 外，所有 β 受体拮抗药试验均排除低血压（BP < 100mmHg）患者。在 COPERNICUS 试验中通过基线 BP 对结果数据分析显示，血压最低范围为 85 ～ 95mmHg 的患者具有相同的 β 受体拮抗药治疗效果[72]。然而，这些患者不良反应发生率更高，且更可能停止治疗。在临床实践中，β 受体拮抗药治疗可以在无症状患者（即没有直立症状）和慢性低血压在 85 ～ 95mmHg 的患者中谨慎开始使用。这些患者需要仔细监测，以确保治疗期间其临床状态的稳定性。

大约 25% 的 HFREF 患者存在糖尿病（DM）[73]。HFREF 合并有糖尿病的患者其死亡风险增加，通

过 β 受体拮抗药治疗有效[74]。然而，由于 β 受体拮抗药可以减弱提示患者存在低血糖的自主神经反应，因此长期以来人们认为 β 受体拮抗药在 DM 患者中的使用存在风险。但是，Shorr 及其同事发现，在 13 559 例使用高血压药物的患者中，使用心脏选择性 β 受体拮抗药可降低严重低血糖的风险（相对风险为 0.73），而使用非选择性 β 受体拮抗药引起严重低血糖的风险较小且不显著（相对风险 1.26）[75]。

外周动脉疾病伴跛行最初是 β 受体拮抗药治疗的禁忌证，有病例报告描述治疗后症状的恶化[76]。随后对 6 项小型试验的 Meta 分析显示，β 受体拮抗药治疗对跛行时间或步行距离没有显著影响[77]。因此，β 受体拮抗药治疗可以在患有晚期外周动脉疾病的患者中谨慎使用。

肺部疾病是另一种影响 β 受体拮抗药治疗作用的并发症。肺含有 β_2-AR，介导支气管平滑肌细胞松弛，是用于反应性气道疾病（RAD）和慢性阻塞性肺病（COPD）的激动药的药理学靶点[78]。早期研究证明，非选择性 β 受体拮抗药普萘洛尔能引起哮喘患者支气管痉挛[79]。Salpeter 及其同事发现，使用心脏选择性 β 受体拮抗药的 RAD 患者，第一次给药后 1s 内用力呼气量（FEV_1）减少 7.5%，但是不引起呼吸道症状。持续使用与 FEV_1 的进一步下降无关，并且在短程试验中耐受性良好[80]。相比之下，非选择性 β 受体拮抗药卡维地洛在 12 例哮喘患者中仅有 6 例耐受[81]。RAD 稳定的患者可以使用心脏选择性 β 受体拮抗药，但患有严重疾病的患者应避免使用。因此，应该考虑有选择性地使用 β 受体拮抗药。

COPD 患者比 RAD 患者更容易耐受 β 受体拮抗药。最新的数据表明，无心力衰竭的 COPD 患者可能通过 β 受体拮抗药治疗降低死亡率[82]。Salpeter 及其同事研究结果显示，心脏选择性 β 受体拮抗药在 COPD 患者中具有良好的耐受性[83]。有两项研究评估了非选择性 β 受体拮抗药对 COPD 合并 HFREF 患者的作用。Jabbour 及其同事对 35 名 COPD 合并 HFREF 患者进行了一项试验，结果发现，与美托洛尔或比索洛尔相比，使用卡维地洛

的患者 FEV₁ 更低，但三种药物都具有良好的耐受性[84]。此外，有组织的启动对心力衰竭住院患者进行挽救生命的项目（OPTIMIZE-HF）数据表明，患有 COPD 的 HFREF 患者中接受选择性与非选择性 β 受体拮抗药治疗的受试者存活率无差异[85]。

六、住院心力衰竭患者的 β 受体拮抗药治疗

因急性失代偿性心力衰竭住院治疗的现象很普遍，2009 年急性失代偿性心力衰竭住院治疗超过 100 万例[86]。1999 年，由于研究表明拮抗肾上腺素能系统可能导致容量超负荷[87]，以及缺乏数据显示使用 β 受体拮抗药对 NYHA IV 级的患者有益，因此，全国结果改善咨询委员会心力衰竭指南（ACTION HF）建议需要住院或使用静脉药物的失代偿患者需要减少或停用 β 受体拮抗药[61]。此外，建议在出院后仅在门诊重新开始或从头开始应用 β 受体拮抗药治疗[88]。然而，过去 10 年的临床研究表明，在住院期间持续使用 β 受体拮抗药治疗和出院前开始使用的患者其预后得到明显改善。在启动管理预先评估卡维地洛治疗心力衰竭（IMPACT-HF）试验的过程中，363 名患者在出院前或出院后至少 2 周随机接受卡维地洛治疗[89]。出院后 60d 用任何 β 受体拮抗药治疗的患者数量比出院前使用 β 受体拮抗药的患者数量高（91%vs.73%），两组结果无显著差异。Fonarow 及其同事对 OPTIMIZE-HF 登记住院的 HFREF 患者进行了分析并扩展了这些发现[90]。他们发现，即使在调整了预测出院后死亡率的临床变量后，住院后继续接受 β 受体拮抗药治疗或重新开始治疗的患者在出院后 60 ～ 90d 的死亡率风险更低。因此，除非存在继续治疗的禁忌证，如心动过缓或休克[46]，建议对因急性失代偿住院的 HFREF 患者继续进行 β 受体拮抗药治疗。来自 OPTIMIZE-HF 的数据显示，在心力衰竭住院期间开始接受 β 受体拮抗药治疗的患者在 60 ～ 90d 随访时接受 β 受体拮抗药治疗可能性增加 3 倍[91]。因此，我们的结论是大多数 HFREF 患者在出院前应开始使用 β 受体拮抗药治疗。

急性失代偿性心力衰竭住院患者接受肌力治疗支持血流动力学是晚期心血管疾病患者的特殊治疗方式[92]。已批准使用的正性肌力药物有 β₁ 受体激动药多巴酚丁胺和磷酸二酯酶 III 抑制药米力农。正性肌力药物常用于改善心排血量减少的 NYHA IV 级患者的血流动力学。然而，鉴于 COPERNICUS 纳入的患者中，NYHA IV 级心力衰竭患者的临床结果有所改善，晚期心力衰竭患者同时使用正性肌力药物和 β 受体拮抗药可能是有益的[93]。Mehtra 及其同事首先通过测量 34 例 HFREF 患者 β 受体拮抗药治疗前后使用多巴酚丁胺和依诺昔酮（口服磷酸二酯酶 III 抑制药）的血流动力学反应来仔细研究这一问题[94]。他们发现多巴酚丁胺输注的血流动力学效应因美托洛尔和卡维地洛治疗而减弱，但使用这两种药物治疗后依诺昔酮的作用并未减弱。该试验表明，β 受体拮抗药不应与多巴酚丁胺同时使用，但可与磷酸二酯酶 III 抑制药同时使用。一项对米力农和 β 受体拮抗药联合治疗的四项研究的综述表明，联合治疗耐受性良好，对死亡率无影响或有益[95]。研究显示，联合治疗作为一种帮助改善心脏功能方法，使其能够停止对正性肌力药物的依赖[96]。我们得出结论，β 受体拮抗药由于能够减弱多巴酚丁胺对血流动力学的作用，因此不应与多巴酚丁胺一起使用，但能够与米力农联合使用，并可改善预后。

七、β 受体拮抗药治疗的优化

在 HFREF 患者中，β 受体拮抗药的理想利用存在患者相关的和基于系统的障碍。由于 β 受体拮抗药可降低心率和血压，少数患者无法耐受低剂量治疗或不能够达到目标治疗剂量。在 OPTIMIZE-HF 中，有 9.4% 的 HFREF 患者因为存在文献记载的 β 受体拮抗药使用禁忌证而未能出院（图 6-2）[91]。门诊不能耐受卡维地洛治疗的患者，其特征包括 NYHA 分级较高、年龄较大、舒张压较低、血尿素氮浓度较高[97]。在 340 名 HFREF 患者的队列中，10% 的患者在 2 年内停止治疗。

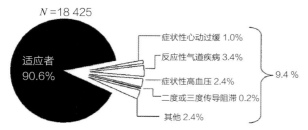

N = 18 425

适应者 90.6%

症状性心动过缓 1.0%
反应性气道疾病 3.4%
症状性高血压 2.4%   9.4%
二度或三度传导阻滞 0.2%
其他 2.4%

▲ 图 6-2　在 OPTIMIZE-HF 中出院时停用 β 受体拮抗药的禁忌证

在 OPTIMIZE-HF 中，18 425 例患者中有 9.4% 的患者有 β 受体拮抗药治疗的禁忌证，这些禁忌证列于图 2 中（经 Elsevier 许可，图片改编自 Fonarow 等 [91]，©2007）

停药的最常见原因是住院后未能重新使用 β 受体拮抗药 [98]。

　　基于主要临床试验中的用药策略，β 受体拮抗药通常应以低剂量开始并逐渐加量直至达到目标剂量或可耐受的最大剂量。对临床试验数据的分析支持这种"目标剂量"策略，在 MOCHA [99]、CIBS-II [100] 和 COMET 试验 [101] 中观察到与剂量相关的改善。然而，由于接受低剂量美托洛尔（每日 ≤ 100mg）或高剂量美托洛尔（每日 > 100mg）的 MERIT-HF 患者有相似的治疗效果 [102]，因此该结论未能完全统一。在实践中，只有少数患者达到了 β 受体拮抗药的目标剂量。在卡维地洛心力衰竭注册研究（COHERE）中，55% 的患者接受的卡维地洛剂量低于目标剂量 [103]。

　　另一种可能的策略是根据心率上调 β 受体拮抗药的剂量，因为对 CIBIS-II 和 COMET 试验的分析显示，治疗效果与心率降低幅度有关 [101,104]。McAllister 及其同事对 17 项 β 受体拮抗药临床试验进行了 Meta 分析，发现存活率与心率降低有关，心跳每分钟降低 5 次，死亡的相对风险就降低 18% [105]。在这项 Meta 分析中，β 受体拮抗药剂量与生存率之间没有关系。目前尚不清楚最佳给药策略，但指南建议 β 受体拮抗药在临床试验中使用目标剂量采取剂量调整的方法确定 [47]。

八、β 受体拮抗药在射血分数保留的心力衰竭的治疗

　　射血分数保留的心力衰竭（HFPEF）是一种明显区别于 HFREF 的心力衰竭综合征 [106]。在细胞水平，HFPEF 患者的 ATP 依赖性舒张受损，导致腔室顺应性降低和充盈压升高。现有数据表明，与 HFREF 相比，HFPEF 中 SNS 激活水平较低 [107,108]。然而，基于少量数据，β 受体拮抗药治疗可能对 HFPEF 患者有益。

　　在对心力衰竭老年人奈必洛尔干预的结局和再住院效果的研究（SENIORS）中，2135 名在去年内因心力衰竭或 EF ≤ 35% 入院的 70 岁或以上的患者被随机分入奈必洛尔治疗组或安慰剂组 [109]。入组人群为 HFREF 患者（65%，EF ≤ 35%）和轻度 EF 下降（35%，EF > 35%）。平均 20 个月后，接受奈必洛尔治疗的患者因心力衰竭死亡或住院的风险降低了 14%，证实老年心力衰竭患者可以从 β 受体药治疗中获益。当通过基线 EF 分析时，HFREF 患者和 EF 轻度降低的患者存在类似的趋势 [110]。El-Refai 及其同事对心力衰竭住院患者的混合队列（HFPEF 和 HFREF）使用 β 受体拮抗药治疗的效果进行了回顾性分析 [111]。在对基线结果预测因子进行多变量调整后，使用 β 受体拮抗药治疗可降低 HFPEF 和 HFREF 患者的心力衰竭死亡或住院的联合终点（风险比分别为 0.68 和 0.53）。然而，与这些结果相反，在 OPTIMIZE-HF 注册研究中 [1]，接受 β 受体拮抗药治疗的 HFPEF 住院患者 1 年生存率或再住院率没有改善 [112]。因此，需要额外的临床试验来解决 HFPEF 患者使用 β 受体拮抗药治疗的相互矛盾的问题。

九、监测对 β 受体拮抗药治疗的反应

　　间碘苄胍（MIBG）显像和心率变异性是确定 SNS 激活水平的方法。在患有心力衰竭的患者中，SNS 激活导致突触中去甲肾上腺素（NE）高水平，而突触前转运蛋白不足以将产生的 NE 运回至细胞 [113]。[123]I 标记的 MIBG 是 NE 的类似物，因此突触对 NE 的再摄取减少导致 MIBG 的摄取降低和洗脱度升高 [114]。使用单光子发射计算机断层扫描（SPECT）[115] 或正电子发射断层扫描（PET）[116] 进行临床成像。有关心力衰竭中 MIBG 成像的实例，请参见图 6-3。[115]

　　1992 年的一项研究首次发现心肌摄取 [123]I

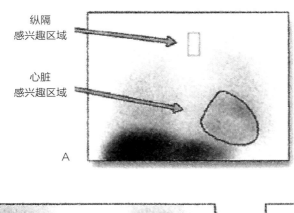

纵隔
感兴趣区域

心脏
感兴趣区域

心脏感兴趣区域均值 =H
纵隔感兴趣区域均值 =M
H/M 比值 =H/M

A

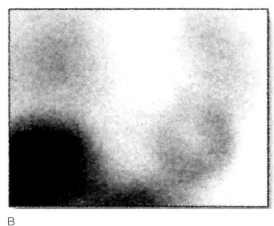

B

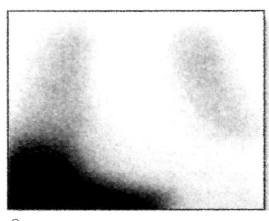

C

▲ 图 6-3　心力衰竭中 MIBG 成像实例

A. MIBG 成像定量交感神经系统激活计算胸部 MIBG 成像的心纵隔比的方法。感兴趣区域（ROI）在心脏和纵隔上绘制。B. 心脏与纵隔比为 1.8 的患者的正常 SNS 激活水平和 MIBG 活性。C. 心脏与纵隔比为 1.1 的患者的 SNS 活化水平异常和 MIBG 活性低（经 Elsevier 许可，图片转载自 Carrió 等 [115]©2010）

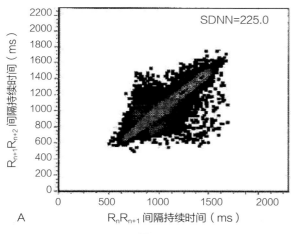

A

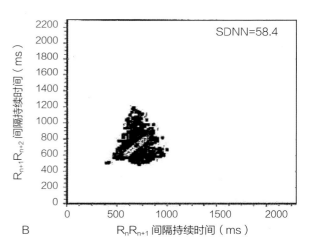

B

▲ 图 6-4　来自无心脏病患者和晚期心脏病患者的心率变异性的庞加莱图

在庞加莱图中，每个 R-R 区间（R_nR_{n+1}）在 x 轴上绘制，相对于 y 轴上的后续 R-R 区间（$R_{n+1}R_{n+2}$）。A. 一名没有心脏病的 77 岁男性的庞加莱图。SDNN 正常为 225.0。B. 一名患有晚期心肌病的 61 岁女性的庞加莱图（EF=15%）。SDNN 在 58.4 处异常，与低心率变异性一致。患者在本研究后 3 个月接受了心脏移植手术

标记的 MIBG 降低与心力衰竭患者的不良预后有关[117]，但 2010 年的第一个 MIBG 成像的前瞻性研究验证了可用于心力衰竭危险性评价的心脏影像学方法（ADMIRE-HF）。在该研究中，961名受试者接受了 MIBG 成像，随访时间中位数为17 个月。发现 MIBG 摄取的心脏 - 纵隔比低，可预测心脏事件的综合结果，以及心力衰竭进展、心律失常事件和心源性死亡的个体结果。目前，与心肺运动试验等既定方法相比，MIBG 成像在风险分层中的作用尚不清楚。卡维地洛治疗已被证明可以改善 MIBG 摄取，这进一步证明了监测 SNS 激活可以帮助预测患者预后并帮助临床医生制订个体化心力衰竭的神经激素治疗[119,120]。

交感神经和副交感神经系统支配窦房结并通过激活相应的受体导致心率波动[121]。这些由自主神经张力引起的 R-R 间期中正常发生的变化的测量统称为心率变异性（HRV）[122]。HRV 可以通过几个不同的参数来测量，其中最常用的是 24h 内所有 R-R 间隔的标准偏差（SDNN）[123]。

心力衰竭中发生的交感神经系统的激活导致HRV 降低[124]。晚期心肌病患者的 HRV 降低并不一致[125]，已有几种不同的 HRV 参数可预测晚期心力衰竭患者的预后。Bilchik 及其同事表明，SDNN < 65.3ms 能使死亡风险增加 3.7 倍及心脏性猝死风险增加 2.4 倍[126]。图 6-4 显示了一例心力衰竭中 HRV 异常。卡维地洛治疗可改善 HFREF 患者的HRV[127,128]。异常 MIBG 成像和 HRV 均与 HFREF 患者不良的临床预后相关，因此可作为监测 SNS 活化水平的非有创性方法。虽然这些方法在临床实践中并不常用，但它们仍有应用的前景[129]。通过这些方法评估的 SNS 活化的改善可能是研究心力衰竭治疗效果的试验中临床结果的合理备选终点。

十、用于 SNS 抑制的非药物疗法

临床上已有几种重要的非药物疗法被证明可降低心力衰竭中的 SNS 活性。其中一些疗法，例如，CRT 用于阻塞性睡眠呼吸暂停的持续气道正压通气（CPAP）和运动训练，已进入 HFREF 的标准管理；替代疗法，如太极拳和冥想，已被证明是有益的，但目前未得到充分利用。同时，压力感受刺激器作为一种新型治疗装置正在进行临床试验。SNS 激活减少可能是其治疗显示出积极临床效果的一个关键早期信号。

心脏再同步治疗（CRT）是 HFREF 患者心室不同步的重要治疗方法，其特点是延长了室间传导[130]。第 17 章将进一步详细讨论 CRT。CRT 已被证明可改善心力衰竭症状，导致逆向重塑，并降低因心力衰竭引起的住院率和死亡率。三项研究表明，CRT 通过测量平均心房周期长度[131]、SDNN[132] 或感知的心房间隔（SDAAN）的标准差来改善 HRV[133]。Cha 和同事还表明，CRT 可以改善 MIBG 成像的心脏纵隔比[132]。

阻塞性睡眠呼吸暂停（OSA）在 HFREF 患者中很常见，Sin 和同事发现 450 名经多导睡眠监测的患者患病率为 37%[134]。睡眠与交感神经传出减少、血压和心率降低有关[135]。相比之下，OSA患者有较高的交感神经激活，在睡眠期间以及清醒期间都存在呼吸暂停[136]。重要的是，用夜间CPAP 治疗 OSA 已被证明可减少交感神经传出，从而降低心率和血压[137]。此外，在一组 12 名HFREF 患者（平均 EF 为 25%）中使用夜间 CPAP一个月能够导致心脏的逆向重塑，表现为左心室收缩末期维度和 EF 的改善[138]。未接受 CPAP 治疗或不完全依从治疗的 HFREF 和 OSA 患者死亡率较高[139]。鉴于这些数据，应筛查所有 HFREF患者是否存在 OSA 并考虑进行夜间 CPAP 治疗。

运动训练能够改善心力衰竭患者的生活质量和结局[140]。在一项调查心力衰竭运动训练结果的对照试验（HF-ACTION）中，有组织的运动计划的实施使全因死亡率或住院治疗的综合终点显著下降[141]。Gademan 等对多项研究的回顾表明，运动训练可明显改善心力衰竭患者的心率变异性[142]。此外，Roveda 及其同事记录了 16 例 HFREF 患者的肌肉交感神经活动，发现 HFREF 患者运动训练后肌肉交感神经活动明显减少，甚至降至正常对照组水平[143]。

情绪压力通过下丘脑影响 SNS 的激活水平[144]。这种心脑连接在应激性心肌病（也称

为 Takotsubo 心肌病）中最具临床意义，包括突发、严重、精神或身体压力导致急性心肌功能障碍[145]。人们认为应激性心肌病部分是由于血液中高水平的儿茶酚胺所导致的[146]。因此，旨在减轻精神压力的非药物疗法已被证明对 HFREF 具有益处。太极拳是一种结合了体育锻炼和精神放松的中国武术[147]。2004 年，Yeh 及其同事将 30 名 HFREF 患者随机分配到 12 周的太极拳训练组或未接受过培训组[148]。在研究结束时，太极拳组患者的生活质量和 6 分钟步行距离改善，BNP 水平降低。冥想也被证明可降低去甲肾上腺素水平，并提高明尼苏达州心力衰竭生活质量问卷评分[149]。这些替代疗法有可能改善 HFREF 患者的生活质量和预后。

与 HFREF 的 SNS 激活同时发生的是迷走神经活动的抑制[150]。为了抵消 SNS 激活的影响，已经研究了重塑迷走神经张力作为 HFREF 中的新型治疗策略。慢性迷走神经电刺激（VNS）可改善心率变异性，并可逆转 HFREF 动物模型的心脏重塑[151]。在 Cardioft 多中心试验中，一项对 32 名 HFREF 患者的无对照试验对 CardioFit VNS 设备的安全性和有效性进行了测试[152]。治疗 6 个月后，虽然 41% 的患者出现了严重的不良事件，但心力衰竭症状、6 分钟步行距离和 EF 有显著改善。2011 年启动了一项更大的多中心随机临床试验，以测试 CardioFit VNS 设备[153]。如果 VNS 治疗改善预后，则可以通过 SNS 激活的非有创性标志物如低 HRV 和 MIBG 上的低心脏 - 纵隔比来确定哪些患者将受益于这种治疗。

十一、结论

SNS 的激活是心力衰竭中最早的神经激素异常之一[154]。最初 SNS 激活是代偿性的，但随后导致疾病进展和心力衰竭的临床后遗症。20 世纪 70 年代后期的一些开创性临床研究表明，β 受体拮抗药治疗改善了心力衰竭患者的临床状况。鉴于其急性负性肌力作用，这个结果令人惊讶。在早期存在不确定性。多个多中心临床试验（已招募超过 11 000 名患者）已表明 β 受体拮抗药可改善 HFREF 患者的多种临床结果，包括降低死亡率，心力衰竭住院率和心脏性猝死[155]。β 受体拮抗药治疗还有其他益处，例如减少心力衰竭症状和通过逆向重塑改善 EF。由于诸如 RAD 或心动过缓等并发症，少数患者（约 10%）将无法耐受 β 受体拮抗药治疗。然而，考虑到治疗益大于弊，所有符合条件的患者应开始使用 β 受体拮抗药治疗心力衰竭，并且定期增加剂量直至目标剂量、目标心率或出现不良反应。现已发现非药物治疗改善心力衰竭的方法，例如 CRT 和运动疗法，通过抑制 SNS 起作用。自第一次对心力衰竭患者使用 β 受体拮抗药治疗之后的几十年已经取得了很大成就。了解 SNS 对心力衰竭病理生理学的重要性，研究人员或许能够开发出更多的治疗干预措施。

第7章
射血分数保留心力衰竭患者的管理

Management of the Patient with Heart Failure with Preserved Ejection Fraction

Jeffrey D. Wessler　Mathew S. Maurer　著

樊　迪　译

一、概述

射血分数保留的心力衰竭（HFPEF）已成为心力衰竭领域中一个常见且具有挑战性的临床难题，30 年前首次将其定义为具有正常收缩功能的充血性心力衰竭[1]。对肥大性和梗死性心脏进行的几项早期研究显示由于舒张期左心室松弛能力受损和心肌顺应性降低，充盈减少，首次提出舒张性心力衰竭的概念[2,3]。然而，随着我们对心力衰竭的理解的加深，国家指南中"舒张性心力衰竭"这一术语逐渐被"射血分数保留的心力衰竭"所取代。其部分原因是不同的病理生理机制下存在不同的表型及治疗靶点，而不仅仅表现为舒张功能障碍[4]。以下章节将介绍 HFPEF 患者的管理。在概述了其流行病学和病理生理学之后，我们将详细介绍诊断方法和治疗方案以及对 HFPEF 的展望。

二、流行病学

HFPEF 是一种主要影响老年人的疾病。心力衰竭的发病率和患病率正在增加，并且预计这些比率将持续到 21 世纪。在美国，有超过 600 万美国人被诊断患有心力衰竭[5]。美国心力衰竭的入院总人数每年超过 100 万[5]。出院后 3 ～ 6 个月内再入院率高达 30% ～ 60%[6]。心力衰竭的发病率和患病率呈年龄依赖性，80 岁以上老年人的患病率接近 10%，死亡率随着年龄的增长呈指数增长，在美国所有主要人口亚群中均有所增加[5]。

虽然有几个因素导致了心力衰竭的增加，但其中的主要原因是人口逐渐老龄化。心力衰竭患病率呈指数增长的原因是系统性高血压和冠状动脉疾病的患病率和累积病程的增加，这些疾病随着年龄的增长和年龄相关的心脏结构和功能的变化而增加，甚至在没有明显的临床确定的心血管疾病的情况下也会发生[7,8]。与这种疾病相关的高患病率和高死亡率一致，目前心力衰竭是 65 岁以上成年人入院的最常见原因之一。它不仅是医疗保险人群中最常见的诊断相关群体之一，也是成本最高的人群，估计每年的住院费用超过 150 亿美元[9]。

在所有患有心力衰竭的患者中，大多数患者为射血分数保留的心力衰竭。虽然这些射血分数保留的心力衰竭的表型相对较新，但在几项大型流行病学研究中，不同射血分数的分布与 HFREF（< 40%）、HFPEF（40% ～ 55%）和 HFNEF（> 55%）一致。在这些群组的大量流行病学研究表明，社群中大多数心力衰竭患者的射血分数正常或保持不变（图 7-1）。与射血分数降低的人相比，这些人更可能是老年人、女性、体重指数（BMI）高、血压高、血红蛋白低。现在，HFPEF 的住院率超过 HFREF，其 HFREF 降低，6 个月的再住院率接近 50%[14-16]。患有 HFPEF 的患者通常具有共同的病因，包括肥胖、高血压、贫血、糖尿病、冠状动脉疾病和慢性肾病，以及在老年人中更常见的多种非心脏病并发症，如慢性肺病、肝病、甲状

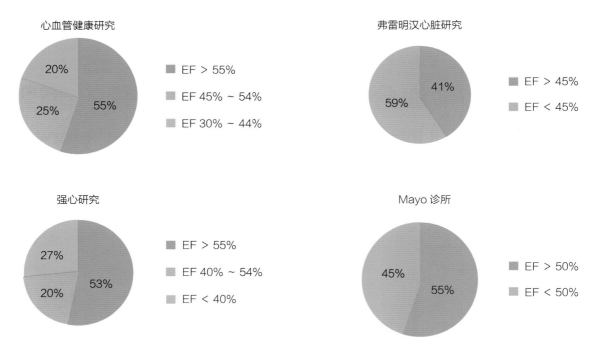

▲ 图 7-1　**HFPEF 在 4 个主要流行病学队列中的流行情况** [10-13]

腺功能障碍和癌症 [14,17]。因此，尽管 HFPEF 的死亡率与 HFREF 相似，但 HFPEF 的死亡原因更多地归因于非心血管原因 [18]，这也是急性失代偿性心力衰竭住院治疗后再入院的原因 [9]。

三、病理生理学

HFPEF 作为舒张性心力衰竭的传统分类是基于单一病理生理机制。然而，随着理解的深入，认识到 HFPEF 是一种复杂的临床综合征，具有多种病理生理机制，包括几个不同的患者亚组，因此舒张功能障碍不足以解释所有 HFPEF 病例 [19]。通过评估不同人群 HFPEF 的压力 - 容积（PV）关系，可以将患者合理分组到具有可操作性和靶向性病理生理机制的队列中 [20,21]。PV 测量提供了一种系统的方法来体现心脏整体收缩和舒张特性，以及等容压力容积面积（PVA_{iso}），当指向 EDP 时，它提供了心室泵功能的后负荷的独立测量 [22]。尤其是收缩末期 PV 关系（ESPVR）和舒张末期 PV 关系（EDPVR）反映了影响整体心脏功能的心室腔泵功能情况。这些参数又由内在心肌特性（收缩和舒张功能）决定，同时也由肌肉质量、腔室结构（心肌组织如何组装）、腔室形状和心肌激活顺

序决定。

来自动物和人类研究中的 PV 分析数据揭示了至少 3 种不同的 HFPEF 表型，如图 7-2 所示。首先，患者具有正常的 ESPVR 和向上移位的 EDPVR（例如，腔室电容减小或舒张功能障碍），具有正常的腔室收缩性能（如保留收缩功能）（图 7-2A）。

这种典型的舒张性心力衰竭的患者具有内源性心肌疾病，导致心脏舒张功能和被动心室充盈功能受损。这种严重和孤立的舒张功能障碍常见于肥大型心肌病和浸润性疾病，如心脏淀粉样变性。这些孤立性舒张功能障碍且不伴有高血压的患者可以通过心力衰竭症状和正常的射血分数来诊断 [23]。症状和体格检查结果通常可用于描述心室顺应性降低，包括 S_4 心音和其他经典但非特异性的心力衰竭临床表现，如肺充血和颈静脉扩张程度升高。在患有限制型心肌病的受试者中，颈静脉压通常表现为"双重下降"，这表明在限制型心肌病患者右心房压力图中出现了快速的"x"和"y"下降。在这些症状的早期阶段，射血分数通常 > 50%，并且在超声心动图上可以观察到从舒张功能受损到限制性充盈模式的舒张功能障碍的多普勒证据，尽管多普勒在所有 HFPEF 中都会显著异常，

无法区分表型[24]。在这些受试者中 PVA$_{iso}$ 低于正常值，表明左心室泵功能障碍是其潜在的主要病理生理机制。

在 HFPEF 的第二个亚型中，ESPVR 和 EDPVR 都向上和向左移动，导致腔室电容减小，同时伴随着腔室收缩功能的增强，这可以通过 ESPVR 的向上移动来证明（图 7-2B）。在这些受试者中，ESPVR 和 EDPVR 之间的区域将保持不变，PVA$_{iso}$ 将保持正常。产生这种表型的临床病症的实例包括慢性高血压（通常来自中央导管动脉硬化）和严重的主动脉瓣狭窄导致的后负荷增加。这两种临床情况均是 HFPEF 老年人中该表型最常见的原因。随着正常生理年龄的增长，胶原交联导致的中央导管动脉硬度增加，动脉弹性降低，伴发血压升高。随后左心室向心性肥大导致心房充盈增加，相应的左心房增大[7,8,25,26]。同样，小的左心室的同心重塑在以这种表型为特征的主动脉瓣狭窄患者中也可见。在这些患者中，射血分数通常是异常的（＞60%），这是由于收缩末期弹性增加，超声心动图表型相似，其特征为左心室大小正常或偏小、向心性的左心室肥大和左心

室增大[27]。

在 HFPEF 的第三亚型中，患者可以显示正常的 ESPVR 和正常或略微向右和向下移位的 EDPVR（例如正常或增加的容量），舒张末期压力增加。中心容积的增加是舒张末期压力增加的主要原因，该中心容积可能是由于血容量扩大或血容量从静脉向中央循环的转移引起的。哺乳动物的大部分血容量都在静脉床中，静脉张力的微小变化可导致血容量大量转移回中央循环，导致左心室过度膨胀[28]。病理生理学上，该表型的特征在于增加前负荷而不会导致左心室收缩或舒张功能显著改变（例如，ESPVR 和 EDPVR 较正常没有显著不同）（图 7-2C）[29]。虽然这些患者也患有高血压，但主要的机制是前负荷增加，从而引起血容量增加，如肾功能不全、肥胖、贫血等。事实上，已证实包括肾、肺、内分泌和自主神经系统在内的非心脏系统的年龄相关变化会产生一种盐敏感性高血压状态，其特征在于过多的水钠潴留[30-32]。随着年龄的增长，肺血管容量降低，肺动脉高压和内皮功能障碍，并伴有血容量再分布（降低静脉的 β$_2$ 肾上腺素能反应性，降低静脉

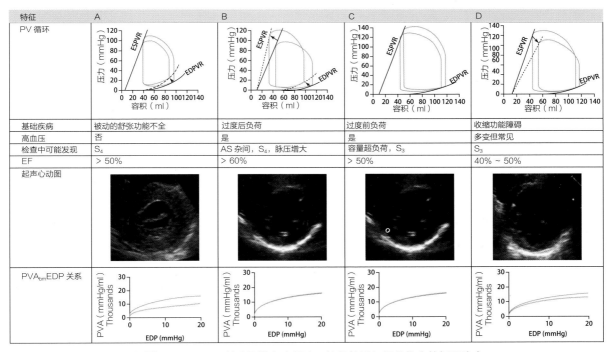

▲ 图 7-2 **HFPEF 的表型特征由压力 - 体积关系与相关临床特征所决定**

（A）舒张功能不全；（B）后负荷过度；（C）前负荷过度；（D）收缩功能障碍；PVA. 压力容积面积；EDP. 舒张末期压力

容量），在左心室收缩功能正常的情况下，老年人易发生症状性肺水肿。患者在体检时表现出体积超负荷的症状，并可能出现 S_3 心音。射血分数通常大于 50%，超声心动图显示轻度扩张的左心室，但往往无法识别[33]。PVA_{iso} 与 EDP 作为反映左心室泵的功能指标，在这些受试者中 PVA_{iso} 与 EDP ＞正常水平的，表明心肌为了维持正常的射血分数需要做更多的功。

最后，收缩功能的轻度降低可通过左心室收缩功能的降低［从向下移位的 ESPVR 或增加的 V_0（ESPVR 的体积轴截距）］证实，可导致神经激素激活，从而导致钠和水的潴留（图 7-2D）[34,35]。在受试者中，EF 可以是正常偏低或略微降低（例如 40%～50%）。这种未被充分认识的亚型其主要机制是收缩功能障碍和 PVA_{iso} 与 EDP 的关系，与心室收缩强度下降相一致，两者呈现向下的转移。这些患者通常为高血压患者，体检时表现与轻度收缩期心力衰竭患者的无创 PV 分析结果相似[36]。

HFPEF 的病理生理学具有异质性，涉及心脏和非心脏系统多个生理学领域，并且在患有多种并发症的患者中表现出来。尽管该综合征的病因是多因素的，但这些患者存在一些相同 PEF 表型特征的临床症状和体征，表现为：①血压不稳定伴静息 LVEDP 高；②急性肺水肿的易感性；③运动不耐受，运动能力下降[37-39]。了解导致这些表型的独特病理生理机制对于指导治疗干预和促进对这种病症的理解和管理至关重要。

四、诊断

由于病因多样，HFPEF 诊断是一项临床挑战。HFPEF 诊断困难的原因有：①没有特定的方法（如 HFREF 中的 EF）来定义综合征；②老年人常见的其他疾病（如患有混杂性并发症的肥胖症）可以模拟临床综合征；③精确标准尚未得到广泛采用。最初用来区分 HFPEF 和 HFREF 的标准要求存在临床心力衰竭综合征、正常 EF，并通过导管或超声心动图证实舒张功能障碍[40]。而现有指南将舒张功能障碍的要求扩大到左心室舒张功能障碍的替代标志物，如左心室肥大、左心房增大、心房

颤动或血浆利钠肽（NP）水平升高（图 7-3）[41-45]。

在欧洲心脏病学会（ESC）心力衰竭和超声心动图协会发布的最新指南中，HFPEF 的诊断需要心力衰竭的体征或症状，LVEF ＞ 50%，LVEDV 指数＜ 97ml/m²，LVEDP ＞ 16mmHg，肺毛细血管楔压（PCWP）＞ 12mmHg 或舒张早期二尖瓣前向血流速度（E）与舒张早期二尖瓣环速度之比（E/E′）＞ 15 的舒张性 LV 功能障碍的单独证据。标准包括 NP 升高并且 E/E′＞ 8，二尖瓣流速多普勒信号显示早期与晚期流量之比（E/A）＜ 0.5，减速时间（DT）＞ 280ms，肺静脉血流速度信号显示 Ard-Ad ＞ 30ms（Ard= 逆向肺静脉心房收缩期血流持续时间；Ad= 二尖瓣心房波血流持续时间），LA ＞ 40ml/m²，或男性左心室壁重量指数＞ 149g/m² 或女性左心室壁重量指数＞ 122g/m²[43]。这些指南所代表的共识标准，需要进行验证以明确其效力（特别是那些非有创性的测量方法）。虽然心导管检查的有创性测量仍然是识别 HFPEF 的金标准，但导管插入的有创性在对所有 HFPEF 表型患者进行常规评估是不切实际的。

上述诊断标准主要基于以下前提：HFPEF 中的主要血流动力学异常表现为充盈压的升高。然而，在最近一项评估这些 ESC 指南的诊断效用的研究中，只有 25% 的 HFPEF 患者和不明原因的呼吸困难患者接受了有创性诊断检测，符合 ESC 标准的 HFPEF，其证据表明静息时充盈压升高[46]。事实上，很大一部分患者表现出左心室顺应性下降，收缩与舒张不同步，二尖瓣动态反流，这证实了 HFPEF 患者可出现心力衰竭症状。对于 HFPEF 患者在休息或手部运动（后负荷增加）、抬腿（增加前负荷）、硝普钠输液（降低后负荷）或多巴酚丁胺输液（增加收缩性）的过程中不伴有明显充盈压力升高可能出现的心脏衰竭症状。尽管没有心力衰竭和正常充盈压力的证据，但仍有 20%～40% 的健康对照显示出临界 E/E' 值[46]。同样，在最近一项对健康年轻志愿者、老年女性和 HFPEF 患者血容量挑战的血流动力学反应的研究中，所有组的充盈压［通过 PCWP 和平均肺动脉压（MPAP）评估］随着血容量增加而显著上升[47]。这引起了对

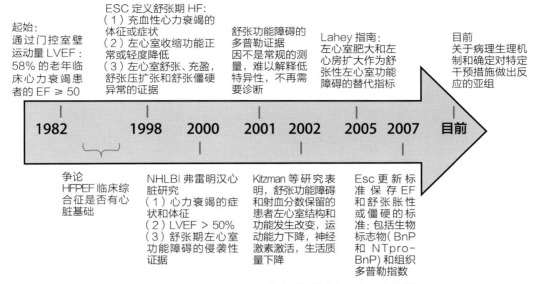

▲ 图 7-3 **HFPEF 从最初的描述到当前诊断指南的演变**[41]

升高的充盈压为特征的 HFPEF 定义的分界点的有效性质疑，需要更多证据来确定对 HFPEF 进行分类的阈值。

尽管有这些发现，一些研究已经验证了各种无创检测评估充盈压升高在 HFPEF 诊断价值。多普勒超声心动图指标的测量与心导管 PV 环分析舒张功能障碍患者［通过有创测量的舒张指数（tau），LVEDP 和 LVEDV］，证明 LV 充盈指数 E/E′具有检测舒张功能障碍的最高能力（86%敏感性）[48]。随后根据 LA 体积指数和 LV 质量指数评估该测量值（E/E′），证明 HFPEF 在 LA > 40ml/m² 且 LV 左心室壁重量指数 > 149g/m² 的男性或 > 122g/m² 的女性中其敏感性增加[46]。然而，当将这些非有创性血流动性指标与通过右心导管插入术评估的肺毛细血管楔压（PCWP）进行比较时，非有创性 E/E′的变化与左侧充盈压的变化不一致[49]。HFPEF 患者与静息时正常的充盈压之间无相关关系，已通过一项对劳力呼吸困难、保留 EF 和静息时正常心脏充盈压力的等容性患者的研究得到进一步验证：在运动期间，患者表现出显著异常的血流动力学反应，包括 PCWP 升高[50]。虽然运动血流动力学可能缺乏特异性，但它提供了一种在休息时的检测方法。运动血流动力学在 HFPEF 诊断中的作用呈现出潜在改善的诊断敏感性的潜力。需要在 HFPEF 诊断中进一步验证

血流动力学的价值，因为它可能有助于评估不符合 HFPEF 既定标准的患者。

最后，循环利钠肽（NP）的测量可作为辅助诊断手段，但也易被 HFPEF 患者常见病发症对 NP 升高的影响而产生混淆[46]。最近的研究已经证明了 NP 和 HFPEF 之间的关联，但是这种标志物在 HFPEF 诊断中的有效性还需要进一步的临床研究验证[51,52]。

鉴于目前非有创性检查的非特异性及其与有创性检查的相关性不足，ESC 标准的诊断价值受到了质疑[35,49]。由于许多老年人有类似于呼吸困难、疲劳、阵发性夜间呼吸困难、端坐呼吸和腿部肿胀等典型的与心力衰竭相关的症状，因此 HFPEF 的临床诊断特异性降低。同样，体格检查结果既难以评估，也因诊断标准非常不具备特异性，定义"保留 EF"的诊断 EF 临界值并未在诊断研究中得到广泛使用[3,17,21,42,52-54]。由于这些不确定性使临床诊断 HFPEF 较为困难，因此，许多临床医生选择了一种结合以往的诊断策略，根据特定的临床环境的诊断方法，包括与心力衰竭相一致的临床表型，保留的 EF，以及左心室肥厚和左心房扩大的超声心动图证据，从而做出相应的诊断[51]。

五、治疗

尽管目前我们对导致 HFPEF 发展的原因和机

制的了解有了进展，但治疗方案仍然有限。在过去的 20 年中，HFPEF 的临床试验主要集中在改善患者死亡率的药物上。现在已经完成了多项药物试验，但没有一种药物能够改善死亡率，HFPEF 的药物选择仍不明确。相比之下，生活方式的改变在 HFPEF 患者中表现出积极的一面，且新的治疗方法有望针对 HFPEF 的几种非舒张功能障碍病因改善其结局。

许多大型药物试验的基本原理是减少心室肥大或改善心肌舒张，使 HFPEF 患者受益。这个前提主要基于改善心脏舒张功能。如前所述，舒张功能仅仅是 HFPEF 的几种机械作用因素之一。在大型随机安慰剂对照临床试验中研究了以下药物类别（表 7-1）：β 受体拮抗药，血管紧张素转化酶抑制药（ACEI），血管紧张素受体阻滞药（ARB），醛固酮拮抗药和地高辛。

每一项试验都因纳入临床 HFPEF 患者而引人注目，除 RAAM-PEF 外，临床 HFPEF 患者超过 100 例，最多 4128 例（I-PRESERVE）。试验受试者的平均年龄为 63 — 76 岁，EF 阈值范围为 ≥ 35% 至 ≥ 50%。这些试验都没有证明对死亡率有所帮助，而且大多数未能在心力衰竭住院治疗终点显示出有益效果；只有坎地沙坦（CHARM-P）和培哚普利（PEP-CHF）能够降低住院率。最后，尽管缺乏安慰剂对照试验证明 HFPEF 使用利尿药的临床益处，但在香港对 150 名老年 HFPEF 患者进行的舒张性心力衰竭研究中，利尿药显著降低了心力衰竭症状，改善了生活质量，雷米普利和厄贝沙坦均未产生额外的作用[66]。利尿药仍然是在控制容量超负荷状态患者症状最主要的治疗方法，但在前负荷依赖的高血容量患者中应该谨慎使用（表 7-2）[67-77]。

虽然部分药物治疗的结果是中性的，但也增加了对 HFPEF 的多因素病因的了解，生活方式的改变在过去 10 年中得到了越来越多的研究。目前证据支持的干预措施包括运动训练、减肥、戒烟、心脏康复 / 物理治疗和低钠饮食（表 7-2）[67,68,70,76,79-83]。尽管许多研究受到缺乏随机化、无安慰剂对照设计、纳入患者数少和较少临床相关终点等原因的

限制，但它们为 HFPEF 中非药物治疗的实用性提供了有价值的建议。虽然运动训练，包括减肥和心脏康复 / 物理治疗，现已纳入 HFPEF 的临床指南[84]，低钠饮食研究主要是在门诊进行，并在生命体征和实验室检查中出显示积极效果[77,85,86]。虽然大多数研究没有关注死亡率结果，但 GAP-HF 研究显示，在 443 例 HFPEF 患者中，30d 联合死亡率和再入院率降低，且都包含了低盐饮食的出院建议[76]。然而，最近对 HFREF 患者的一项研究表明，低盐饮食可能会增加死亡率和心力衰竭相关的住院治疗[87]。尽管这些因素引起了人们的关注，即钠盐限制可能对收缩功能障碍患者有害，但它们也可能被视为 HFPEF 和 HFREF 之间机制和相应治疗差异的进一步证据。

目前，HFPEF 介入治疗的研究数据尽管有限，包括经皮冠状动脉介入治疗（PCI）、冠状动脉旁路移植术（CABG）、主动脉瓣置换术（AVR）和心脏再同步治疗（CRT）。但是对 46 例急性肺水肿住院患者的研究显示，PCI 或 CABG 血运重建并未影响肺水肿的复发[88]。ACC/AHA 指南建议，如果判断有症状的心肌缺血是导致心功能恶化的原因，则应进行血运重建[89]。Hachicha 等对 331 例 EF > 50% 和严重主动脉瓣狭窄（AS，主动脉瓣区域 < 0.6）的患者进行观察，结果显示反常的低流量状态（HFPEF 患者的特征）与 3 年生存率恶化有关[90]。这有助于对有症状的 HFPEF 和 AS 患者进行 AVR 的 I 级推荐[91]。最后，根据近期数据显示（表 7-3）左心室非同步化程度降低、LVEDP 降低、LVESV 改善，CRT 已经成为 HFPEF 潜在的治疗方案。然而，在临床 CRT 指南被推荐之前，前瞻性的数据收集与分析仍然是必要的[104,105]。

除了 CRT 之外，还出现了其他新型疗法用于 HFPEF 的治疗。这些包括中性内肽酶抑制药[96]、重组人松弛素 -2[93]、压力刺激[94,95]和肾交感神经去除术[97]。中性内肽酶抑制作用基于以下假设：减少 NP 的降解将通过抑制肾素 - 醛固酮 - 血管紧张素（RAA）系统来降低交感神经兴奋，从而对心肌产生抗增殖和抗肥大作用。Serelaxin 是一种

表 7-1 HFPEF 的大型药理试验 [55-65]

试验	DIG study (1997) [55,56]	CHARM-P (2003) [65]	SWEDIC (2004) [57]	PEP-CHF (2006) [58]	SENIORS (2009) [64]	I-PRESERVE (2008) [62]	RAAM-PEF (2011) [60]	ELAND (2012) [59]	Aldo-DHF (2013) [61]	TOPCAT, ongoing [63]
药物	地高辛	坎地沙坦	卡维地洛	培哚普利	奈必洛尔	厄贝沙坦	依普利酮	奈必洛尔	螺内酯	螺内酯
N	988	3023	113	850	752	4128	44	116	422	3445
平均年龄（岁）	63	67	67	75	76	72	70	66	67	69
入组标准	诊断为 CHF	NYHA Ⅱ~Ⅳ，心脏病住院史	超声心动图显示舒张性心力衰竭	HF 症状，左房肥大，左心室充盈受损，6个月内心脏病住院史	HF 症状，12个月内心脏病住院史	NYHA Ⅱ~Ⅳ，6个月内心脏病住院史	NYHA Ⅱ~Ⅲ，BNP ≥ 100pg/ml	NYHA Ⅱ~Ⅲ，ESC 标准诊断舒张性心力衰竭	NYHA Ⅱ~Ⅲ，超声心动图舒张性心力衰竭	心力衰竭的症状和体征，既往12个月心力衰竭住院史
EF (%)	> 45	> 40	> 45	≥ 40	≥ 35	≥ 40	≥ 50	> 45	≥ 50	≥ 45
主要预后指标	死亡或心力衰竭住院	心血管死亡或心力衰竭住院	多普勒超声对左心室舒张功能障碍的回归分析	综合全因死亡率或心力衰竭住院	综合全因死亡率或心力衰竭住院	综合全因死亡率或心血管住院	6min 步行试验	6min 步行试验	E/E'，最大峰值 VO_2	心血管死亡或心力衰竭住院
结果	无死亡率受益（HR=0.82，95%CI 0.63~1.07）；↓2年心力衰竭住院（HR=0.66，95%CI 0.47~0.91，$P=0.012$）	无死亡率受益（HR=0.89，95%CI 0.77~1.03，$P=0.118$）；↓3年心力衰竭住院（$P=0.017$）	舒张左心室功能无明显变化；↑E/A（$P<0.05$）	2.1 年以上未见死亡获益（HR=0.92，95%CI 0.70~1.21，$P=0.545$）；↓1年心力衰竭住院（HR 0.628，95%CI 0.408~0.966，$P=0.033$）	无下降（HR=0.81，95%CI 0.63~1.04，$P=0.720$）	随访 49.5 个月末见明显好转（HR=0.95，95%CI 0.86~1.05，$P=0.35$）	无改善（$P=0.91$）	无改善（$P=0.094$）	↓ E/E'（adj. 平均差 -1.5，95%CI 2.0~0.9，$P<0.001$）；无改善峰值 VO_2（$P=0.81$）	心力衰竭住院率减少（HR=0.83，95%CI 0.69~0.99，$P=0.04$）；无死亡率减少（HR=0.89，95%CI 0.77~1.04，$P=0.14$）

EF. 射血分数；NYHA. 纽约心功能分级；CI. 置信区间；E/E' 比值；E/E'. 二尖瓣充盈早期峰值速度（E）与舒张早期二尖瓣环速度（E'）之比

表 7-2　HFPEF 治疗中的生活方式 / 运动干预 [67-78]

研究（年份）	研究类型	例数	人口	年龄	EF	干预	指标	结果
体育锻炼								
Gary 等（2004）[67]	RCT	32	女性，NYHA Ⅱ/Ⅲ DHF	68	≥45%	家中进行 3 个月的中低强度运动	6MWT，QOL，GDS	6MWT–840 ± 366 ft 至 1043 ± 317 ft vs. 824 ± 367 ft 至 732 ±408 ft（$P = 0.002$）；↑ QOL 和 ↓ GDS
Smart 等（2007）[68]	非随机化，非安慰剂对照	26	延迟舒张或伪正常填充的 DHF	65	>45%	16 周的监督循环测力计运动训练	Peak VO₂，E/E′，QOL	30 % ↑ Peak VO₂（$P<0.001$）；E/E′无变化（$P=0.38$）；↑ QOL
Korzeniowska-Kubacka 等（2010）[69]	RCT	48	男性，心肌梗死后伴轻度舒张功能障碍	56	≥50%	18 周有指导的有氧训练（3 次/周）	锻炼能力，超声心动图	↑ Peak VO₂（$P<0.0001$）；E/E′无变化
Kitzman 等（2010）[70]	随机化，注意力对照	53	单纯 HFPEF 的门诊患者（无冠状动脉、肺、瓣膜病）	70	≥50%	16 周有指导的有氧运动训练	运动性能，QOL，超声心动图，神经内分泌功能	↑ Peak VO₂（$P=0.0002$）；↑ QOL（$P=0.03$）；多普勒超声心动图无变化；BNP 没有变化（$P=0.06$）
Edelman 等（2011）[71]	RCT	64	门诊患者，NYHA Ⅱ/Ⅲ，超声心动图舒张功能障碍	65	≥50%	24 周有指导的有氧运动循环	锻炼能力，超声心动图，QOL	↑ Peak VO₂（$P<0.001$）；↓ E/E′和 LAVI（$P<0.001$）↑ QOL
Fujimato 等（2012）[72]	非随机化，无对照	11	根据弗雷明汉标准，HF+e/o 肺充血	75	>45%	1 年运动训练（3 次/周，25min）	RHC，多普勒超声心动图，材料硬度，运动测试，心室-动脉耦合	左心室顺应性或体积，动脉硬化，E/E′，VO₂ 峰值，或心室动脉耦合均无变化
Haykowsky 等（2012）[73]	随机化，注意力对照	40	单纯 HFPEF 的门诊患者（无冠状动脉、肺、瓣膜病）	69	≥50%	16 周有指导的有氧运动训练	Peak VO₂，超声心动图	↑ Peak VO₂（$P=0.002$；EDV，SV，CO 无变化；↑动静脉氧差值峰（$P=0.03$）
Smart 等（2012）[74]	RCT	25	延迟舒张或伪正常填充，临床表现为呼吸困难患者	65	>45%	16 周的监督，门诊，自行车测功运动训练（每周 3 次 ×30min）	Peak VO₂，超声心动图，QOL，GDS	25 % ↑ Peak VO₂（$P=0.02$）；E/E′无变化（$P=0.52$）；QOL，GDS 无变化
Kitzman 等 2016 [75]	RCT	100	老年肥胖患者伴慢性且病情稳定的 HFPEF	67	≥50%	20 周的运动、饮食，或两者兼而有之	Peak VO₂，QOL	两种干预方法均可使 VO₂ 增加达到峰值。锻炼 1.2ml/（kg·min）（95% CI 0.7～1.7），$P<0.001$；饮食 1.3 ml/（kg·min）（95% CI 0.8～1.8），$P<0.001$；联合关节作用 2.5 ml/（kg·min）；QOL 无变化

（续　表）

研究（年份）	研究类型	例数	人口	年龄	EF	干预	指标	结果
限盐								
GAP-HF（2009）[76]	回顾性队列	443	原发性 HF 的出院诊断	75	≥ 50%	限钠饮食的出院建议	30d 的死亡和再入院	OR = 0.43，95 % CI 0.24 ～ 0.79，$P = 0.007$
Hummel 等（2012）[77]	初步研究，非随机，非对照	13	高血压，经导管或超声心动图检查发现舒张功能障碍	72	≥ 50%	限钠 21d DASH 饮食（提供所有食物）	血压，实验室检查，超声心动图，功能测试	↓ 门诊和 24h 血压（收缩压 138 ～ 155 mmHg，$P = 0.02$）；↓ 尿 F2- 异前列腺素和尿钠排泄；E / E′ 没有变化（$P = 0.45$）；↑ 6MWT（$P = 0.006$）
GOURMET-HF（2014）[78]	RCT	66	老年人住院治疗后急性失代偿性心力衰竭	≥ 65	≥ 50%（分层，<50%）	4 周，DASH/SRD	QOL，黏附性，盐味亲和性测试，超声心动图，全身炎症和氧化应激减轻，功能测试，不良反应	仍在研究中

RCT. 随机对照试验；NYHA. 纽约心脏协会；DHF. 舒张性心力衰竭；6MWT. 6 分钟步行试验；HF. 心力衰竭；QOL. 生活质量；6MWD. 6 分钟步行距离；GDS. 老年抑郁量表；VO_2. 吸氧量；E/E′. 二尖瓣充盈早期瓣峰值速度比（E）与舒张早期二尖瓣环速度（E′）；TDI. 组织多普勒成像；BNP. 脑钠尿肽；LAVI. 左心房容积指数；RHC. 右心导管术；EDV. 舒张末期容量；SV. 心搏量；CO. 心排血量；OR. 比值比；DASH. 终止高血压膳食疗法；SBP. 收缩压；GOURMET-HF. 老年医院心力衰竭随机餐后试验；SRD. 钠限制饮食

重组人松弛素 -2，可引起血管舒张和肌力增强，并已证明可缓解 HFPEF 患者的呼吸困难症状。类似地，压力刺激能够减少肾上腺素能刺激，从而减少心室血管硬化和相应的有害心肌重构。肾交感神经去除术可以降低钠的重吸收，同时降低血压和相应的心室肥大。最近的和正在进行的研究正在评估这些新兴疗法对 HFPEF 不同临床终点的影响（表 7-3）。

与上述药物、生活方式和介入治疗在治疗 HFPEF 方面显示出的结果相反，目前观察到有几种药物会对 HFPEF 造成伤害并使其预后恶化。要避免使用的药物包括引起液体潴留的药物，如噻唑烷二酮类药物（TZD）吡格列酮或罗格列酮，以及非甾体类抗炎药（NSAIDS）。这些药物可导致钠和水潴留增加，导致水肿和高血压，进而使容量超负荷状态恶化。这促成了 AHA 共识声明，即关于使用 TZD 增加心力衰竭的风险[106]。谨慎应用肾功能损害药物，对上述过度利尿的高血容量患者，其中前负荷对于维持心排血量是必需的。

对于 HFREF 和 HFPEF 之间治疗效果的评估存在争议，包括明显脱节，已经进行了很多讨论并提出了一些解释，其中心肌结构差异[107,108]的纳入标准诊断方法的缺陷[109]和试验设计缺陷[17]。明确的是，未来 HFPEF 治疗的成功将需要一种新方法，该方法将多方面原因和包含 HFREF 不同的综合征的多样化群体进行整合。在最近的一项研究中，研究了心脏病专家根据 EF 检查对 HF 患者所采用的治疗策略的差异，HFPEF 患者的治疗方法与 HFREF 患者相似，这表明缺乏将已知数据整合到临床实践中[110]。

结合上述数据并了解其多方面的病因，可得出治疗 HFPEF 的异质性方法。临床医生必须考虑对具有与 HFPEF 一致的临床表型的患者进行广泛的鉴别诊断。虽然支持治疗在贫血、血脂异常、慢性肾病、慢性疼痛和糖尿病等并发症的数据是交叉的（包括一项研究显示，与 ACEI、β 受体拮

表 7-3　HFPEF 中的其他疗法 [92-103]

疗法	中性内肽酶抑制药 [96]	重组人松弛素 -2 [93]	心脏再同步治疗 [92,98]	压力刺激 [94,95]	肾去神经化 [97,99]
概要	提高血浆利钠肽浓度，抑制 RAA 系统活性，降低交感神经冲动，具有抗增殖和抗肥大作用	导致全身血管阻力下降（血管舒张），心排血量增加（收缩力），肾血流量增加	HFPEF 的心室非同步化发生率低于 HFREF，但仍有显著性差异，提示作为治疗靶点的心脏再同步化具有治疗作用	降低交感神经系统的活性，从而降低高血压、肾功能障碍、血管硬化和心肌缺血。目前正在研究确定颈动脉压力感受器刺激对 HFPEF 患者预后的影响	降低钠的再吸收和肾素 - 血管紧张素 - 醛固酮系统活性；已被证明能降低高血压患者的血压、肾功能障碍和心肌肥大
正在进行的研究	PARAMOUNT[103]，AR-NILCZ 696 的 2 期 RCT 研究，NYHA Ⅱ / Ⅲ，EF ≥ 40%, NTproBNP> 400pg/ml 的 301 例患者，12 周随访，与缬沙坦比较 NT-proBNP 呈下降趋势（783 ～ 605pg/ml）	RELAX-AHF [93]，Serelaxin 的 RCT 研究，1161 例急性 HF 患者。HFPEF 患者（26%）在治疗第五天通过视觉模拟量表缓解呼吸困难	KaRen registry[102]，一项前瞻性观察研究，描述了 HFPEF 中电生理不同步的患病率及其对预后的影响	HOPE4HF[94]，对 540 例 CV 死亡或 HF 住院患者进行压力反射激活治疗的 RCT 研究	SYMPLICIT-HF[100] 和 SWAN-HF[101]，两项对心力衰竭患者进行肾去神经化和肾交感神经调节的开放标记可行性和安全性 / 有效性研究

抗药或钙通道阻滞药相比，使用他汀类药物可提高生存率 [111]，另一项研究表明皮下注射红细胞生成素 [ESA] 对 LVEDV 或亚极量运动没有益处，但对能够运动的人的 VO_2 峰值有所改善 [112]）。在整体治疗策略中应考虑并发症，同时理解 HFPEF 的机制可能对临床表型有影响，而反复住院的非心血管原因是导致 30 ～ 90d 再入院的主要原因 [9]。与当前老年医学实践中倡导的多模式方法类似，治疗可以针对多个因素，包括心脏和非心脏因素。

六、结论

随着人口老龄化而增加，HFPEF 的治疗负担逐渐加重，管理这种状况变得越来越复杂。临床医生必须注意了解定义该综合征的多因素发病机制，以及随后用于对患者进行分类的诊断方法。治疗方法正在不断发展，重点是优化容积状态、控制血压和控制可能加重症状的并发症。成功的策略可能包括一种不依赖单一干预措施的新方法，广泛地以实现目标为基础而不是单一终点。将管理重点放在多个范畴（即生命体征、生活方式改变、并发症、功能限制和肌肉减少症）进行改进。将指导血压控制、体重减轻、运动目标和康复，或者对糖尿病的管理，基于对这些增量效应有助于大多数患者对 HFPEF 症状的理解。其结果将是一种治疗方法，通过其基本要素来解决 HFPEF 的复杂性。结合多方面的方法和我们对其复杂病因的理解，设计合理的 HFPEF 试验，这将有利于今后对该疾病的管理。

第 8 章

急性失代偿性心力衰竭的分类、流行病学和病理生理机制

Acute Decompensated Heart Failure: Classification, Epidemiology and Pathophysiology

Daniel Fishbein 著

倪 健 译

一、概述

在过去的 30 年中，心力衰竭（HF）的住院治疗已成为全球主要的公共健康问题。在美国，心力衰竭是 65 岁以上患者住院的最常见病因。据估计，在美国每年主要诊断为心力衰竭的住院患者达到 100 万，占所有住院患者的 5%～10%。每年有 300 万原发性或继发性心力衰竭患者住院治疗。目前，美国总共有 510 万～580 万心力衰竭患者，而 2012 — 2030 年，心力衰竭的患病率预计将增加 46%[1-4]。欧洲心脏病学会统计了 51 个国家超过 9 亿人口，其中欧洲至少有 1500 万人患有心力衰竭，另外还有 1500 万人患有无症状的左心室功能不全[2]。

2009 年美国与心力衰竭相关的直接和间接支出估计超过 370 亿美元，而其中大部分被用于心力衰竭患者的住院治疗。在过去的 30 年中，心力衰竭患者的住院人数增加了 3 倍。心力衰竭患病率的增加与许多因素有关，其中包括美国人口老龄化与随着年龄增长心力衰竭发病率增加有关；心肌梗死后存活率提高导致更多患者伴有左心室功能不全；以及更好地预防慢性左心室收缩功能障碍患者心律失常相关死亡[5]。

二、定义

急性失代偿性心力衰竭（ADHF）是一类具有新发或复发的心力衰竭症状和体征，并且需要紧急处理或住院治疗的综合征。在文献中，ADHF 曾经也应用过其他名称，包括急性心力衰竭综合征（AHFS）、急性心力衰竭（AHF）和慢性心力衰竭的急性失代偿（ADCHF）。ADHF 的多种表述说明其不是一种单一疾病的诊断，而是可以由多种不同的原发性心血管疾病因某些心脏或非心脏的因素恶化所导致的一组综合征。

ADHF 患者潜在的病理生理学机制、起因、病程、临床表现及原发心脏疾病病因方面等均存在显著的异质性。但是无论是否存在心排血量降低的临床证据，由左心房压力升高引起的肺淤血伴呼吸困难是该综合征患者的一致表现。

在 ADHF 住院患者中，15% 为初发心力衰竭，80% 之前曾被诊断为心力衰竭，还有 5% 则为终末期或难治性心力衰竭。通常该类患者均患有原发心血管疾病，包括冠状动脉疾病、高血压、心脏瓣膜病或心肌病等。其他非心脏疾病因素，包括肾功能不全、肺部疾病、糖尿病、甲状腺疾病、贫血，药物滥用、肥胖、睡眠呼吸暂停及感染等，也常常存在并可能导致心力衰竭的失代偿性发展[6]。

三、流行病学

1979 — 2004 年，以心力衰竭作为主要或次要诊断的住院患者数量增加了 2 倍（从 1974 年的 1 274 000 人增加到 2004 年的 3 860 000 人）。其

中，以心力衰竭为主要诊断的住院患者占 30% ~ 35%。在此期间，按年龄校正后的住院率仍有所增加，其中超过 80% 的住院患者年龄在 65 岁或以上，其治疗费用由医疗保险或医疗补助计划承担[7]。

然而，最近 ADHF 的住院率有所下降。通过分析美国医疗保险和医疗补助服务中心（CMS）住院患者的国家索赔历史档案，确定了 1998 — 2008 年因心力衰竭住院的所有付费医疗保险受益人，发现根据年龄、性别和种族校正后的心力衰竭患者年住院率从 1998 年的 2845 例 /10 万减少到 2008 年的 2007 例 /10 万（下降 29.5%，$P < 0.001$）。在所有的种族 - 性别分类中，黑人男性经过年龄校正之后的住院率下降最低。重要的是，风险校正后的入院后 1 年死亡率从 1999 年的 31.7% 下降到 2008 年的 29.6%（下降 6.6%，$P < 0.001$）[8]。

美国和欧洲的数个大型多中心观察登记处的资料档案，显著加强了我们对 ADHF 入院患者的基本情况、临床特征、并发症、管理模式及最终结局的理解。在此之前，我们对 ADHF 的理解主要来自对中度至重度收缩功能障碍的年轻患者的研究，这些患者被纳入以心力衰竭学术研究中心为主导的单中心或多中心随机对照临床试验。观察性研究旨在招募更具代表性的 ADHF 患者样本，其中包括来自不同地域的学术和非学术医疗中心的所有心力衰竭患者。

挽救心力衰竭住院患者生命的治疗方案计划（OPTIMIZE-HF）通过 HF 病例确诊方法筛选了美国 259 个中心的 48 612 名住院治疗患者，他们因新发或恶化的 HF 入院，或者虽然主要诊断并非 HF，但是在住院期间出现了显著的 HF 临床症状。通过基于网络的登记，详细的数据被收集，包括患者基本情况，病史，体征和症状，药物服用情况，实验室检测结果，入院诊断，治疗经过，出院情况，患者结局及依从性等。为了收集患者结局的数据，对预先纳入的超过总患者人数 10% 的患者进行出院后 60 ~ 90d 的追踪调查[9]。

急性失代偿心力衰竭国家数据注册中心（ADHERE）数据库是一个前瞻性观察注册中心，旨在提供一个大型国家数据库，用于记录美国 285 家医院中，因心力衰竭住院患者的临床特征、管理和结局。其中，31% 的参与机构是学术型医院。从 2002 — 2004 年，数据收集了 159 168 份住院治疗病例，这些病例均记录了患者开始治疗至出院或院内死亡期间的详细情况[10-12]。

欧洲心力衰竭调查研究 I（EHFS I）是一项回顾性研究，在 24 个欧洲国家的 115 家医院（其中 50% 为大学附属医院）的死亡或出院病例中，筛选出确诊或疑似心力衰竭的住院患者，记录患者基本情况、临床特征、病情评估、治疗过程和治疗结果[13-15]。欧洲心力衰竭调查研究 II（EHFSII）则是一项前瞻性研究，在 30 个欧洲国家的 133 个中心（其中 47% 为大学附属医院）招募了 3580 名因 HF 住院的患者，使用基于网络的注册，详细收集了患者的基本情况、临床特征、病因、治疗过程和治疗结果等数据[16]。

美国和欧洲调查研究的结论基本上是一致的。ADHF 对老年人的影响尤为严重，调查研究中患者的平均年龄为 73 岁，而 OPTIMIZE-HF 的患者中有 1/4 年龄超过 83 岁[17]。在美国的调查研究中，男性和女性患者比例相同，但是在 EHFS II 中，男性住院患者占了 2/3[16]。患有 ADHF 的女性往往年龄更大，并且伴有冠状动脉疾病的可能性较小，而伴有高血压和保留收缩功能的心力衰竭的可能性更大[17]。

美国调查研究中超过 70% 的 ADHF 患者有高血压病史，而 EHFS II 中则有 63% 的患者报告有高血压病史[16]。急诊科（ED）患者往往表现为收缩压高，OPTIMIZE-HF 研究中测得急诊患者初始平均收缩压为 143mmHg，而在 ADHERE 研究中则为 144mmHg。ADHERE 和 OPTIMIZE-HF 研究中有一半的患者初始收缩压 > 140mmHg[10,18]，且常伴有肾功能不全。ADHERE 和 OPTIMIZE 研究发现，患者的平均血清肌酐均为 1.8mg/dl；ADHERE 中有 20% 的患者血清肌酐 > 2.0mg/dl[10,18]。

ADHERE 和 OPTIMIZE 研究中，有 50% 患者的左心室射血分数（LVEF）≥ 40%，心脏收缩功能正常或接近正常[19,20]。与射血分数降低的心力衰竭（HFrEF）患者相比，射血分数保留的心力衰竭（HFpEF）更倾向于为年龄较大、女性、白种人、入院时收缩压较高，以及先前患有心肌梗死的可能性较小的患者。HFpEF 患者的住院死亡率较 HFrEF 患者更低，这在 ADHERE（前者为 2.8%，后者为 3.9%）和 OPTIMIZE-HF（前者为 2.9%，后者为 3.9%）研究中是一致的。在 ADHERE 研究中，HFpEF 与 HFrEF 患者的住院时间和重症监护病房的住院时间无明显差别[19]。在 OPTIMIZE-HF 中，HFpEF 和 HFrEF 患者的出院后 60 ～ 90d 死亡率（前者为 9.5%，后者为 9.8%）和再住院率（前者为 29.2%，后者为 29.9%）基本相似。而对 LVEF 在 40% ～ 50% 的患者与 LVEF ≥ 50% 的患者进行比较时，上述数据也基本一致[20]。EHFS Ⅰ 数据分析显示，与 HFpEF 患者相比，HFrEF 患者在出院后 12 周内随访期间的死亡率更高（前者为 12%，后者为 10%），而再入院率没有明显差异[21]。

OPTIMIZE-HF 中有 18% 的患者为非洲裔美国人，而 ADHERE 中这一比例为 20%。OPTIMIZE-HF 研究发现，非洲裔美国患者较非非洲裔患者更年轻（前者平均年龄 63.6 岁，而后者为 75.2 岁），更容易出现心脏收缩功能障碍和高血压诱发的心力衰竭，但患有缺血性心肌病却显著较少。非洲裔美国患者更容易接受基于循证医学证据的药物治疗，却对出院指导和戒烟的劝诫依从性较差。非洲裔美国人这一种族是较低住院死亡率的独立预测因子，但与住院时程长短或经多变量调整后的出院后结局无关[22]。

在 ADHERE 研究中，75% 的患者既往有 HF 病史，33% 的患者在既往 6 个月内因 HF 入院治疗。在 OPTIMIZE-HF 研究中，有 88% 的患者有 HF 病史。EHFS Ⅱ 中则有 37% 的患者为新发 HF，而这些患者中有 42% 患有急性冠脉综合征[10,16,17]。

ADHF 住院患者常出现并发症。美国调查研究中超过 70% 的患者存在高血压病史，而 EHFS Ⅰ 和 Ⅱ 研究中有高血压病史者，则分别为 53% 和 62.5%。美国的调查研究中，超过 40% 的患者有糖尿病史，而 EHFS Ⅰ 和 Ⅱ 中则分别为 27% 和

32.8%。美国的调查研究还显示，30% 的患者存在肾功能不全，30% 的患者存在慢性肺部疾病。

四、治疗结果

将美国和欧洲的调查研究结果进行比较发现，患者的住院时间、住院死亡率、再住院率及出院后死亡率均存在着显著差异。美国研究中的患者住院时间中位数为 4d[10,17]，而欧洲则为 9 ～ 11d[13,16]。美国的院内死亡率约为 4%[10,17]，而欧洲为 6.7%[16]。

OPTIMIZE-HF 研究表明，患者出院后 60 ～ 90d 的死亡率为 10.4%[17]。而在 EHFS Ⅰ 研究中，13% 的患者在入院至出院后 12 周随访期间死亡，其中 6.9% 的患者在住院期间死亡[13]。在 OPTIMIZE 研究中，患者出院后 60 ～ 90d 的再入院率约为 30%，而在 EHFS Ⅰ 研究中则为 24%。一项医疗保险的数据分析发现，26.9% 因心力衰竭住院的患者会在 30d 内再次入院治疗，但其中只有 37% 的再住院患者是因心力衰竭而入院[23]。

两项大型回顾性观察研究表明，ADHF 患者的住院时间缩短，住院死亡率和出院 30d 死亡率降低，而出院 30d 再入院率却增加。一项针对退伍军人卫生事务保健系统中的 50 125 名首次因 HF 入院治疗的患者数据分析发现，2002 年患者的住院死亡率为 4.7%，出院 30d 死亡率为 7.1%，出院 1 年内死亡率为 27.7%，而 2006 年的上述死亡率则分别下降至 2.8%、5.0% 和 24.3%（$P < 0.0001$），HF 患者的出院 30d 再入院率则从 2002 年的 5.6% 增高到 2006 年的 6.1%（$P=0.11$）[24]。另一项对使用医疗保险补助的 6 955 461 例因 HF 住院治疗患者的数据分析显示，1993 年患者的住院死亡率为 8.5%，出院 30d 死亡率为 12.8%，而 2006 年的上述死亡率则分别下降至 4.3% 和 10.7%，患者的出院 30d 再入院率则从 1993 年的 17.2% 上升至 2006 年的 20.1%。与 1993 － 1994 年相比，2005 － 2006 年经风险标准化后的出院后 30d 死亡率风险比为 0.92，再入院率风险比为 1.11[25]。

一项大型前瞻性观察研究报告了 2009 年 69 958 名因心力衰竭住院的法国国家健康保险一般计划

受益人的结果[26]。该研究将因 HF 住院治疗，且既往未被诊断为 HF 或既往因 HF 住院治疗的患者纳入分析。患者的住院死亡率为 6.4%，1 个月、1 年和 2 年的生存率分别为 89%、71% 和 60%。出院 1 年内因 HF 和全因再入院率分别为 55% 和 43%，2 年内分别为 27% 和 17%。出院后生存 1 个月的 70 岁以下患者，与较高的两年生存率相关的因素有：女性、年龄小于 55 岁、无并发症以及出院 1 个月内服用血管紧张素转化酶抑制药、血管紧张素受体阻滞药、β 受体拮抗药、降脂或口服抗凝血药物的患者。

五、ADHF 分类

心力衰竭是多种心血管疾病共同的终末阶段，ADHF 患者有多种心功能障碍的潜在原因，症状发展进程、并发症、起因及潜在的病理生理学机制。目前已有多种 ADHF 分类的依据，包括诱因、基础心脏病、血流动力学异常或临床表现等。

急性心力衰竭综合征国际工作组[6]在对 ADHF 的分类中强调了 HF 的发展过程和美国心脏病学会 / 美国心脏协会（ACC/AHA）分期。

1. 慢性心力衰竭恶化：LVEF 降低或正常，ACC/AHA C 期，占所有住院患者的 70%。

2. 初发心力衰竭：最常见的病因为急性冠状动脉综合征（ACS），除此之外，还有急性心肌炎或血压骤然升高且伴有左心室顺应性差。ACC/AHA A 期（存在危险因素，但无结构性心脏病）或 B 期（既往有结构性心脏病，但没有心力衰竭的体征或症状），占所有住院患者的 25%。

3. 晚期心力衰竭：严重的左心室收缩功能障碍，与持续恶化的低心排血量相关，常规的心力衰竭治疗措施难以控制，需要特殊治疗，如 LVAD、心脏移植、临终关怀。ACC/AHA D 期，占所有住院患者的 5%。

2009 年颁布的成人心力衰竭诊断和治疗的 ACCF/AHA 指南[27]，根据患者的充血和全身灌注的临床表现，将 ADHF 患者分为了 3 个临床阶段：

1. 容量超负荷的患者，表现为慢性高血压的骤然增加引起的肺充血和（或）全身性充血。

2. 心排血量严重不足的患者，表现为低血压、肾功能不全伴或不伴随休克综合征。

3. 体液过多且伴有休克症状的患者。

欧洲心脏病学会（ESC）在 2008 年颁布了急性和慢性心力衰竭诊断和治疗指南，其中描述了 ADHF 患者的 6 种临床表现[2]。EHFS Ⅱ 研究以 ESC 指南描述的临床表现为基础加以修改，作为病例纳入标准[16]：

1. 恶化或失代偿性慢性心力衰竭：有慢性心力衰竭逐渐恶化的病史。心力衰竭加重且伴有肺静脉和体静脉充血的症状和体征，射血分数降低或保留。（占 EHFS Ⅱ 研究中所有患者的 65%）。

2. 肺水肿：患者出现严重呼吸窘迫、气促、弥漫性肺部湿啰音、缺氧、未吸氧时氧饱和度小于 90%，以及胸部 X 线检查显示肺水肿。肺水肿占 EHFS Ⅱ 中所有患者的 16%。

3. 高血压性心力衰竭：患者出现心力衰竭的体征和症状，且伴有高血压（一般血压 ≥ 180/100mmHg）。通常有证据表明患者有心动过速和血管收缩的交感神经兴奋表现。患者更有可能保留心脏收缩功能。通常，这些患者多表现为肺充血，而非全身性充血。HF 治疗通常快速有效，并且住院死亡率很低（EHFS Ⅱ 中为 1.5%）。高血压性心力衰竭占 EHFS Ⅱ 中所有患者的 11%。

4. 心源性休克：患者表现为心力衰竭导致的终末器官灌注不足，伴有左心室舒张末期压力正常或升高。通常患者还表现为收缩压降低（＜ 90mmHg），少尿和心脏指数减少 [＜ 2.2L/（min·m²）]。许多患者也会出现严重的肺充血。该类患者死亡率很高。（占 EHFS Ⅱ 中所有患者的 4%）

5. 单纯的右心衰竭：表现为体静脉充血，颈静脉压升高和心排血量降低，无肺充血症状。

6. 急性冠状动脉综合征并发心力衰竭：（该类不包括在 EHFS Ⅱ 的单独分类中）一类具有急性冠状动脉综合征的临床表现和实验室证据的心力衰竭。大约 13.6% 的 ACS 患者具有心力衰竭相关的症状和体征[28,29]。在 EHFS Ⅱ 中，ACS 是 42% 新发心力衰竭患者和 23% 既往患有心力衰竭的患者的诱发因素。

最近美国心脏协会发布了关于急性心力衰竭综合征的科学声明，声明也强调了 ADHF 患者的临床表现[30]。

ADHF 的特征还在于心脏收缩功能障碍的存在与否。具有正常或接近正常的左心室射血分数的心力衰竭患者称为 HFpEF 患者，而 LVEF 显著降低（通常伴有左心室扩张）则为 HFrEF 患者。HFpEF 患者大多为女性、老年人、白种人，伴有高血压和心房颤动，但较少患有冠状动脉疾病。HFpEF 患者的住院时间与 HFrEF 患者相似，但住院死亡率较低。HFpEF 患者的长期生存率更高，但其再入院率和功能分级与 HFrEF 患者相似[20,21,31]。

六、病理生理学机制

ADHF 是一种由多种心血管疾病引起的综合征。其潜在的病理生理学机制是多样的，并且取决于潜在的心脏疾病的性质、病程和严重程度，以及非心脏诱发因素的存在和严重性。ADHF 患者的异质性使得不太可能通过单一模型来解释其病理生理学机制。尽管存在这种异质性，但是仍有一些重要的方法能够对患者的治疗提供指导和帮助。

（一）神经激素激活和盐水潴留

在心力衰竭过程中，心排血量减少导致中央循环的"血管充盈不足"，进而激活压力感受器。接着，交感神经系统被激活，包括肾脏部位交感神经，引起全身血管收缩。

肾血流量减少和肾交感神经激活促进肾小球旁器释放肾素，进而导致血管紧张素原转化为血管紧张素 I，而血管紧张素 I 通过血管紧张素转化酶（ACE）和其他组织蛋白酶进一步转化为血管紧张素 II。血管紧张素 II 是一种强效的血管收缩剂，可引起全身血管收缩，其中肾动脉输出血管的收缩程度强于传入血管，激活交感神经系统，引起肾近端小管钠潴留，醛固酮和精氨酸升压素分泌增加，并刺激大脑口渴中枢。

醛固酮增加远端小管和集合小管中钠和水的重吸收，导致细胞外液体潴留，全身充血。醛固酮还可增加结肠对钠和水的吸收。右心房压力升高时，肝充血会减少醛固酮代谢，进而引起醛固酮水平进一步升高。心力衰竭患者没有"醛固酮逃逸"现象，醛固酮水平升高进一步引起其远端小管继续重吸收钠，这一点与单纯性醛固酮过多症患者不同。

中枢压力感受器激活和血管紧张素 II 水平增加，刺激脑垂体后叶非渗透性释放精氨酸升压素，引起集合管中自由水重吸收增加，从而加剧液体过载，导致低钠血症的发展。

在心力衰竭的发展过程中，水钠潴留是通过减少全身和肾脏灌注，交感神经系统激活和肾素 - 血管紧张素 - 醛固酮系统（RAAS）的激活来调节的。许多患者的水钠潴留无法通过阻断 RAAS 和交感神经系统的药物来逆转，这表明神经激素激活不是导致水钠潴留的唯一机制[32-34]。中枢循环中压力感受器的激活，刺激口渴中枢，同时结合过量产生的血管紧张素 II，引起口渴，增加钠和水的摄入。而水和钠的摄取增加，排出减少，导致体内盐和水的总量增加，最终引起全身充血。

交感神经系统和 RAAS 的激活引起全身血管收缩、全身血管阻力（SVR）增加。而 SVR 增加导致收缩功能障碍患者的每搏输出量和心排血量减少，以及心室扩张患者的功能性二尖瓣反流增加。

（二）肺充血

大多数 ADHF 患者在休息或活动时出现呼吸困难，无论是首发或慢性心力衰竭的患者，或伴有或不伴有收缩功能障碍的患者均会出现此症状。许多患者体检发现有肺部和全身静脉充血的表现[10,17]。

ADHF 患者的呼吸困难是由左心房和肺毛细血管压力升高引起的。液体从肺毛细血管间隙到肺间质的流动是由肺毛细血管和肺间质空隙中的流体静压和胶体渗透压之间的动态平衡决定的。当肺毛细血管内的流体静压高于周围间质组织液压力时，血浆从肺毛细血管渗出。毛细血管和周围间质中白蛋白的浓度决定其胶体渗透压的大小，当肺毛细血管胶体渗透压大于周围间质压力时，血浆从毛细管中渗出减少。在正常生理状态下，进入间质白蛋白的淋巴冲洗导致间质和肺毛细血管之间的胶体渗透压梯度增加，从而减少血浆渗出。正常生理情况下，血浆不断地从毛细血管渗出到周围间质中，然后通过淋巴系统移除。当肺毛细血管中的流体静压显著升高时，血浆向间质的渗出增加，并可能会"溢出"进入肺泡腔[35]。

有几种保护机制可以防止肺水肿发生（血浆进入肺泡腔）。首先，肺泡－毛细血管单元由薄侧和厚侧组成。薄侧由与肺泡空气间隙紧密相对的毛细血管构成。其中，毛细血管内皮和肺泡上皮变薄，肺泡上皮和毛细血管内皮的基底层融合，对盐和水的渗透性降低。而肺泡毛细血管单元的厚侧部分含有间质基质，其包含凝胶样蛋白质成分，将肺泡上皮与毛细血管内皮分隔开。随着毛细血管流体静压的升高，水肿首先在间隙室中形成，远离气体交换区域。其次，当液体渗入间隙室时，流体静力上升，胶体渗透压下降，这有助于阻止液体进一步转移到组织间隙。再次，间质内的液体沿负压梯度流向小叶间隔、支气管血管间隔和肺门，胸膜腔内液体聚集，出现水肿。小叶间隔、支气管血管周围鞘和胸膜中的淋巴管可以促进肺内水肿的清除。肺淋巴管可以大量吸收肺内液体，随着时间的推移，其清除肺内液体的能力可以增加 10 倍以上。最后，活化的钠离子通过肺泡内层的 II 型肺泡上皮细胞穿过肺泡 - 毛细血管屏障，负责消除肺泡水肿。钠离子通过顶端的阿米洛利敏感的钠离子通道和其他钠离子通道进入肺泡上皮细胞，再通过一个消耗能量的过程，由位于基底外侧膜的钠离子、钾离子 -ATP 酶泵出细胞[35-40]。

在 HFpEF 或 HFrEF 患者中，维持左心室功能的左心室充盈压增加。随着左心室舒张末期压力（LVEDP）升高，左心房和肺毛细血管压力也升高。而随着肺毛细血管压力的增加，血浆向肺间质的渗透相应增多，当血浆渗透超过了淋巴系统在间质中的清除液体能力之后，液体便开始在肺泡中积聚。动物实验数据表明，当超过一定的阈值时，肺间质开始有液体积聚，并且积聚的速

度与肺毛细血管楔压呈线性关系。

肺间质和肺泡中血管外液的积聚与呼吸困难、端坐呼吸、阵发性呼吸困难和气体交换受损的症状有关。症状和肺功能受肺部含水量的影响。ADHF 患者出现呼吸困难的潜在病理生理学机制是复杂且受多因素影响的，主要包括肺容量降低；反射性支气管收缩引起气流阻塞；肺容量减少、管腔内水肿液和黏膜肿胀导致气道几何面积减小；肺顺应性降低；DLCO 急性和慢性降低，导致肺泡毛细血管膜电传导减少；由于肺泡水肿导致的气体交换受损；动脉血氧不足；增加呼吸做功；慢性患者呼吸肌无力；胸壁传感器激活，因血管充血且心脏扩大引起的呼吸弹性增加，导致胸壁扩张超过正常的生理位置；以及血管扩张和间质水肿引起的神经末梢刺激[35]。

（三）从代偿性心力衰竭到失代偿性心力衰竭的过渡

一项对慢性心力衰竭患者发生 ADHF 原因的传统理解是，慢性心力衰竭患者体内水和盐的逐渐增加，通常表现为其体重逐渐增加，肺部和全身的静脉充血的症状和体征逐渐加重。但是，虽然一些慢性心力衰竭患者会出现这种情况，但大多数 ADHF 患者可能并未出现。一项由管理式医疗机构实行家庭监测系统的嵌套病例对照研究，纳入了 134 名 HF 住院患者和另外 134 名未因 HF 住院的对照组患者[41]。HF 组患者在住院前约 30d 体重开始逐渐增加。住院 7d 内，HF 组和对照组患者之间的体重对比出现了更大的差异，体重增加越多，ADHF 患者住院比例更大。对于 ADHF 患者来说，体重增加与比值比（HR）增大呈正相关关系（体重增加 0.908 ～ 2.27kg，HR 为 2.77；体重增加 2.27 ～ 4.54kg，HR 为 4.46；体重增加＞ 4.54kg，HR 为 5.65）。然而，只有 46% 的 ADHF 住院患者体重增加超过 0.908kg，这表明对大约一半患者来说，体重增加并不是导致他们住院治疗的原因。

晚期症状和体征的心力衰竭患者的管理记录（COMPASS-HF）试验，记录了慢性心力衰

竭患者植入式的血流动力学监测数据，对理解从稳定心力衰竭向 ADHF 过渡的时程和病理生理学机制提供了帮助。早期的研究表明，日常活动，运动及身体位置的变化，会导致肺动脉舒张压预估值（ePADP）迅速、剧烈而短暂地增加 10 ～ 40mmHg。随着身体姿势和运动的改变，ePADP 增加可能在几秒至几分钟内发生。虽然这些活动可能与短暂性呼吸困难有关，但它们不会导致 ADHF，住院[42-45]。在 COMPASS-HF 的一项子研究中，由于收缩或舒张功能障碍导致 NYHA 心力衰竭分级为 Ⅲ ～ Ⅳ 级的非卧床患者至少每周传输一次血流动力学数据。研究人员发现，收缩性和舒张性心力衰竭非卧床患者的 ePADP、右心室收缩压（RVs.P）和右心室舒张压（RVDP）均升高。对于收缩和舒张性心力衰竭患者来说，ePADP、RVSP 和 RVDP 中位数和最小值的升高，往往在高容量性心力衰竭相关事件（意外住院、急诊室就诊、甚至需要静脉注射治疗）前数周（尤其是一周内）便会出现。然而，在未发生心力衰竭相关事件（HFRE）的患者中，不会出现这些变化，并且 HFRE 患者的体重也没有明显变化[46]。

随后的 COMPASS-HF 研究分析了植入式血流动力学监测仪测量的 3 个压力变量与非卧床的 NYHA 分级 Ⅲ ～ Ⅳ 级心力衰竭患者 HFRE 发展之间的关系。评估的压力变量包括发生 HFRE 时的峰值 ePADP，ePADP 从基线值到峰值的变化，以及 ePAD 从基线值到峰值的压力 - 时间的曲线下面积。结果显示，ePAD 峰值和 ePAD 值的变化与 HFRE 的发展无密切关联。然而，ePAD 的压力 - 时间的曲线下面积与 HFRE 的发展密切相关。而且，随着时间的推移，ePAD 值的微小变化似乎都与 HFRE 密切相关[47]。该数据表明肺水肿导致 ADHF 患者住院，而不是全身盐和水的潴留导致的。

上述研究并未否定有 ADHF 风险的心力衰竭患者关注体重的重要性。虽然 ADHF 患者通常不会事先出现体重增加，但是体重增加的心力衰竭患者住院的风险却是显著加大的。

（四）高血压、全身血管阻力和动脉硬度增加

初次就诊时，50% 的 ADHF 患者血压升高。在 ADHERE 研究中，入院时患者首次收缩压平均为 144mmHg，50% 的患者初始收缩压＞140mmHg[10]。在 OPTIMIZE-HF 研究中，入院时患者平均收缩压为 143mmHg，25% 的患者初始收缩压＞161mmHg[18]。患者入院时的血压升高与多种因素相关联，如女性、黑人、HFpEF 及心力衰竭的非缺血性病因[18]。调查研究中，一些患者在到达急诊室前已经接受了紧急药物治疗，这表明治疗前的初始血压实际上高于所记录的血压。一项针对某个城市医院 3 个月内所有 ADHF 患者的研究中，记录了第一例患者在救护车或急诊室接受治疗之前的真实首次血压情况，结果显示，平均血压为 164/88mmHg。75% 的患者收缩压＞140mmHg，50% 的患者平均血压＞113mmHg，平均血压最高的四分位数的平均收缩压为 212mmHg[48]。

一项针对急性肺水肿患者的研究，采用肺动脉导管记录了患者出现肺水肿后 24h 的血流动力学参数。初始稳定后又复发肺水肿的患者，在肺毛细血管楔压增加之前，全身血管阻力快速显著增加，心脏指数降低。而没有复发肺水肿的患者则未见上述血流动力学变化。因此，基线水平时唯一能够预测肺水肿复发的血流动力学参数是低心力指数（CPI= 心血管流量 × 平均正向压力 = 心脏指数 × 平均动脉压）[49]。

这些数据表明，高血压和全身血管阻力升高在 ADHF 的发展中起着重要的作用。在住院期间，许多 ADHF 伴有高血压患者在接受静脉注射利尿药治疗后，血压迅速降低，症状改善[50,51]。其中一些患者可能发生反应性高血压，这是由于在收缩储备的情况下，增加了心脏的充盈压，激活了 RAAS 和交感神经系统所致。由于显著的心脏收缩功能障碍，一些患者可能会因血压升高和全身血管阻力增加而发生急性心力衰竭，导致每搏输出量急剧减少，二尖瓣反流增加，左心房压力迅速升高及肺充血（无体循环充血）。交感神经系统

激活导致静脉容量急剧下降，也可能引起静脉回流至心脏急剧增加，心脏充盈压急剧上升。

Balmain 比较了 HFpEF、HFrEF 和正常对照组患者的动脉顺应性、微血管功能和静脉容量[52]。结果发现，HFpEF 患者的动脉顺应性明显低于 HFrEF 患者和正常对照组。HFpEF 和 HFrEF 患者依赖和非依赖内皮细胞的微血管舒张功能受损。HFrEF 患者的静脉容量高于 HFpEF 患者或对照组。较高的静脉容量可以使循环容量增大，以容纳更大的血液量，而不会增加右心房和左心室的舒张末期压力。HFpEF 患者的"正常"静脉容量可能是病理性的并可促进肺充血的发生。

目前，ADHF 患者全身血管阻力的动态变化（以及可能的静脉容量急剧下降）的机制尚不清楚。与年龄和疾病相关的动脉硬度增加、RAAS 和交感神经系统的激活及炎症的急性激活都可能会导致全身血管阻力的短暂增加。SVR 的增加可能引起"后负荷失配"、每搏输出量的减少、功能性二尖瓣反流增加以及左心房压力的急剧上升，并最终导致肺内血容量重新分配和肺充血[30,52-54]。

OPTIMIZE-HF 研究分析了入院时的收缩压对所有 48 612 名患者的院内死亡率，以及对其中选定的 5791 名患者出院后 60 ~ 90d 内结局的影响[18]。根据患者入院时的 SBP 的四分位数分为 4 组，分别为 < 120mmHg 组、120 ~ 139mmHg 组、140 ~ 161mmHg 组、> 161mmHg 组。分析结果显示，对应上述 4 组，患者院内死亡率分别是 7.2%、3.6%、2.5% 和 1.7%，即血压和院内死亡率呈负相关。同时，入院时收缩压较高的患者，其出院后死亡率同样更低（对应上述分组，各组患者出院后死亡率分别是 14%、8.4%、6.0% 和 5.4%）。许多其他研究也证实，在广泛的血压范围内，收缩压对预测 ADHF 患者预后的重要意义[55-57]，研究发现，收缩压每增加 10mmHg，患者的校正后相对死亡风险便下降 0.76 ~ 0.9。

收缩压与患者存活率之间关系紧密，说明了 ADHF 患者收缩压的升高、正常或降低，其病理生理学机制存在很大的差异。高血压在高龄、女性、黑人、非缺血性心力衰竭患者及 HFpEF 患者中更为常见。与 SBP 正常的患者相比，SBP 升高的患者有更多的肺充血和呼吸困难，但治疗后改善也更快。入院时 SBP 升高的患者血压改善也很迅速。与 SBP 正常或降低的患者相比，SBP 升高的患者入院时淤血症状更为多见，但出院时已变得不常见。SBP 升高是心脏具备收缩能力的重要体现，与心肺运动试验的最大耗氧量一样，是存活率的重要预测因素。上述结果表明，应基于救护车或急诊室测量所得的患者初始 BP，将 ADHF 患者的治疗分为 3 组：血压升高组（SBP > 140mmHg）、血压正常组（SBP 100 ~ 140mmHg）和血压降低组（SBP < 100mmHg）[18,30,58,59]。

（五）急性和慢性心力衰竭的肺部临床表现

89% 的 ADHF 患者会出现呼吸困难[8]。2/3 的 ADHF 住院患者存在肺部湿啰音[8,18]。同样比例的患者存在下肢水肿（LEE）[8,18]。然而，大多数住院患者的氧饱和度没有降低，且只有一小部分 ADHF 患者会出现急性肺水肿（EHFS Ⅱ 中为 16%）。慢性心力衰竭的患者同样可能出现呼吸困难的症状。另外尽管其肺毛细血管楔压（PCWP）升高，但体检和胸部 X 线片往往没有肺充血的表型。当 PCWP 增加到 25mmHg 左右时，新发病的心力衰竭患者就会发生肺水肿，而一些非卧床慢性心力衰竭患者在 PCWP 增加至 35 ~ 40mmHg 时，仍可无肺湿啰音的表征[35,36,60]。

为了解释急性或近期发作心力衰竭患者和慢性心力衰竭患者肺部表现的差异，人们提出了各种假说。对慢性心力衰竭患者进行尸检时发现其淋巴结肿大，有人认为这可能对防止肺水肿的发生有作用，但是该说法尚有争议[37,38]。

此外，针对慢性心力衰竭患者的病理标本，尤其是二尖瓣狭窄患者标本的研究，对回答上述问题有所帮助。镜下发现许多慢性心力衰竭患者的标本出现肺泡纤维化，电子显微镜的结果显示毛细血管内皮和肺泡上皮细胞基底膜增厚。这些变化可能降低肺泡－毛细血管膜对水的通透性，从而防止肺水肿的发生。此外，标本还显示肺动脉和肺小动脉的内膜发生纤维化，动脉内层肥大且一直延伸至微小动脉；同时，肺静脉壁增厚，淋巴管扩张并偶有局部肌化[35,36,61]。

慢性心力衰竭动物实验的结果与临床标本的观察结果是一致的。动物模型显示肺泡和毛细血管基底层增厚，肺泡-毛细血管屏障伴有周细胞和Ⅳ型胶原浸润。肺泡-毛细血管重塑导致肺泡毛细血管膜电导、毛细血管过滤和肺泡扩张能力的长期下降[35,36,40,62-64]。随着动静脉阻力的增加，肺小动脉和小静脉的壁-腔比增加，血管重构导致血管阻力增加[35,36,62-64]。这些结构改变一方面可以防止肺水肿，但另一方面也会阻碍气体交换。

基于以上发现，急性与慢性心力衰竭患者的肺泡液清除率也可能存在差异，这同样也可能是使慢性心力衰竭患者不发生肺水肿的原因之一。因为，当左心房压力急性升高时，会导致肺泡液清除率降低，而如果 PCWP 缓慢地升高，因为钠离子转运的激活，肺泡液清除率也可能随着增加[36,39,40]。

（六）下肢水肿

下肢水肿是严重体液潴留的表现，伴随着全身盐、水含量增加及体液外渗进入组织。当毛细血管流体静压＞血浆胶体渗透压，同时从毛细血管间隙进入间质的体液渗出率超过淋巴管的重吸收速率时，便会出现组织水肿。水肿形成的速度取决于毛细血管压力（受体位和右心房压力影响）和它的通透性[32]。

（七）心肌损伤

50%～70% 的 ADHF 患者同时患有冠状动脉疾病（CAD）[10,11,14,15]。OPTIMIZE-HF 研究显示，较无 CAD 的患者，伴有 CAD 的 ADHF 患者的住院死亡率更高（前者为 2.9%，后者为 3.7%），出院后 60～90d 的死亡率也更高（前者为 6.9%，后者为 9.2%）[65]。在 EHFS Ⅱ 研究中，ACS 是 42% 的新发心力衰竭患者和 23% 的既往心力衰竭患者的诱发因素[16]。10%～20% 的 ACS 患者发病时伴有心力衰竭表现，另有 10% 的患者在住院期间发生心力衰竭[66]。

肌钙蛋白（T 或 I）对心肌损伤诊断的敏感度和特异度较高[67,68]。心肌肌钙蛋白（cTn）值达到可测量的范围，即说明心肌出现异常，指示心肌损伤。通常，ACS 诱发心力衰竭的患者会有心前区疼痛，ECG 特征性 ST 段抬高和 cTn 显著升高（cTn I ＞ 1.0ng/ml 或 1.0µg/L）的表现。然而，无论有没有发生 ACS 或者严重的冠状动脉阻塞性疾病，ADHF 患者的肌钙蛋白都可能升高。另外，cTn 的升高和院内死亡率存在正相关关系。

在不同研究中，ADHF 患者肌钙蛋白检出率的波动较大，这与具体的研究人群、实验采用的 cTn 检测方法和 cTn 阳性阈值有关。ADHERE 中的一项研究分析发现，在入院时肌酐小于 2.0mg/dl 的 67 924 名患者中，6.2% 的患者入院后肌钙蛋白 I 升高至不小于 1.0µg/L 或肌钙蛋白 T 升高至不小于 0.1µg/L。53% 肌钙蛋白检测阳性的患者和 52% 的肌钙蛋白检测阴性的患者患有缺血性心肌病，并诱发 ADHF。因此，缺血性心力衰竭不是肌钙蛋白变化有用的鉴别因素。与肌钙蛋白阴性的患者相比，肌钙蛋白阳性的患者入院时收缩压和射血分数较低，住院死亡率较高（后者为 8.0%，前者为 2.7%）。肌钙蛋白阳性患者的死亡风险校正比值比为 2.55（P ＜ 0.001）。当通过心肌肌钙蛋白的四分位数评估死亡率时，住院死亡率从下四分位数到上四分位数（对应从低到高的肌钙蛋白数值）逐渐增加[69]。

心脏疾病有效治疗增强反馈（EFFECT）研究是一项基于人群的医疗质量改善计划，旨在评估加拿大安大略省 103 家急诊医院因心力衰竭住院患者的情况。研究人员观察了 2025 例心力衰竭住院患者肌钙蛋白 I 升高（＞ 0.5µg/L）与全因死亡率之间的关联。研究发现，34.5% 的患者出现肌钙蛋白升高，肌钙蛋白升高是死亡率的独立预测因素，其校正后的风险比为 1.49（P ＜ 0.001）。对射血分数降低的校正并未影响风险评估的结果。从 ADHERE 分析结果可以看出，通过校正混杂变量，肌钙蛋白 I 水平与死亡率之间存在一定的关系，即随着肌钙蛋白水平升高，死亡率的风险比相应增加。此外，对于有或没有其他急性心肌缺血临床症状的患者，肌钙蛋白和死亡率之间的关系也是如此[70]。

上述数据表明，患有或不患有冠状动脉疾病的 ADHF 患者中，有相当多数发生了独立于 ACS 的心肌损伤，并且心肌损伤在急性心力衰竭的发展中起到了重要作用。在此基础上提出了许多 cTn 释放影响心力衰竭的假说。卡维地洛冬眠可逆性缺血（CHRISTMAS）试验报道，60% 心力衰竭伴冠心病的患者出现心肌冬眠[71]。冬眠心肌在左心室舒张末期压力升高、心肌灌注减少引起的低血压、心动过速或使用增强收缩力的药物的条件下，可能因局灶性心肌缺血（特别是心内膜下缺血）而受到损伤。不伴有 CAD 的患者在相似的血流动力学状态下也可能发生心肌损伤。除心肌缺血以外，伴或不伴有 CAD 的心力衰竭患者发生心肌损伤的机制还包括炎性细胞因子分泌或氧化应激引起的心肌细胞损伤、钙超载、细胞凋亡，以及存活心肌细胞中整肌钙蛋白或肌钙蛋白片段的释放[69,70,72]。

七、结论

急性失代偿性心力衰竭具有新发或复发心力衰竭的症状和体征，此类患者往往需要紧急抢救和后续的住院治疗。这种综合征是常见且费用昂贵的。结合前文中的大型多中心队列调查研究，我们对 ADHF 入院患者的基本情况、疾病的临床特征（包括并发症）及疾病管理模式和治疗结果等进行了概括。ADHF 临床发病率高（尤其是老年人），后续治疗花费大。其中，大多数 ADHF 患者有高血压病史，将近一半患者有收缩压升高的表现，但同时也有一半左右的 ADHF 患者左心室射血分数是正常或接近正常的。50% ～ 70% 的 ADHF 患者伴有冠状动脉疾病（CAD）；另外 ACS 则是新发心力衰竭患者最常见的诱发因素。

ADHF 可由多种心血管疾病诱发，其潜在病因有很多，但大多数患者是因左心房压和肺毛细血管楔压升高引起的呼吸困难而就诊的。导致 ADHF 患者呼吸困难的病理生理学机制较为复杂。持续性容量超负荷，全身血管阻力和左心房压力的快速升高，以及 PCWP 的长期升高等多因素均可导致它的发生。

第9章
急性失代偿性心力衰竭的临床表现、体格检查和实验室诊断

Acute Decompensated Heart Failure: Presentation, Physical Exam, and Laboratory Evaluation

Daniel Fishbein　著

倪　健　译

一、ADHF 患者的临床表现

急性失代偿性心力衰竭（ADHF）可能是心血管功能异常的表现。大多数 ADHF 患者既往有心力衰竭史。慢性心力衰竭患者可能在数天到数周内有肺部和全身静脉充血症状逐渐恶化的病史，或者由于某些明确的诱因而出现过急性症状［例如，射血分数保留的心力衰竭（HFpEF）患者会出现新发心房颤动伴随室性心动过速症状；缺血性心肌病的患者通常表现出急性冠状动脉综合征（ACS）症状］。大约 25% 的 ADHF 患者有新发或再发心力衰竭。其中，许多患者还伴有 ACS 或控制不良性高血压[1]。

少数患者会出现急性肺水肿，他们表现出严重的呼吸窘迫、呼吸急促、心动过速、低氧血症和肺部湿啰音及影像学证据观察到肺部充血。有些患者可能需要机械通气，该类患者通常是急性起病，并伴有严重的高血压或房性快速性心律失常（尤其是收缩功能保持不变的患者）。在 EHFS Ⅱ 中，16% 的患者出现急性肺水肿[2]；在 OPTIMIZE-HF 中，2.5% 的患者出现急性肺水肿[3]；在 ADHERE 记录中，4.5% 的患者在住院期间需要机械通气[4]；在 ADHERE 中，需要机械通气的患者比例 3 年内从 5.3% 降至 3.4%（2002 年 1 月至 2004 年 12 月）[5]。

在少数情况下，患者可能出现心源性休克。心源性休克的发生通常与心力衰竭并发 ACS 相关。在 ADHERE 和 OPTIMIZE 的记录中没有具体描述患者是否曾经发生过心源性休克。在 OPTIMIZE 中，10% 的患者收缩压 < 105mmHg[6]；在 ADHERE 中，3% 的患者的初始收缩压 < 90mmHg[5]；在 EHFS Ⅱ 中，4% 的心力衰竭患者出现心源性休克[7]。

二、症状

心力衰竭患者通常在休息或劳累时出现呼吸困难，其他常见症状包括下肢水肿、疲劳、端坐呼吸和阵发性呼吸困难。在 ADHERE 中，89% 的患者有呼吸困难，34% 的患者即使在休息时也会发生呼吸困难，65% 的患者能观察到外周性水肿，31% 的患者容易疲劳[4]。在 OPTIMIZE-HF 中，61% 的患者在运动时出现呼吸困难，44% 的患者在休息时出现呼吸困难，65% 的患者出现水肿[6]。

患者出现呼吸短促（端坐呼吸）时可能无法平卧，部分患者甚至在采取任何一种卧位时都会出现呼吸困难急性加重。端坐呼吸是患者充盈压升高时表现出的一种特异性症状。在一项对慢性心力衰竭患者的研究中，39 例患者（$n=43$）报道了端坐呼吸，他们的 PCWP ≥ 22mmHg[8]。在充血性心力衰竭和肺动脉导管术（ESCAPE）试验的评估研究中，端坐呼吸、≥ 2 个枕头高度是

迄今为止发现的唯一与 PCWP ≥ 30mmHg 相关的病史[9]。此外，在患有向心性肥胖、腹水、食管反流、阻塞性气道疾病或肺气肿的患者中也可以有端坐呼吸的症状。因此，与端坐呼吸相比，夜间阵发性呼吸困难（PND）可能是失代偿性心力衰竭和肺充血更明确的症状。通常，患有 PND 的患者在夜间熟睡数小时后会因严重的呼吸急促和缺氧而急剧苏醒，患者需要坐起、下床或开窗呼吸新鲜空气，该症状往往会在 10 ～ 20min 内消退。此外，夜间性咳嗽、劳力性咳嗽或喘息也可能是肺充血的表现。

全身静脉充血患者可出现下肢水肿、腹胀、早饱、恶心、食欲不振和右上腹痛等症状。水肿是 ADHF 患者的常见症状。然而，其他原因也可能引起患者水肿（见下文"体格检查"），因此水肿并非心力衰竭患者的特异性表现[10,11]。

心排血量低的患者可能出现严重疲劳、食欲不振、劳累性头晕、脑灌注不足表现，如精神错乱、情绪激动和易怒等症状[12]。低血压和（或）低心排血量的部分患者可能出现视物非常明亮或"发白"等。此外，劳力性先兆晕厥或晕厥也可能是低心排血量的表现。

三、体格检查

仔细体检是评估呼吸短促患者的重要手段。通过体检可以有效评估患者是否患有心力衰竭以及严重程度，是否存在全身和肺静脉充血及充血的严重程度，心排血量和终末器官灌注是否充分，体检还能评估患者呼吸功能损伤的程度，以及为判断是否需要紧急干预提供依据。此外，体检对探究心力衰竭的基本病因也有所帮助，还可用于探究是否存在逆转患者心力衰竭失代偿的条件。

体检应评估患者的一般外观和生命体征，包括通过手指检测的血氧饱和度测定法测定的 O_2 饱和度和神经系统状态。此外，也要对心脏、颈静脉、肺、腹部、下肢、颈动脉和外周脉搏进行检查。

（一）一般检查和生命体征

一般检查和生命体征测定可以深入了解心力衰竭是否存在及其严重程度。患者可能有呼吸窘迫伴呼吸急促、脉搏血氧仪测得的低氧血症、语不成句、无法平躺、激动及使用辅助肌呼吸。当患者出现咳嗽或喘息，特别是在行走或休息时频繁咳嗽或喘息则表明有肺充血的可能。通过计数测量呼吸频率很重要。呼吸急促可能反应严重的肺充血、肺水肿和（或）呼吸衰竭。潮式呼吸表明患者有慢性严重性心力衰竭。

心动过速可能反映低心排血量、交感神经系统激活或致心力衰竭的室上性心律失常。不规则脉搏可能是由室性早搏、已有或新发心房颤动引起。体温升高表明感染可能是导致心力衰竭失代偿的原因。在升压素拮抗作用在托伐普坦治疗心力衰竭疗效的研究（EVEREST）中，与患者体温 > 36.5℃组相比，体温 < 36℃组患者心力衰竭再住院和 CV 死亡的复合风险增加 51%[13]。

在急性心力衰竭中，收缩压和平均血压对于指导初步治疗方案的选择非常重要。可供选择的药物或方案包括血管扩张药、正性肌力药、血管加压药、主动脉内球囊泵治疗或机械循环支持。低血压，特别是伴有低脉压、心动过速和末梢循环不良时，是心排血量低和全身灌注不足的迹象。一般情况下，ADHF 患者不伴有低血压的症状，但若出现，则表明该患者有院内死亡的高风险，可能需要进一步治疗，包括入住 CCU，使用正性肌力药（或血管加压药）和（或）主动脉内球囊泵搏支持等治疗[6,14]。随着心力衰竭进一步发展，患者会出现收缩压降低，舒张压不变，脉压（收缩压 - 舒张压）之比降低。当脉压 / 收缩压（称为"比例脉压"）之比 < 0.25 表明患者的心脏指数 < 2.2L/（min·m^2）[15]。

大约一半 ADHF 患者的初始收缩压 > 140mmHg。若患者出现高血压，可能会出现与血容量再分布相关的肺充血，该症状通常由迅速升高的血压与受损的收缩储备之间的不匹配引起，而非由于全身液体积聚导致。与患有 ADHF 而血压正常的患者相比，该类患者可能产生更严重的肺充血及更少的容量超负荷。这些患者的治疗可考虑使用肠外利尿药或较早使用血管扩张药治疗[16-22]。

即使患者的血压正常，仍应注意患者是否会因心排血量严重减少而出现躁动或精神状态改变等脑灌注不足症状。心排血量低的患者也可能出现末梢循环不良、发汗、苍白、呼吸急促、静息时呼吸困难、收缩压低、脉压低和低比例脉压等。感知手脚皮肤的温度可以为全身灌注和全身血管收缩情况提供重要信息。测量时，应将手 / 脚的温度与上臂 / 腿的温度进行比较。肢体远端相对低温表明心排血量低 [15,23]。也有研究认为，手脚温度可能会因焦虑而降低，因此测量前臂和小腿的温度可能更适合评估全身灌注 [15]。

（二）肺和全身静脉充血的评估

初始体检的一个重要目的是对肺和全身静脉充血进行鉴定和定量测量。颈静脉扩张、肺部啰音、室性奔马律和下肢水肿四个标志被用来确定心脏充盈压是否升高。

肺部检查可以深入探明呼吸困难的原因、是否存在肺容积变化和肺充血。后胸部叩诊若有单侧或双侧浊音，表明存在胸腔积液，患者也可能伴有呼吸音降低。胸腔积液通常是左右侧充盈压升高的表现。双侧胸腔积液比单侧胸腔积液更常见，当 ADHF 患者出现单侧积液时，通常在右侧；而孤立的左侧胸腔积液是失代偿性心力衰竭的罕见表现。

肺湿啰音（或水泡音）是液体由肺部毛细血管渗入肺泡腔引起的。心力衰竭引起的湿啰音通常可从基底向上听到，并且不会因咳嗽或深吸气而消失。尽管慢性心力衰竭患者肺毛细血管楔压显著升高并伴有临床失代偿，但其可能没有湿啰音 [8]。慢性心力衰竭患者没有湿啰音，但这并不排除失代偿性心力衰竭是导致呼吸困难加重的原因。其他肺部病理也可导致湿啰音，与肺不张相关的湿啰音通常是粗糙的，且咳嗽或深吸气时啰音会变得清晰；与肺炎相关的湿啰音可在基部以外的位置听到，其通常是单侧的，并与发热、白细胞增多和肺实变（如支气管呼吸音和羊鸣音）有关。ADHF 患者可能会出现因喘息和空气流量减少的"心源性哮喘"。心源性哮喘可能是由于肺和支气管血管压力升高引起的反射性支气管收缩、管腔内水肿液阻塞和支气管黏膜肿胀共同引起 [24]。

下肢水肿是 ADHF 患者的常见症状。尽管慢性心力衰竭患者会有呼吸困难和肺毛细血管楔压升高的症状，但不一定会出现水肿 [8]。通常，水肿不是心力衰竭的特异性表现，其他原因也可能引起水肿，包括静脉功能不全、肝硬化、低白蛋白血症、肾病综合征在内的肾脏疾病、妊娠及使用多种药物的治疗，如钙通道阻滞药（特别是二氢吡啶类，如氨氯地平、硝苯地平）、噻唑烷二酮类、多西紫杉醇、加巴喷丁、普瑞巴林、非甾体类抗炎药（NSAID）、糖皮质激素、氟氢可的松和血管扩张药（肼屈嗪、米诺地尔、二氮嗪、不常用的 α_1 受体拮抗药和甲基多巴）。然而，当伴有颈静脉压升高时，水肿便成为心力衰竭的一种特征性表现 [10,11]。

颈静脉压（JVP）是评估血管内容量状态最重要的参数。JVP 可用于直接测量右心房（RA）压力，估计右心室充盈压、肺毛细血管楔压和左心房压力。测量颈静脉搏动点（或弯液面）与右心房中部的垂直距离可得到 JVP，以 cmH_2O 为单位。

目前已有许多方法测定 JVP。JVP 的测定需要患者呈坐位或半坐位（即上身与水平面呈 $30° \sim 45°$）。测定时需要准确识别颈静脉搏动点的高度。ADHF 的患者由于 JVP 较高，可能处于 $30° \sim 45°$ 坐姿时找不到搏动点。我们建议在 $30° \sim 45°$ 和 $90°$（坐直）的两种坐姿下测量 JVP，从而避免低估充盈压力的情况出现 [15,25]。右心房的位置通常位于第 4 或第 5 肋间隙和腋中线的交叉点处。通过测量从右心房位置到弯液面顶部的垂直距离可以估计 JVP。或者估计右心房位于胸骨角以下约 5cm。若使用该方法，JVP 值则等于胸骨角到弯液面的垂直距离加 $5cmH_2O$。

坐位时同样可以测量 JVP。坐位时，大多数患者从右心房到锁骨的距离为 $10cmH_2O$。如果观察到弯液面位于锁骨上方，表明患者的 JVP 偏高。JVP 的值为锁骨到弯液面的垂直距离加 $10cmH_2O$。该方法测得的 JVP 数值包括 3 组，分别为 $< 10cmH_2O$、$10 \sim 12cmH_2O$、$12 \sim 14cmH_2O$ 等。

该方法操作简便且准确性高，多次测量或不同人所得的测量值之间误差小，同时还可有效避免对 JVP 的低估。如果在坐位无法观察到弯液面，那么应该使患者呈仰卧位，并逐渐减小上身与水平面的角度的方式测定 JVP。如果平躺时仍看不到弯液面，表明患者体容量可能减少 [15,25]。

有研究表明不同 ED 医生测定 JVP 的可靠性差 [26]。一项研究通过比较心力衰竭患者的 JVP、超声法及肺动脉导管分别测得的右心房压力，发现 JVP 的临床测定可准确反应正常的右心房压力，但往往会低估右心房压力升高患者的值 [27]。此外，也有人提出体格检查有助于确定中心静脉压是高还是低，但无法评估特定的压力 [28,29]。

在 ESCAPE 试验中，人们将 194 例慢性重症心力衰竭患者随机分配到 PA 导管组，通过最初病史和体格检查对患者的 JVP 进行估计，并将其与通过有创性血流动力学监测的右心房压进行比较 [9]。所得的 JVP（以 cmH_2O 为单位）乘以 0.736（水的密度与汞的密度之比）可以转化为相应的右心房压力（以 mmHg 计）（$1cmH_2O$ 等于 0.736mmHg）。结果表明，在 JVP 估值 < 8mmHg 的患者中，82%（9/11 例）患者的右房压 < 8mmHg。在 JVP 估值 ≥ 8mmHg 的患者中，82%（149/181 例）患者的右房压测量值 ≥ 8mmHg。在 JVP 估值 > 12mmHg 的患者中，70%（80/114 例）患者的右房压测量值 > 12mmHg。

升高的 JVP 有助于预测肺毛细血管楔压的升高。在 ESCAPE 试验中，RA 压力估值 ≥ 12mmHg 与 PCWP ≥ 30mmHg 关系密切，比值比为 4.6[9]。在一项对 1000 名接受移植评估的晚期心力衰竭患者的研究中，79% 患者的右心房压力和肺毛细血管楔压一致性较高，他们均表现为 RAP ≥ 10mmHg 且 PCWP ≥ 22mmHg[30]。当 RA 压力 ≥ 10mmHg 时，PCWP ≥ 22mmHg 的阳性预测率为 88%。在另一项含 4079 名潜在移植候选者的研究中，RAP ≥ 10mmHg 且 PCWP ≥ 22mmHg 即被认为压力升高。若 RA 和 PCWP 出现同时偏高或偏低的情况，则认为"压力一致"。在连续 4 年的 3 个时间段出现压力一致的概率分别为

74%、72% 和 73%[31]。在另外一项含 537 例接受右心导管检查的 ADHF 住院患者研究中，36% 的患者具有低压一致性（RA < 10mmHg，PCWP < 22mmHg），36% 的患者表现为高压一致性（RA ≥ 10mmHg，PCWP ≥ 22mmHg）[32]。15% 患者出现"高左不匹配"症状（RA < 10mmHg，PCWP ≥ 22mmHg），13% 患者出现"高右不匹配"（RA ≥ 10mmHg，PCWP < 22mmHg）。

多变量分析的结果显示，有症状性心力衰竭病史的患者［参与了左心室功能（SOLVD）治疗试验研究，且 JVP 升高］因心力衰竭住院、死亡和死于泵衰竭的风险增加 [33]。

在慢性严重心力衰竭患者中，容量超负荷（湿啰音、JVP 升高和下肢水肿）通常伴随着 PCWP 的升高。然而，PCWP 升高并不意味着 JVP 升高和湿啰音必然出现。在一项针对 50 名慢性心力衰竭患者的研究中，人们将心力衰竭的体格检查结果与血流动力学测量结果进行了比较。10 例下肢水肿患者的 RA 压力均 ≥ 10mmHg。所有 RA 压力 ≥ 10mmHg 患者的 PCWP ≥ 22mmHg。在 PCWP 升高的检查中，JVP 是最敏感的指标。水肿、湿啰音或 JVP 升高的患者楔压通常 ≥ 22mmHg。然而，42% 的 PCWP ≥ 22mmHg 患者（18/43 例）和 44% 的 PCWP ≥ 35mmHg 患者（8/18 例）在体格检查时均未出现容量超负荷 [8]。

在 ADHF 患者中，若观察到心尖冲动向左移位，表明心脏扩大。可以听到舒张末期的第四心音（S_4），尤其是在保留窦性心律收缩功能的心力衰竭患者中。心力衰竭和收缩功能障碍患者中可听到舒张早期的第三心音（S_3）。现在尚无确凿证据表明 S_3 是 LVEDP 升高的特异性表现 [8,34]，但 S_3 的出现能够预测左心室功能障碍的存在 [8,34]。ADHF 和收缩功能障碍患者常见功能性二尖瓣反流的全收缩期杂音；而患有双心室功能障碍、肺动脉高压或孤立性右心力衰竭的患者可能有三尖瓣反流性杂音。三尖瓣反流性杂音通常可以在胸骨左缘处听到且吸气时杂音强度增加，据此可与二尖瓣反流性杂音区分。

王等通过研究 22 例急性呼吸窘迫患者的病

例，根据病史、临床表现、体格检查及常规诊断（胸部 X 线片、心电图和血清 B 型利钠肽）区别心力衰竭和其他原因导致的呼吸困难。许多临床特征显示引起呼吸困难的原因极有可能是心力衰竭。这一发现有效预测由心力衰竭引起的呼吸困难可能有以下一些临床表现：既往有心力衰竭病史、阵发性夜间呼吸困难、可以听到第三心音、胸部 X 线片显示肺静脉充血和心电图显示心房颤动。若无以下临床表现，则表明呼吸困难不是由心力衰竭引起：心力衰竭病史、劳力性呼吸困难、湿啰音、胸部 X 线片显示心脏扩大和心电图的任何异常[35]。

许多擅长心力衰竭治疗的医生基于容量状态（充血 / 无充血）（"湿"或"干"）和全身灌注（充分灌注 / 临床低灌注）（"暖"或"冷"）的临床评估发现 2×2 矩阵可用于确定 ADHF 患者的临床状态并有助于制订治疗计划[36]（图 2-1）[37]。表明患者充血或"湿"的体征、症状和实验室数据包括：端坐呼吸、颈静脉扩张、湿啰音、腹水、外周性水肿、休息或运动时呼吸困难、PND、腹胀，原因不明的体重增加、肝颈静脉回流、肝大、B 型利钠肽（BNP）或 N- 末端 proBNP 升高。患者灌注受损或"冷"的症状和体征包括脉压差小、脉冲压力比例＜ 0.25、交替脉、症状性低血压（无正位）、四肢末端冰冷、焦虑和精神受损。

在一项含 452 名患者的学术型心力衰竭研究中，前瞻性分析结果表明对患者血流动力学特征的临床评估可用于预测患者预后。多变量分析结果显示首发特征为"暖 - 湿"和"冷 - 湿"的患者死亡或紧急移植的风险增加（HR=2.48，P=0.003）。当分别分析分级为 NHYA FC Ⅲ（HR=2.23，P=0.026）和 NYHA FC Ⅳ（HR=2.73，P=0.009）的患者时，这些特征还与死亡或紧急移植风险的增加有关[23]。在 ESCAPE 试验中，临床医生确认"冷"与"暖"的表现与"冷"患者心脏指数的测量中位数相关[1.75 vs. 2.0L/（min·m²），P=0.004]。Cox 回归分析结果表明，出院时出现"冷"或"湿"特征往往导致死亡或再住院的风险增加 50%[9]。

患有右心力衰竭的患者可能伴有右侧 S_3 心音

的出现、第二心音肺动脉瓣强度增加（肺动脉高压患者）、三尖瓣反流性杂音、肝大和腹水。患有严重三尖瓣反流的患者也常见肝搏动的症状。

四、实验室初步诊断

对 ADHF 患者的初步诊断应参考实验室辅助检查结果，辅助检查有助于确定心力衰竭诊断；探寻可能引起心力衰竭或导致心力衰竭失代偿的潜在病因；帮助评估器官功能障碍的严重程度，以及及时发现可能危及生命并需要紧急治疗的情况。

（一）血清电解质

ADHF 患者血清中，电解质含量常有轻微的异常，这可能是由神经激素激活、心排血量降低或服用治疗心力衰竭的药物所引起的。据报道，低钠血症（血清钠≤ 135mEq/L）的发病率波动很大，大致在 7.7% ～ 45%[38, 39]。EHFS Ⅰ 研究结果显示，20% 的 ADHF 患者为低钠血症[37]。在用襻利尿药治疗的 ADHF 患者中低钾血症较为常见。而在慢性心力衰竭患者中，大约有 8% 的 ADHF 患者发生高钾血症，这与患者服用血管紧张素转化酶抑制药（ACEI）、血管紧张素受体阻滞药（ARB）、盐皮质激素拮抗药（MRA）、钾补充剂、保钾利尿药等药物，以及患者伴有慢性或急性肾功能不全有关[39, 40]。在 ADHF 患者中糖尿病也很常见（ADHERE 研究中为 44%，OPTIMIZE 为 41.5%），血糖控制不良可能伴发或引起 ADHF[41]。

（二）血尿素氮（Bloodureanitrogen，BUN）和肌酐

肾功能不全在 ADHF 患者中很常见。ADHERE 研究中，有 30% 的患者有慢性肾功能不全。其中，9% 的患者入院时肌酐＞ 3.0mg/dl，21% 的患者肌酐＞ 2.0mg/dl，5% 的患者需要长期透析[1]。在 OPTIMIZE-HF 研究中，肌酐平均值为 1.8mg/dl[6]。EHFS Ⅰ 研究报道，18% 的 ADHF 患者有肾功能不全。其中，16% 的患者血清肌酐≥ 150μmol/L（1.7mg/dl），7% 的患者血清肌酐≥ 200μmol/L（2.3mg/dl）[2]。一项

在意大利全国范围内的，涵盖了 206 个拥有心脏重症监护病房心脏疾病中心的前瞻性队列研究发现，47% 的急性心力衰竭患者伴有肾功能不全，血肌酐 ≥ 1.5mg/dl[39]。

HF 患者通常具有与心脏和肾脏疾病相关的危险因素，包括糖尿病、高血压和血管疾病。心排血量降低，或者即使在心排血量正常、心充盈压正常或升高时有神经激素的显著激活，会引起肾灌注不足，导致 BUN 和肌酐升高。患者在使用利尿药治疗时，BUN 和肌酐升高也可能是血容量不足、充盈压低的表现。在心排血量降低、神经激素激活或血容量减少的情况下，BUN/ 肌酐的比值可能升高。当出现上述情况中的任意一种时，近端小管的钠重吸收增加，同时 BUN 的重吸收也会增加，而肌酐未受影响。ACEI 或 ARB 治疗也可能导致肾功能不全，尤其是对于肾动脉狭窄、严重慢性心力衰竭或血容量降低的患者 [42,43]。我们还观察到，下尿路梗阻是老年男性 ADHF 患者肾功能异常的常见可逆因素。

（三）血液学检查

ADHF 患者常见贫血。世界卫生组织将贫血定义为男性血红蛋白（Hgb）含量 < 13.0g/dl，女性 < 12.0g/dl。在临床试验和大型 HF 调查研究中，贫血的患病率整体上为 15% ～ 61%，而住院患者为 14% ～ 70%[44]。对 34 项队列研究或针对 HF 的回顾性随机对照实验进行 Meta 分析，发现在总共 153 180 名患者中，有 37.2% 为贫血。贫血与射血分数降低的心力衰竭（HFrEF）和 HFpEF 患者的死亡风险增加有关，其校正后的风险比为 1.46[45]。

在 OPTIMIZE-HF 研究中，有一半的患者血红蛋白 < 12.1g/dl，25% 的患者血红蛋白为 5 ～ 10.7g/dl。低血红蛋白患者更多是高龄、女性和白种人，他们的心脏收缩功能正常且肌酐升高。低血红蛋白也与较高的住院死亡率、更长的住院时间及较高的出院 90d 再入院率相关 [46]。EHFS Ⅰ 研究发现，18% 的男性和 23% 的女性血红蛋白 < 11g/dl[2]。而意大利的 ADHF 患者，有 46% 患者的血红蛋白 < 12g/dl[39]。一项加拿大大

型队列研究，针对因新发 HF 住院治疗后出院的 ADHF 患者，研究发现，17% 的患者有贫血，其中 58% 患有慢性病贫血。贫血患者更多是高龄、女性，且伴有慢性肾功能不全或高血压病史者。与非贫血患者相比，贫血患者的风险校正后死亡率明显增加（HR=1.34）[47]。在 EVEREST 研究中，34% 的伴随有收缩功能障碍的 ADHF 住院患者在基线状态时出现贫血，其中有 73% 在出院时或 7d 内再发贫血，而住院期间未发生贫血的患者出院或 7d 内出现贫血的比例则为 6%。入院时未发生贫血，却在出院时发生贫血的患者，其长期的全因死亡率和短期（出院 100d 内）的心血管死亡率或因 CHF 住院治疗的风险增加 [48]。

心力衰竭患者发生贫血的原因是多因素的[44]。ADHF 患者体内盐和水的超负荷潴留，引起血容量增加，可能导致稀释性贫血 [49, 50]。另外，贫血也可能是由肾功能不全伴促红细胞生成素分泌不当，慢性病贫血致促炎性细胞因子激活，以及铁缺乏和铁利用缺陷等引起 [44, 51]。在一项以社区为基础的调查研究中，对收缩期功能障碍的 HF 患者，探讨了贫血与肾功能不全之间的关系。结果显示，32% 的患者存在贫血，而 43% 的贫血患者发现血清铁或铁蛋白含量降低。54% 的患者存在肾功能不全，即通过肾脏疾病饮食改良（MDRD）方程计算得出肾小球滤过率 < 60ml/min。其中，41% 伴有肾功能不全的患者和 22% 不伴有肾功能不全的患者存在贫血。贫血和肾功能不全均可独立地预测死亡率，但两者的预测效果是叠加的[52]。通过对 ADHF 住院患者进行骨髓穿刺检查，探寻贫血（男性血红蛋白 < 12g/dl，女性 < 11.5g/dl）发生的根本原因，发现铁缺乏是导致贫血的最常见原因，并且 73% 的贫血患者的铁储存已经耗尽。在该研究中，血清铁蛋白不是铁缺乏的可靠标志物[53]。

"相对淋巴细胞计数"或"淋巴细胞比率"（淋巴细胞总数 / 白细胞总数 ×100）降低，是门诊心力衰竭患者死亡率的独立预测因子[54]。在 EVEREST 研究中，相对淋巴细胞计数较低的患者往往年龄较大，男性较多，并发症发病率较高，更有可能既往有心肌梗死病史和冠状动脉血运重

建史。相对淋巴细胞比率较低的患者收缩压和舒张压显著降低，平均心率增加，血清钠水平降低，血尿素氮升高，利钠肽水平升高。这些患者不太可能接受循证 HF 药物治疗。校正多种危险因素后发现，相对淋巴细胞计数 < 15.4% 是出院 100d 内全因死亡率和心血管疾病死亡率或因 HF 入院率的独立预测因子[55]。

在松弛素治疗急性心力衰竭的初步研究（Pre-RELAX-AHF）中，选取急性心力衰竭、SBP ≥ 125mmHg 且 BNP ≥ 350pg/ml 的患者，随机分配到血管扩张药松弛素治疗组或安慰剂组。与淋巴细胞比率 > 13% 的患者相比，虽然两者的基线特征相似，但淋巴细胞比率 < 13% 的患者呼吸困难改善较少，HF 恶化程度较高，初始住院时间较长，出院后存活天数较少，且在 60d 内和 180d 内的全因死亡率更高[56]。

（四）肝功能检查

高达 60% 的 ADHF 住院患者有轻度肝功能检查异常。肝功能检查（LFT）所有指标升高，特别是 γ- 谷氨酰转移酶（GGT）和总胆红素（TBIL）的升高均与高中心静脉压（CVP）有关。只有转氨酶和 TBIL 升高与高 CVP 和低心排血量相关[57]。

在 EVEREST 试验中，最常见的 LFT 异常是 GGT 升高，其会出现在 60% 的患者中。其他常见的 LFT 异常包括 21% 的患者丙氨酸转氨酶（ALT）升高，21% 患者的天冬氨酸转氨酶（AST）升高，23% 患者碱性磷酸酶升高，26% 患者 TBIL 升高，17% 患者白蛋白降低。大多数患者的 LFT 异常较轻微。从入院到出院 LFT 唯一的异常是 TBIL 减少。出院后，除白蛋白外所有的 LFT 均有所改善。较低的基线 ALB 和升高的 TBIL 都可能增加全因死亡的风险。住院期间白蛋白减少或 TBIL 增加也可能会增加全因死亡率和 HF 再住院率[58]。

两种影响肝脏的特殊情况，包括充血性肝病和缺血性肝炎（或"休克肝"）已在心力衰竭患者中得到描述。充血性肝病是指在右心房压力升高的情况下由慢性被动性肝脏充血引起的一系列慢性肝损伤。充血性肝病最常发生在与右心房压力

长期升高相关的病症中，包括严重的右侧或双心室心力衰竭，严重的三尖瓣关闭不全，肺源性心脏病，严重的肺动脉高压，限制型心肌病，心包缩窄和先天性心脏病及 Fontan 重建。未经治疗的充血可导致肝纤维化，最终导致心源性肝硬化。实验室检测显示转氨酶的轻微非特异性增加通常不超过正常上限的 2 ～ 3 倍，TBIL 轻度增加通常 < 3mg/dl 且主要是非结合胆红素，碱性磷酸酶正常或略微升高（有助于区分充血和胆道阻塞）。肝脏的合成功能通常正常或仅轻微受损。血清白蛋白通常正常或略微降低。国际标准化比率（INR）增加到 1.5 以上的情况罕见[59,60]。

缺血性肝炎（或"休克肝"）是指由于肝脏灌注受损引起的弥漫性肝细胞损伤，其通常发生在心源性休克的情况下。缺血性肝炎也可能发生在没有低血压但心力衰竭严重、心排血量显著减少和右侧充盈压升高的患者中。适当的心脏、循环或肺功能衰竭的临床参数可用于诊断缺血性肝炎。一般认为血清转氨酶的增加水平大于正常上限的 20 倍，且排除其他引起急性肝损伤的原因可考虑为缺血性肝炎。AST、ALT 和乳酸脱氢酶（LDH）的水平显著升高，ALT/LDH < 1.5 有助于区分缺血性损伤与其他形式的急性肝损伤。TBIL 也有所增加，但一般不超过正常上限的 4 倍。碱性磷酸酶可能正常或轻度升高。INR 是肝脏合成功能的标志物，在严重肝损伤的情况下可能升高。ALT、AST 和 LDH 通常在急性损伤后 1 ～ 3d 达到峰值，并在全身灌注改善后 7 ～ 10d 恢复正常。ADHF 合并 AST、ALT 和 LDH 显著升高的患者，通常需要进行血流动力学监测，使用正性肌力药，并考虑 IABP 或其他机械循环支持[59,60]。

（五）利钠尿肽

BNP 是三种利钠尿激素家族的成员之一，它们具有共同的 17- 氨基酸环结构。BNP 主要在心室中合成，也可在心房中合成。心脏内充盈压增加，导致心脏壁应力增加，促进合成并释放 BNP。当壁应力增加时，在心肌细胞中合成 pre-proBNP，并裂解为 $proBNP_{1-108}$ 从心肌细胞释放。随后

$ProBNP_{1-108}$ 进一步断裂为具有生物活性的 BNP_{1-32} 和无活性的 N- 末端 proBNP（NT-proBNP）。BNP 的生物学作用由膜结合的利尿钠肽受体介导，其生物学效应包括血管舒张、尿钠排泄、利尿和拮抗肾素 – 血管紧张素 – 醛固酮系统（RAAS）激活。在 ADHF 中，BNP 和 NT-proBNP 均升高，并且升高的幅度与左心室舒张压的升高幅度一致[61,62]。

已有研究证明 BNP 和 NT-proBNP 水平对鉴定急诊室（ED）呼吸急促患者的心力衰竭是有效的。呼吸不正常（BNP）研究是一项针对 1586 名患者进行的大型多中心观察评估试验，这些患者均出现急性呼吸困难，BNP 也达到预期水平。在对 BNP 测量结果不知情的前提下，ED 医生评估了心力衰竭是导致患者症状的可能原因。两名对 BNP 测量结果不知情心脏病专家研究了所有医疗记录后，将诊断独立分类为：充血性心力衰竭引起的呼吸困难；有左心室功能障碍病史的患者因非心脏原因引起的急性呼吸困难；或非充血性心力衰竭引起的呼吸困难。以 100pg/ml 作为 BNP 临界值，BNP 的敏感性、特异性、阴性预测值和阳性预测值分别为 90%、76%、79% 和 89%。BNP ROC 特征曲线下面积为 0.91，诊断准确率高于 ED 医师。在多元 logistic 回归分析中，升高的 BNP 是心力衰竭的最强预测因子，比值比为 29.5。BNP 可用于预测心室功能降低或保留的患者的心力衰竭[63]。

在 ED 中对呼吸困难患者的 proBNP 研究试验（PRIDE）也与上述研究类似，其对 600 名出现呼吸困难的患者检测了 NT-proBNP。50 岁以下的患者 NT-proBNP ＞ 450pg/ml 和 50 岁以上患者 NT-proBNP ＞ 900pg/ml 在诊断急性心力衰竭时具有高敏感性和特异性。NT-proBNP ＜ 300pg/ml 可有效排除心力衰竭，阴性预测值为 99%。NT-proBNP 是心力衰竭确诊的最强独立预测因子，比值比为 44，优于单独的临床判断，而且 NT-proBNP 结合临床判断的方法在诊断心力衰竭方面优于其他任何单独诊断。研究人员建议使用 NT-proBNP ＜ 300pg/ml 作为单个诊断点来排除心力衰竭，以及基于年龄相关的两个诊断点（50 岁以下患者 ＞ 450pg/ml，50 岁以上患者 ＞ 900pg/ml）

来诊断心力衰竭[64]。也有其他作者建议可使用 ＞ 900pg/ml 作为独立于年龄的诊断点，或对年龄 ＜ 50 岁、50—75 岁和 ＞ 75 岁的患者使用 450/900/1800pg/ml 作为更准确的年龄分层诊断点[65-67]。

尽管心容量正常，但慢性心力衰竭患者的 BNP 或 NT-proBNP 水平仍可能升高。当"量正常"的 BNP 或 NT-proBNP 水平超过既定患者的特异性水平时，可能有助于判断特定患者的体积超负荷恶化。然而，两种标记物的生物学变异往往会导致 BNPs 序列很难解释。BNP 可能需要改变 70%，NT-proBNP 需要改变 50% 才能有助于诊断[66,68,69]。

大致来看，BNP 和 NT-proBNP 具有相似的诊断效果。两者都可用于排除心力衰竭，参考值为 BNP 水平 ＜ 100pg/ml，NT-proBNP 水平 ＜ 300pg/ml。高龄和肾功能不全患者的 NT-proBNP 水平往往增加更多。若存在以下病症，BNP 和 NT-proBNP 在没有心力衰竭的情况下也会升高，具体包括急性冠状动脉综合征、无容量超负荷的慢性心力衰竭、高龄、肾功能障碍、肺部疾病、急性血流动力学显著性肺栓塞、高输出状态（包括败血症和肝硬化）、甲状腺功能亢进和心房颤动。BNP 和 NT-proBNP 通常在容量超负荷的肥胖患者中并不升高。其他导致 BNP 和 NT-proBNP 水平低于预期的情况包括二尖瓣狭窄引起的心力衰竭、急性二尖瓣反流、心脏压塞和心包缩窄[61,66]。

（六）肌钙蛋白

血清中心肌肌钙蛋白（cTn）的测量在 ACS 的诊断中起着重要作用，因此所有急诊的 ADHF 患者都应检测该指标[70]。肌钙蛋白（T 或 I）对心肌损伤诊断的敏感度和特异度较高[71,72]。心肌肌钙蛋白值达到可测量的范围，即说明心肌出现异常，提示心肌损伤。通常，ACS 诱发心力衰竭的患者会有心前区疼痛，ECG 特征性 ST 段抬高和 cTn 显著升高（cTn I 值 ＞ 1.0ng/ml 或 1.0μg/L）的表现。然而，无论有没有发生 ACS 或者冠状动脉阻塞性疾病，ADHF 患者的肌钙蛋白都可能升高，提示除了局部心肌缺血或损伤以外，还有其他可能导致肌钙蛋白释放的机制。在不同研究中，ADHF 患者肌钙蛋白检出率的波动较大，这与具体的研究人群、实验采用的 cTn 检测方法和设定 cTn 阳性阈值不同有关 [72]。具体请参阅"心力衰竭机制"章节部分。

（七）心电图（electrocardiography，ECG）

处理 ADHF 患者的要点之一，就是结合病史、心电图和血清学指标迅速判断其是否存在 ACS。在 EHFS Ⅱ 研究中，11.1% 的 ADHF 患者有 ST 段抬高型心肌梗死的表型，10.0% 的患者有非 ST 段抬高型心肌梗死的表型，另外有 9.1% 的患者表现为不稳定型心绞痛 [2]。当发现 ECG 中有 ST 段抬高的现象，且肌钙蛋白升高时，即可诊断为 ACS[73]。而在非特异性 ST-T 波异常的情况下，ACS 可能更难以诊断 [74]。

临床上，许多 ADHF 患者存在心电图异常表现。一项研究调查了 7 所医疗学术中心之一的急诊室，因急性呼吸困难接诊的 880 例患者中，通过房颤或房扑，左或右束支传导阻滞，陈旧性心肌梗死或 ST 段改变等 ECG 异常的证据，诊断 HF 的敏感性为 58%，特异性为 78%[75]。

窦性心动过速十分常见。另外，有 30% ～ 40% 的 ADHF 患者存在房颤（AF）[6,7,39,76-80]。

QRS 时限延长（QRS > 120ms）也很常见。EVEREST 实验共纳入 2962 名未使用起搏器或植入式心律转复除颤器（ICD）的患者，其中 1321 名患者（占 45%）的 QRS 时限≥ 120ms，909 名（占 30.6%）发生 LBBB。QRS 时限延长与全因死亡率及心血管事件死亡率或因 HF 住院治疗风险的增加独立相关（前者 HR 为 1.24，后者 HR 为 1.28）[81]。在其他报道中，心力衰竭患者 LBBB 的发病率较低（16% ～ 17%）[82, 83]。

另外，心电图还可以为寻找心力衰竭的病因提供线索。病理性 Q 波提示患者可能患有缺血性心肌病；左心室肥大则提示患者可能有高血压性心脏病、主动脉瓣狭窄或肥大型心肌病等。心脏淀粉样变患者的 ECG 则会有低电压伴或不伴病理性 Q 波的"伪梗死"表现。

（八）胸部 X 线片

所有出现急性呼吸困难或怀疑 ADHF 的患者都应该做胸部 X 线片检查。胸部 X 线片能够协助诊断 ADHF，ADHF 患者胸部 X 线片的常见表现为心脏肥大、肺血管头部化、肺间质水肿、肺泡水肿及胸腔积液等。胸部 X 线片上可以通过计算心胸比（CTR）来评估心脏大小，即心脏的最大横径与胸廓最大内径之比，正常人 CTR < 0.5。由于收缩功能障碍，57% ～ 71% 的慢性心力衰竭患者的 CTR 异常 [84]。而对于慢性阻塞性肺病患者来说，由于肺体积的增加及横膈膜的变平，其 CTR 值对于评估心脏肥大的意义不大。

通过胸部 X 线片检查肺血管和肺实质对于急性呼吸困难患者的诊断十分重要。检测肺血管的分布最好取直立位。如果将肺从纵隔到外围胸壁垂直分为 3 个区域，则肺大动脉位于肺门周围的中心位置，肺中动脉在中间层轻易可见；而小动脉位于外部区域，一般在胸部 X 线片上无法看见；中区的中、小型动脉边界通常可清晰地区分。肺也可以从纵隔到肺尖水平分成 3 个区域。取直立位时，肺下部区域的动脉通常比上部区域显得大，这与重力对肺血流分布的影响有关；仰卧位胸部 X 线片则无此现象。当左心房压力升高，尤其是在慢性心力衰竭患者中，肺血流灌注重新分布，更多的血液集中在上部区域，此时下部血管的直径看起来就跟上部血管相同或者更小。这种变化被称为"肺血管头部化"或"肺血管倒置"，它与肺血管阻力密切相关，具体机制可能是下部血管收缩更强所致 [85,86]。

随着 PCWP 的增加，由于体液渗入到肺间质，中间区域的血管变得不明显。在中央和外围区域中可观察到呈细小而明显的网状海绵状（网状、结节状或两者兼有）间质内积液浸润。肺部外围可见的水平线状影，代表肺小叶之间的间隔内有间质积液，称为"Kerley B 线"或间隔线。当积液渗入肺泡腔时，肺间质水肿发展为肺泡水肿。肺泡水肿一般在双肺均有分布，但在每侧肺内只会涉及部分区域。肺泡水肿会导致肺野混浊，且随着水肿加重而加重。当出现肺泡水肿时，空气支气管图可能出现充满液体的肺泡轮廓和充满空气的支气管轮廓[87]。

患者有时也会出现胸腔积液，且通常是双侧同时出现。如果只有一侧出现积液，则通常是在右侧出现。

并非所有 ADHF 患者的胸部 X 线片都会出现心力衰竭的特征改变。肺气肿或肺纤维化患者在基线水平的肺纹理就是异常的，因此在容量超负荷的情况下其具体改变是不可预测的。此外，肺毛细血管楔压慢性升高和慢性心力衰竭的患者（尽管其肺毛细血管楔压显著升高），其胸部 X 线片上的肺纹理可能也没有异常，不出现肺间质或肺泡水肿[88]。

ADHERE 研究发现，在出院诊断为心力衰竭的 85 376 名患者中，18.7% 的患者胸部 X 线片并未出现典型的心力衰竭影像学表现（间质水肿、肺水肿或血管狭窄）。急症胸部 X 线片没有肺淤血影像学表现的患者，更可能漏诊（有肺充血影像学表现漏诊率为 13.0%，没有肺充血影像学表现漏诊率为 23.3%）[89]。

对 7 家教学医院急诊科就诊的 880 例急性呼吸困难患者进行分析发现，BNP 水平和胸部 X 线片对心力衰竭的诊断具有重要意义。对辅助诊断有意义的影像学表现包括：心脏肥大、肺部血管头部化、肺间质水肿、肺泡水肿、胸腔积液、肺

扩张和肺炎等。其中 68% 患者被诊断为急性心力衰竭。胸部 X 线片提示心脏肥大对心力衰竭诊断的灵敏度为 79%，特异性为 80%；而肺血管头部化、肺间质水肿和肺泡水肿均具有高度特异性（96% ～ 99%），但敏感性较低（6% ～ 41%）。此外，心脏肥大、肺血管头部化、肺间质水肿和肺泡水肿等影像学表现，还对确定心力衰竭的病因具有重要作用[75]。

五、结论

大多数心力衰竭患者在休息或活动后会出现呼吸困难伴下肢水肿，某些症状和 ECG 的表现，提示可能存在急性冠状动脉综合征。另外还有一小部分患者会出现急性肺水肿或心源性休克等临床症状。

体格检查对于确定心力衰竭的诊断，评估疾病的严重程度，是否存在循环和肺淤血及严重程度，心排血量和终末器官灌注是否充足，呼吸困难的严重程度，以及是否需要急救等至关重要。此外，体检还可能为病因探查、判断患者心力衰竭是否可逆提供依据。ADHF 患者体检的要素是评估患者的精神状态、呼吸频率、血氧饱和度、血压、颈静脉压，以及是否有肺湿啰音和下肢水肿。

心电图和血清肌钙蛋白的检测对 ACS 的诊断十分重要。BNP 和 NT-proBNP 可用于急诊鉴别急性呼吸困难患者是否患有急性心力衰竭。

第 10 章
急性失代偿性心力衰竭的治疗指南
Acute Decompensated Heart Failure: Treatment Guidelines

Daniel Fishbein　著

万春霞　译

一、急性失代偿性心力衰竭的治疗：美国心脏病学会基金会 / 美国心脏协会、欧洲心脏病协会和美国心力衰竭协会指南回顾

现已出版的急性失代偿性心力衰竭（ADHF）管理的综合指南包括美国心脏病学会基金会 / 美国心脏协会（ACCF/AHA）心力衰竭管理指南[1]、美国心力衰竭协会（HFSA）综合实践指南[2,3] 和欧洲心脏病协会（ESC）工作组指南[4]。

ADHF 患者的评估和管理包含 3 个阶段[2,5,6]：

1. 初步评估、监测、处理和治疗。此阶段通常发生在急诊室。

2. 持续的病情评估和治疗。此阶段通常发生在急救护理室或遥测监护室内，以减轻充血、启动和（或）优化指南明确的医疗方案（GDMT）、进一步评估和处理诱发或加重心力衰竭的可逆因素为治疗目标。

3. 出院计划及出院后随访。

二、急诊室内的初步评估和治疗

在初步评估以呼吸困难为主要症状的急诊患者时，需要解决许多重要问题。这时候应全面考虑、综合处理，做到边诊断边治疗。

1. 患者的病情是否因缺氧、呼吸衰竭、低血压、全身灌注不足、心动过缓和（或）心动过速而即刻危及生命？患者是否需要进行机械通气、静脉注射血管活性药物、主动脉内球囊扩张或其他机械循环支持治疗？是否需要心室起搏或心脏复律？

2. 急性冠状动脉综合征（ACS）是否会导致患者发生心力衰竭？患者是否需要紧急前往心导管室进行经皮冠状动脉介入治疗（PCI）？

3. 患者是否存在心力衰竭？是否有其他因素导致患者出现心力衰竭症状？

4. 是否存在引起或促进急性心力衰竭失代偿的诱发因素？

5. 治疗应以迅速缓解症状并避免进一步的损伤为原则：缓解肺充血、改善高血压，同时不引起低血压、心律失常、电解质异常、肾功能障碍、心肌损伤或呼吸功能损伤。

6. 患者是否需要在冠心病重症监护室（CCU）或遥测监护楼层住院治疗？是否需要在急诊室或观察室进一步监测病情进展？或者可以出院回家？

（一）初步评估

评估急性呼吸困难的患者是否存在可能需要紧急干预的肺功能不全或血流动力学不稳。对气促、低氧且不能立即通过鼻饲给氧纠正、呼吸窘迫或精神状态改变的患者，应考虑无创通气或气管插管。虽然动脉血气测定不常规用于评估 ADHF 患者，但对即将发生呼吸衰竭或存在严重肺部疾病的患者，应该进行动脉血气测定。呼吸性酸中毒患者应进行气管插管和机械通气治疗。

EHFS Ⅱ 研究结果表明，ACS 是 42% 的新发心力衰竭患者和 23% 的既往心力衰竭患者的诱发因素。ACS 患者的常见症状为心前区疼痛[7]。最

近的共识文件指出，在肌钙蛋白升高的情况下，ST 段抬高或新发的左束支传导阻滞是紧急冠状动脉干预的治疗指征之一，因此 12 导联心电图检查是早期评估可疑急性失代偿性心力衰竭患者的重要手段[1,8]。若心电图显示 ST 段压低和（或）T 波倒置，再结合心肌缺血的临床症状及肌钙蛋白的升高，则可认为患者患有 ACS[9]。仅有 ST-T 波改变不能诊断冠状动脉缺血或梗死，因为在其他诸如急性心包炎、早期复极模式、左束支传导阻滞、左心室肥大及 Brugada 综合征等情况下也可有 ST-T 波改变[10]。心电图检查有助于识别潜在的需紧急治疗的心律失常，如房颤伴快速心室反应、室性心动过速和传导阻滞。

尽管心电图检查诊断房颤的特异性高达 0.93，阳性似然比 3.8，但它无法鉴别心力衰竭与其他导致呼吸困难的病因（敏感性 0.5、特异性 0.78，以及阳性似然比 2.2）[11]，因为心脏收缩功能障碍的患者通常都存在着心电图的异常。一项针对 534 名疑似心力衰竭患者的筛查研究显示，有 96 名患者的超声心动图发现收缩功能障碍，其中有 90 人存在房颤、既往心肌梗死、左心室肥大、束支传导阻滞或电轴左偏等严重心电图异常，无一例正常心电图；而在其余 438 名左心室收缩功能正常的患者中，有 169 人也表现出明显的心电图异常[12]。

ST 段抬高型心肌梗死、慢性心力衰竭急性失代偿或心肌炎所致急性心力衰竭可伴发低血压、终末器官灌注不足和肺充血，患者常有窦性心动过速、血压过低、脉压小及肺部和全身静脉充血等临床表现，需要正性肌力药和（或）血管加压药对症治疗、肺动脉导管插管引导治疗及主动脉内球囊反搏（IABP）、心室辅助泵（Impella）、左心室辅助装置（TandemHeart）或体外生命支持（ECLS）等机械支持治疗[8]。

建议呼吸困难和具有心力衰竭相似症状体征的患者测定 BNP 或 NT-proBNP。当有一个中度心力衰竭预测概率，并且这个值不是很低就是很高时，使用这两种生物标记物是最有帮助的。年龄、性别、肾功能和肥胖均可影响利尿钠肽水平，因此这种水平不应孤立地加以解释，而需全面结合临床情况进行解析。

BNP ＜ 100pg/ml 的敏感性、特异性、阴性预测值和阳性预测值分别为 90%、76%、79% 和 89%[13]。BNP 水平随年龄增长而增加：70 岁以下患者 BNP ＞ 400pg/ml 的敏感性为 60%、特异性为 95%、阳性预测值为 86%、阴性预测值为 81%、诊断准确率为 82%；70 及 70 岁以上患者 BNP ＞ 400pg/ml 的敏感性为 65%、特异性为 83%、阳性预测值为 86%、阴性预测值为 60%、诊断准确率为 72%[14]。在急性呼吸困难患者中，约 75% 的患者 BNP 水平较低（＜ 100pg/ml）或较高（＞ 400 ～ 500pg/ml）。若 BNP ＜ 100pg/ml，则心力衰竭不太可能是导致呼吸困难的病因。若 BNP ＞ 500pg/ml，则心力衰竭的阳性预测值或可达到 90%。BNP 水平在 100 ～ 500pg/ml 时，需考虑其他可引起 BNP 升高的原因，如稳定性慢性左心室功能障碍、肺心病所致右心室衰竭、急性肺栓塞或肾功能不全。心力衰竭患者可能在以下几种情况中 BNP 水平正常：发病后 1 ～ 2h 内出现急性肺水肿；左心室逆行性心力衰竭，如急性乳头肌破裂伴急性二尖瓣反流；肥胖。体重指数（BMI）＞ 35kg/m^2 的急性呼吸困难患者，BNP ≤ 60pg/ml 可排除心力衰竭，BNP ≥ 200pg/ml 则考虑心力衰竭。慢性肾功能不全时 BNP 会升高，所以预估肾小球滤过率（eGFR）＜ 60ml/min 的患者 BNP ≤ 200 ～ 225pg/ml 可排除心力衰竭。无论有无心力衰竭，肥胖人群的 BNP 水平都较低[15,16]。BNP 水平似乎随 BMI 的增加呈线性下降趋势。一般来说，在慢性心力衰竭患者中，BNP 水平较基线值变化＞ 50% 表明心力衰竭加重。鉴于不同患者之间存在个体差异，BNP 的改变不一定代表急性临床事件，因此在解析 BNP 结果时仍存在巨大的斟酌空间[17]。

呼吸困难患者 NT-proBNP ＜ 300pg/ml 可基本排除心力衰竭，其阴性预测值可达 99%，且不受年龄和 BMI 的影响[18]；NT-proBNP ＞ 900pg/ml 预测呼吸困难患者心力衰竭的敏感性为 90%、特异性为 85%、阳性预测值为 76%[19]。NT-proBNP 的下限取值为 450、900 和 1800pg/ml 时所对应的年龄段分别为＜ 50 岁、50 － 75 岁和＞ 75 岁，此种年龄分层不仅可减少年轻患者的假阴性率和老年患者的假阳性率，在不影响总体敏感性和特异性的同时提高总体阳性预测值，而且对诊断急性心力衰竭有高达 90% 的敏感性和 84% 的特异性[20,21]，可在各 BMI 范围内预测急性心力衰竭[22]。

（二）初步治疗

HFSA 和 ESC 指南建议低氧患者使用鼻导管或面罩给氧，不建议未缺氧患者供氧。指南还推荐重度呼吸困难和肺水肿的患者采用无创正压通气治疗[2,4]，且 ESC 指南特别推荐无创通气用于呼吸困难、肺水肿和呼吸频率达 20 次 / 分以上的患者。

ESC 指南建议对焦虑、不安、痛苦的患者，应考虑静脉注射硫酸吗啡以缓解上述症状、改善呼吸困难。然而，HFSA 指南则建议慎用硫酸吗啡，因为最新数据显示使用硫酸吗啡或可导致预后不良。

静脉襻利尿药是 ACF/AHA、ESC 和 HFSA 指南一致推荐的初步处理 ADHF 患者的一线药物，应在急诊时予以应用[1,2,4]。目前虽然缺乏随机安慰剂对照临床试验来确定利尿药在 ADHF 中的安全性和有效性，但大量观察试验表明，利尿药可以减轻充血、改善症状。利尿药对 ADHF 患者死亡率的影响暂无定论。

HFSA 指南没有对利尿药初始剂量提出具体建议。ACCF/AHA 指南建议，对已接受襻利尿药治疗的患者，初始剂量应等于或高于其长期口服的每日剂量，并采用间歇性静脉注射或连续输注方式给药[1]。ESC 指南建议，入院时可静脉注射呋塞米 20 ～ 40mg（或静脉注射 0.5 ～ 1.0mg 布美他尼或静脉注射 10 ～ 20mg 托拉塞米）作为初始剂量；对容量超负荷患者，根据肾功能和长期口服利尿药应用史，可考虑给予更高剂量的非肠道利尿药；在给予初始剂量后，也可考虑连续输注。ESC 指南还建议，在入院的第一个 6h 内呋塞米总剂量应＜ 100mg，第一个 24h 内＜ 240mg[5]。

（三）住院指征

HFSA 指南的住院建议详见表 10-1[2]。学术急救医学会 / 美国心力衰竭学会急性心力衰竭工作组在最新发表的共识文件中指出，可根据风险预测、出现并发症、对急诊治疗的初始反应和自理能力障碍将 ADHF 患者分为三组[23]。死亡率高或存在严重不良临床表现（低血压、缺氧、肾功能不全或心肌缺血 / 梗死）的患者应收住 CCU。

（四）确定诱因

早期确定可能导致或加剧心力衰竭失代偿的新发或慢性因素是评估 ADHF 患者的基本要务之一，可使患者尽快得到对症治疗，迅速减轻患者症状，改善可逆性心功能障碍，预防心力衰竭复发。可能导致或导致急性代偿性心力衰竭发展的条件详见表 10-2。

ADHF 患者常伴有并发症，而并发症会影响其住院治疗的效果。OPTIMIZE-HF 注册试验显

表 10-1 ADHF 患者住院建议

建 议	临床情况
建议住院治疗	严重失代偿性心力衰竭：低血压、肾功能恶化、精神状态改变
	静息时呼吸困难
	典型表现为静息下气促；氧饱和度＜ 90% 而无明显症状
	严重影响血流动力学的心律失常，包括新发的快速心房颤动
	急性冠状动脉综合征
考虑住院治疗	严重充血（即使没有呼吸困难）
	有肺部或全身充血的症状、体征（即使没有体重增加）
	严重的电解质紊乱
	合并下列情况： 肺炎 肺栓塞 糖尿病酮症酸中毒 短暂性脑缺血或脑卒中的相关症状 反复使用除颤器
	以前未诊断的、有全身或肺充血症状和体征的心力衰竭

转载自 Lindenfeld 等[2]

表 10-2　心力衰竭失代偿的可能诱因　　　　　　　　　（续　表）

冠状动脉疾病
心肌缺血
急性冠状动脉综合征
急性心肌梗死的机械并发症（室间隔缺损、心脏破裂）
瓣膜疾病：
二尖瓣反流：慢性加重或急性
进行性主动脉瓣狭窄
严重恶化的三尖瓣关闭不全
主动脉瓣关闭不全
心内膜炎
主动脉夹层
进行性心功能障碍：
潜在的进行性心功能障碍
身体、情绪或环境压力
心脏毒素：酒精、可卡因、甲基苯丙胺、化疗药物
右心室起搏
持续性心动过速
频发室性期前收缩
心肌疾病：
淋巴细胞性心肌炎
巨细胞性心肌炎
产后心肌病
结节病
未控制的高血压
饮食和药物依从性：
过量摄入盐和水
药物依从性差
医源性体积膨胀
心律失常：
心房颤动
心房扑动
其他室上性心律失常
复发性室性心动过速
心动过缓：窦房结功能障碍、传导阻滞、房颤伴心室反应迟缓
新发的左束支传导阻滞
非心脏疾病：
全身感染：败血症、肺炎、上呼吸道感染、尿路感染、病毒感染（尤其是流感）
肾功能不全
甲状腺功能失调
贫血
慢性阻塞性肺疾病、哮喘
睡眠呼吸暂停
肺栓塞
动静脉分流
尿道出口梗阻
心脏压塞

缺铁
脑血管意外
抑郁、痴呆和认知障碍
新近增加的负性肌力药物：
钙通道阻滞药：特别是非二氢吡啶类维拉帕米和地尔硫䓬
Ⅰa、Ⅰc和Ⅲ类抗心律失常药物：奎尼丁、普鲁卡因胺、丙吡胺、氟卡尼、索他洛尔、普罗帕酮、决奈达隆
β受体拮抗药
促进钠潴留的非心血管类药物：
非甾体类抗炎药、环氧合酶-2抑制药、激素、噻唑烷二酮类、普瑞巴林
化疗药：
蒽环类
单克隆抗体：曲妥珠单抗和贝伐单抗
紫杉烷类：紫杉醇和多西他赛
环磷酰胺
小分子酪氨酸激酶抑制药：舒尼替尼、索拉非尼、伊马替尼

示，61.3% 的 ADHF 患者存在一个或多个心力衰竭诱发因素，最常见诱因为肺炎 / 呼吸系统异常（15.3%）、缺血 /ACS（14.7%）、心律失常（13.5%）和控制不佳的高血压（10.7%），其他诱因还有未坚持药物治疗（8.9%）、未坚持饮食治疗（5.2%）等[24]。

1. 冠状动脉疾病

50%～70% 的 ADHF 患者患有冠状动脉疾病[7,25～30]，可表现为 ACS 合并心力衰竭或 ADHF 伴有潜在冠状动脉疾病。

2. 合并心力衰竭的 ACS

10%～20% 的 ACS 患者发病时伴有心力衰竭，另有 10% 的患者在住院期间发生心力衰竭。ST 段抬高型心肌梗死所致的 ACS 患者常表现出胸痛症状，并伴随具有诊断意义的心电图改变，以及反映实质性心肌损伤的生物标志物水平的升高[29]。若 ST 段抬高型心肌梗死患者发病时或住院后合并有心力衰竭，则其院内和出院后死亡率均显著升高[29-32]。ACS 患者入院后发生心力衰竭的风险高于其发病时的风险[30,32]。Killip 分级法评估心力衰竭严重程度是预测 ACS 合并心力衰竭患者死亡率的有效指标。Killip Ⅱ级或Ⅲ级患者的院内死亡率是 Killip Ⅰ级患者的 4 倍，Killip Ⅳ级（心

源性休克）患者的院内死亡率是 Killip Ⅰ 级患者的 10 倍[30,32]。并发心力衰竭的不稳定型心绞痛患者的死亡率比单纯的心绞痛患者升高了 4 倍[31]。

全球急性冠状动脉事件登记（GRACE）试验中共有 16 166 名 ACS 患者记录在案，其中并发心力衰竭的 ACS 患者行导管插入术和冠脉介入术（PCI）的概率较低，且 β 受体拮抗药和他汀类药物的应用也较少[31]。美国国家心肌梗死登记（NRMI）显示，合并心力衰竭的 ACS 患者极少应用阿司匹林、肝素、静脉注射用硝酸甘油和 β 受体拮抗药等药物，采取 PCI 或冠状动脉搭桥术（CABG）治疗的概率也比未合并心力衰竭的患者更低（40% 和 20%）[32]。

对不稳定型心绞痛患者早期应用 ACC/AHA 指南进行快速风险分层能否减少不良结局（CRUSADE）计划（2.8% 的患者有 HF）的结果分析表明，并发射血分数保留性心力衰竭的非 ST 段抬高型心肌梗死患者的死亡率（5.7%）明显高于未并发心力衰竭和心脏收缩功能障碍的患者（1.5%），而与未并发心力衰竭和收缩功能障碍患者的死亡率（5.8%）相当，同时并发心力衰竭和收缩功能障碍的患者死亡率（10.7%）最高。无心力衰竭伴收缩功能障碍和心力衰竭伴或不伴收缩功能障碍的患者进行心导管术和 PCI 的比率较低。心力衰竭患者接受阿司匹林、氯吡格雷、糖蛋白 Ⅱb/Ⅲa 抑制药、肝素、β 受体拮抗药和他汀类药物的频率低于无心力衰竭和收缩功能维持的患者[33]。

目前各大指南均认为并发心力衰竭的 ACS 患者应在心导管室进行紧急冠状动脉造影和 PCI 治疗[1,2,9,34,35]。

3. 伴有潜在冠状动脉疾病的 ADHF

据统计，50%～70% 的 ADHF 患者伴有冠状动脉疾病。注册试验数据表明，冠心病与较高的院内和出院后死亡率有关。OPTIMIZE 注册试验显示冠心病患者院内死亡率为 3.75%、出院后 60～90d 死亡率为 9.2%，非冠心病患者分别为 2.9% 和 6.9%[36]。

ADHF 患者的多中心登记结果显示，冠状动脉造影的诊断率总体较低：OPTIMIZE-HF 为 8.7%[36]，ADHERE 为 10%[25]，EHFS 为 16%[27]，而 EHFS Ⅱ 为 36.5%（EHFS Ⅱ 登记了住院一年内的血管造影情况）[7]；OPTIMIZE-HF 中，仅 18.6% 的新发心力衰竭患者接受了冠状动脉造影[36]。冠状动脉血运重建率也较低：ADHERE 中 PCI 8.1%、CABG 1.8%[25]，EHFS 中 PCI 4%、CABG 3%[27]，EHFS Ⅱ 中 PCI 8.4%、CABG 1.8%[7]，OPTIMIZE-HF 中 PCI 1.3%、CABG 1.0%[37]。

OPTIMIZE-HF 显示，未行血运重建的冠心病心力衰竭患者出院后死亡率（10.6%）高于无冠心病的心力衰竭患者（6.9%），而已行血运重建的患者与无冠心病的心力衰竭患者出院后死亡率相当[36]。

根据 OPTIMIZE-HF 注册试验数据分析在心力衰竭患者住院期间行冠状动脉造影是否对疾病的护理和预后有影响[37]，该数据显示 8.7% 的患者进行了冠状动脉造影，其中有 27.5% 还进行了血运重建。行血管造影的冠心病患者出院时倾向于阿司匹林、他汀类药物、β 受体拮抗药和血管紧张素转化酶抑制药等治疗，其死亡率与出院 60～90d 再住院率均显著低于未行造影的患者（死亡率 HR=0.31，P=0.004；死亡或再住院率 HR=0.65，P=0.003）。上述结果表明，早期行冠状动脉造影和血运重建可能对住院的冠心病和 ADHF 患者有益。

由于以上数据均来源于注册试验，因此无法解释未测量的变量及存在选择性偏差的结果。在缺血性心力衰竭随机手术治疗（STICH）试验中，通过对 LVEF ≤ 35% 且可行 CABG 的冠心病患者随机选择药物治疗或药物加 CABG 治疗的分析发现，患者的死亡率与任何因素都不相关；然而，当纳入早期交叉治疗后，行 CABG 的患者 5 年死亡率较低（25% vs. 42%；HR=0.50，P=0.008）。心肌活力或诱导心肌缺血检测无法区分单纯药物治疗和 CABG 治疗后患者是否具有不同的生存获益[38-40]。

多种临床实践指南都建议用冠状动脉造影评估慢性心力衰竭患者，但并没有详述该项有创性检查的应用时机和适应证。由于缺乏 ADHF 患者行冠状动脉造影和血运重建的可靠数据，因此目前应根据患者的偏好、症状、临床表现、并发症、血运重建的候选资格和接受血运重建的意愿等进行个性化治疗。冠状动脉造影一般被用于心力衰竭和心绞痛患者血运重建的可行性评估[1,2]。建议新发心力衰竭、无心绞痛和未知的冠心病状态、以及无明显诱因、无心绞痛和已知冠心病的新发或恶化的心力衰竭患者采用无创冠状动脉成像或冠状动脉造影。HFSA 指南对 ADHF 患者冠脉疾病评估的建议见表 10-3[2]。

4. 未控制的高血压

高血压是失代偿性心力衰竭的重要诱因，尤其是在黑人、妇女和射血分数保留型心力衰竭（HFpEF）患者中极为常见。OPTIMIZE-HF 注册试验显示，未控制的高血压是 10.7% 的患者心力衰竭失代偿的诱因之一[24]。ADHERE 注册试验显示，有近 50% 失代偿性心力衰竭患者的初始血压 > 140/90mmHg[25]。不遵循抗高血压的药物治疗方案可能导致血压突然升高，心力衰竭加速恶化或急性肺水肿[1,14]。

5. 心律失常

OPTIMIZE-HF 注册试验结果显示，心律失常是 13.5% 的患者心力衰竭失代偿的诱因。30%～40% 的 ADHF 住院患者存在心房颤动（AF）[24]。相关报道表明，约 20% 的 ADHF 患者出现新发或新近诊断的房颤[7,27,35,42～45]。AF 与心房收缩失调有关[33,44,45]。在心力衰竭（特别是 HFpEF）患者中，AF 可能与显著的左心室充盈减少、肺毛细血管楔压（PCWP）升高和心排血量降低有关；在快速 AF 中，心室充盈能力进一步受损，心肌缺血和（或）肺水肿可能加重[46,47]。

心房扑动、其他室上性心动过速和室性心动过速也可诱发急性心力衰竭。频发室性早搏（PVC）可能与室早相关性心肌病有关，或与基于已有的心肌病而加重的心力衰竭和左心室功能障碍有关。在 24 小时动态心电图监护仪上，20%～24% 的 QRS 波群可鉴别出左心室收缩功能障碍的患者，此类患者的症状可能因 PVC 消融而改善[48-51]。

6. 未坚持药物和饮食治疗

钠和液体的过量摄入可能导致心力衰竭失代

表 10-3　HFSA 指南中 ADHF 患者的冠状动脉疾病评估

建议对所有慢性心力衰竭患者持续进行冠状动脉疾病危险因素的持续评估，与 LVEF 无关（证据强度 =A）

建议根据患者的偏好、并发症、心绞痛相关症状及接受血运重建的资格和意愿，对冠状动脉疾病进行个性化诊断（证据强度 =C）

建议对有心力衰竭和心绞痛症状的患者进行冠状动脉造影检查，以评估其血运重建的可行性（证据强度 =B）

在初次诊断 AP 且症状无明显原因而恶化的任何时间，建议对有心力衰竭、无心绞痛、已知冠状动脉疾病的患者应进行风险评估，可采用无创冠状动脉成像和（或）冠状动脉造影以了解冠状动脉疾病的严重程度和缺血情况（证据强度 =C）

建议有心力衰竭、无心绞痛、冠状动脉疾病状态不明的冠心病高危患者行无创冠状动脉成像和（或）冠状动脉造影，以评估冠心病的严重程度和缺血情况（证据强度 =C）

建议有心力衰竭、无心绞痛、冠状动脉疾病状态不明的冠心病低危患者考虑行无创冠状动脉成像，也可酌情行冠状动脉造影（证据强度 =C）

应考虑下列影像学检查中的任何一项，以评估组织缺血和心肌活力情况：

运动或药物应激性心肌灌注成像

运动或药物应激性超声心动图

心脏磁共振成像（MRI）

正电子发射断层扫描（PET）（证据强度 =B）

转载自 Lindenfeld 等[2]

偿。OPTIMIZE-HF 注册试验显示，不坚持低盐饮食是 5.2% 的 ADHF 住院患者心力衰竭失代偿的诱因之一，不坚持服药是 8.9% 的患者心力衰竭失代偿的诱因之一 [24]。据某些单中心研究报道显示，不坚持心力衰竭的饮食或药物治疗是非常常见的失代偿诱因 [52,53]。与医疗依从性差相关的因素包括：更高的 NYHA 功能分级、少数民族、经济和缺乏可感知社会支持。患者对药物治疗依从性障碍的认知缺乏可能也是依从性差的根本原因。常见的依从性障碍包括忘记服药，药物费用过高，每天服用过多药物，服药过于频繁，以及相信少吃一剂药物不会对病情产生不利影响 [54,55]。

由于心力衰竭患者的中央动脉容积受体的激活和血管紧张素 II 水平的增加，其大脑口渴中枢持续受到刺激，产生口渴感，进而导致水钠摄入过量 [56-59]。对严重心力衰竭的患者而言，合理应用血管紧张素转化酶抑制药（ACEI）或血管紧张素受体阻滞药（ARB）或达到目标治疗剂量都是非常棘手的问题。此外，老年患者通常存在化学感觉障碍，导致机体对盐的检测能力和敏感性降低，而对盐的亲和力和摄入量增加。在限钠超过 2 个月后，机体对盐的亲和性可能向正常方向改变 [60]。患者一般不知道食物的含盐量或认为不需要限制钠的摄入。仔细回顾患者饮食中钠和游离水（包括水果等隐性来源）的摄入史是评估 ADHF 患者的重要组成部分。

7. 肺炎或其他肺部疾病

OPTIMIZE-HF 注册研究显示，肺炎及其他急性呼吸系统问题是 ADHF 住院患者最常见的诱发因素之一（15.3%）[24]。肺部感染可改变肺功能，引起缺氧，增加代谢需求，且心力衰竭患者对肺部感染的耐受性较差。慢性阻塞性肺疾病患者的肺充血会损害已在恶化边缘的肺功能；心力衰竭患者的血液处于高凝状态，肺栓塞可能是心力衰竭失代偿的原因之一 [61-64]。睡眠呼吸障碍在心力衰竭患者中很常见，它通过导致缺氧、增加交感神经系统活性和引起或加重高血压而加重心力衰竭，并与左心室重塑、随冠状动脉疾病进展的内皮功能障碍、左心室肥大和心房颤动有关 [65-67]。

8. 感染

全身细菌或病毒感染（肺炎、尿路感染、流感）是心力衰竭加重的常见诱因。感染增加了代谢需求。此外，脓毒症可通过激活促炎细胞因子的释放介导可逆性心肌功能障碍 [68-69]。

9. 甲状腺疾病

甲状腺功能减退和亢进可引发或加重心力衰竭。所有 ADHF 患者入院时都应进行甲状腺功能检查。约 20% 的 ADHF 患者在院外已接受甲状腺疾病治疗，因此应在住院期间对其治疗进行再评估 [70,71]。胺碘酮引起的甲状腺功能亢进（AIT）可导致严重恶化的难治性心力衰竭（伴或不伴新发或恶化的心律失常）。AIT 临床表现多变，常与其他类型的甲亢相似，但 AIT 多发生于老年患者，可表现为食欲减退、抑郁、少动、震颤、神经过敏和不耐热等非典型"冷"症状 [72]。

10. 药物

许多非心脏药物可以加速心力衰竭恶化。非甾体类抗炎药和环氧化酶 -2 抑制药可抑制肾脏的生理性血管舒张、利钠性前列腺素的产生，促进水钠潴留，导致肾功能恶化，抑制 ACEI 的作用，增强利尿药抵抗，并增加心力衰竭患者的住院风险 [73]。

降糖药噻唑烷二酮（TZD）（吡格列酮和罗格列酮）与下肢水肿、新发或恶化的心力衰竭有关 [74]。其原理是 TZD 刺激过氧化物酶体增殖物激活受体 γ（PPARγ），PPARγ 调节激活集合管上皮细胞钠离子通道（ENaC），并刺激近端小管钠转运蛋白，导致水钠潴留 [75,76]；此外，TZD 可降低全身血管阻力，升高下肢毛细血管灌注压，进而导致液体外渗；TZD 还可增加血管内皮生长因子的释放，改变血管通透性，导致患者水肿 [77]。

胰岛素通过刺激近端小管、髓襻和远端小管中的多种钠转运体而引起钠潴留 [74]。普瑞巴林常被用于治疗糖尿病周围神经性疼痛，有报道称其会加速心力衰竭失代偿 [78]。

许多常规和靶向生物抗癌药物均有心脏毒性，常导致心脏损伤 [79-83]。可卡因、酒精过量和甲基苯丙胺也与心力衰竭恶化有关 [84-89]。

许多心脏药物具有负性肌力作用，可加重心

力衰竭。初次使用 β 受体拮抗药或增加其剂量可导致心力衰竭恶化，特别是加重具有严重心室功能障碍和近期进行正性肌力药物治疗患者的心力衰竭。钙通道阻滞药（CCB），尤其是非二氢吡啶类 CCB，与心力衰竭恶化有关。许多抗心律失常药物也可加重心力衰竭，包括奎尼丁、普鲁卡因胺、丙吡胺、氟卡尼、索他洛尔、丙酮和决奈达隆等。

11. 右心室起搏

右心室起搏可引起心脏电 - 机械激活模式异常，发生心室不同步，从而对左心室功能和血流动力学产生不良影响，进而导致心脏结构、功能素乱和临床性心力衰竭。

已安装单导联起搏器或植入式心律转复除颤器（ICD）的患者可在 β 受体拮抗药或胺碘酮治疗后出现窦性心动过缓，并在近期心室起搏时出现心力衰竭加重现象。类似的情况也可发生于 β 受体拮抗药或胺碘酮治疗的房颤患者，此类患者心室反应较慢，可以通过起搏器来减少房颤起搏，或升级为双心室起搏设备来改善病情[90,91]。

12. 肾功能不全

肾功能不全在 ADHF 患者中很常见。ADHERE 注册研究显示，30% 的患者存在慢性肾功能不全，21% 的患者肌酐 > 2.0mg/dl[25]。OPTIMIZE-HF 注册研究显示，ADHF 患者的肌酐平均值为 1.8mg/dl[92]。高尿素氮和肌酐可能是低心排血量、高充盈压和（或）神经激素激活所致的肾脏低灌注的临床表现。发生心力衰竭时，肾皮质血流减少，肾小管间质损害可因局部肾脏灌注减少和静脉充血增加而加重。蛋白尿是肾小球完整性丧失和肾小管损伤的表现，可见于心力衰竭患者。高白蛋白负荷也可能导致肾小管损伤[93]。此外，心力衰竭患者通常都存在心脏和肾脏疾病（包括糖尿病和高血压）的危险因素，这些危险因素可能导致肾功能不全，而与心力衰竭引起的血流动力学素乱无关。肾功能的逐渐下降或急性减低会降低肾脏对钠和水的清除率，加重利尿药抵抗，导致血压控制不良，引发高钾血症，加重贫血，而上述的所有改变均会加重心力衰竭。

良性前列腺肥大在 50 岁以上的男性中很常见，其可能导致尿路梗阻、肾功能受损和 ADHF 男性患者心力衰竭恶化。在 51 — 60 岁男性中，组织学诊断为前列腺增生的患病率从 40% 上升至 50%，80 岁以上男性中则达到 80% 以上[94]。明尼苏达州奥姆斯特德县展开的一项研究发现，有 13% 的 40 — 49 岁男性和 28% 的 70 岁以上男性存在中度至重度下尿路梗阻症状[95]。膀胱扫描可容易评估尿路梗阻。对肌酐或利尿药耐药性升高的 ADHF 住院患者进行常规膀胱扫描，有助于确定下尿路梗阻。通过放置尿管来缓解尿路阻塞，可改善肾功能，缓解利尿药抵抗、肺部和全身静脉充血及心力衰竭症状。

三、持续的病情评估与治疗

HFSA 指南中的 ADHF 患者治疗目标详见表 10-4[2]。

大多数患者的心力衰竭症状在利尿治疗后的 1 ~ 6h 内有显著改善[96]。ACCF/AHA、HFSA 和 ESC 指南建议，当利尿药不足以缓解症状时，应加大剂量或增加第二种噻嗪类或类似噻嗪类利尿药（氢氯噻嗪、氯噻嗪或美托拉宗），HFSA 和 ESC 指南还建议连续输注襻利尿药。ACCF/AHA

表 10-4 HFSA 指南中的 ADHF 患者治疗目标

ADHF 患者治疗目标 [2]
改善症状，特别是充血和低排血量症状
恢复正常的氧合作用
优化容量状态
确定病因
确定和处理诱因
优化长期的口服用药方案
减少不良反应
确定可能通过血运重建获益的患者
确定可能通过器械疗法获益的患者
明确血栓栓塞的风险和抗凝血治疗的需求
心力衰竭药物治疗和自我管理的患者教育
考虑并在可能的情况下启动疾病管理计划

HFSA. 美国心力衰竭学会（转载自 Lindenfeld 等[2]）

指南提出，在应用襻利尿药治疗的同时，增加低剂量多巴胺可促进利尿、保留肾功能。

ACCF/AHA、HFSA 和 ESC 指南建议，容量过载的患者可用静脉 - 静脉超滤治疗充血性症状和减轻容量。ACCF/AHA 指南建议药物治疗无效的顽固性充血患者可采用超滤疗法。HFSA 指南提出超滤或可替代利尿药。

ACCF/ACC、HFSA 和 ESC 指南强调，在开始利尿治疗后，需认真监测生命体征、充血症状和体征、尿量、电解质和肾功能。过度利尿可能导致低血压和心排血量减少。在襻利尿药诱导的排钠过程中，随着间质液从间质向血管内转移，血管内的液体容积一般通过血管回流或再平衡来维持，回流速率因人而异。利尿快时，利尿率可能大于回流率，从而导致血管容量过低、心脏充盈不足，即使存在持续性容量超载，临床上仍可表现为低血压。HPpEF 患者发生利尿引起的低血压的风险更大，这些患者容量负荷小、舒张期充盈曲线陡峭，血管容积的适度减少即可导致心脏充盈减少和心排血量的显著降低。由于维持正常心排血量需增强心室舒张压，而利尿可降低心室舒张压，这使患者对常规治疗使用的其他血管扩张药的降压作用更加敏感，因此充盈性或限制型心肌病患者可能在持续容量负荷的情况下仍存在着利尿药引起的低血压 [2,97]。

ACCF/AHA 和 HFSA 指南建议，在用利尿药治疗 ADHF 患者的呼吸困难时，如未发生症状性低血压，则可静脉注射硝酸甘油、硝普钠或奈西立肽进一步改善症状。利尿治疗时应监测血压，一旦出现症状性低血压，立即停止或减少剂量 [2,97]。ESC 指南推荐将硝酸甘油（NTG）或硝普钠应用于肺充血 / 水肿患者，使患者 SBP ＞ 110mmHg 以降低 PCWP。急性心肌梗死患者慎用硝普钠。

ACCF/AHA 和 HFSA 指南建议，静脉注射正性肌力药多巴酚丁胺、米力农和多巴胺（只有 ACCF/AHA 建议）仅适用于左心室扩张、左心室收缩功能障碍、心排血量低或终末器官功能障碍的患者。此类患者常有低血压、低灌注表现，如皮肤湿冷、四肢冰凉、尿量减少和精神状态改变。

上述药物也可用于充盈压升高、利尿药和肠外血管扩张药反应不足或利尿药治疗后肾功能恶化的患者 [2,98]。指南强调，目前尚未发现 ADHF 患者常规使用正性肌力药物的证据。正性肌力药可引发低血压、增加房性和室性心律失常的风险，因此应用正性肌力药治疗的患者应频繁测量血压，并持续监测心率 [2,98]。ESC 指南指出，只有当患者存在低血压（收缩压 ＜ 85mmHg）和低灌注的证据时，才可使用正性肌力药物。

ACCF/AHA 指南建议，在无血流动力学不稳定、肾功能恶化及低钾血症的情况下，需继续对因 ADHF 住院的 HFrEF 患者进行包含 ACEI 或 ARB、β 受体拮抗药和盐皮质激素受体拮抗药（MRA）在内的药物治疗（GDMT）。此外，ACCF/AHA 指南建议重新评估 ADHF 患者入院时的用药情况，并对尚未进行 GDMT 的 HFrEF 患者启用 GDMT 方案。HFSA 指南建议在心力衰竭患者住院期间完善药物治疗方案，其中应包括 ACEI 和 β 受体拮抗药。ESC 指南建议对 HFrEF 患者使用 ACEI 或 ARB、β 受体拮抗药和 MRA，并酌情上调剂量；并提出应用地高辛来改善心力衰竭症状、降低严重收缩性心力衰竭患者的心力衰竭住院风险。

HFSA 指南建议，患有中度低钠血症（血清钠 ＜ 130mEq/L）的 ADHF 患者每天应限制液体摄入量少于 2L，更严重的低钠血症（血清钠 ＜ 125mEq/L）患者则应采取更严格的液体限制。ACCF/AHA 指南建议限制低钠血症 ADHF 住院患者的液体摄入，并优化用药方案，以调节肾素 - 血管紧张素 - 醛固酮系统（RAAS）和减少口渴；建议 ADHF 住院患者增加血管加压素拮抗药，因为患者可能存在持续性的严重低钠血症和容量负荷（高容量低钠血症），尽管有限制水和 GDMT 优化，但还可能存在风险或有认知障碍。

ACCF/AHA 和 ECS 指南不推荐 ADHF 住院患者常规进行含肺动脉导管的有创性血流动力学监测。对以下患者可考虑使用肺动脉导管（PA）插入术的情况有：药物治疗无效、持续性显著低血压、治疗后肾功能明显恶化或容量状态和心脏充盈压力不确定。

ACCF/AHA、ECS 和 HFSA 指南均建议，在无抗凝血禁忌证且风险 - 效益比良好（ACCF/AHA）的前提下，未经抗凝血治疗的 ADHF 住院患者可接受静脉血栓栓塞（VTE）预防和抗凝血药物治疗。HFSA 指南推荐使用机械装置（如间歇式气动压力系统或分级压力袜）预防有抗凝血禁忌证的 ADHF 住院患者发生 VTE。

第 11 章
急性失代偿性心力衰竭的治疗

Acute Decompensated Heart Failure: Treatment-Specific Therapies

Daniel Fishbein　著

吴青青　译

关于急性失代偿性心力衰竭（ADHF）的治疗目前尚缺乏具有前瞻性的随机临床试验来为我们提供临床指导。许多指南建议都是基于广泛的临床经验、注册研究数据、Meta 分析和小样本的前瞻性随机临床试验。

一、氧疗

对于缺氧 ADHF 患者，建议常规给予氧气（ESC、ACC / AHA 和 HFSA 指南）。氧疗可以提高全身和心肌氧合从而改善患者的症状和临床预后。对于急性心肌梗死并发心力衰竭患者，推荐给予氧疗。在一些患者中，氧气可能会降低肺血管阻力，改善右心衰竭。但在正常氧饱和度的情况下不推荐给予常规氧疗。高浓度的氧气可导致患有慢性阻塞性肺部疾病的患者发生呼吸抑制和高碳酸血症。在稳定的轻度 - 中度心力衰竭和左心室收缩功能障碍的患者中，高浓度的氧疗已被证明会降低心排血量并增加全身血管阻力[1]。

二、吗啡

吗啡用于治疗 ADHF 已经有几十年的历史了。吗啡的应用可以减轻患者呼吸困难和焦虑的症状，从而导致交感神经张力降低，前后负荷减少和静脉舒张[2]。其中静脉舒张是由组胺释放所介导，而非阿片类受体[3]。目前关于吗啡是否会降低 ADHF 左心室充盈压力还存在争议[4]。此外，吗啡可导致恶心及呼吸动力降低等不良反应。支

持在 ADHF 中使用吗啡的前瞻性数据很少[5, 6]。一些研究表明吗啡治疗增加了 ADHF 患者不良事件的发生概率。ADHERE 的一项分析发现静脉注射吗啡是院内不良事件的预测因子[7]。接受过吗啡治疗的患者后期需要机械通气治疗的概率更高（15.4％ vs. 2.8％），住院时间中位数更长（5.6d vs. 4.2d），ICU 入院率更高（38.7％ vs. 14.4％），院内死亡率更高（13.0% vs. 2.4%）（$P < 0.001$）。在风险调整和排除通气患者后，吗啡仍然是死亡率的独立预测因子，其 HR 为 4.84（$P < 0.001$）。HFSA 指南建议应谨慎使用吗啡，特别是在精神状态异常或呼吸道驱动受损的患者中[8]。

三、无创通气

严重失代偿性心力衰竭患者可出现急性呼吸困难和严重缺氧的症状，这与液体外渗进入肺泡，表面活性剂被稀释，氧摄取减少，肺泡萎陷，肺内分流和 V/Q 不匹配有关。正压通气会减少呼吸功，改善氧合作用，通过改善肺泡塌陷来提高肺顺应性，减少呼吸窘迫，减少后负荷，增加心脏排血[9]。因此，ADHF 和急性心源性肺水肿患者可采用无创通气方法（NIV），后者也称为无创正压通气（NPPV）治疗。

目前临床上常用的 NIV 有两种方式。第一种是持续气道正压通气（CPAP），即在整个呼吸循环中保持相同的正压。第二种是无创间歇性正压通气（NIPPV），也称为双水平无创压力支持通气

（NIPSV），即吸气期间增加气道压力。

几项小型单中心随机试验的 Meta 分析发现急性心源性肺水肿患者联合 NIV 与标准治疗后，患者的死亡率和插管 / 机械通气的需要显著降低。CPAP 的证据水平 > NIPPV[10,11]。还有一项 Meta 分析比较了 CPAP 和 NIPPV 在治疗急性心源性肺水肿患者的疗效，发现 NIPPV 组新发心肌梗死发生率增加（相对风险 1.99；P=0.03）[11]。这一发现主要是从一项随机接受 CPAP 或 NIPPV 的 27 例急性肺水肿患者的小型试验研究结果得出[12]。

三种心源性肺水肿干预（3CPO）试验将 1069 例急性心源性肺水肿患者随机分为标准氧疗、CPAP 或 NIPPV 三组。接受标准氧疗的患者与接受 NIV 的患者之间的 7d 死亡率无显著差异。接受 CPAP 或 NIPPV 的患者的 7d 的死亡或插管复合终点没有显著差异。但 NIVZ 治疗 1h 后患者的呼吸困难、心率异常、酸中毒和高碳酸血症等症状的改善更为明显。接受标准氧疗的患者和接受 NIV 的患者气管插管、入住重症监护室和心肌梗死的发生率基本一致。接受 CPAP 的患者和接受 NIPPV 的患者在上述方面亦没有显著差异。三组间心肌梗死发生率无显著差异。标准氧疗与 NIV 相比，CPAP 与 NIPPV 相比心肌梗死发生率均无差异[13]。但 3CPO 试验中对照组的插管率低于预期（2.8%），7d 死亡率低于预期（9.8%）。标准治疗和 NIV 之间的交叉率为 15.3%。较低的事件发生率使该研究对标准氧疗与 NIV 之间治疗差异的说服力有所降低。这可能是因为所研究的人群的病情还不够严重到可以显示出 NIV 的益处，而且对照组中一些稍严重的患者也接受了 NIV 治疗[14]。

随后两项包括 3CPO 试验患者在内的 Meta 分析发现，在急性心源性肺水肿患者中，与标准治疗相比 NIV 减少了患者的死亡率和气管内插管的需要[14,15]。Cochran 分析表明，与 NIPPV 相比，CPAP 应该作为 NIV 的第一选择，因为它相对安全性更高，有效性证据更多。

最近一项 Meta 分析比较了医院外 NIV 与标准疗法在治疗成人严重呼吸窘迫中的疗效发现，与标准治疗相比，紧急的院外 NIV 医疗服务可显著降低呼吸窘迫患者的院内死亡率（RR = 0.58）和气管内插管的需要（RR = 0.37）。7 项研究中的 4 项分析纳入的是疑似急性心源性肺水肿的患者。另外 2 项研究的对象包括心源性肺水肿和其他原因导致的呼吸窘迫[16]。

HFSA 指南建议"对于有肺水肿临床证据的严重呼吸困难患者，可考虑使用无创正压通气"（证据强度 A）。ESC 指南建议 NIV 可作为一项用来缓解肺水肿和严重呼吸窘迫症状或药物治疗未能改善症状的辅助治疗。

NIV 的禁忌证包括：即刻需要插管；因焦虑、意识水平下降或严重认知障碍而无法合作；无法忍受面罩；呕吐。不良反应包括：严重右心衰竭、高碳酸血症、焦虑、幽闭恐惧症、气胸和误吸。对于心源性休克、COPD 或严重右心衰竭患者应慎用[17]。对于有下列情况的患者应给予气管插管和机械通气：呼吸衰竭导致的高碳酸血症和呼吸性酸中毒；通过鼻导管、面罩或 NIV 等方式无法矫正的缺氧；极度虚弱；意识减弱和（或）无法维持或保护气道[18]。

四、利尿药

不同的利尿药其作用部位、机制，以及对钠和水排泄的影响各不相同。按作用在肾单位的位置（襻利尿药）、化学结构（噻嗪类）、作用方式（MRA，碳酸酐酶抑制药）和（或）特定生理效应（保钾利尿药）对利尿药进分类。图 11-1 概述了各类利尿药作用于肾单位的不同部位[19]。

（一）襻利尿药

1. 药代动力学 / 药理学

襻利尿药（LD）是治疗 ADHF 患者的一线药物。在所有利尿药中，LD 在静脉注射时起效最直接，对钠和水的排泄影响最大。呋塞米、布美他尼和托拉塞米属于磺胺类襻利尿药，能够可逆地结合并抑制髓襻升支粗段的上皮细胞顶膜上的 $Na^+\text{-}K^+\text{-}2Cl^-$ 协同转运蛋白，从而抑制该位点的钠转运。襻利尿药可增加 20% ～ 25% 的钠排泄量，并增加钠和水的排泄。协同转运蛋白的抑制也会

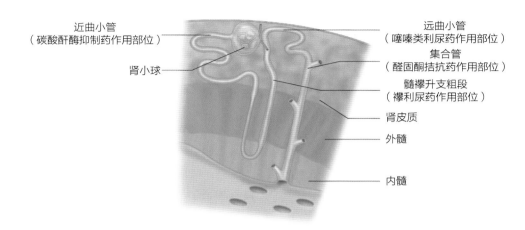

近曲小管
（碳酸酐酶抑制药作用部位）

肾小球

远曲小管
（噻嗪类利尿药作用部位）

集合管
（醛固酮拮抗药作用部位）

髓襻升支粗段
（襻利尿药作用部位）

肾皮质

外髓

内髓

▲ 图 11-1　利尿药作用于肾单位的示意图 [19]

抑制钙和镁的重吸收。增加的钠排泄在输送到远曲小管后又可通过钠钾协同转运蛋白增加尿钾的排泄。而在高醛固酮水平的 ADHF 患者中，这种作用会被明显增强。此外，襻利尿药还通过降低髓质间质中钠的浓度使集合管重吸收水的驱动力降低，因此给予 LD 治疗后尿液的渗透压会稍低于血浆 [19–26]。

依他尼酸是一种非磺酰胺襻利尿药，其通过干扰氯离子结合共转运系统，抑制肝脏和远端肾小管上行环路中钠和氯的重吸收，导致水、钠、氯、镁和钙的排泄增加。与其他 3 种襻利尿药相比，其利尿效果相对较差，在高剂量时可能还具有耳毒性，相对不溶于水，因此不适用于静脉给药。其用途仅限于对磺胺类 LD 过敏的患者 [27]。

LD 在肾小管中达到足够浓度才能发挥效果。因为 LD 可与血浆蛋白结合，因此能够真正到达髓襻环的 LD 是有限的。LD 被近端小管中的有机酸运输系统分泌到肾小管腔内。管腔内的药物浓度取决于剂量、生物利用度、肾血流量和近端小管分泌功能。在心力衰竭患者中由于肾血流量减少，进入近端小管的药物浓度也会降低。此外，在肾功能不全中，有机阴离子（例如血液尿素氮）的积累会与 LD 竞争结合有机阴离子转运蛋白受体的位点。因此这些患者需要的药物剂量更高 [20,25]。

襻利尿药具有 S 形剂量 - 反应曲线特征，当药物浓度低于起始浓度时不产生利尿反应（最小有效浓度），高于起始剂量后利尿反应急剧增加，

浓度上升到一定水平后再增加浓度并没有额外的利尿作用。利尿作用取决髓襻升支粗段中利尿药的"阈值"。在心力衰竭中，剂量反应曲线向下向右移动，因此需要更高浓度的 LD 才能产生利尿作用，并且峰值降低（图 11-2）[23]。

剂量反应曲线有诸多临床意义。首先，LD 必须在髓襻中达到有效的阈值浓度才能引起利尿反应。若利尿药量到达肾小管腔内的浓度低于最低有效浓度则无效，因此在应用襻利尿药时应一次给予足量的浓度，而不是频繁多次给予不适当的低剂量。但由于不同患者对于利尿药敏感性和药物动力学存在差异，达到阈值浓度的剂量因人而异。其最高有效浓度也在一定程度上限制着利尿药的疗效。因此，临床医师需根据患者的耐受情况给予适当的利尿药剂量

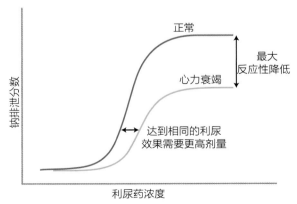

正常

心力衰竭

最大
反应性降低

钠排泄分数

达到相同的利尿
效果需要更高剂量

利尿药浓度

▲ 图 11-2　心力衰竭患者与正常对照组襻利尿药的剂量 - 反应曲线示意图 [23]

（找到能带来最大利尿效果的最小药物剂量）。此时如果还需要额外的利尿，可增加给药次数而不是增加 LD 剂量[19,25]。

当给予静脉推注 LD 时，通常在 30min 内就会产生利尿反应，在 1h 内达到峰值，但前提是肾小管腔内药物浓度达到利尿药阈值浓度。当肾小管腔内 LD 浓度下降至低于阈值浓度时，钠的尿排泄停止并且发生代偿性钠潴留（利尿后钠潴留或"反弹"），直到施用另一个利尿药并且剂量再次达到阈值浓度。LD 一般需要 4 个半衰期才能到达稳定状态，因此以超过 4 个半衰期的频率给药将会出现"利尿后钠潴留"[23]。利尿药反弹与钠和水的排泄直接相关，但可以通过用生理盐水替代排泄的钠来预防。如果不限制饮食钠的摄入，则利尿药诱导的净钠排泄可能通过利尿后钠潴留来代偿。因此在 ADHF 住院的患者中，应限制钠摄入量，LD 应至少给予 2 ～ 3 次 / 天或连续输注[19,21,26,28]。

常见的利尿药耐药反应有 2 种。一种是发生在 LD 用药后最初几天内的急性耐药，表现为相同剂量的 LD 对钠的排泄呈进行性时间依赖性下降。这种早期耐受常常被称为"破裂现象"。许多研究表明，单剂量静脉注射呋塞米后，平均血压和 eGFR 降低，肾素、血管紧张素 II、醛固酮和血浆去甲肾上腺素水平升高。早期耐受的病理生理学机制可能与多因素有关，如低血压导致的肾血流减少；血管紧张素 II 增加和交感神经激活；肾素、血管紧张素 II 和醛固酮水平升高；血管紧张素 II 介导的近端小管中钠的重吸收增加；醛固酮介导的远端小管中钠的吸收增加[25,26,29]。LD 诱导的肾单位髓襻远端环路中钠离子和氯离子的浓缩可导致肾小球旁器致密斑区释放腺苷，进而降低肾血流量和 GFR 来促进早期耐受的发生[30-32]。此外，加压素诱导的 Na^+-K^+-$2Cl^-$ 协同转运蛋白的上调也可能有助于早期耐受的发生[33]。

第二种 LD 耐受的情况多出现在长期的 LD 治疗后。在 LD 给药的情况下，髓襻远端的肾单位充满了离子溶质。这会导致远曲小管肥大和远端肾单位功能改变，进而引起远端的肾单位对钠的重吸收增加，最终减弱襻利尿药诱导的钠和水的排泄能力[20,23]。

呋塞米、布美他尼和托拉塞米都是通过可逆地抑制髓襻升支中的 Na^+-K^+-$2Cl^-$ 协同转运蛋白起作用。它们的主要区别在于口服生物利用度、剂量、代谢、相对效力和作用持续时间。呋塞米是 ADHF 患者中最常用的利尿药。在 ADHERE 研究中，84% 的患者接受静脉注射呋塞米，7% 的患者接受静脉注射布美他尼，2% 的患者接受静脉注射托拉塞米[34]。所有襻利尿药（包括依他尼酸）都可广泛地与血浆蛋白结合，这一反应大大降低了药物从肾小球滤过并通过近端小管中的有机酸转运系统分泌到肾单位的管腔中的浓度。呋塞米生物利用度可变性最大，范围为口服剂量的 40% ～ 70%。布美他尼和托拉塞米的生物利用度为口服剂量的 80% ～ 100%。呋塞米主要由肾脏代谢和排泄。布美他尼和托拉塞米主要由肝脏代谢。静脉注射呋塞米，利尿作用开始时间为 5min，布美他尼为 2 ～ 3min，托拉塞米为 10min。这三种 LD 口服给药利尿作用开始的时间是 30 ～ 60min。呋塞米的半衰期为 1.5 ～ 2h，布美他尼 0.8h（0.3 ～ 1.5h），托拉塞米 3.5h。呋塞米的作用持续时间为 6 ～ 8h，布美他尼 4 ～ 6h，托拉塞米 12h（6 ～ 16h）。呋塞米和布美他尼可口服和静脉内给药，托拉塞米在美国仅适用于口服。静脉注射 LD 的相对效力为：呋塞米 40mg：布美他尼 1mg：托拉塞米 20mg。呋塞米的 IV：PO 转化率为 1：2，布美他尼和托拉塞米的转化率为 1：1[35-38]。表 11-1 对磺胺襻利尿药的药代动力学进行了总结[24,39]。

依他尼酸的生物利用度为口服剂量的 100%，它可以与蛋白质结合并通过有机酸转运蛋白分泌到近端小管中。其半衰期约为 1h，作用持续时间为 4 ～ 6h，相对于静脉注射呋塞米的效力为 0.7[24]。

2. 血流动力学

在 ADHF 的患者中，襻利尿药应给予静脉注射，因为呋塞米的生物利用度变化很大，并且所有襻利尿药的吸收都可能受肠水肿或肠灌注不足的影响[40]。襻利尿药能使容量超负荷 ADHF 患者获益。静脉给予有效剂量的襻利尿药可以让利尿

表 11-1　襻利尿药的药代动力学 [24]

性　质	呋塞米	布美他尼	托拉塞米
静脉注射相对效价（mg）	40	1	20
生物利用度（%）	10 ～ 100（平均，50）	80 ～ 100	80 ～ 100
口服：静脉转化	2∶1	1∶1	1∶1
初次治疗门诊患者每日口服总剂量（mg）	20 ～ 40	0.5 ～ 1	5 ～ 10
维持治疗门诊患者每日口服总剂量（mg）	40 ～ 240	1 ～ 5	10 ～ 200
开始时间（min）			
口服	30 ～ 60	30 ～ 60	30 ～ 60
静脉注射	5	2 ～ 3	10
口服后血药浓度峰值（h）	1	1 ～ 2	1
受食物影响	是	是	否
代谢	50 % 经肾脏	50 % 肝脏	80 % 肝脏
半衰期（h）			
正常	1.5 ～ 2	1	3 ～ 4
肾功能不全	2.8	1.6	4 ～ 5
肝功能不全	2.5	2.3	8
心力衰竭	2.7	1.3	6
平均有效期（h）	6 ～ 8	4 ～ 6	6 ～ 8
口服 30d（社区药房）的大致花费（$）	4	4	19 ～ 23

经 Elsevier 许可，转载自 Felker 和 Mentz [23]

作用在给药后 1h 内达到高峰 [19,23,24,38]。同时利尿药引起的钠和水排泄增加还可降低心室充盈压，减轻肺和全身静脉淤血以及左心室的扩张。对于左心室收缩功能障碍和容量超负荷的患者，利尿药引起的左心室充盈压降低通常不会引起低血压或每搏输出量或心脏指数的减少 [41]。利尿药相关性的左侧和右侧心室充盈压降低与每搏输出量的改善有关，心排血量又与功能性二尖瓣和三尖瓣反流减少，右心室容积减少伴随心室依赖性左心室压力减轻，心内膜血流量增加，左心室壁张力降低导致心肌耗氧量减少等相关。在冠状动脉疾病的患者中，心室壁张力的降低可能尤为重要。二尖瓣反流和左心室壁张力减少会使心排血量和心肌总体情况得到改善 [42-45]。

襻利尿药还具有一些与其利尿作用无关的血流动力学效应。一些研究表明，静脉注射襻利尿药会导致早期的肺毛细血管楔压降低 [46-48]。这种效应可能是由血管扩张性前列腺素的释放所引起的 [49,50]。这些发现可以解释为什么临床上 LD 在给药后 15min 内可以显著降低左侧和右侧充盈压，改善症状 [47]。

但是，在一些患者中，静脉襻利尿药可能导致早期全身血管阻力和收缩压的增加。这种反应不是通过直接血管效应产生的，而是由神经激素激活交感神经系统和 RAAS 系统所导致的 [42,43,50]。有一项研究纳入了 15 例严重慢性心力衰竭患者，对其静脉注射呋塞米后观察其血流动力学和神经激素反应的变化时，发现给药后患者的平均动脉压、心率、全身血管阻力和左心室充盈压升高，心脏指数在给予襻利尿药降低 20min 后开始下降。

这些变化可能与血浆去甲肾上腺素、血浆肾素活性和血浆精氨酸加压素的增加有关。在 2h 时，服用呋塞米的患者的心室充盈压降低至基线水平以下，神经激素水平回归基线[51]。另一项研究发现 34 名慢性 HFrEF 急性失代偿期的患者神经激素激活，接受利尿药和硝普钠治疗可降低心室充盈压及全身血管阻力。此后患者转为口服治疗，神经激素水平在肠胃外治疗期间（平均 1.4d）和转变为口服治疗（平均 3.4d）后回归基线水平。充盈压力（PCWP 31 ～ 18 mmHg，RA 15 ～ 8 mmHg）和心脏指数（1.7 ～ 2.6 L /（min·m²）在肠外药物治疗期间有所改善。血浆去甲肾上腺素水平在肠外药物治疗期间没有变化，但在转为口服药物后有所下降。血浆醛固酮和血浆肾素活性在肠胃外治疗期间增加，在过渡到口服药物后，醛固酮水平恢复到基线但血浆肾素活性仍然升高。血浆内皮素水平在肠外治疗期间降低，转为口服药物后仍然较低[52]。这些结果支持在利尿药中早期加用血管扩张药以减弱 LD 诱导的神经激素激活作用。

3. LD 剂量和用药管理

目前几乎没有前瞻性证据来指导 ADHF 的利尿药使用。已经证实，连续输注襻利尿药时，应避免在利尿药浓度无效的间歇期推注，从而使得利尿效果更好。有研究认为连续推注有助于减少电解质异常的发生率，保留肾功能，缩短利尿药在肾小管中的停留时间。一项发表于 2005 年的 Cochran 评价纳入了 8 项研究中的 254 名应用襻利尿药的患者，将间歇性推注给药与连续静脉给药进行了比较，结果显示这些研究的利尿药量、给药方法、随访期和临床结果均存在差异[53]。因此作者认为这些数据不足以评估两种 LD 给药方法的优缺点。

急性心力衰竭中利尿药优化策略试验研究（DOSE）是一项多中心、随机、对照、双盲试验[54]。该研究评估了利尿药量和给药方式对 ADHF 患者的影响，纳入了 308 名因 ADHF 入院并接受口服襻利尿药治疗的慢性心力衰竭患者，其每日呋塞米剂量为 80 ～ 240mg/d 或住院前至少一个月达到同等剂量。研究采用了 2×2 因子设计，患者以

1∶1∶1∶1 的比例随机分为 4 组：每 12h 静脉推注低剂量（相当于患者之前的口服剂量）或高剂量（口服剂量的 2.5 倍）呋塞米组；连续输注低剂量或高剂量呋塞米组，在 48h 内调整剂量。该研究有两个主要终点事件：以 72h 中视觉模拟量表的曲线下面积（效力终点）来量化的患者症状全面评估，以及血清肌酐水平从基线到 72h 的变化（安全性终点）。在推注和连续输注组之间，患者的症状总体评估和肌酐的平均变化没有差异。推注治疗组中的患者在 48h 内需要增加剂量的可能性更大。与低剂量组相比，高剂量静脉推注组中患者的症状没有得到更大改善（P = 0.06），其呼吸困难（P = 0.04），液体潴留（P = 0.001）和体重（P = 0.01）及不良相关事件的发生有所减少（P = 0.033）。高剂量组患者一般不需要增加呋塞米剂量，因此可在 48h 后重新评估是否可改为口服治疗。静脉推注比连续输注，低剂量比高剂量更容易导致室性心动过速和心肌梗死的发生。较高剂量组中有更多的患者发生了预计的二级安全终点事件，即血清肌酐在 72h 内的任何时间点增加均超过 0.3mg/dl。虽然之前的研究表明，ADHF 患者住院期间，肌酐的增加与较差的预后相关[55,56]，但高剂量组在 60d 内并没有表现出临床结果更差的证据。因此住院期间肌酐的短暂增加可能与出院后的预后差无关[57,58]。

最近包括 DOSE 试验结果在内的两项 Meta 分析比较了 ADHF 住院患者持续输注与静脉推注襻利尿药的疗效。其中一项 Meta 分析包含了 518 名患者，10 项随机对照试验。结果显示，与静脉推注相比，持续输注利尿药的体重减轻更为明显，但两者在尿量、电解质异常的发生率、肌酐水平、住院时间、耳毒性、心脏病死亡率或全因死亡率上并没有差异[59]。另一项 Meta 分析包括了 844 名患者共 7 项交叉和 8 项平行随机试验。8/15 的研究包含 ADHF 患者，3 项研究包含 ICU 患者，2 项研究包含心脏手术患者，2 项研究包含慢性肾病患者，结果显示连续输注利尿药治疗每日尿量净增加呈非显著性。对 8 项研究的初始负荷剂量分析发现，连续输注利尿药时每日尿量净增加

294ml，体重减轻 0.78kg，高于间歇性输注组[60]。

对于 LD 的最佳剂量并没有一个统一的说法，其需要根据年龄、既往利尿药的使用情况、心力衰竭的严重程度、全身灌注受损程度、肌酐或 Cockroft-Gault（CG）及肾脏病膳食改良（MDRD）方程计算的肾小球滤过率进行个体化设定。利尿药的剂量和频率应以能够缓解症状和改善充血为最佳，而不引起血管内容量迅速减少和电解质异常[8]。

ACCF / ACC 指南建议，已经接受襻利尿药治疗的患者，利尿药应间歇性静脉推注或连续输注，其初始剂量应等于或超过其慢性口服的日剂量。ESC 指南建议入院时给予呋塞米的初始剂量为 20 ～ 40 mg IV（或布美他尼 0.5 ～ 1.0 mg；或托拉塞米 10 ～ 20 mg）；对于容量超负荷的患者，根据其肾功能和慢性口服利尿药用药史，肠外利尿药的使用剂量可能更高。以初始剂量推注后也可考虑连续输注。ESC 建议呋塞米总剂量应在最初 6h 内保持 < 100mg，在 24h 内保持 < 240mg。表 11-2 总结了基于肌酐清除率和慢性心力衰竭的 ASCEND-HF 试验的利尿药量应用指南[61]。表 11-3 总结了给予连续输注 LD 的推荐剂量[23,62]。

4. 治疗反应

ADHF 患者对肠外利尿药的反应速度存在争议。肠外利尿药治疗后，大多数患者的呼吸困难症状得到显著改善，然而并非所有研究都得到了相同的结果[8,63]。在使用内皮素受体抑制药替唑生坦治疗急性心力衰竭（VERITAS）试验中，患有急性心力衰竭、呼吸困难、呼吸急促、容量超负荷或左心室收缩功能障碍的患者入院时接受了主要由肠外利尿药组成的心力衰竭标准治疗方案，并被随机分为了输注替唑生坦（静脉注射短效内皮素受体拮抗药）组和安慰剂组。主要观察终点是使用视觉模拟量表在第 3，6 和 24h 评估呼吸困难的变化。在 3h、6h 和 24h 时，安慰剂组和替唑

表 11-2　大型试验中急性失代偿性心力衰竭患者的标准化护理：奈西立肽对失代偿心力衰竭患者临床疗效的急性研究方法（ASCEND-HF）[61]

肌酐清除率①	患　者	初始静脉注射剂量②	维持剂量
> 60 ml/（min · 1.73m²）	新发心力衰竭或无维持性利尿药治疗	呋塞米 20 ～ 40 mg，每日 2 ～ 3 次	能达到临床稳定的最低利尿药量是理想剂量
	已确定的心力衰竭或慢性口服利尿药治疗	相当于口服剂量的呋塞米丸剂	
< 60 ml/（min · 1.73m²）	新发性心力衰竭或无维持性利尿药治疗	呋塞米 20 ～ 80 mg，每日 2 ～ 3 次	
	已确定的心力衰竭或慢性口服利尿药治疗	相当于口服剂量的呋塞米丸剂	

①肌酐清除率根据 Cockroft-Gault 或肾脏疾病公式中的改良饮食计算；②以 5 ～ 20 mg/h 的剂量连续静脉注射呋塞米也是一种选择。详情见正文（转载自 Ezekowitz 等[61]，经 Elsevier 许可）

表 11-3　根据需要进行连续输注[23]

静脉注射负荷剂量（mg）		输注速率（mg/h）		
肌酐清除率	总 GFR	< 25	25 ～ 75	> 75
呋塞米	40	先 20，后 40	先 10，后 20	10
布美他尼	1	先 1，后 2	先 0.5，后 1	0.5
托拉塞米	20	先 10，后 20	先 5，后 10	5

在增加到更高的输注速度之前，应重复给药（经 Elsevier 许可，转载自 Brater[22]）

生坦组的呼吸困难症状均有显著改善，且与血流动力学参数的微小变化有关。安慰剂组中，PCWP 的基线值为 25.6mmHg，分别在 3h、6h 和 24h 减少了 1.5mmHg、1.9mmHg 和 2.9mmHg。RAP 的基线值为 15.9mmHg，分别在 3h、6h 和 24h 变化了 0.8mmHg、－0.2 mmHg 和 0.7mmHg。心脏指数的基线值为 2.01 L/（min·m^2），分别在 3h、6h 和 24h 增加了 0.18 L/（min·m^2）、0.18 L/（min·m^2）和 0.15 L/（min·m^2）。全身血管阻力的基线值为 1813（dyn·s）/cm^5，并在 3h、6h 和 24h 分别变化了－157（dyn·s）/cm^5，－54（dyn·s）/cm^5 和 136（dyn·s）/cm^5[64]。

Tolvaptan（EVEREST）试验探讨了血管加压素拮抗药在心力衰竭中的作用，其中因 HF 恶化住院的慢性心力衰竭和收缩功能障碍患者在接受了急性心力衰竭的标准治疗方案后也随机接受了托伐普坦（口服非肽类选择性 V$_2$ 受体拮抗药）或安慰剂治疗。该研究报道，大约 2/3 的安慰剂组患者的呼吸困难症状得到了轻度、中度或显著改善，但只有 1/3 患者的呼吸困难症状在第 1 天出现中度或显著改善。在第 1 天的心力衰竭体征和症状评估中发现，47.1％患者的呼吸困难、59.2％患者的端坐呼吸、43.8％患者的 JVD、43.7％患者的啰音及 52.6％的患者水肿均有所改善[65]。

在一项安慰剂随机对照临床试验研究（PROTECT）中，为了评估选择性 A1 腺苷受体拮抗药 Rolofylline 对急性心力衰竭伴容量超负荷患者的充血性心力衰竭与肾功能的影响，研究者进行了呼吸困难缓解率分析。在该研究中，患者的纳入标准为：急性心力衰竭，Cockcroft-Gault 公式算出 eGFR 为 20～80 ml/min 的轻度至中度肾功能损害，静息时或最小活动量时出现呼吸困难，具有容量超负荷的症状和体征，以及 BNP 或 NT-pro-BNP 升高。患者被随机分为安慰剂组和 Rolofylline（一种选择性 A$_1$ 腺苷受体拮抗药）组。呼吸困难缓解则定义为通过 7 分制李克特量表评估，呼吸困难得到中度至显著改善。在 24h、48h、第 7 天和第 14 天，安慰剂组患者呼吸困难缓解率分别为 48％、64％、78％和 75％。24h 和 48h 呼吸困难的改善与患者一般健康状况的改善相关，

同时水肿、湿啰音、颈静脉扩张和端坐呼吸也有显著改善。与无呼吸困难缓解的患者相比，呼吸困难缓解患者的体重并没有明显的降低[66]。

研究者在对急性心力衰竭患者的 RELAX 初步研究（Pre-RELAX-AHF）中评估了早期呼吸困难缓解的频率。在 PreRELAX-HF 研究中，研究者纳入了急性心力衰竭、体积超负荷、收缩压＞125mmHg、经简化肾脏病膳食改良（sMDRD）方程计算的 eGFR 为 30～75 ml/（min·1.73 m^2）的肾功能受损患者。患者被随机分为安慰剂组或松弛素组，松弛素是天然存在的肽类血管扩张药。早期呼吸困难缓解被定义为：给药后 6h、12h 和 24h 经 Likert 量表评估，呼吸困难得到中度或显著改善。在安慰剂组中，23％的患者在 6h、12h 和 24h 时呼吸困难得到中度或显著改善，70％的患者在 14d 时呼吸困难得到中度或显著改善。其中，呼吸困难的改善与通过视觉模拟量表测量的端坐呼吸、呼吸困难、水肿和湿啰音的改善相关；但与 JVP 或体重的改善无关。较高的初始收缩压和较快的呼吸频率可以对呼吸困难缓解进行早期预测[67]。

在一项多中心的国际性观察性队列研究中，研究者对急性失代偿性心力衰竭患者的呼吸困难进行了全面评估，并在第一次医疗评估的 1h 内，将 524 例急性心力衰竭患者纳入研究，进行了常规管理[68]。该研究的主要结果是通过五分制李克特量表评估患者 6h 后的呼吸困难情况。在标准治疗 6h 后，76％患者的呼吸困难得到改善。

5. LD 不良反应

（1）利尿过度：利尿过度可能导致低血压和心排血量的减少。在 LD 诱导的尿钠排泄期间，血管内容量通常通过血管"反流"或组织间液进入血管来进行平衡。患者的反流率各不相同。由于在快速利尿期间，血浆流失率超过了反流率，所以尽管有持续的容量超负荷，也可能发生低血容量、心脏起搏不足和低血压。

HFpEF 患者中，利尿药引起的低血压风险更高。这些患者的容量超负荷程度较轻，舒张期充盈曲线走势陡峭，因此血管内容量的适度减少可能导致心脏搏动不足和心排血量显著减少。在持

续容量超负荷的情况下，浸润性或限制型心肌病患者的心室压力升高以维持正常的心排血量，从而会出现利尿药引起的低血压[41]。利尿导致了心室充盈压的降低，这可能会使患者对常规心力衰竭治疗中使用的其他血管扩张药的降压作用更加敏感。

（2）电解质异常：由于增加了远端肾小管对尿钠的重吸收（产生有利于钾分泌的管腔内阴离子浓度梯度）和继发性醛固酮增多症，LD 增加了远端肾小管钾分泌，导致尿钾损失增加，因此需要经常监测电解质水平，尤其是在利尿最显著的时期。出现低钾血症应及时口服或静脉补钾治疗。在住院期间应至少每天监测电解质，如果需要补充钾，则监测频率应更频繁。同时还需要警惕高钾血症，由于每日利尿减少，补钾剂量增加，血管紧张素转化酶抑制药（ACEI）、血管紧张素受体阻滞药（ARB）和（或）盐皮质激素受体拮抗药（MRA）的应用或剂量的上调，以及肾功能不全的发展，患者在住院期间可能出现高钾血症。

LD 还会引起低镁血症。从肾小管滤过的镁70%在髓襻肾小管粗段上升端被重吸收。Na^+-K^+-$2Cl^-$协同转运蛋白的抑制降低了该段的管腔正电荷，因而降低经细胞旁途径对镁重吸收的驱动力。低镁血症与心律失常相关，并可加剧利尿药引起的低钾血症。ADHF 入院患者需进行血镁水平的监测。

（3）超敏反应：呋塞米、布美他尼和托拉塞米是磺胺类药物，可引起过敏反应，通常表现为皮疹或罕见的急性间质性肾炎。这三种药物都与磺胺类抗生素、磺脲类药物、碳酸酐酶抑制药和噻嗪类利尿药具有相似的化学性质。几乎没有证据表明评估患者对磺胺类抗生素的敏感性可以预测其对襻利尿药的敏感性。对一种药物有反应的患者通常会增加对其他药物反应的风险[69-72]。尽管如此，美国食品药品管理局批准了布美他尼和托拉塞米的产品信息："对磺胺类药物过敏的患者可能对布美他尼表现出过敏反应"，"已知对托拉塞米或磺脲类药物过敏的患者禁用托拉塞米片剂"[74]。

依他尼酸是一种没有巯基的襻利尿药。它可以安全地用于对呋塞米、布美他尼或托拉塞米过敏的患者。在促钠排泄方面的效果明显不如其他LD 使得依他尼酸在临床上的应用受到限制。

（4）耳毒性：呋塞米具有耳毒性，可引起与剂量相关的耳鸣和（或）临床或亚临床听力丧失[75-78]。永久性听力丧失不常见，LD 的耳毒性与血药浓度有关。快速输注或肠外剂量使用过大，特别是在肾功能不全的情况下，会增加耳毒性的风险。降低输注速度或改为口服给药可降低耳毒性风险。建议呋塞米的输注速度在成人不应超过 4mg/min[79]。在低蛋白血症的情况下，或与其他耳毒性药物如氨基糖苷类或依他尼酸同时使用，耳毒性的风险也会增加。尽管布美他尼的耳毒性比呋塞米低，但高剂量静脉注射布美他尼也可能会导致听力受损，与呋塞米或布美他尼相比，托拉塞米的耳毒性较低。依他尼酸也会引起耳毒性，其机制不同于呋塞米。依他尼酸引起的听力受损常不可逆转[75]。

（5）肌肉疼痛：布美他尼。

弥漫性肌肉疼痛是高剂量静脉注射布美他尼的偶发不良反应。疼痛剧烈，但可随剂量的减少或药物的中断而减轻。肌肉疼痛与骨骼肌酶的升高无关。托拉塞米一般不会导致肌肉疼痛。

（二）其他利尿药

1. 碳酸酐酶抑制药

含锌金属蛋白酶碳酸酐酶在近端小管和集合管对 $NaHCO_3$ 重吸收和 H^+ 分泌中起关键作用，乙酰唑胺是唯一用于临床的碳酸酐酶抑制药。乙酰唑胺抑制近端小管对 $NaHCO_3$ 的吸收。在没有使用其他抑制远端肾单位对钠重吸收的利尿药的情况下，单用乙酰唑胺治疗利尿效果并不明显。然而，其可引起 HCO_3^- 的排泄显著增加、尿液 pH 的增加、钾的排泄显著增加和代谢性酸中毒[80]。对利尿药耐药且尿钠排泄量低的患者，在其治疗中加入氢氯噻嗪或呋塞米时，乙酰唑胺显示出明显的促尿钠排泄作用[81]。然而，由于代谢性酸中毒的不良反应，其使用受到限制。在临床应用中，乙酰唑胺仅用于 ADHF 中利尿药诱导的显著的低氯性代谢性酸中毒、血钾正常的患者[82]。

2. 噻嗪类利尿药

苯并噻唑是第一种抑制远曲小管中 Na^+-Cl^- 协同转运蛋白的药物。这类药物后来被称为噻嗪类利尿药（氢氯噻嗪、氯噻嗪）[27]。随后，药理学上与噻嗪类似并抑制 Na^+-Cl^- 协同转运蛋白的药物也被称为噻嗪类利尿药（美托拉宗、氯噻酮）。噻嗪类利尿药抑制远曲小管中的 Na^+-Cl^- 协同转运蛋白，促进 Na^+ 和 Cl^- 排泄。噻嗪类药物只是中效的利尿药，它阻断了 5%～10% 的尿钠的重吸收，而 LD 阻断了 25% 的尿钠的重吸收。噻嗪类药物作为单一疗法治疗中度到重度的心力衰竭无效，在治疗 ADHF 时不能单一用药。然而，在使用适当剂量的 LD 治疗但 ADHF 仍出现容量超负荷时，加用噻嗪类利尿药治疗效果显著。噻嗪类利尿药的不良反应包括低钾血症、低钠血症（与精氨酸加压素释放无关）、代谢性碱中毒、低镁血症、高钙血症和高尿酸血症[23,25,83]。

3. 保钾利尿药

氨苯蝶啶和阿米洛利具有相同的作用机制，是该类别中唯一的药物。螺内酯和依普利酮也可以减少钾的排泄，但更适合分类为盐皮质激素受体拮抗药。氨苯蝶啶和阿米洛利在远端小管和集合管的主细胞腔膜中阻断 Na^+ 通道（阿米洛利敏感的 Na^+ 通道或 ENaC）。阻断 ENaC 降低钾（H^+，Ca^{2+} 和 Mg^{2+}）排泄并增加血清钾浓度。该类利尿药对 Na^+ 排泄作用最小（钠滤过负荷的 2%）。其主要不良反应是高钾血症，因此，禁用于高钾血症患者或患有高钾血症风险的患者，包括肾功能不全、用 ACEI 或 ARB 治疗、用钾补充剂治疗或用 MRA 治疗的患者。由于利尿作用不显著并具有高钾血症的风险，氨苯蝶啶和阿米洛利几乎不用于 ADHF 患者的[25,27]。

4. 盐皮质激素受体拮抗药（MRA）

醛固酮是一种具有盐皮质激素作用的类固醇激素，主要在肾皮质中产生。醛固酮通过增加钠和水的重吸收以及 K^+ 和 H^+ 排泄，在调节钠和钾稳态中起主要作用。醛固酮与远曲小管和集合管上皮细胞中具有高醛固酮亲和力的胞质盐皮质激素受体（MR）结合。MR 是类固醇激素、甲状腺激素、维生素 D 和类视黄醇的受体超家族的成员。当醛固酮与 MR 结合时，MR-醛固酮复合物易位至细胞核并与调节多种基因产物表达的特定 DNA 序列结合。跨上皮 NaCl 运输增强，由此导致肾小管管腔负电压的增加，促进 K^+ 和 H^+ 向管腔的分泌。醛固酮的基因组效应需要几个小时才能开始生效。醛固酮还可能通过与质膜 MR 结合介导快速非基因组效应（在几分钟内发生），与钠潴留无关的血压升高可能是其导致的效应之一[27,84,85]。

MRA 螺内酯和依普利酮竞争性地抑制醛固酮与 MR 的结合。对尿钠排泄的影响与肾上皮 Na^+ 通道抑制药相似。然而，与 Na^+ 通道抑制药的作用不同，MRA 的临床效果取决于内源性醛固酮水平。尽管用 ACEI 或 ARB 治疗，心力衰竭患者的醛固酮水平仍会增加，并且在给予襻利尿药后进一步增加[86]。醛固酮水平越高，MRA 对尿排泄的影响越大。在随机醛固酮评估研究（RALES）中，每日 25 mg 螺内酯不会增加尿钠排泄[87]。然而，有文献报道，当高剂量（50～100mg/d）的螺内酯加入 ADHF 患者的标准治疗时，其显著增加尿中钠的排泄[88,89]。

MR 拮抗药是唯一不需要进入管腔诱导利尿的利尿药。螺内酯部分被吸收（约 65%），经历肠肝循环，被肝脏广泛代谢，血浆蛋白结合率高，半衰期短，约 1.6h。肝硬化患者的半衰期延长至 9h。依普利酮具有良好的口服利用度，主要通过 CYP3A4 代谢为无活性产物而消除，半衰期约 5h。

MRA 通常不用作 ADHF 患者的利尿药。它可用于减轻 LD 治疗导致的钾丢失。在 ADHF 患者住院期间开始或继续作为指导性药物治疗，以便其在 HFrEF 患者中获得远期效益（见下文）[90]。

MRA 的主要不良反应是致命的高钾血症。因为螺内酯对其他类固醇受体（黄体酮和雄激素受体）具有亲和力，它可能导致男性乳房发育，阳痿，性欲降低，多毛症和女性月经不规则。依普利酮对雄激素和黄体酮受体的亲和力低，通常不会引起这些不良反应。

（三）对利尿药反应的监测

治疗 ADHF 患者的主要目标是缓解与肺水肿和静脉淤血相关的症状，而不引起由于快速利尿导致的低血压，肾功能不全或电解质异常。ADHF 患者需要密切监测：心力衰竭症状和体征、呼吸、利尿的效果、氧合情况、终末器官灌注、低血压、肾功能、电解质。ACCF / AHA 指南建议患者仔细计量液体的摄入和排出量、生命体征、每日体重，对淤血和全身灌注的体征和症状进行仔细的临床评估，以及每日监测电解质和肌酐[28]。

不推荐常规使用 Foley 导管来监测尿量。对于膀胱出口梗阻，尤其是老年男性应慎用。在中老年男性以及所有肾功能不全或利尿药抵抗的患者中，应考虑测定尿液残余量。当需要密切监测尿量或膀胱出口梗阻可能导致肾功能不全和利尿药抵抗时，建议放置导管。表 11-4 总结了对 ADHF 患者监测的建议[8,28]。

ADHF 住院患者的主要护理目标之一是缓解淤血。ACCF / AHA 指南建议患者接受静脉注射利尿药，直至淤血消失，之后应口服利尿药以维持体液容量为目标。通常，通过静脉注射利尿药的每日总剂量来计算口服利尿药的初始日剂量。对于布美他尼和托拉塞米，静脉给药与口服给药剂量比为 1∶1；对于呋塞米，静脉给药与口服给药比为 1∶2。计算的口服利尿药应分成每日 2 次给药。在转变为口服利尿药后，应监测至少 24h，以确保体液容量，血清钾和肾功能保持稳定。对利尿药抵抗或持续淤血的患者由于容量超负荷症状的复发或恶化可能无法由静脉给药转换到口服用药。相反，随着容量超负荷的改善，患者可能对利尿药的反应更加敏感，应个体化调整药物治疗剂量。患者可能出现低血压、直立性低血压、低钾血症、高钾血症和（或）肾功能恶化。因此，在静脉给药转换为口服给药后，要通过评价淤血的体征

表 11-4 ADHF 治疗期间的患者监测建议 [8]

频 率	指 标	具体说明
至少每天	体重	早上排尿后称重考虑食欲增加可能导致食物摄入量增加
至少每天	液体输入输出量	
超过每天	生命体征	血氧饱和度稳定前监测直立血压
至少每天	症状	水肿 腹水 肺湿啰音 肝大 JVP 增加 肝颈静脉回流 肝压痛
至少每天	体征	端坐呼吸 PND 或者咳嗽 夜间咳嗽 呼吸困难 乏力、头晕
至少每天	电解质	钾 钠
至少每天	肾功能	BUN 血肌酐[a]

a. 有关实验室评估的其他建议，请参见背景部分（经 Elsevier 许可，转载自 Heart Failure Society of America et al. [8], pp. e1–e194, © 2010）

和症状，仔细监测每日体重、液体摄入量和排血量以及电解质和肾功能的变化来调整给药剂量。

确定患者是否持续容量超负荷具有挑战性。在 OPTIMIZE-HF 研究中，50% 的患者体重减轻 ≤ 2kg，25% 的患者在心力衰竭住院期间体重未减轻。出院时，25% 的患者有下肢水肿，15% 肺上有啰音，50% 有持续症状。这一数据表明，住院治疗 ADHF 的患者在出院时仍有淤血的表现。对 EVEREST 试验中安慰剂组的分析，修正复合充血评分（CCS）的计算方法是将对于端坐呼吸、JVD 和脚踝水肿的个体评分求和，由临床医师 - 研究者进行评分，每个指标评分为 0 ～ 3 分（总分为 9）[92]。中位 CCS 评分从基线时的平均值 4 分降至出院时的 1 分。出院时，将近 3/4 的研究参与者 CCS 评分为 0 ～ 1，且不到 10% 的患者 CCS 评分 ＞ 3。CCS 评分 ＞ 0 及 30d 死亡率和研究期间死亡率相关（风险比分别为 1.34 和 1.16，中位随访时间为 9.9 个月）。出院时 CCS 评分为 0 的患者在随访期间因心力衰竭再住院率为 26.2%，全因死亡率为 19.1%。出院时 CCS 评分为 1 或 3 ～ 9 的 HF 患者再住院率分别为 34.9% 和 34.7%，全因死亡率分别为 24.8% 和 42.8%。

一些患者，特别是 HFpEF 的患者，在住院前没有或几乎没有体重增加的病史，其症状如高血压和少尿可能得到改善。然而，值得注意的是，在 OPTIMIZE-HF 研究中，与 HFrEF 患者相比，HFpEF 患者出院时体重减轻，症状如水肿和啰音得到改善[91]。

ADHF 住院患者的体重减轻、液体的净流失、呼吸困难缓解和临床结果之间是相关的。在 EVEREST 试验中，体重减轻与患者评估的呼吸困难缓解之间存在相关性[93]。急性失代偿性充血性心力衰竭住院患者采用超滤（UF）与静脉利尿药对比试验（UNLOAD）中，与 IV 利尿药组相比，UF 组的患者，体重减轻更明显、体液流失更显著、再入院和不定期就诊次数减少，但呼吸困难评分没有差异[94]。在 ESCAPE 试验中，尽管患者的体重减轻效果显著和端坐呼吸评分显著降低，体重减轻与临床事件（6 个月内在院外存活的天数；死

亡；死亡或再住院；以及死亡、再入院或心脏移植）之间没有关联[95]。在 PROTECT 试验中，体重减轻、早期呼吸困难缓解和早期出院后死亡率降低密切相关[96]。在 Pre-RELAX-AHF 研究中，5d 时呼吸困难持续缓解与 30d 死亡率降低之间存在关联[67]。来自利尿药优化策略评估的急性心力衰竭（DOSE-AHF）试验数据发现，72h 体重减轻、液体流失和 NT-proBNP 减少与呼吸困难缓解无关，但与 60d 时改善的预后相关。呼吸困难的改善与临床结果的微小改善相关[97]。

这些数据表明用体重的下降来评价淤血的改善是不合适的，并且在评估容量状态和利尿药剂量时，需要仔细评估症状、体格检查、实验室测量指标、体重变化和体液流失[28,97]。表 11-5 总结了欧洲心脏病学会心力衰竭协会急性心力衰竭委员会对淤血指标的临床诊断价值的评估[98]。

1. 血液浓缩（HC）

一些研究表明，血液浓缩（血红蛋白增加或血液中细胞成分相对增加）是血管内容量状态的替代指标，可能是评估 ADHF 住院患者淤血改善的有用指标[99,100]。ESCAPE 试验评估了血液浓缩对预后的影响。433 名中的 336 名随机患者基线

表 11-5　临床充血指标的诊断价值[98]

症状或体征	敏感性	特异性	PPV	NPV
活动时呼吸困难	66	52	45	27
端坐呼吸	66	47	61	37
水肿	46	73	79	46
静息时 JVD	70	79	85	62
S_3	73	42	66	44
胸部 X 线				
心脏扩大	97	10	61	—
再分布	60	68	75	52
间质水肿	60	73	78	53
胸腔积液	43	79	76	47

JVD. 颈静脉扩张；S_3. 第三心音；PPV. 阳性预测值；NPV. 阴性预测值。所有数字都表示为百分比（经 John Wiley 和 Sons 许可，转载自 Mihai[98]）

水平一致，分析患者放电前的血细胞比容、白蛋白或总蛋白值，其基线水平和出院时的实验室值差异在该组最高三分位数内被定义为血液浓缩的指标。在最高三分位数中具有 ≥ 2 配对实验室值的患者被认为具有血液浓缩的证据。有 HC 证据的患者组接受了更高剂量的利尿药，液体丢失更多，体重和血压降低更多。HC 与肾功能恶化密切相关，而 RA 和 PCWP 的变化与肾功能恶化无关。在调整基线风险差异后，HC 与 180d 低死亡率密切相关（HR=0.16，$P = 0.001$）。

对 1 969 名 PROTECT 实验研究患者进行事后分析，评估红细胞比容变化与心力衰竭住院和预后之间的关系[101]。按照世界卫生组织的标准，贫血的定义是男性血红蛋白 < 13 g/dl，女性血红蛋白 < 12 g/dl；该研究中血液浓缩的定义是血红蛋白在 7d 内从初始水平升高。在此研究中贫血存在于 50.3% 的患者中，血液浓缩存在于 69.1% 的患者中。HC 与初始肾功能和体重减轻有关，HC 患者需要的利尿药总剂量也更低。体重减轻越多，初始肾功能越好，血红蛋白浓度增加越快。血红蛋白变化是预后的独立预测因子。在 7d 内，血红蛋白每增加 1g/dl，180d 全因死亡率就降低 34%。

EVEREST 试验回顾性分析安慰剂组的 1684 例患者发现，26% 的患者发生了血液浓缩，其血液浓缩标准是出院前或 7d 内的红细胞比容增加 ≥ 3%[102]。红细胞比容增加越多的患者，其初始肾功能越好。HC 与住院期间肾功能恶化风险较高有关，一般在出院后 4 周恢复到初始水平。HC 患者出院时出现临床充血的可能性更小，住院期间体重和利尿钠肽水平下降幅度更大。在调整了基本的临床危险因素后的平均 9.9 个月的随访中，住院期间红细胞比容每增加 5%，全因死亡率就降低 19%。HCT 的改变也与 100d 内心血管病死亡风险或 HF 住院风险显著降低有关（HR=0.73）。KorHF 注册研究中有 43% 的患者发生 HC（从入院到出院血红蛋白水平升高），调整其他心力衰竭危险因素后，发现 HC 是一个独立的预测因子，可预测全因死亡率和心力衰竭住院（HR=0.671，$P < 0.001$）[103]。

在心力衰竭住院期间，血液浓缩的预测价值可能会因其发生的时间而有所不同。在一项针对 845 名因 ADHF 住院患者的单中心研究中，422 名患者出现了血液浓缩（血红蛋白和红细胞比容增高）。HC 分为早期和晚期，其取决于血红蛋白和红细胞比容增高的最大变化是发生在住院治疗的前半段还是后半段。早期和晚期 HC 患者的初始特征、住院时利尿药使用的总量和肾功能恶化程度相似。晚期患者平均每日注射利尿药剂量更高、体重减轻更多，后期改用口服襻利尿药，住院时间更短。与早期 HC（HR=0.73，$P = 0.026$）和无 HC（HR=0.74，$P = 0.0090$）患者相比，晚期 HC 患者的中位随访时间为 3.4 年，具有显著的生存优势。早期 HC 与生存优势无关[104]。

充血减轻程度与出院后的预后正相关，HC 可能是评估因失代偿性心力衰竭入院充血程度的合理替代指标。然而，支持 HC 用于指导治疗的数据有明显的局限性。目前还没有一项前瞻性随机研究将 HC 与常规临床护理作为指导治疗进行比较。HC 患者可能更健康，对利尿药也更敏感。大部分数据是来自对 HFrEF 患者的研究。由于 HC 的定义是多种多样的，目前尚不清楚临床上患者血红蛋白、红细胞比容的变化程度[99]。此外，在一些患者中，无血液浓缩并不能反映血容量过载，而可能是隐性失血、营养不良、药物或连续静脉切开的缘故。因此，这些数据并不支持强化利尿疗法，因为利尿疗法并不会导致血红蛋白或红细胞比容的增加[105]。

利钠尿肽治疗指导：利尿钠肽（NP）是评估慢性 HF 非住院患者和 ADHF 住院患者预后风险的重要标志物[8,106-107]。此外，出院前 NP 和从入院到出院的 NP 变化可以帮助识别出院后有住院或死亡风险的患者[108-110]。

然而，目前还不清楚连续 NP 检测是否对急性心力衰竭住院患者的治疗有指导作用。REDHOT Ⅱ 是一项多中心前瞻性随机对照研究，对 447 例急性心力衰竭住院患者连续 BNP 检测，时间分别为 3h、6h、9h 和 12h。与标准护理相比，住院时间、住院死亡率、30d 死亡率和再入院率无差异[111]。HFSA 和 ACCF/AHA 指南不推荐使用连续 NP 检测来指导急性心力衰竭住院患者的治疗[8,28]。

2.肺动脉导管插入（PAC）

有创性血流动力学监测（IHM）—肺动脉导管插入（PAC）已用于小型非随机研究中，指导利尿药和血管舒张药治疗，使严重的难治性心力衰竭患者充盈压接近正常范围。PAC 可持续改善血流动力学、二尖瓣反流的严重程度、运动耐受程度和症状[45,112,113]。

ESCAPE 试验评估了常规使用 PAC 的安全性，PAC 改善了 ADHF 患者的临床结局。对 443 名严重症状性心力衰竭患者随机接受临床评估和 PAC，或者单独进行临床评估指导治疗，发现病情严重和心力衰竭晚期的患者可以合理使用 PAC，但是紧急情况下无法使用 PAC。两组的治疗目标都是解决临床症状和充血症状，特别是颈静脉压升高、水肿和端坐呼吸。PAC 组还包括实现肺毛细血管楔压 15mmHg、右心房压力 8mmHg。患者均未指定药物治疗，但明确禁止使用正性肌力药。患者平均 LVEF 为 19%，尿素氮为 35 mg/dl，肌酐为 1.5 mg/dl，RAP 为 14 mmHg，PCWP 为 25 mmHg，心功能指数为 1.9L/（min·m²）。

治疗后两组患者的症状、JVP 和水肿均显著减轻。在前 6 个月，PAC 的使用对生存天数和出院天数没有显著影响。两组患者在 180d 住院天数和死亡率，或者再住院 30d 的死亡率无显著差异。两组患者的运动和生活质量都有改善，PAC 组有更大的改善趋势。明尼苏达心力衰竭生活调查问卷显示两组患者均有改善，PAC 组在 1 个月时改善更大。时间权衡显示，与临床评估组相比，PAC 组在所有时间点都改善很多，表明其生活质量有很大改善。治疗调整改用 PAC 的患者同样有明显改善的趋势。没有与 PAC 使用相关的死亡。215 例 PAC，特异性不良事件发生 9 例（4.2%），包括 PAC 相关感染（4 例）、出血（2 例）、导管打结（2 例）、肺梗死 / 出血（2 例）、室性心动过速（1 例）。

ESCAPE 的结果与在重症监护室多样化的人群中使用 PAC 的 Meta 分析结果一致[115,116]。这些发现不能外推到所有重症监护的患者，因为纳入 ESCAPE 和其他随机研究的患者不需要有创性血流动力学监测，也就是说，对于是否需要 PAC 治疗具有临床均势性。

PAC 相关的并发症包括血肿、气胸、感染、肺梗死、肺出血、血胸、动脉刺伤、导管打结、LBBB 相关心脏传导阻滞、室性心动过速。PAC-Man 试验中，直接归因于 PAC 的并发症发生率（10%）明显高于 ESCAPE 试验（4.2%）。然而，PAC-Man 试验中的患者明显比 ESCAPE 试验中的患者病情更严重，65% 的患者多系统器官衰竭，11% 的患者失代偿性心力衰竭，并且对照组住院死亡率为 66%[117]。

HFSA、ACCF/AHA 和 ESC 指南不推荐 ADHF 患者常规使用有创性血流动力学监测，但概述了某些特定患者的 PAC 适应证[8,28,118]。血容量和充盈压不确定的患者应考虑 IHM。此外，低血压、心源性休克、对药物治疗没有反应或在 ADHF 初始治疗期间出现临床显著性低血压和（或）肾功能显著恶化者应强烈建议使用 PA 导管。IHM 将帮助识别低血压的患者，低充盈压可指导外周血压和持续性肺充血患者采用高剂量利尿药治疗和（或）注射血管扩张药治疗，并可提示有终末器官功能障碍、低血压或肾衰竭加重的患者需要正性肌力药治疗。尽管对治疗方法进行了调整，IHM 仍适用于有持续性严重症状的患者。此外，有创性血流动力学可为考虑进行心脏移植的患者确定 PA 压力、肺血管阻力和肺毛细血管压梯度，以及为考虑长期使用左心室辅助装置的患者更好地评估右心室功能[8,119]。

（四）利尿药耐药

利尿药反应受损见于一些 ADHF 患者，称之为利尿药耐药（DR）。由于没有一个公认的定义，因此无法对 ADHF 患者利尿药耐药发生率准确估计。目前最常使用的定义是"利尿药的剂量足够且不断增加，但仍不能减轻充血"[120]。其他的定义包括检测呋塞米剂量相关的钠排泄量或血容量损失量[20]。一个实用性的定义是,160～320mg(或

LD 等剂量）的呋塞米静脉给药超过 24h[83]，仍然持续容量过载。DR 在糖尿病、动脉粥样硬化性疾病、低 eGFR、高 BUN 和（或）低收缩压患者中更为常见，并且与高死亡率和心脏衰竭再住院风险相关[121,122]。

DR 是心力衰竭时钠潴留的病理生理反应与利尿药治疗引起的肾脏和神经激素反应相互作用的结果。如上所述，心力衰竭时利尿药反应曲线向下向右移动，增加利尿的管腔内阈值，降低利尿的最大效果，DR 的反应曲线进一步向下向右移动。DR 的病理生理是多因素的。潜在原因包括：心脏和肾脏血流动力学的改变（见下文）；由于肾血流量减少或与有机酸（如 BUN）竞争有机酸转运系统结合位点导致 LD 进入近端小管的分泌减少，导致 LD 向近端小管运送减少；"破裂现象"（见上文）；激活 RAAS 和交感神经系统导致肾血流量减少；尽管使用最佳剂量的神经激素拮抗药，在未被 LD 阻断的肾小管部位，包括近端小管（由血管紧张素 II 的增加介导），远端小管和近端集合管（由醛固酮的增加介导）钠的吸收增加[86,123]。髓襻远端肾小管细胞长期肥大和功能亢进导致钠潴留增强[25,26]。

1. 静脉淤血

越来越多的证据表明，中心静脉压升高和腹内压升高（IAP）可导致 ADHF 患者利尿药耐药和肾功能恶化。自 1950 年以来这个问题一直受到关注[124]。对接受右心导管治疗的 2557 名患者的回顾性研究发现，CVP 升高是唯一与低 eGFR 相关的血流动力学参数[125]。在另一项研究中，51名心力衰竭患者接受了 PAC。GFR 和肾血流量分别用 ^{125}I- 碘肽酸盐和 ^{131}I- 碘马尿酸钠清除率测定。右心房高压对正常或高肾血流量患者的 GFR 影响不大，但与低肾血流量患者的 GFR 显著降低有关[126]。在一项研究中，145 名 ADHF 住院患者接受了在肺动脉导管血流动力学监测指导下的强化治疗，入院时（和强化治疗后）CVP 升高是唯一与肾功能恶化（血清肌酐升高 ≥ 0.3 mg/dl）相关的血流动力学指标。随着 CVP 的升高，肾功能恶化的风险增加；75% 初始 CVP > 24 mmHg 的患者在住院期间肾功能恶化[127]。

Mullens 使用 transvesicle 技术[128,129]测量了40 例 ADHF 住院患者的腹内压（IAP）。60% 的患者腹内压升高（> 7 mmHg），10% 腹内高压（≥ 12mmhg）。初始 IAP 升高与肾功能恶化相关。强化治疗可改善血流动力学，降低 IAP[130]。初始IAP 升高的患者中，IAP 降低与肾功能改善有很强的相关性。IAP 升高的 ADHF 住院患者静脉注射利尿药后，血清肌酐逐渐升高，腹水穿刺可降低IAP，改善肾功能[131]。

这些研究提示右心房压和腹内压升高是导致 ADHF 患者肾功能障碍和利尿药耐药的原因。IAP 升高可压迫肾静脉、输尿管或肾实质，可能影响肾小球内血流动力学。肾小球滤过压可由平均血压减去近端肾小管压力（可由 IAP 估计）计算。与肾小球滤过率密切相关的肾滤过梯度，可用肾小球滤过压减去近端肾小管压力（平均血压 -2 IAP）计算。随着 IAP 的升高，尤其是在平均动脉压相对较低的患者中，GFR 显著降低[130]。

2. 心肾综合征（CRS）

心脏和肾脏联合功能障碍称为心肾综合征。CRS 1 型的定义是发生在急性心脏疾病（ADHF 最常见）时的急性肾损伤，25% ～ 30% 的 ADHF 住院患者会发生。CRS 1 型最常用的标准是血清肌酐增加 > 0.3 mg/dl 或 eGFR 降低 20% ～ 25%。发生 CRS 的危险因素包括既往心力衰竭、男性、糖尿病、入院肌酐 ≥ 1.5 mg/dl 和高血压[132,133]。临床症状特点是血清肌酐升高（一般在住院的前 3d 内），少尿和利尿药耐药，伴或不伴有 HF 症状加重。肾血流动力学的改变，包括肾低灌流、全身血压降低和静脉瘀血加重，在 ADHF 的利尿药耐药和肾功能不全中发挥作用，但仅肾血流动力学的改变并不能解释心肾综合征。ESCAPE 试验分析发现，在心力衰竭住院期间，任何血流动力学初始参数或血流动力学参数的变化与肾功能恶化的发展均无相关性[134]。VMAC 试验的患者行右心导管插入术，肾功能恶化与初始右心房压（RAP）或 RAP 改变无相关性。在第 1 个 24h 内，较少的体液流失与肾功能恶化风险的增加密切相关[135]。

新出现的证据表明，CRS I 型的病理生理是多因素的，涉及心脏和肾脏复杂的相互作用，由血流动力学改变、神经激素激活、炎症、免疫细胞信号、下丘脑 - 垂体应激反应、腹腔脏器内毒素暴露、氧化应激导致双器官损伤的多种因素介导。这一病理生理尚未完全了解，未建立明确的治疗方法[32,122,136-138]。

（五）利尿药耐药治疗策略

已经发现许多治疗利尿药耐药的方法。静脉注射利尿药，可以避免因肠水肿导致吸收减少或延迟。增加静脉注射利尿药的剂量，以确保患者对利尿药有抗药性。利尿药应每日至少给药 2～3 次或连续输注，以确保利尿药浓度在髓襻内低于阈值的时间最短。几项研究的数据表明，利尿药的持续输注比丸剂治疗更能改善利尿和肾功能[139,140]。这些结果并没有在 DOSE 试验中证实。

利尿药联合治疗（CDT）

联合口服或静脉注射噻嗪类利尿药已被证明对利尿药耐药的患者有帮助。噻嗪类利尿药是一种弱钠利尿药，单药治疗时仅能阻断 5%～10% 的钠滤过。单药治疗重度心力衰竭疗效不佳。然而，在 LD 治疗中，钠向远端小管的运输显著增加。肾远端细胞肥大和功能亢进导致利尿药耐药。使用 TD 阻断钠的摄取已被证明能显著增加利尿。利尿药作用于肾单位不同部位的组合称为"肾单位连续阻滞"。一般来说，在每日静脉注射 180～360mg 呋塞米（或其他等剂量的 LD）仍未达到足够利尿的情况下，适当考虑添加 TD。几乎没有证据表明当与静脉注射 LD 联合使用时，一种 TD 优于另一种 TD。已有研究表明，在肾功能不全患者中，美托拉宗优于其他 TD，其他 TD 对肾功能不全患者也有效果。一般是在 LD 给药前 30 分钟给予 TD 治疗。然而，这种给药方案还没有相关研究，大多数 CDT 是研究同时给予 LD 和 TD 的效果[20,83,141,142]。

CDT 最严重的并发症是低钾血症，低钠血症常见，低镁血症也可发生，并可能使低钾血症恶化。CDT 偶尔利尿明显，可能导致低血压。需要密切关注电解质、肾功能、排尿量和生命体征。

五、超滤

超滤（UF）是使用半透膜从体外除去血浆中的液体的过程，半透膜使液体可以随着跨膜压力梯度排出，而跨膜压力梯度可以由动脉压力（在动静脉超滤的情况下）或者体外泵产生（在静脉 - 静脉超滤的情况下）。血液经过超滤器后从循环系统中排出，然后又回到循环系统中。清除的液体与血浆是等渗的。过去，超滤的使用受到机器的限制，需要高流速、大体外血容量和大口径静脉注射导管。当代超滤设备（Aquadex System 100），静脉超滤可以使用放置在中心或外周的双腔静脉导管进行，可容纳 10～40ml/min 的血流。连续输注肝素抗凝血治疗，以避免 UF 过滤器导致的凝血。UF 可以在床边进行，不需要专门的人员。体外血容量为 33ml。泵血流量可在 10～40ml/min 范围内调节。液体清除速率 10～500 ml /h[23,143,144]。

UF 将液体从血管内清除。血容量的减少导致腔内静水压力降低，促进液体从间质进入血管内。这可以保持血管内容量，维持足够的心脏内充盈压、心排血量。全身血液超滤可以安全地去除容量过载患者的液体，前提是液体的清除速率不超过血管外液体被血管重新吸收的速率（血浆再充盈速率或 PRR）。PRR 与毛细血管压力梯度（腔内、间质和静水压力梯度的净差）和毛细血管膜的渗透率成正比。血浆再灌注率约为 15ml/min，但在不同患者之间存在差异，且同一患者对心力衰竭治疗的反应也不同[23,143,144]。

UF 在不改变平均动脉压、心率或血容量的情况下，降低难治性心力衰竭患者右心房压和肺毛细血管楔压，增加心排血量和每搏输出量[145]。一项研究比较了 UF 和连续输注呋塞米，目标是使 16 例 ADHF 患者的 RA 压降低 50%。UF 组和呋塞米组患者在治疗后 RA 和 PCW 的压力立即降低。治疗后两组患者血浆肾素活性、去甲肾上腺素和醛固酮水平均升高。在第 4 天，UF 组充盈压持续降低，而呋塞米组的充盈压恢复到初始水平。在第 2 天，UF 组的血浆肾素活性、去甲肾上腺素和醛固酮水平下降到初始水平以下，而呋塞米组则保持升高。充盈压和神经激素水平持续 3 个月有差异[146]。在避免利尿引起的神经激素激活方面，超滤可能优于静脉注射利尿药疗法。

RAPID-CHF 试验是一项小型多中心研究，对比较 40 例 ADHF 住院患者 8h 的 UF 常规治疗和单独常规治疗效果。主要终点为入组 24h 后体重减轻程度。UF 组 20 例患者中，超滤成功 18 例。UF 组 24 小时后取液量为 4650 ml，常规护理组为 2838 ml（$P = 0.001$）。24h 后，UF 组体重减轻 2.5 kg，常规护理组减轻 1.86 kg（$P = 0.240$）。UF 耐受性良好。与常规治疗相比，UF 组在 48h 内呼吸困难和 CHF 症状明显改善。住院时间中位数并无差异[147]。

UNLOAD 试验检验了静脉 - 静脉超滤在 ADHF 住院患者中优于静脉注射利尿药的假设[94]。200 例 ADHF 容量过载患者在入院后 24h 内随机分为注射利尿药组和无利尿药治疗的超滤组。由治疗医生决定液体清除的时间和速度（高达 500ml/h）。每日静脉注射利尿药的最低剂量必须至少是住院前每日口服剂量的 2 倍。主要疗效终点为随机分组 48 h 后体重减轻及患者呼吸困难评估。主要安全终点为入组时及入组后 90d 内血清尿素氮、肌酐和电解质变化和随机分组 48h 内低血压发作。

超滤组在 48h 内的体重减轻更大（5.0kg vs. 3.1 kg，$P = 0.001$）。两组患者的呼吸困难评分均有相似程度的改善。两组患者血清肌酐变化相似。利尿药组血清钾 < 3.5 mEq/L 较超滤组更为常见（12% vs. 1%，$P = 0.018$），住院时间无显著性差异。超滤组在 48h 内需要血管活性药物的患者较少。在 90d 内，超滤组因 HF 再次住院的患者较少（18% vs. 32%，$P = 0.037$）。NYHA 心功能分级、明尼苏达心力衰竭评分、6 分钟步行试验、全球评估分数和 B 型利尿钠肽水平在两组患者出院时、30d 和 90d 均有类似的改善。

CARRESS-HF 比较了肾功能恶化和持续性充血的 ADHF 住院患者静脉 - 静脉超滤和以利尿药为基础的阶梯式药物治疗效果[148]。因 ADHF 住院并且肾功能恶化（入院前 12 周内血清肌酐至少升高 0.3 mg/dl 或者入院后 10d 心力衰竭指数升

高），有持续充血（包含以下至少 2 种：至少 2 周水肿，颈静脉压 > 10 cmH$_2$O，胸部 X 线片上有肺水肿或胸腔积液）证据的患者可以考虑纳入试验。没有基于射血分数的排除标准。入院时血清肌酐水平 > 3.5 mg/dl 的患者和接受静脉血管扩张药或正性肌力药治疗的患者被排除在外。患者按 1:1 随机分为 UF 组和阶梯式药物治疗组，UF 组用 Aquadex System100 以 200ml/h 速度清除液体，药物治疗组目标是实现每天 3 ～ 5L 的排尿量，药物包括呋塞米药丸、静脉注射呋塞米、噻嗪类利尿药、美托拉宗、多巴胺或多巴酚丁胺 2μg/（kg·min）、硝酸甘油或奈西立肽。主要终点是随机分配后 96h 血肌酐水平和体重与初始值的变化，随访时间 60d。

UF 治疗效果不及药物治疗，因为 UF 组肌酐升高（+0.23 vs. −0.04；$P = 0.003$）。组间体重变化无显著性差异。UF 组的严重不良事件发生率（72% vs. 57%，$P = 0.03$）明显高于药物治疗组，原因主要与出血并发症、肾衰竭和感染有关。心力衰竭 60d 死亡率或综合死亡率或住院率没有差别。在 96h、第 7 天或出院时，各组间在呼吸困难和全球幸福感视觉模拟量表评分上没有显著差异。在治疗后 96h，9% 药物治疗患者和 10% 的超滤患者发生临床充血（JVP < 8 cmH$_2$O，无明显外周水肿，无端坐呼吸）。

考虑到成本，静脉 - 静脉通路的需要，UF 使用经验，特殊训练的护理支持，以及在随机试验中 UF 疗法与标准疗法相比缺乏更好的效果，目前还没有将超滤作为 ADHF 容量过载的一线治疗。ACCF/AHA 和 HFSA 指南建议，明显容量过载或对药物治疗无反应的难治性充血患者，可以考虑用 UF 替代利尿药[8,28]。在严重或进展性肾功能不全、利尿药耐药性和难治性容量过载的患者中，UF 可能会导致肾功能恶化，需要慢性肾脏替代治疗。

六、胃肠外血管扩张药

血管扩张药在 ADHF 患者的治疗中也发挥一定作用，尤其是对于高血压患者、无低血压患者

和有收缩功能障碍且有严重的症状容量超负荷和单独使用利尿药无效且无低血压的患者。三种肠外血管扩张药适用于治疗 ADHF：硝酸甘油、硝普钠和奈西立肽。血管扩张药在不同程度上减少前负荷和后负荷，增加每搏输出量，并减少功能性二尖瓣反流。ACCF / AHA 和 HFSA 的指南提出使用硝酸甘油、硝普钠或奈西立肽作为在没有低血压的情况下利尿药的补充治疗来缓解充血症状 [8,28]。在没有低血压的情况下静脉注射硝酸甘油也得到了 ESC 和美国急诊医师学会指南的认可 [118,149]。2012 年 ESC 指南建议："有肺充血 / 水肿和收缩压＞ 110mmHg 的患者且没有严重的二尖瓣或主动脉瓣狭窄应考虑静脉输注硝酸盐，以减轻肺毛细血管楔压和全身血管阻力。硝酸盐还可以缓解呼吸困难和充血症状。在静脉注射硝酸盐时应经常监测症状和血压" [118]。HFSA 指南建议在 ADHF 患者中，若是进行了积极的治疗包括利尿药和标准口服疗法，但仍有持续的严重 HF 者可考虑静脉输注血管扩张药（硝普钠，硝酸甘油或奈西立肽）。应该指出，只有 18％参加 ADHERE 登记的患者接受静脉血管扩张药，＜ 1％患者接受硝普钠治疗 [150]。

硝酸甘油、硝普钠和奈西立肽都通过活化平滑肌细胞中的可溶性鸟苷酸环化酶起作用。由此导致细胞内环磷酸鸟苷（cGMP）增加从而引起血管舒张。生理效应可能主要是静脉扩张（NTG）或所谓的"平衡"动静脉扩张（SNP、奈西立肽和更高剂量的 NTG）。在 ADHF 治疗中大多数血管扩张药研究着眼于短期血流动力学终点。这些研究表明血管扩张药治疗与改善相关血流动力学参数有关，包括右心房压和肺毛细血管楔压降低，二尖瓣反流严重程度降低，心排血量增加。使用血管扩张药治疗的合理目标包括：更迅速地缓解呼吸困难；控制 ADHF 和高血压患者的血压；改善对利尿药治疗反应不佳患者的症状；治疗心肌缺血（用 NTG）；在转变为口服药物治疗心力衰竭的同时改善血流动力学情况 [45,61,151-156]。

低血压极大限制了血管扩张药在心力衰竭中的使用。对于收缩压小于 90 ～ 110 mmHg 或平均血压小于 65 mmHg 的患者，应避免使用血管扩张药。血压应经常监测，如果发生低血压，应停用血管扩张药。一次低血压消退后，可以较低剂量重新开始血管扩张药治疗。由于血容量减少的患者用血管扩张药治疗时有极大导致低血压的风险，所以在开始血管扩张药治疗之前，患者有容量超负荷这一点很重要。HFpEF 患者应谨慎使用血管扩张药，因为这些患者对于前负荷更加敏感。血管扩张药在患有主动脉或二尖瓣狭窄的患者中应避免使用 [8,118,157]。

（一）有机硝酸盐 / 硝酸甘油

硝酸甘油和其他有机硝酸盐是转化为一氧化氮和其他含氮化合物的前药。NO 刺激鸟苷酸环化酶，其反过来增加血管壁中环磷酸鸟苷（cGMP）的产生。cGMP 的增加可降低细胞内钙水平，减少钙从细胞质网中的释放和细胞外的钙内流。此外，NO 介导的细胞内 cGMP 活化增加激活蛋白激酶 G（PKG），其在硝酸盐介导的血管舒张中也起重要作用。这些变化导致平滑肌松弛和动静脉血管舒张 [153-158]。内皮释放的前列环素也可能导致这些血管效应 [159]。从硝酸甘油到 NO 的生物转化过程的确切机制尚不完全清楚。一些研究表明 NTG 被肝脏谷胱甘肽 - 有机硝酸盐还原酶水解。另有数据表明线粒体醛脱氢酶（ALDH-2）可介导 NTG 的生物转化 [160]。

有机硝酸盐可以舌下、口服、吸入、透皮或静脉内给药。在低剂量（30 ～ 40µg/ min）下，静脉内 NTG 主要引起静脉扩张。在较高剂量时，NTG 也会引起动脉和冠状动脉血管舒张 [158]。NTG 起效很快，清除也很快，消除半衰期为 3min。硝酸盐通过循环摄取，血液中水解和肝脏中的谷胱甘肽 - 硝酸盐还原酶的代谢清除。必须使用玻璃瓶和非聚氯乙烯塑料管以避免其吸收到塑料表面上。这种药通常以 10µg/min 的输注速率开始滴注，并以每 3 ～ 5min 滴定 5 ～ 10µg/ min 的增量增加剂量，缓解心绞痛或呼吸困难症状，降低 PCWP，改善收缩压或药物相关不良反应 [17]。最大剂量为 200 ～ 500µg/min [153,161]。

治疗剂量的 NTG 对由于收缩功能障碍引起的心力衰竭患者产生的血流动力学效应包括右侧和左侧充盈压、肺和全身血管阻力以及收缩压的降低。由于全身血管阻力降低和二尖瓣反流的严重程度减轻，心排血量通常会有所改善 [152,153,161]。在一些患者中，心肌缺血也可能与 NTG 介导的心外膜冠状动脉扩张和前后负荷减少有关。

有证据表明心力衰竭患者的血管扩张反应减轻，有机硝酸盐的血流动力学效应减弱，这被称为"硝酸盐抗性"。高达 50％ 的心力衰竭患者使用常规剂量的硝酸盐时（例如口服 40 mg 硝酸异山梨酯）PCWP 并没有显著降低 [162-165]。随着剂量增加，硝酸盐抵抗有所改善，但大约 20％ 的患者无论剂量如何都没有产生对 NTG 的血流动力学反应 [165,166]。在具有高右心房压力和（或）显著水肿的患者中，硝酸盐抗性更常见。可能的硝酸盐抗性机制包括：血管壁中钠和水的增加；过量间质液对小动脉的机械压迫 [164]；巯基缺乏 [167]；神经激素激活导致血管收缩，削弱硝酸盐的血管舒张作用 [161]。在静脉注射 NTG > 200μg/min 的剂量下没有血流动力学反应或临床治疗效果的患者应被视为无反应者，并且可以预见不会因进一步的剂量递增而具有临床效果。

此外，有大量证据表明，用硝酸甘油治疗 ADHF 受限于早期耐受的发生，导致初始血流动力学反应明显减弱，并在 NTG 开始治疗后的 12 ～ 24h 内发生 [161,168,169]。大约一半患者出现早期耐受，无法通过基线血流动力学测量预测，即 NTG 或基线水平或治疗水平时的肾上腺素、去甲肾上腺素或肾素的血浆浓度对血流动力学初始变化的幅度。已经提出了许多解释硝酸盐抗性的机制，包括：NTG 治疗开始后的早期体积膨胀；NTG 给药后的神经激素激活（RAAS、交感神经系统、精氨酸加压素、内皮素）；巯基基团耗竭；硝酸盐介导的血管超氧化物 / 过氧亚硝酸盐生成增加；硝酸盐生物转化受损；和一氧化氮信号转导的异常，包括可溶性鸟苷酸环化酶的脱敏和增加的磷酸二酯酶活性 [161,168-170]。数据表明，体积膨胀、神经激素激活和巯基消耗不太可能在硝酸盐抗性

的发展中发挥重要作用 [161,165,171-174]。

目前已提出了许多避免硝酸盐抗性的手段，包括使用巯基补充用于预防耐受 [168]。但用巯基供体 N- 乙酰半胱氨酸或含巯基的 ACE 抑制药卡托普利进行伴随治疗的研究并不支持这一观点 [171,173,175]。已证明肼屈嗪在实验模型和患有充血性心力衰竭的患者中阻止 NTG 抗性的发生。有人提出，肼屈嗪通过抑制 NTG 诱导的血管超氧化物 / 过氧亚硝酸盐产生增加或通过清除血管超氧化物 / 过氧亚硝酸盐来预防耐受 [176-178]。非洲裔美国心力衰竭试验（A-HeFT）表明，与单独的慢性心力衰竭治疗相比，标准心力衰竭治疗加用肼屈嗪和硝酸异山梨酯治疗的慢性 HFrEF 患者的生存率和住院率明显降低 [179]。在 ADHF 患者中尚未研究肼屈嗪和 ISDN 的使用。用于预防慢性稳定性心绞痛或慢性心力衰竭患者耐受性的 > 12h 无硝酸盐间隔的策略在 ADHF 的治疗中不具备可行性。

ADHF 中硝酸盐的随机临床试验

一项前瞻性随机试验研究了呋塞米和硝酸异山梨对 104 例患者的益处，这些患者均在急诊中出现了肺水肿和血氧饱和度低于 90％ 的情况 [180]。所有患者均接受氧气、硫酸吗啡 3mg 推注和呋塞米 40mg 静脉注射治疗，然后随机分为高剂量硝酸异山梨酯（每 5min 静脉推注 3mg）或高剂量呋塞米（每 15min 静脉注射 80mg）并加硝酸异山梨酯输注［以 1 mg/h（16μg/min）的剂量，每 10min 增加 1 mg/h］。两组均继续治疗，直至氧饱和度增加到至少 96％ 或平均动脉血压降低至少 30％ 或低于 90 mmHg。最终主要治疗结果是死亡、需要机械通气和心肌梗死。接受高剂量硝酸盐治疗的患者心肌梗死发生率明显减少（17% vs. 37%，P=0.047），机械通气需求较少（13% vs. 40%，P = 0.0041）。此外，高剂量硝酸盐组的心率、呼吸频率和氧合作用有显著改善。该研究的局限性在于它不是双盲或单盲的，它是在门诊的非医院环境中进行的，大量接受筛查的患者不符合纳入标准并且被排除在随机化之外。

急性充血性心力衰竭中的血管舒张试验（VMAC）是一项复杂的、随机、多中心、双盲、

双模拟对照试验，共纳入 489 例 ADHF 患者[181]。该研究包括收缩功能保留和降低的患者以及患有和不患有冠状动脉疾病的患者。246 例患者接受了右心导管检查（导管层）。前 3h 患者随机接受静脉注射 NTG、静脉注射奈西立肽或安慰剂加入标准治疗，然后将奈西立肽或 NTG 加入标准治疗 24h（初始安慰剂组患者再次随机分为在前 3h 注射奈西立肽组或 NTG 组）。奈西立肽以 2μg/kg 推注给药，然后进行固定剂量输注 0.01μg /（kg·min）。剂量可以每 3h 增加至 0.03 μg/（kg·min）。NTG 剂量不是由方案而是由研究者确定的，并且可以在整个研究期间由研究者自行决定改变。试验的主要终点是导管插入层中 3h PCWP 的变化和导管插入和非导管插入层中 3h 呼吸困难的患者自我评估。次要终点包括在 24h 时比较奈西立肽和 NTG 组之间的血流动力学和临床效果。在 3h 时，导管插入患者的 NTG 平均剂量为 42 μg/min，非插管患者的平均剂量为 29μg/min。在 24h 时，导管插入患者的 NTG 平均剂量增加至 55μg/min，但在非插管患者中没有变化。在奈西立肽组中只有 23/273 名患者的奈西立肽剂量增加。在 3h 时，与安慰剂组（$P < 0.001$）和 NTG 组（$P = 0.03$）相比，奈西立肽组的 PCWP 降低更多。奈西立肽组 PCWP 降低 5.8 mmHg；NTG 组 3.8 mmHg；安慰剂组为 2 mmHg。NTG 和安慰剂之间的 PCWP 差异不显著。在 3h 时，当奈西立肽与安慰剂而非 NTG 相比时，呼吸困难有更大的改善。NTG 和安慰剂之间的呼吸困难或全球临床评估没有差异。在 24h 时，与 NTG 组相比，奈西立肽组 PCWP 降低更多（ −8.2 vs. −6.3 mmHg，$P < 0.05$），但呼吸困难无差异，整体临床状态改善仅有适度差异，奈西立肽组改善更好一点。

使用 NTG 最大的限制性是与剂量相关的低血压。低血压会在容量减少的患者中或在心排血量严重依赖于前负荷的患者中出现（如主动脉瓣狭窄、限制型心肌病、右心室梗死）。舌下含服硝酸甘油很少会产生心动过缓和低血压，可能是由于 Bezold-Jarisch 反射的激活。NTG 的不良反应包括头痛和腹痛，严重的不良反应很少见。对

于最近服用任意一种磷酸二酯酶 5（PDE5）抑制药（西地那非、伐地那非、他达拉非、阿伐那非）用于治疗勃起功能障碍或肺动脉高压的患者禁用 NTG，因为这会有持续性低血压的风险。大约 20% 的心力衰竭患者对任何剂量 NTG 的血流动力学效应都有抵抗[8,1182,183]。

硝酸盐的优选剂量和给药途径尚未确定。常见的方法是以渐进剂量增量给予硝酸盐，目标是将平均血压降低 10 mmHg，同时保持收缩压 > 90 mmHg。不需要有创性血流动力学监测。大多数心力衰竭专家推荐静脉注射。硝酸甘油以 10 ～ 20μg/min 开始，增加剂量至生理效应，最高可达 200μg/min，或硝酸异山梨酯 1 ～ 10mg/h 是常见的给药方案[61]。在患有 ADHF 的患者中不应突然撤回 NTG，因为这可能会导致反射性血管收缩伴心脏功能急性失代偿。

（二）硝普钠

硝普钠（SNP）是一种强大的"平衡"硝基血管扩张药，可影响动静脉血管舒张。它是一种水溶性钠盐，由与一氧化氮（NO）络合的 Fe^{2+} 和 5 种氰化物阴离子组成。它起到前药的作用，因为它与红细胞、白蛋白和其他蛋白质上的巯基反应形成亚硝基硫醇，最终在脉管系统中形成 NO。NO 释放的机制并不完全清楚。NO 激活鸟苷酸环化酶 -cGMP-PKG 途径，从而导致血管平滑肌松弛和动静脉血管舒张。阻力血管的扩张减轻了左心室后负荷，静脉扩张效应增加静脉容量并减轻前负荷。它的应用导致右心房压力、PCWP、全身血管阻力和肺血管阻力下降，每搏输出量和心排血量增加，二尖瓣反流减少，心率变化不大。一般而言，在患有严重心力衰竭的患者中，硝普钠可增加心排血量和肾血流量，并可提高 GFR 并增加利尿药的有效性。然而，全身血压的过度降低会阻止肾血流量增加或导致其减少。硝普钠通常可降低收缩压和舒张期心室壁压力并降低心肌耗氧量[153,184-186]。

硝普钠是一种不稳定的分子，暴露在光线下时会分解，药物必须避光保存，以防降解和随后的氰化物快速释放。该药物连续输注给药，输注

后 30s 内能看到血流动力学效应，2min 内效果达到峰值，其效应在停止输注后 2min 内消退[153,184-186]。

硝普钠的主要不良反应是低血压，可以通过降低剂量或停止服药来迅速逆转。硝普钠相关的低血压可能对心肌梗死或缺血患者有害。硝普钠可能通过扩张未阻塞的冠状动脉导致冠状动脉疾病患者冠状动脉盗血。与有机硝酸盐不同，不会发生对硝普钠的快速耐药。一些患者可能在突然停药后反弹，出现全身血管阻力和血压升高导致临床恶化[187]。因此，口服血管扩张药应逐渐减药。由于硝普钠逆转缺氧性肺血管收缩，非通气时肺动脉扩张会导致通气 - 灌注不匹配，硝普钠会加重慢性阻塞性肺病或肺炎患者的低氧血症情况。高铁血红蛋白血症是用硝普钠治疗时由于一氧化氮氧化血红蛋白引起的一种罕见的并发症。

硝普钠的毒性可能是由硝普钠转化为氰化物和硫氰酸盐引起的。硝普钠代谢导致体内氰化物阴离子的释放。氰化物通常被硫氰酸酶迅速代谢成硫氰酸盐，随后在尿液中被消除。在肾功能正常患者体内硫氰酸盐的消除半衰期为 3d，但对于肾功能不全患者则长得多。氰化物也可以与组织细胞色素氧化酶结合。氰化物的累积导致严重的乳酸性酸中毒和不安、激动和窦性心动过速的症状。当硝普钠以 > 5μg/（kg·min）的速率输注或在肝功能严重障碍的情况下给药，患者存在氰化物中毒的风险。氰化物毒性与血清而非全血氰化物浓度相关性更高。乳酸盐浓度升高可作为氰化物毒性的一个良好的替代标志物。可以用硫代硫酸盐或羟钴胺素来治疗氰化物毒性反应，这些药物有相同的效果并且没有明显的不良反应[188]。

患者若是以 > 3 μg/（kg·min）的速度 ≥ 72h 应用硝普钠或是有肾功能不全，则其硫氰酸盐中毒风险增加。硫氰酸盐毒性的体征和症状包括厌食、恶心、疲劳、定向障碍和中毒性精神病[185]。血液透析可以去除硫氰酸盐，但不能去除氰化物。对于 ≤ 3μg/（kg·min），≤ 72h 的患者，硫氰酸盐和氰化物毒性很少见。

一些临床试验证明硝普钠在 ADHF 中的功效。

一项针对顽固性心力衰竭患者的硝普钠小型单中心试验显示，PCWP 持续从平均 32.2 mmHg 降至 17.2 mmHg，心排血量从 2.98L/min 升至 5.2L/min，平均动脉压降了 15mmHg，前向 LVEF 和每搏输出量增加 1 倍，且这些结果在有或没有心力衰竭缺血性病因的患者中相似[189]。一项单中心开放标签随机对照试验比较了急性心肌梗死 24h 内 PCWP > 20 mmHg 的 50 例患者的硝普钠与呋塞米应用效果[190]。在 1 小时内，硝普钠组 PCWP（−9 mmHg vs. −4 mmHg）和全身血管阻力（−21% vs. + 10%）下降幅度更大，心脏指数（+16% vs. − 7%）与呋塞米组相比也有较大增加。

一项多中心随机安慰剂对照研究比较了 812 名假定患有急性心肌梗死和左心室充盈压 ≥ 12mmHg 的男性患者对 48h 输注 SNP 与安慰剂的治疗效果[191]。各组间 21d 和 13 周的死亡率无明显差异。SNP 的影响与 MI 相关疼痛发作的治疗时间有关。若在疼痛发作后 9h 内开始输注，SNP 组 13 周死亡率 > 安慰剂组；若在 9h 后开始输注，SNP 组相比于安慰剂组的患者，其死亡率较低。

我们对接受 ADHF 治疗的患者进行单中心回顾性分析，他们接受了右心导管检查，发现心脏指数 ≤ 2.0L/（min·m²），并且与未接受 SNP 治疗或不接受 SNP 治疗的患者相比充盈压升高[192]。接受 SNP 治疗的患者在住院期间血流动力学测量值有较大改善，出院后口服血管扩张药的比率较高，中位死亡率较低，中位随访时间为 25.7 个月。使用 SNP 与住院期间使用较多正性肌力药或肾功能恶化无关。

在一系列单中心研究中，研究者用 SNP 和静脉注射利尿药来改善晚期心力衰竭患者的血流动力学参数，但其中许多患者药物治疗无效，最终只能选择心脏移植。参考这种方法，右心导管插入术后心排血量低、充盈压高的严重失代偿性心力衰竭患者采用静脉利尿药治疗，并调整硝普钠剂量，以达到特定的血流动力学目标：PCWP ≤ 15 ～ 18mmHg，右心房压 ≤ 8 mmHg，平均肺动脉压降低至少 20%，心脏指数改善 ≥ 2.2L/（min·m²）或全身血管阻力至

$1000 \sim 1200$（dyn · /s）cm^5，同时保持平均动脉压 $> 65mmHg$ 或收缩压 $\geq 80mmHg$[44]。为了维持血流动力学目标值，肠外治疗被替换为使用口服血管扩张药和利尿药。因此，心排血量、肺毛细血管楔压和全身血管阻力在大多数患者中可以通过静脉注射药物达到然后口服治疗维持[193]。

全身血管阻力和心室充盈压的急剧降低伴随而来的是左心室舒张末期和收缩末期容积的减少，LVEF 无变化，总搏出量减少但前搏出量增加 40%，并且二尖瓣和三尖瓣反流显著减少[45]。血流动力学参数的改善包括接近正常的充盈压维持了 8 个月。慢性血流动力学改善的同时症状也在持续改善[112]。口服血管扩张药和灵活的利尿药方案使得二尖瓣和三尖瓣反流和肺动脉压的改善维持了 6 个月。同时也观察到左右心房容量的进一步减少[133]。

HFSA、ACCF/AHA 和 ESC 指 南 均 赞 同在没有症状性低血压的情况下使用硝普钠治疗 ADHF[8,28,118]。硝普钠特别适用于严重充血的患者，尤其是在高血压或严重二尖瓣反流的情况下需要快速减轻后负荷患者。由于其强大的降血压作用，SNP 应该用于可能经常需要控制血压的重症监护病房。它可以快速滴定以达到特定的收缩压或平均血压，从 0.1 µg（kg · min）的剂量开始，滴定至 5.0 µg/（kg · min）。

（三）奈西立肽

奈西立肽是一种 B 型利尿钠肽的重组制剂，通过静脉内给药。它具有与心脏产生的内源性 BNP 相同的 32 个氨基酸序列。奈西立肽是一种平衡的血管扩张药，具有动静脉血管扩张特性。奈西立肽与利尿钠肽受体 -A（NPR-A）结合，其在肾、肺、脂肪和血管平滑肌细胞中广泛表达（NPR-B 受体结合 C 型利尿钠肽，NPR-C 受体不具有鸟苷酸环化酶结构域，起清除受体的作用）。NPR-A 受体与 cGMP 依赖性信号级联有关，并且介导利尿钠肽的许多心血管和肾脏作用。BNP 与 NPR-A 受体的结合激活鸟苷酸环化酶 -cGMP-PKG 途径。心力衰竭患者中奈西立肽的平均终末半衰期约为

18min。稳态输注 $0.01 \sim 0.03$ µg/（kg · min）可使基线循环 BNP 水平增加 $3 \sim 6$ 倍。BNP 有 2 种代谢机制：NPR-C 受体介导的内化 / 降解和中性内肽酶的蛋白水解切割。肾脏的清除在奈西立肽代谢中作用最小，任何程度的肾功能不全都不会影响药物使用剂量[153,194-197]。

全身血管阻力、肺血管阻力、右心房压和肺毛细血管楔压与奈西立肽的输注呈剂量相关性下降，每搏输出量和心排血量随输注量增加而增加，而心率则无变化[198-200]。据报道，奈西立肽可降低醛固酮[200] 和内皮素 1[201] 水平，但也有其会增加血浆去甲肾上腺素水平的矛盾报道[98,201]。奈西立肽对冠状动脉传导和阻力血管有舒张作用，尽管冠状动脉灌注压降低但其血流量增加且心肌耗氧量下降[202]。奈西立肽输注与室性心律失常的增加无关[203]。

评估奈西立肽对尿量的影响的临床试验结果存在矛盾。在一项安慰剂对照试验中，利尿药在研究药物输注之前和期间维持了 4h，以速度为 0.015 µg/（kg · min）或 0.03µg/（kg · min）输注奈西立肽的患者 6h 内的尿量明显 > 接受安慰剂的患者[200]。在同一报告中，将以 0.015 µg/（kg·min）或 0.03 µg/（kg · min）的速度输注奈西立肽的患者与安慰剂组进行比较，但患者可接受利尿药和（或）其他血管扩张药。与安慰剂组相比，奈西立肽组接受静脉注射利尿药的患者明显减少。在接受心脏手术的患者中奈西立肽给药的外周麻醉试验中（NAPA），LVEF < 40% 接受 CABG 且预期使用心肺分流术患者在麻醉诱导后随机接受固定剂量的奈西立肽 0.01 µg/（kg · min）输注或安慰剂治疗 $24 \sim 96h$[204]。在术后最初 24h 内，奈西立肽组有较多的尿量（2926 ml vs. 2350 ml）且住院时间缩短。在一项对失代偿性心力衰竭患者进行的双盲安慰剂对照交叉研究中，患者在入组后 6 个月内肌酐增加 $\geq 0.2mg/dl$ 且高于基线 $\geq 10\%$，患者被随机分为奈西立肽组和安慰剂组，即先 2 µg / kg 静脉推注然后以 0.01 µg/（kg·min）输注奈西立肽，或连续几天安慰剂治疗[205]。在所有时间间隔内或在奈西立肽和安慰剂研究日之间的整个 24h 期间，

通过碘肽酸盐清除、通过对氨基马尿酸盐清除、尿输出或钠排泄评估有效肾血浆流量，GFR 都没有差异。

肾脏优化策略评估（ROSE）试验是一项多中心、双盲安慰剂对照试验，对 360 例因急性心力衰竭和肾功能障碍住院治疗的患者定义为 MDRD 方程的 eGFR 为 15 ～ 60 ml/（min · 1.73 m²），随机分为应用多巴胺 2μg/（kg · min）、不用推注的奈西立肽 0.005μg/（kg · min）、安慰剂治疗 72 h 的三个组。所有患者均接受开放标记静脉襻利尿药治疗，推荐日剂量为每日门诊总利尿药量的 2.5 倍。研究组之间在两个主要终点方面没有差异：72h 累积尿量和半胱氨酸蛋白酶抑制剂 C 水平的变化。此外，在减少充血、肾功能或临床结果的次要终点方面，也不存在组间差异[206]。

急性心力衰竭管理中的血管扩张药（VMAC）试验是一项复杂的多中心随机双盲对照研究，对 489 名因心力衰竭恶化而住院的患者进行标准治疗，并加用了奈西立肽、硝酸甘油和安慰剂[181]。该研究中奈西立肽是以 2μg / kg 速率静脉推注后再以 0.01μg/（kg · min）的速率静脉维持，硝酸甘油的静脉输注速率取决于研究者或安慰剂（详见上文），比较各组血流动力学变化和临床效果。在 3h 和 24h，奈西立肽降低 PCWP 的效果超过 NTG，但患者所述呼吸困难没有显著差异，且在奈西立肽组中整体临床状态仅有适度改善。

VMAC 的局限性在于导管插入患者的 NTG 平均剂量为 42μg/min，非插管患者的平均剂量为 29 μg/min，显著低于治疗 ADHF 的最佳剂量 120 ～ 200 mg/min。VMAC 中的一个站点报道，他们使用积极的 NTG 滴定的单中心研究结果显示治疗后 3 小时 NTG 达到了平均剂量 155 μg / min[207]。奈西立肽与 24h 研究期间持续降低的 PCWP 有关，没有奈西立肽耐受的证据。与奈西立肽相比，高剂量 NTG 与 PCWP 的相应减少的推迟相关。尽管持续的上调滴定反映了 NTG 耐受性的早期发生，但 NTG 相关的降低 PCWP 的作用逐渐减弱。

随后对不同剂量的奈西立肽的 5 项小型随机试验进行的回顾性汇总分析表明，奈西立肽增加了肾衰竭恶化的风险（定义为试验住院期间任何时间记录的肌酐增加超过 0.5 mg/dl）[208]。另一项回顾性汇总分析 3 种不同剂量的奈西立肽的小型随机试验，报告 30d 死亡率并且不需要使用正性肌力药作为对照，表明在奈西立肽治疗患者中存在死亡率增加的趋势，但没有达到统计学意义[209,210]。随后的两个奈西立肽的随机临床试验 Meta 分析未显示出 30d 或 180d 的全因死亡率的增加[211,212]，并未显示出死亡率与奈西立肽剂量之间具有明确关系[212]。

奈西立肽在急性失代偿性心力衰竭试验中的临床疗效的研究（ASCEND-HF）是一项多中心随机安慰剂对照试验，旨在评估 7141 例 ADHF 住院患者中加用到标准治疗中的奈西立肽与安慰剂相比的安全性和有效性[213]。患者以 1：1 的比例随机分组接受安慰剂或奈西立肽治疗。奈西立肽以 0.01 μg/（kg · min）的剂量连续静脉输注给药 24 ～ 164h。根据研究者的判断，患者可以在开始连续输注之前接受任选的 2 μg/kg 剂量的静脉推注。主要共同终点是患者所述的呼吸困难的变化（这一点可以用 7 分制李克特量表在 6h 和 24h 测量），以及 30d 内心力衰竭或死亡的再入院的复合终点。分配到奈西立肽的患者在 6h 和 24h 更多的显示出呼吸困难有所改善，但这种差异很小并且不符合预定的显著性水平。30d 时因任何原因导致的心力衰竭或死亡再入院者，不管是单独分析或作为复合终点都没有差别。肾功能恶化的比率也没有差异，其定义为在研究药物开始至试验第 30 天的任何时间使用简化的 MDRD 方程计算的 eGFR 降低超过 25%。ASCEND-HF 的结果表明，奈西立肽用于 ADHF 患者中是安全的，但不能推荐用于因失代偿性心力衰竭住院的大部分患者的常规使用。

HFSA、ACCF/AHA 和 ESC 指南都支持在没有症状性低血压的情况下使用奈西立肽快速改善 ADHF 患者的充血症状[8,28,1118]。推荐的奈西立肽起始剂量为 0.01 μg/（kg · min），初始推注量为 2 μg/kg，剂量可以每 3h 增加 0.005 μg/（kg · min），最高可达 0.03 μg/（kg · min），直至全身血压耐受。

奈西立肽的主要不良反应是头痛和低血压。

在 VMAC 中，8% 的患者出现头痛，4% 的患者出现症状性低血压，大多数患者为轻度至中度，并且在药物减少或停药或静脉注射液体 ≤ 250ml 后自发消退[118]。症状性低血压为剂量依赖性，在输注量为 0.015 μg/（kg·min）时，有 11% 的 ADHF 患者发生症状性低血压；在输注量为 0.03 μg/（kg·min）时，有 17% 的患者发生症状性低血压[200]。

七、正性肌力药

尽管临床试验中缺乏安全性和有效性的数据，一些大型临床登记处的观察数据对正性肌力药的安全性也提出了质疑，但在住院治疗 ADHF 的患者中使用正性肌力药是相对常见的。最常用的正性肌力药物是多巴酚丁胺、多巴胺、米力农和左西孟旦。多巴酚丁胺、多巴胺和米力农增加细胞内环磷酸腺苷（cAMP）和细胞内钙浓度。左西孟旦是一种具有增加心肌收缩力和血管舒张作用的钙致敏药，左西孟旦尚未获准在美国或加拿大使用。静脉内正性肌力药可用于缓解症状、改善血流动力学并改善患有严重收缩功能障碍的急性失代偿性心力衰竭患者［伴随外周灌注和（或）低血压］的外周器官功能。

（一）多巴酚丁胺

多巴酚丁胺最初被认为是选择性 β_1 激动药。然而，其药理作用复杂。多巴酚丁胺是一种外消旋混合物，可刺激 β_1、β_2 和 α_1 受体。其药理作用依赖于对上述肾上腺素能受体的复合刺激，其作用不依赖于去甲肾上腺素的内源性释放，也不会引起多巴胺能受体的激活。两种对映异构体均会激活 β_1 受体。（+）－ 多巴酚丁胺对于 β_1 受体的刺激比（－）－ 多巴酚丁胺强 10 倍。两种异构体对 β_2 受体激动作用比较轻微。（－）－ 多巴酚丁胺是 α_1 受体激动药，而（+）－ 多巴酚丁胺是混合的 α_1 受体激动药 / 拮抗药。

多巴酚丁胺的主要药理作用是 β_1 受体激动介导的心肌收缩力增加。β_1 受体激动增加腺苷酸环化酶活性，导致细胞内 cAMP 增加，细胞内 cAMP 的增加促进钙从肌浆网中释放出来，通过

收缩蛋白增加心肌的收缩力。β_1 受体导致正性肌力作用，使每搏输出量和心排血量增加，同时一些反射可介导全身血管阻力降低。与异丙肾上腺素相比，多巴酚丁胺具有相对更多的变力效应，其对心脏的变时效应较差。在等效的正性肌力作用剂量下，与异丙肾上腺素相比，多巴酚丁胺增强窦房结的自主节律更低，其增加房室结和心室内传导性与异丙肾上腺素相似。相比于较强的正性肌力作用，多巴酚丁胺对变时反应的作用较为迟钝，其调节机制尚不清楚，但可能与心脏 α_1 受体对肌力的作用相关。在外周循环中，多巴酚丁胺低剂量可激动 β_2 受体引起血管舒张。（+）－ 多巴酚丁胺的拮抗作用和 β_2 受体激动介导的血管舒张作用可抵消（－）－ 多巴酚丁胺对动脉循环的 α_1 受体激动药作用。然而，多巴酚丁胺高剂量时，可刺激 α_1 受体引起静脉和动脉血管收缩[214,217]。

在大多数心力衰竭、收缩功能障碍和低心排血量的患者中，多巴酚丁胺治疗导致每搏输出量和心排血量增加，全身血管阻力降低和充盈压降低。其对血压的总体影响是可变的，这取决于其对心排血量、全身血管阻力和交感神经张力的影响。一般来说，多巴酚丁胺引起的血压变化很小，可以安全地用于低血压患者。一般不会降低肺血管阻力，高剂量时可见血压升高[214,215,218]。

尚未有前瞻性随机对照临床试验探讨研究多巴酚丁胺对临床结局的影响。大量临床经验表明，在严重的左心室收缩功能障碍，低心排血量综合征的情况下，多巴酚丁胺可改善低心排血量和肺充血的症状，并改善患者的终末器官功能。

多巴酚丁胺的半衰期为 2min，起效很快。在开始输注的 10min 内达到稳态浓度。2 ～ 10 μg/（kg·min）的多巴酚丁胺对心排血量产生影响。ESC 指南建议多巴酚丁胺起始输注速度为 2 ～ 3 μg/（kg·min），基于临床和血流动力学反应，剂量以 1 ～ 2μg/（kg·min）增加，最大推荐剂量：15 ～ 20μg/（kg·min）。如果使用剂量达到 10μg/（kg·min），但是未达到预期疗效，则应考虑添加另一种正性肌力药物或放置主动脉内球囊泵。使用 β 肾上腺素能拮抗药的患者，对多巴酚丁胺的反应

通常会减弱。研究发现，在多巴酚丁胺输注持续时间 > 24 ～ 72h，患者心排血量回归基线，提示患者对多巴酚丁胺药物耐受性增加的可能[214,216]。

多巴酚丁胺的不良反应包括心动过速（尤其是心房颤动患者）、房性和室性心律失常、嗜酸性粒细胞增多和超敏性心肌炎[203,219,220]。多巴酚丁胺可增加冠心病患者心肌耗氧量[218,221]。在冠状动脉疾病患者中，心肌耗氧量的增加可能导致心肌缺血和血流动力学恶化。多巴酚丁胺（多巴胺和米力农）可能导致心肌细胞损伤，最终导致心肌缺血，并可能导致心肌细胞毒性[216,217,222-224]。

（二）多巴胺

多巴胺是一种内源性产生的儿茶酚胺，是一种中枢神经递质，在运动调节中起着重要作用。多巴胺由外周肾脏近端小管的上皮细胞产生，具有局部利尿和利钠作用。

多巴胺的心血管作用由不同的细胞表面受体介导，由于这些受体对多巴胺亲和力的不同，导致多巴胺呈现剂量依赖性的心血管作用。在低剂量 ≤ 2μg/（kg·min）作用下，多巴胺主要作用于肾、肠系膜和冠状动脉血管中的血管多巴胺 1 型（D_1）受体，导致血管舒张和尿钠排泄。与 D_1 受体结合激活腺苷酸环化酶并增加细胞内 cAMP，导致血管舒张。此外，近端小管和髓襻升支中的 D_1 受体的激活抑制了 Na^+-H^+ 交换蛋白和 Na^+-K^+-$2Cl^-$ 协同转运蛋白，促进尿钠的排泄。低剂量多巴胺输注导致肾血流量、肾小球滤过率和尿钠排泄的增加。

在中等剂量 2 ～ 5μg/（kg·min）下，多巴胺主要作用于 β_1 受体并促进从神经末梢释放去甲肾上腺素。在该剂量下，多巴胺具正性肌力作用和变时作用。该剂量下多巴胺增加心排血量和心率，增加收缩压和脉压，舒张压保持不变或略有增加，外周血管阻力没有变化。在较高剂量 > 5 μg/（kg·min）下，多巴胺激活 α_1，导致动脉血管收缩[214,216,217]。

在 13 名慢性心力衰竭患者中评估了多巴胺对肾脏生理的影响[225]。在基线水平和静脉注射

1、2、3、5、10μg/（kg·min）多巴胺时计算心排血量、肾动脉横截面积、肾血流量和肾血管阻力。研究发现随着剂量增加，心排血量增加，在剂量为 5μg/（kg·min）和 10μg/（kg·min）时差异具有统计学意义，在 10μg/（kg·min）达到峰值。在 5 和 10μg/（kg·min）的剂量下，肾动脉横截面积随着剂量增加逐渐增加，达到统计学显著性。肾血管阻力降低，在 2μg/（kg·min）时达到统计学显著性，2 ～ 10μg/（kg·min）没有差异。2 ～ 10μg/（kg·min）剂量下肾血流量逐渐增加。由于肾血流量大和肾血管阻力小，肾血流量的增加大于心排血量的相应增加。

尽管多巴胺对肾血流有明显的影响，但在研究 ADHF 患者的前瞻性随机临床试验中，低剂量多巴胺的临床效果难以证实。在急性失代偿性心力衰竭试验（DAD-HF 和 DAD-HF Ⅱ）中，评估了 ADHF 患者使用多巴胺对呋塞米作用效果的影响[226,227]。在 60 例 ADHF 患者中，DAD-HF 试验比较了高剂量呋塞米（40 mg 静脉推注，然后 20 mg/h 连续输注 8 h）与低剂量呋塞米（40 mg 静脉推注，然后 5 mg/h 输注 8 h）加多巴胺 5μg/（kg·min）的患者临床结局。终点事件包括总利尿量和呼吸困难评分的给药 8h 内的变化，肾衰竭（血清肌酐 24h 内从基线水平升高 > 0.3 mg/dl），电解质平衡和出院后 60d 病情变化。低剂量呋塞米/多巴胺方案在利尿和呼吸困难缓解上与高剂量呋塞米/多巴胺方案效果相同。其相似的疗效与较轻的肾衰竭和低钾血症恶化程度有关。两组在 60d 死亡率或再住院率上无差异。DAD-HF Ⅱ是一项三臂试验，将 161 名 ADHF 患者随机分为 3 组，在 8h 内分别输注高剂量呋塞米（20 mg/h 连续输注）；低剂量呋塞米（5 mg/h 连续输注）加多巴胺 5μg/（kg·min）；低剂量呋塞米（5 mg/h 连续输注）。所有患者在随机分组前静脉输注 40mg 呋塞米。在给药 60d 和 1 年时，三组患者全因死亡率和心力衰竭住院治疗的主要终点没有差异；24h 内尿量，呼吸困难缓解或住院时间也没有差异。在高剂量呋塞米组中，肾功能恶化（血清肌酐从基线升高到 24h ≥ 0.3mg/dl）比低剂量呋塞米/多

巴胺或低剂量呋塞米组更常见。研究人员得出结论，低剂量多巴胺无任何临床益处。

肾脏优化策略评估（ROSE）试验是一项多中心、双盲安慰剂对照试验，将 360 例因急性心力衰竭和肾功能障碍住院治疗的患者［根据 MDRD 方程定义为 eGFR：15 ～ 60 ml/（min·1.73 m²）］，随机分配至 72h 输注多巴胺 2μg/（kg·min），奈西立肽 0.005μg/（kg·min）（无推注），或安慰剂组（见上文）。各组在两个主要终点（72 小时累积尿量和半胱氨酸蛋白酶抑制剂 C 水平的变化）没有差异。此外，各组在次级终点事件（充血、肾功能改变、临床结果的变化）无差异[206]。

ACCF/AHA 指南建议，除襻利尿药外，还可考虑低剂量多巴胺 ≤ 2μ/（kg/min），以改善利尿、保护肾功能和肾血流量[28]。ESC 指南建议，剂量为 2 ～ 5μg/（kg·min）的多巴胺可用作心力衰竭，容量超负荷和低血压患者的正性肌力药物[17]。患者对适当剂量的静脉襻利尿药反应不足时，多巴胺可用于改善失代偿性心力衰竭患者的肾血流量和利尿。应该基于估算的瘦体重而不应基于实际体重计算多巴胺的剂量[216]。多巴胺应通过中心静脉给药，以避免因外周静脉内给药导致药物外渗和周围组织缺血性坏死的风险。虽然多巴胺增加心脏排血，其不会降低左心室充盈压，在某些患者中还可能会增加充盈压。使用多巴胺发生心动过速的概率比多巴酚丁胺高，并可能导致房性和室性心律失常，引起冠状动脉疾病患者心绞痛的发生[214]。

（三）米力农

米力农是一种选择性抑制磷酸二酯酶 Ⅲ（PDE3）的联吡啶衍生物，通过降低细胞内 cAMP 降解，进而增加心肌细胞和平滑肌细胞中的胞质内钙水平，增加心肌收缩并改善心肌舒张。米力农还可引起全身动静脉和肺动脉舒张。因此米力农可增加心排血量，降低全身和肺血管阻力，并降低左心室和右心室的压力，其降低心内充盈压的作用＞多巴酚丁胺[218]。与多巴酚丁胺相比，米力农引起的心动过速的发生率较低，引起心肌

耗氧量的增加最小[218,228,229]。米力农对全身血压的影响取决于给药时心排血量的增加和全身血管阻力的降低的程度，其介导的血管舒张导致平均动脉压降低较为常见，该因素可能限制米力农在一些心排血量低和动脉血压在临界值患者中的使用。不同于多巴酚丁胺，米力农的作用并不依赖于肾上腺素能受体。因此，在使用 β- 肾上腺素能拮抗药治疗的低心排血量综合征患者中，可以使用米力农代替多巴酚丁胺[216,217]。

米力农的推荐剂量为首次初始 50μg/kg 静脉推注，随后输注剂量为 0.25 ～ 0.75μg/（kg·min）。然而，首次初始推注剂量与症状性低血压明显相关。一项研究比较了连续输注 0.5μg/（kg·min）米力农伴或不伴首次初始推注的血流动力学效应，结果表明在首次初始静脉推注米力农后立即观察到心脏指数和 PCWP 的最大变化。然而，2h 和 3h 肺毛细血管楔压和心排血量的改善在有或没有首次初始推注米力农两组间无差异[300]。ACCF/AHA 和 HFSA 指南不建议米力农加载剂量[8,28]。HFSA 指南建议米力农初始剂量为 0.01μg/（kg·min），最终剂量为 0.2 ～ 0.3μg/（kg·min）[8]。ACCF/AHA 指南建议米力农维持剂量为 0.125 ～ 0.75μg/（kg·min）[28]。

米力农的消除半衰期为 2.5h，但在严重心力衰竭患者中其半衰期增加 1 倍。米力农主要通过肾脏排泄，因此需要对 eGFR ＜ 60 ml/min 的患者调整剂量。米力农的主要不良反应包括低血压、心房颤动和室性心律失常。

（四）左西孟旦

左西孟旦与其他正性肌力药物的不同之处在于其增加收缩性的机制不涉及细胞内 cAMP 的增加。左西孟旦是一种肌钙蛋白增敏药，与 Ca²⁺ 饱和心肌肌钙蛋白 C（cTNC）相互作用。cTNC 充当钙敏感的"开关"，在心脏收缩期启动心肌收缩，在心脏舒张期终止心肌收缩。左西孟旦与 cTNC 的结合延长了 cTNC 和肌钙蛋白 I 之间的相互作用，增加了心脏收缩期间收缩力的产生，然而不影响舒张功能。左西孟旦扩张全身动静脉，主要

通过在血管平滑肌细胞中打开三磷酸腺苷（ATP）敏感性钾通道介导血管扩张，导致平滑肌松弛[231]。左西孟旦及其代谢产物 OR-1896 是 PDE3 的选择性抑制药，在左西孟旦的临床使用剂量下，PDE 抑制可能并未参与血管舒张或变力效应。综合的正性肌力和血管舒张作用导致收缩力增加，每搏输出量和心排血量增加，减少前负荷和后负荷，降低 PCWP，但不会增加心肌耗氧量[231]。左西孟旦最常见的不良反应是低血压和头痛，偶见心动过速，可见心房颤动和低钾血症的发生。左西孟旦的消除半衰期为 1 ～ 1.5h，OR-1896 的消除半衰期为 75 ～ 80h，因此停止左西孟旦输注后心血管效应可持续 75 ～ 80h[232,233]。

几项多中心随机对照临床试验比较了左西孟旦与安慰剂或多巴酚丁胺对 ADHF 患者的疗效。一项随机双盲试验，纳入需要静脉正性肌力药支持（SURVIVE）的急性心力衰竭患者，比较静脉输注左西孟旦或多巴酚丁胺治疗急性失代偿性心力衰竭住院患者的效果和安全性。两组治疗组的主要终点（180d 的全因死亡率）没有差异[234]；此外，两组治疗组次要终点（31d 的全因死亡率、存活天数和 180d 内在院外的天数、24h 呼吸困难评估、180d 的心血管死亡率）没有差异。

随机评估静脉左西孟旦疗效（REVIVE Ⅱ）试验纳入了 600 例住院治疗 ADHF（LVEF ＜ 35%）的患者，这些患者使用静脉利尿药治疗仍然无法缓解呼吸困难[235]。患者被随机分配接受单次输注左西孟旦或安慰剂，同时给予其他标准 ADHF 治疗。该评估的主要终点根据患者的自我报告综合评估：即在随机分组用药后的 6h、24h 和 5d 时，患者自我报告症状"改善""未改变"或"更糟"统计结果。左西孟旦组患者主要终点表现为中等获益，与安慰剂组相比，该组患者住院治疗时间缩短，但是 90d 死亡率无差异，且低血压和心房颤动的发生率更高。

左西孟旦随机对照临床试验的 Meta 分析评估了左西孟旦与安慰剂或多巴酚丁胺对死亡率和住院时间的影响。该研究分析了来自 45 个随机临床试验的 5480 名患者的数据。其中 23 个临床试验中评估了左西孟旦在失代偿心力衰竭患者中的作用；17 个临床试验评估了左西孟旦对接受心胸外科手术患者的疗效。该研究分析发现左西孟旦可显著降低死亡率。此外，与安慰剂或多巴酚丁胺相比较，左西孟旦可以降低患者死亡率。对患者进行 30d、90d 或 180d 随访的研究时同样证实左西孟旦可降低患者死亡率。左西孟旦还与住院时间缩短明显相关[236]。

2000 年，左西孟旦被批准在瑞典使用。此后，该药物已在全球 60 个国家获得批准，但在美国尚未获得许可。

（五）正性肌力药物的使用

在北美和欧洲临床试验中已经发现正性肌力药物治疗急性心力衰竭综合征的临床应用。在 ADHERE 临床试验中，14% 的患者接受了一种或多种正性肌力药物治疗，但 ADHERE 临床试验 ＜ 3% 的患者入院时收缩压 ＜ 90 mmHg，近 50% 患者收缩功能保留。8% 的收缩功能保留患者（3% 多巴酚丁胺；5% 多巴胺；1% 米力农）使用一种或多种正性肌力药，19% 的患者收缩功能降低（11% 多巴酚丁胺；10% 多巴胺；5% 米力农）。接受多巴酚丁胺或多巴胺治疗的患者中只有 8% 的患者收缩压 ＜ 90 mmHg。接受米力农治疗的患者入院时平均收缩压为（121.3±27.4）mmHg，接受多巴酚丁胺治疗的患者收缩压为（124.0±29.3）mmHg[150]。

在 OPTIMIZE-HF 临床试验中，4% 收缩功能恢复正常的 ADHF 患者使用了静脉正性肌力药物，12% 左心室收缩功能障碍患者使用了静脉正性肌力药物[91]。在参加 OPTIMIZE-HF 临床试验的患者中，15%、6.5%、4.5% 和 3.2% 的患者在收缩压四分位数 ＜ 120mmHg、120 ～ 139mmHg、140 ～ 161 mmHg、＞ 161 mmHg 的情况下接受静脉注射正性肌力药物[237]。在欧洲心脏衰竭调查 Ⅱ 临床试验中，3 580 例因心力衰竭住院的患者中，25% ～ 30% 的患者接受了正性肌力药物治疗（10.2% 多巴酚丁胺；11.3% 多巴胺；3.9% 左西孟旦）。其中失代偿心力衰竭患者（与心源性休克或肺水肿相反），20% ～ 24% 的患者接受了正性肌

力药物治疗（8.6% 多巴酚丁胺；8.5% 多巴胺；4.4%
左西孟旦）[238]。在意大利的一项调查中，有 2807
名住院治疗的 ADHF 患者中，25% 的患者接受了
静脉注射正性肌力药物治疗[239]。

一些研究表明，在 ADHF 患者中使用静脉内
正性肌力药物会增加不良事件的发生，包括症状
性低血压、房性和室性心律失常以及住院风险和
长期死亡风险[150,240-242]。ADHERE 临床试验对数
据的回顾性观察分析发现，接受静脉注射正性肌
力药物治疗的 ADHF 患者住院死亡率增加。一项
临床研究计算了 15 230 名 ADHF 患者（共 65 180
名患者）对于接受硝酸甘油、奈西立肽、多巴酚
丁胺或米力农治疗的住院死亡率风险因素和倾向
得分调整后比值比。该临床研究中纳入的大多数
患者血压正常或升高，结果表明与多巴酚丁胺或
米力农相比，用奈西立肽或硝酸甘油治疗的患者
院内死亡率显著降低。当硝酸甘油与米力农相比
时，协变量和倾向得分调整后的死亡率比值比为
0.69（$P < 0.005$）；当硝酸甘油与多巴酚丁胺相比
时，死亡率比值比为 0.46（$P < 0.005$）[150]。

一项来自大学健康系统联盟（University Health
System Consortium，UHC）临床数据库（来自 32
所学术医院信息数据库）数据的回顾性分析[240]，
纳入 2130 名因 ADHF 住院并接受多巴酚丁胺、米
力农或奈西立肽治疗的患者。该研究使用 logistic
回归分析药物治疗与住院期间死亡率的关系。多
巴酚丁胺、米力农和奈西立肽治疗的患者院内死
亡率分别为 10.2%、7.9% 和 2.9%。与奈西立肽
组相比，多巴酚丁胺组的院内死亡率风险调整比
值比为 3.5，米力农组为 3.9。

另一项回顾性分析使用来自 ESCAPE 试验的
数据，以评估住院患者使用正性肌力药物对 6 个
月临床结果的影响[241]。在纳入的 433 名患者中，
评估了总人群以及接受静脉血管扩张药治疗的患
者、正性肌力药物治疗的患者或正性肌力药物加
血管扩张药组合治疗患者 6 个月死亡率、总死亡
率以及再住院的调整 HR。结果发现总体 6 个月死
亡率为 19%；与整体队列相比，使用血管扩张药
治疗的患者（HR=1.39，95% CI 0.64 ~ 3.00）6

个月死亡风险并没有显著差异；使用正性肌力药物
治疗患者的 6 个月死亡风险显著增加（HR=2.14，
95% CI 1.10 ~ 4.15）；用正性肌力药物和血管
扩张药联合治疗的患者 6 个月死亡风险显著增
加（HR=4.81，95% CI 2.34 ~ 9.90）。采用 6 个
月死亡率和再住院的联合终点分析发现，使用血
管扩张药治疗的患者联合终点风险没有显著增加
（HR=1.2，CI 0.81 ~ 1.78）；但使用正性肌力药物
治疗患者（HR=1.96，CI 1.37 ~ 2.82）和正性肌
力药物联合血管扩张药治疗的患者（HR=2.90，CI
1.88 ~ 4.48）联合终点风险明显增加。在多因素
分析中，肾功能受损和右心房压力是使用正性肌
力药物的重要预测因子。肾功能和 PCWP 升高是
使用血管扩张药的预测因子。然而，使用正性肌
力药物或血管扩张药最强的预测因素是研究地点
和管理医生。

静脉注射米力农治疗慢性心力衰竭的前瞻性
试验（OPTIME-CHF）是一项随机、安慰剂对照
的双盲试验[243]。该试验旨在探讨短期使用米力农
和慢性心力衰竭标准治疗是否能改善慢性心力衰
竭患者 ADHF 发作的临床结果。该研究随机纳入
951 名 ADHF 住院患者（不需要静脉内正性肌力
药物支持），给患者随机输注米力农 0.5 μg/（kg·min）
或生理盐水安慰剂，持续 48 小时，未施用负荷剂
量。根据主治医师的判断，剂量可以向下调节至
0.375 μg/（kg·min）或向上调节至 0.75μg/（kg·min）。
若主治医师判断该患者必须要静脉内正性肌力治
疗，则排除该患者。主要终点为随机分组后 60d
内因心血管原因住院的总天数。结果表明：两组
患者主要终点并未见差异；两组患者院内死亡率、
60d 死亡率、总死亡率或再入院率也没有差异。
接受米力农治疗的患者持续低血压（收缩压 < 80
mmHg 超过 30min）需要干预的或房性心律失常
的发生率＞安慰剂组。米力农组中室性心动过速
或心室颤动有明显增加趋势，但并未达到统计学
意义（$P = 0.06$）。作者得出结论：不推荐米力农作
为 ADHF 住院患者的辅助治疗。

对 OPTIME-CHF 临床数据进行事后分析，
以评估短期米力农治疗的效果与心力衰竭的病因

（缺血性与非缺血性）之间是否存相关性[242]。结果发现缺血性心肌病患者受到米力农的不良影响。与使用安慰剂治疗的患者相比，接受米力农治疗的缺血性心肌病患者，主要终点包括住院天数、60d 内死亡率，总死亡率、再住院以及住院死亡率（5.0% vs. 1.6%）明显增加。相反，非缺血性心肌病的患者受益于米力农治疗。与使用安慰剂治疗的患者相比，使用米力农治疗的非缺血性患者，住院死亡率、总死亡、60d 内的再住院率降低。

针对正性肌力药物治疗 ADHF 导致不良结果的增加，研究者提出了多种参与其中的机制，包括 cAMP 诱导的房性和室性心律失常；血管舒张伴冠状动脉低灌注导致心肌损伤；心肌耗氧量增加导致心肌缺血和心肌损伤；细胞内钙超载引起的直接肌细胞毒性[222,224]。

ACCF/AHA、HFSA 和 ESC 指南批准部分 ADHF 患者使用正性肌力药物，包括伴随严重收缩功能障碍、心排血量明显减少、外周灌注减少和终末器官功能障碍尽管充盈压充足或升高的患者[8,28,118]。正性肌力疗法的目标是缓解症状，维持全身灌注并保持终末器官功能。对静脉注射利尿药仍不能改善症状的患者，静脉注射血管扩张药仍存在体积超负荷的患者也可使用正性肌力药。在等待机械循环支持或心脏移植 D 期患者，正性肌力药物可用作"桥接治疗"。

指南指出与正性肌力药物的相关风险，并建议对使用正性肌力药的患者采用持续的心律监测和更加频繁的血压监测。同时应评估重症监护室或心血管病房的管理模式。强烈建议采用 PA 导管获得血流动力学参数的客观测量值用于指导治疗。建议使用较低剂量的正性肌力药物，以减少不良反应。此外，应定期评估对正性肌力药物的持续需求（以及停药的可能性）。在优化药物治疗后，应该尝试停用正性肌力药物。

如果需要应用正性肌力药物的患者同时使用 β 受体拮抗药治疗，则米力农是最优选的药物，因为其正性肌力作用不是由 β 肾上腺素能刺激介导的。目前尚无证据指导是否在需要正性肌力支持的患者中继续维持 β 受体拮抗药治疗。如果患者病情好转并且可以停用正性肌力药，可以继续使用 β 受体拮抗药而不改变剂量或减少 β 受体拮抗药的剂量，并有增加剂量的计划。对于心源性休克、肺水肿、低血压或严重终末器官灌注不足的患者，维持 β 受体拮抗药直至患者稳定，终末器官功能改善[61]。

八、结论

美国心脏病学会基金会 / 美国心脏协会（ACCF/AHA）、美国心力衰竭学会（HFSA）和欧洲心脏病学会（ESC）已经出版了关于 ADHF 管理的综合指南。一般而言，ADHF 患者的评估和管理分为 3 个阶段，包括：初步评估；持续评估和治疗；出院计划。初始评估的一个关键部分是评估需要紧急干预的肺部或血流动力学不稳定性因素；评估可能需要紧急冠状动脉造影和冠状动脉介入治疗的 ACS。

初步治疗的重点是缓解呼吸窘迫和纠正缺氧。对于缺氧患者，建议使用鼻导管或面罩给氧。对于严重呼吸困难，有肺水肿临床证据或持续性缺氧的患者，建议使用无创正压通气。

药物治疗的重点是缓解肺淤血。静脉襻利尿药是一线治疗方案。并不推荐常规使用有创血流动力学监测。对心源性休克患者、初始药物治疗无反应的患者、在初始治疗期间发生明显低血压和（或）肾功能明显恶化的 ADHF 患者应慎用有创血流动力学监测。临床上基于症状缓解和体检评估充血减轻的证据可能存在挑战。

在没有低血压的情况下，静脉注射硝酸甘油、硝普钠或奈西立肽可用于对肠外利尿药治疗效果不佳的患者。对大多数 ADHF 患者并不推荐静脉注射正性肌力药物，以下情况除外：左心室收缩功能不全伴心源性休克，有心排血量低或终末器官功能障碍的证据，低血压或心力衰竭对利尿药和肠外血管扩张药无反应。

第 12 章
急性失代偿性心力衰竭指南指导的药物治疗与出院治疗计划

Acute Decompensated Heart Failure: Treatment with Guideline Directed Medical Therapy and Discharge Planning

Daniel Fishbein　著
黄思慧　译

一、指南导向的药物治疗的起始及维持

大量前瞻性随机对照临床试验显示：ACEI、ARB、β 受体拮抗药、盐皮质激素受体拮抗药（MRA）以及肼屈嗪联合硝酸异山梨酯（适用于黑人患者）等多种药物，可改善收缩功能障碍的门诊心力衰竭患者的症状，降低其死亡率和住院率[1-11]。国内外尚缺乏针对急性失代偿性心力衰竭（ADHF）住院患者应用这些药物治疗的随机对照研究。ACCF / AHA 指南建议 ADHF 患者在入院时应仔细评估其心力衰竭用药，并在患者住院期间对其药物治疗做出适当的调整。一般情况下，ADHF 患者住院期间应坚持指南导向的药物治疗（guideline directed medical therapy, GDMT）的长期治疗；没有接受慢性心力衰竭药物治疗的 ADHF 和 HFrEF 患者，住院期间应启动 GDMT[12]。HFSA 指南强调，住院治疗是 ADHF 心力衰竭患者优化长期口服药物治疗方案的"绝佳机会"[13]。ESC 指南建议 HFrEF 患者入院时应继续 GDMT 或尽早开始启动 GDMT[14]。

（一）血管紧张素转化酶抑制药（ACEI）或血管紧张素受体阻滞药（ARB）

ADHF 患者住院期间，应根据其血压、血钾浓度以及肾功能耐受情况，将 ACEI 或 ARB 剂量增加至指南推荐的目标剂量（赖诺普利 20 ～ 35mg 每日 1 次，卡托普利 50mg 每日 3 次，依那普利 10 ～ 20mg 每日 2 次；氯沙坦 150mg 每日 1 次，坎地沙坦 32mg 每日 1 次，缬沙坦 160mg 每日 2 次）。过度利尿引起心内充盈压较低的患者，可能对 ACEI 或 ARB 剂量增加不耐受；有严重肾功能不全或高钾血症的患者，应考虑减少 ACEI 和 ARB 剂量；高钾血症患者，应先停用 MRA，再停用 ACEI 或 ARB；若患者住院期间肾功能不全或高钾血症有所改善，可考虑重新使用 ACEI 或 ARB，或者逐步增加 ACEI 或 ARB 剂量。

入院时未接受心力衰竭药物治疗的患者，ACEI 或 ARB 推荐起始剂量为：卡托普利 6.25mg 每日 3 次，依那普利 2.5mg 每日 2 次，赖诺普利 2.5 ～ 5.0mg 每日 1 次；氯沙坦 50mg 每日 1 次，缬沙坦 40mg 每日 2 次，或坎地沙坦每日 4 ～ 8mg[14]。临界高血压或肾功能不全的患者开始使用 ACEI 或 ARB 时，应考虑给予推荐起始剂量的一半。严重高钾血症（$K^+ > 5.0mmol/L$）、严重肾功能不全 [肌酐 $> 2.5mg/dl$ 或 eGFR $< 30ml/(min \cdot 1.73 m^2)$]、症状性或严重无症状性低血压（收缩期血压 $< 90mmHg$）的患者应谨慎。通常，在这些情况下不会使用 ACEI 或 ARB。没有低血压、肾功能恶化或高钾血症的患者，可以每天缓慢增加 ACEI 或 ARB 剂量[12, 14]。

（二）β 受体拮抗药

一般而言，ADHF 患者不应停用或减少 β- 受体拮抗药剂量，除非有严重的肺充血，临界或低心排血量或低血压的证据，或 ADHF 患者住院可能是由于服用 β 受体拮抗药或近期剂量增加所引起。卡维地洛或美托洛尔欧洲试验（COMET）[15]、ESCAPE 试验[16] 和 OPTIMIZE-HF 研究[17] 数据均表明，ADHF 住院患者出院后停用或使用较低剂量 β 受体拮抗药，患者风险调整后的 1 年和 2 年死亡率明显增高（COMET）；患者 60 ～ 90d 风险调整后的再入院或死亡率显著提高（ESCAPE）；出院后 60 ～ 90d 风险和倾向性调整后的死亡率显著增高（OPTIMIZE-HF）。

ACCF 和 ESC 指南建议，当 ADHF 患者完全停用肠外利尿药、静脉血管扩张药和正性肌力药后，应启动 β 受体拮抗药的治疗[12, 14]。患者必须在血流动力学稳定以及容量状态达到最优的情况下，才可开始 β 受体拮抗药治疗。β 受体拮抗药应从小剂量开始（卡维地洛 3.125mg 每日 2 次，琥珀酸美托洛尔 12.5 ～ 25mg 每日 1 次，比索洛尔 1.25mg 每日 1 次）。住院早期使用正性肌力药的患者，开始使用 β 受体拮抗药时应谨慎[12]。心力衰竭中卡维地洛治疗的评估方案（IMPACT-HF）试验是一项前瞻性随机开放标签研究，该研究对 363 例 ADHF 住院治疗后稳定的患者进行 β 受体拮抗药的初始治疗，将其随机分为出院前使用 β 受体拮抗药治疗组或出院后由医师决定是否使用 β 受体拮抗药组[18]。该试验排除了 HF 住院期间接受过正性肌力药物治疗的患者。研究结果显示：出院后 60d 才开始使用 β 受体拮抗药治疗的患者，其主要终点事件较在出院前使用组显著增加（91.2% vs. 73.4%）；两组患者在药物不良反应或住院时间方面没有差异。OPTIMIZE-HF 注册研究数据显示，符合 β 受体拮抗药治疗的患者，入院时只有 56.9% 接受 β 受体拮抗药治疗；接受 β 受体拮抗药的患者，其卡维地洛或美托洛尔的日平均剂量不到推荐剂量的一半；这些患者在住院期间或出院后 60 ～ 90d 内 β 受体拮抗药的使用剂量变化不大；使用 β 受体拮抗药卡维地洛或琥珀酸美托洛尔达到推荐目标剂量的患者分别只有 17.5% 和 7.9%[19]。

（三）盐皮质激素受体拮抗药（MRA）

螺内酯和依普利酮均可改善 HFrEF 患者的生存率，并推荐用于收缩功能障碍患者的 GDMT。但是遵循指南—心力衰竭质量改善研究的数据表明，接受醛固酮拮抗药治疗的 ADHF 住院患者，出院后只有 1/3 继续 MRA 治疗[20]。ACCF/AHA 和 ESC 指南建议，射血分数降低的 ADHF 住院患者，可以继续或开始 MRA 治疗[12, 14]。ACCF/AHA 指南建议，ADHF 住院患者血钾低于 5 mEq/L，才能启动 MRA 治疗[12]。对于 eGFR ≥ 50ml/（min·1.73m^2）的患者，螺内酯与依普利酮的推荐起始剂量分别为 12.5 ～ 25mg 每日 1 次和 25mg 每日 1 次。对于 eGFR 为 30 ～ 49ml/（min·1.73 m^2）的患者，依普利酮的起始剂量应为 25mg 隔日 1 次，螺内酯的起始剂量应为 12.5mg 每日 1 次或隔日 1 次。接受 ACEI 和 ARBA 联合治疗的患者，不应使用 MRA。患者在开始 MRA 治疗时应减少补钾。由于 ADHF 患者住院期间，其血容量状态、利尿药剂量、ACEI 或 ARB 剂量、全身灌注和肾功能处于动态变化，故需密切关注患者血钾浓度及肾功能的改变。

（四）肼屈嗪和硝酸酯类（H/NTG）

HFrEF 黑人患者可从加用肼屈嗪联合硝酸盐的心力衰竭治疗中受益。非裔美国人心力衰竭试验（A-HeFT）纳入了 1050 名收缩功能障碍、NYHA Ⅲ级或Ⅳ级的心力衰竭黑人患者，且此前均接受心力衰竭的标准治疗至少 3 个月，这些患者被随机分为两组，其中一组患者加用固定剂量硝酸异山梨酯联合肼屈嗪，另一组则是安慰剂[1]。该研究最后提前终止，因为与对照组相比，肼屈嗪 / 硝酸盐组的死亡率显著降低（6.2% vs. 10.2%，HR=0.57）。此外，明尼苏达州心脏衰竭生活问卷调查评估结果显示心力衰竭患者的首次住院率相对风险降低了 33%，患者的生活质量得到显著改善。ACCF/AHA 和 HFSA 指南均建议，可将肼屈嗪 / 硝酸盐联合用药作为 GDMT 的一部分，用于有症状的 HFrEF 黑人患者[12,13]。尽管有上述指南的推荐，但遵循指南心力衰竭注册研究发现，1185 名可以接受肼屈嗪 / 硝酸盐治疗的 HFrEF 非裔美国住院患者，只有 22.4% 在出院后接受了该种治疗[21]。

目前应确保心力衰竭患者在住院期间以及出院后，其 GDMT 剂量达到最优化。一项对 1995 － 2004 年丹麦首次因心力衰竭住院治疗后出院的 107 092 名患者开始和维持 GDMT 的研究表明，开始使用 ACEI 或 ARB、β 受体拮抗药或 MRA 治疗的患者分别占总人数的 43％、27％ 和 19％。出院后 90d 未开始治疗的患者，之后开始药物治疗的可能性很小。出院后一旦开始药物治疗的患者，其治疗的依从性很高，但其治疗剂量低于推荐目标剂量，除卡维地洛外，其他药物剂量在出院后一般不会增加[22]。

（五）埋藏式心脏复律除颤器和心脏再同步化治疗

心力衰竭患者住院治疗期间可以向电生理专家咨询，以评估其进行植入式复律除颤器（ICD）和（或）心脏再同步化（CRT）治疗的可行性[13,23]。HFrEF 患者应进行 ICD 治疗筛查，以预防心脏性猝死。ICD 治疗适用于：非缺血性扩张型心肌病伴 NYHA FC Ⅱ 或Ⅲ级以及 LVEF ≤ 35％ 的患者；既往心肌梗死至少 40d 后 LVEF ≤ 35％ 伴有 NYHA 心功能分级 Ⅱ ～ Ⅲ 级的患者；既往心肌梗死引起左心室收缩功能障碍，心肌梗死至少 40d 后 LVEF ≤ 30％ 伴有 NYHA 心功能分级 Ⅰ 级的患者；既往心肌梗死导致非持续性 VT，LVEF ≤ 40%，电生理检查可诱导 VF 或持续性 VT 的患者。理想情况下，心力衰竭患者在接受最佳药物治疗后，无容量超负荷且血流动力学稳定，才能植入除颤器。ADHF 患者住院期间植入 ICD 一级预防的益处尚未得到评估[24-26]。

ADHF 住院治疗的 HFrEF 患者中约 40％有宽 QRS 波群。CRT 治疗可改善 LVEF ≤ 35％、窦性心律、左束支传导阻滞且 QRS 波时限 ≥ 150ms 以及 GDMT 时仍有 NYHA 心功能 Ⅱ ～ Ⅲ 级或动态

Ⅳ 级患者的心力衰竭症状和生存率。如果患者接受适当的 GDMT 后仍有心力衰竭症状，应在出院后考虑 CRT[26-31]。

二、出院计划

目前尚未有前瞻性临床研究对 ADHF 患者出院的最佳时间进行评估。一般来说，心力衰竭患者出院时应达到以下临床状态：静息以及轻微活动时无心力衰竭症状；血流动力学稳定；休息或活动时无头晕；肝肾功能稳定；电解质水平正常；GDMT 达到最优化；已明确心力衰竭的病因；已明确加重心力衰竭的条件 / 诱发因素，并予以纠正；尽可能维持正常的容量状态[32,33]。房颤患者应控制心室率，高血压患者应控制血压。

一般而言，患者把静脉利尿药转为口服利尿药后应观察 24h。因为在此期间，患者可能会再次出现充血症状。此外，患者住院期间由于采用更好的 GDMT，可以有效地缓解充血症状，其利尿药的口服剂量可能会根据患者入院前或静脉给药的剂量而被高估，所以需要在出院前减少利尿药的剂量。停用肠外血管扩张药或正性肌力药治疗的患者，也需观察至少 24h，以确保患者临床状态稳定、不会出现再发性低灌注和低血压、对利尿药具有反应性及血容量正常。

表 12-1[34] 总结了 HFSA 2010 综合心力衰竭实践指南的出院标准。

ADHF 住院患者由住院治疗过渡到门诊治疗这一阶段是一个相对敏感时期。心力衰竭住院治疗可能反映了心脏功能和病理生理学的重要变化，同时也表明患者潜在的疾病进程已发生变化。通常患者出院时的治疗方案与入院时的方案明显不同并且更加复杂。患者出院时，其生命体征、容量状态、肾功能、食欲、盐和水的摄入量、药物的吸收、代谢及药物作用均发生了显著变化。此外，大多数心力衰竭患者存在多种并发症，这些并发症与患者的死亡率以及住院的风险增加相关，并且在 ADHF 住院期间往往没有得到妥善处理[35]。

出院管理的重要组成部分综述如下[33,36]：

表 12-1　ADHF 住院患者出院标准

所有心力衰竭患者	恶化因素得到纠正
	达到最优的临床容量状态
	从静脉利尿药完全过渡到口服利尿药
	完成患者及家属教育（包括出院后的治疗要求）
	LVEF 已记录
	开始戒烟咨询
	接近最优药物治疗方案，包括 ACEI 和 β 受体拮抗药（LVEF 降低的患者）或耐受不良记录（见第 7 章和第 11 章）
	7 ～ 10d 进行临床随访
进展性心力衰竭或复发型心力衰竭入院患者（强烈推荐）	口服药物治疗方案稳定 24h
	24h 内没有应用静脉血管扩张药或肌力药物
	出院前离床活动以便评估治疗后的功能状态
	出院后的管理计划（家庭活动量、出院后 3d 内护士回访或电话随访）
	建议询问心力衰竭专家寻求进一步心力衰竭疾病管理方案

转载自 Lindenfeld 等[13]

（一）患者教育

对心力衰竭患者、家属以及护理人员的教育是 ADHF 患者出院管理的重要组成部分。患者应接受以下方面的教育。

1. 每种药物的剂量、用法、作用与不良反应；患者应识别他们服用的药物和服用每种药物的原因；患者药物调整时，应接受专业的指导。

2. 心力衰竭加重的体征和症状

3. 自我管理：每日监测体重、血压，控制钠摄入量

4. 适度运动

5. 将心力衰竭的体征和症状、体重变化和血压异常告知护理人员

6. 心力衰竭恶化因素

7. 使用华法林患者进行抗凝血门诊随访

一项纳入 223 名 ADHF 住院治疗患者的随机对照试验显示，出院时参与标准 60 分钟护士一对一教学的患者，与未教育组相比，出院后 180d 内

住院天数或死亡人数明显减少、再住院或死亡风险降低、心力衰竭住院治疗次数明显减少、自我护理能力显著增加而护理成本降低[37]。在另一项小规模研究中，ADHF 住院患者被随机分配到由多学科团队（护士或教育工作者和药剂师）进行的住院教育项目组或标准治疗组。MlWHF 问卷测量的结果显示：接受教育项目组的患者在出院时的知识得分较高，生活质量得到改善，并且能够更好地遵从 ACEI 和 β 受体拮抗药治疗[38]。

（二）出院 GDMT

确保患者出院后接受适当的心力衰竭药物治疗，可降低其死亡率和再住院率。国家心脏护理项目（医疗保险和医疗补助服务中心旨在提高因心力衰竭而住院的医疗保险受益人的护理质量）的结果分析，纳入 17 456 名年龄 ≥ 65 岁且有心脏收缩功能障碍的患者，这些患者均因心力衰竭而住院，无使用 ACEI 或 ARB 的禁忌证。上述人群中，仅有 68% 的患者接受 ACEI 治疗，78% 的患者接受了 ACEI 或 ARB 治疗。该分析显示接受 ACEI 治疗与较低的风险调整后 1 年死亡率相关（HR=0.86）[39]。

OPTIMIZE HF 登记的随访队列研究评估了 5 791 名心力衰竭住院患者的五项 ACC/AHA 指标（出院指导、左心室收缩功能、左心室收缩功能障碍的 ACEI 或 ARB 治疗、成人戒烟咨询和出院时心房颤动的抗凝血治疗）与出院后 60 ～ 90d 的死亡率和联合死亡率 / 再住院率之间的关系[40]。采用多变量和倾向性调整分析发现 5 项指标均与风险调整后的 60 ～ 90d 出院后死亡率无关。出院时使用 ACEI 或 ARB 与风险调整后 60 ～ 90d 死亡率或再住院率显著降低相关（HR=0.51）。该研究也发现出院时使用 β 受体拮抗，可显著降低患者 60 ～ 90d 死亡率（HR=0.48）、联合死亡率或再住院（HR=0.73）。

非营利性综合医疗系统 Intermountain Health Care 发起的以医院为基础的出院药物治疗项目，该项目涵盖 20 家服务于犹他州和爱达荷州南部约 60% 人口的医院，以确保所有因急性心肌梗死、

冠心病、心力衰竭或房颤住院的患者出院时接受适当的药物治疗，最终达到二级预防的目的。该项目心力衰竭患者的治疗方案是出院时使用 ACEI（不耐受则用 ARB）。心力衰竭患者接受 ACEI 或 ARB 治疗的比例由项目开始前的约 64% 增加到项目开始后的 90% 以上，并且这与显著降低的 30d 和 1 年死亡率（HR 分别为 0.76 和 0.77）以及 30d 和 1 年再入院率（HR 分别为 0.84 和 0.91）有关[41]。

（三）并发症

心力衰竭常见并发症的长期管理应该成为心力衰竭患者过渡期护理方案的一部分[35, 36]。社区获得性肺炎、流感和其他呼吸道感染是 ADHF 住院治疗最常见的诱因[42, 43]。心力衰竭患者并未常规接种流感和肺炎球菌疫苗。这两种疫苗的接种率因地区和国家的不同而异，流感疫苗接种率为 22% ～ 37%，肺炎球菌疫苗为 1% ～ 22%[44-46]。ADHF 住院治疗患者应该时常检查自身对流感和肺炎球菌疾病的免疫状态[47-49]。

（四）患者安全

所有医院都应采用保证患者安全的护理系统，包括采用国家质量论坛出台的"安全措施"文件[50]。该文件强调了在患者与护理人员之间准确及时地传达临床信息，调整药物以及安全出院的重要性。

（五）书面的出院指导和出院小结

患者出院时应为患者提供书面的出院指导，内容包括出院后续治疗、体力活动、饮食指导、体重监测、预约随访以及症状恶化时的处理方法。此外，心脏病专家应及时将患者的护理信息告知给患者目前的卫生保健机构，该护理信息包含新药物的起始剂量和上调剂量，新治疗药物可能出现的不良反应，是否需要实验室监测，以及患者的随访计划[36, 51]。

（六）出院后随访

各医疗机构对患者出院后的随访时间显著不同[52]。ACCF/AHA 指南建议患者出院 7 ～ 14d 内安排早期随访，出院 3d 内安排早期电话随访[33]，HFSA 实践指南建议患者出院后 7 ～ 10d 内进行门诊随访[34]。

患者出院前、出院后第一次随访以及后续的随访中，医生应协助患者处理以下问题：GDMT 的启动，剂量调整及优化方案；评估患者生命体征、容量状态和全身灌注；评估患者电解质水平和肾功能状态；寻找加重心力衰竭的常见原因；加强 HF 患者教育，包括药物依从性及自我监测[53]。

（七）多学科疾病管理计划

ACCF/AHA、HFSA、加拿大心血管协会和 ESC 指南均推荐 ADHF 住院患者出院后应采用心力衰竭多学科疾病管理方案（DMP），特别是再次入院风险高的心力衰竭患者[33, 34, 36, 54]。DMP 包括全面的出院计划和出院后支持。ESC 指南建议心力衰竭 DMP 的主要特点包括[54]：①团队合作；②提供住院和门诊服务；③提供出院计划、教育以及咨询，以促进自我护理；④持续优化药物治疗；⑤灵活的利尿方案；⑥密切关注症状的恶化；⑦注重随访并增加患者获得护理的途径。

DMP 的多项 Meta 分析证实这些项目可降低心力衰竭患者 12 个月全因死亡率、与 HF 相关的 12 个月再入院率，并改善心力衰竭患者的生活质量[55-58]。Yu 及其同事比较了能够以及不能改善患者出院预后 DMP 的随机对照临床试验，以确定足以改善患者预后的 DMP 的基本特征[57]。他们得出的结论是，只有多层面的 DMP（包括住院阶段的护理、重症患者的教育、自我护理支持策略、GDMT 的优化、对症状恶化的持续监测和管理），才能有效地改善患者预后。另一项 Meta 分析表明，应用病例管理干预措施，通过电话和家庭随访（通常由专科护士完成）对患者进行密切监测的 DMP 在改善患者预后方面尤其有效[58]。此外，采用专业多学科团队随访的策略对改善患者预后也有利[55]。

结构化电话支持（STS）已得到越来越多的关注，尤其是家庭远程监控（TM）。STS 是使用简单的电话技术以对患者进行监控和（或）提供自我保健管理。家庭远程监护是一种非有创性的远程患者监控手段，主要通过电子设备和电信技术（如监控设备、手持或可穿戴技术及智能传感器）对患者实行远程监护，以便将患者的生理和其他疾病相关数据通过数字传输从患者家中传送至医疗保健中心，并提供护理和临床反馈。多项 Meta 分析结果表明，STS 可降低 HF 相关的住院率，可能还减少了全因死亡率，而 TM 可减少 HF 相关的住院率及全因死亡率[59-61]。这两种干预措施都可以改善患者生活质量、心功能分级、患者知识及自我护理[59]。

最近医疗保健研究和质量机构发表了一篇全面的系统回顾和 Meta 分析，该文章综合分析了预防心力衰竭住院患者再入院的过渡性护理的干预措施[62]。该分析结果显示，高强度的家庭随访可减少心力衰竭全因再入院率，30d 和 3 ～ 6 个月的复合全因再入院或死亡率，以及 3 ～ 6 个月因 HF 再入院率。多学科 HF（MDS-HF）临床干预可减少心力衰竭患者全因再入院率。STS 干预可降低因 HF 再入院率，但未减少全因再入院率。家庭随访计划、MDS-HF 临床干预和 STS 干预均可降低患者死亡率。此外，远程监护和护士主导的临床干预均未降低心力衰竭患者的再入院率或死亡率。

（八）姑息治疗

ACCF/AHA 和加拿大心血管协会（CCS）均建议心力衰竭患者早期接受姑息治疗，尤其是进展期心力衰竭患者[33, 63, 64]。姑息治疗需要与临终关怀区别开来。姑息治疗是一种专业的多学科治疗，主要改善任何年龄段患有任何严重疾病的患者的生活质量。临终关怀是一个跨学科的护理系统，其主要在患者生命最后几个月，改善其生活质量并减轻患者的痛苦[65]。所有进展期心力衰竭患者都应接受姑息治疗，以帮助医生确定和管理患者身体、心理和精神问题，协助医生制订进展期心力衰竭患者的治疗方案，并帮助患者在生命临终前做出自己的选择。大多数 ADHF 住院患者应考虑姑息治疗，不应仅限于临终患者。

（九）再住院风险

对于再入院高风险的患者，包括高龄、既往因心力衰竭住院、合并多种并发症、社会支持有限、虚弱、认知功能障碍或抑郁的患者[66, 67]，过渡期护理尤为重要。一项对 26 种独立再入院风险预测模型的回顾性研究发现，这些模型不能很好地区分有再入院风险的患者[68]。EVEREST 试验的数据显示，存在持续性充血症状的人群，有很高的再入院风险[69]。此外，通过对 ADHF 住院患者进行 Mini Cog 量表评估发现，患者认知障碍与其再住院或死亡综合终点密切相关（HR=1.90）[70]。Mini Cog 量表分析的 55 个变量中，认知障碍被确定为预测患者出院后预后的最重要因子。

三、其他问题

（一）以收缩压为基础的治疗

目前的实践指南强调在 ADHF 的初始治疗中使用肠外襻利尿药。多个专家小组建议将初始血压纳入 ADHF 初始治疗范畴[71-73]。有数据表明，伴有高血压的 ADHF 患者出现急性失代偿主要是由体内容量重新分配引起，而不是容量超负荷。部分患者可出现全身血管阻力的急剧增加，从而导致心脏每搏输出量的急剧减少，以及 PCWP 的急剧升高，迅速出现呼吸困难，伴或不伴急性肺水肿。这些患者一般在住院前并没有逐渐进展的心力衰竭症状，也无水肿和全身静脉淤血的证据[74-76]。可能是来自内脏循环的静脉回流量增加造成这些患者心力衰竭症状的急性发作[77]。

急诊医学学会 / HFSA 急性心力衰竭工作组的一份共识文件提出，将收缩压纳入最初的治疗范畴，患者可被分为三组：①高血压（SBP ＞ 140mmHg）；②血压正常（SBP 100 ～ 140mmHg）；③低血压（SBP ＜ 100mmHg）。高血压组患者应接受低剂量利尿药和高剂量血管扩张药治疗；正常血压组患者应接受利尿药和中等剂量血管扩张药治疗；低血压组的患者应根据需要使用利尿药和正性肌力药治疗[72]。目前还没有前瞻性随机试验评估基于初始收缩压的治疗策略，但有报告表明，进行随机试验评估这种治疗策略是可行的[78-80]。

（二）改善 ADHF 住院后的存活率

现已明确 ADHF 住院可预测患者次年死亡的高风险。在慢性心力衰竭患者中，HF 住院治疗是疾病进展的一个标志，可能反映了潜在心脏病进程的改变。一项来自坎地沙坦对心力衰竭死亡率和发病率降低评估（CHARM）试验的回顾性分析采用时间依存性 Cox 比例风险模型，评估比较了首次住院治疗 HF 后出院与未住院治疗 HF 患者的死亡风险[81]。在调整死亡预测因子后，该分析结果显示 HF 住院治疗后的患者的死亡率增加，HR 为 3.15。更长的住院时间以及重复住院治疗增加了患者死亡的风险。一项对来自洋地黄研究组（DIG）试验的回顾性分析评估了与无 HF 住院治疗相比，HF 住院治疗事件对患者随后死亡率的影响[82]。配对 Cox 回归分析结果显示，HF 住院组患者的死亡率明显＞无 HF 住院组，HR 为 2.49。CV 和 HF 死亡率的 HR 分别为 2.88 和 5.22。一项使用不列颠哥伦比亚省医疗保健数据库的分析证实，HF 住院治疗的次数是社区 HF 患者死亡率的一个强预测因子，HF 患者在第一次、第二次、第三次和第四次住院治疗后，存活年限中位数分别为 2.4、1.4、1.0 和 0.6 年[83]。

大量旨在改善患者出院预后的新型药物，其临床试验研究结果大多是负面的，这些已证明无效的药物包括米力农[84]、奈西立肽[85]，选择性加压素（V_2）受体拮抗药托伐普坦[86, 87]、左西孟旦[88]，直接肾素抑制药阿利吉仑[89]，腺苷 A_1 受体拮抗药 Rolofylline[90]，以及内皮素受体拮抗药替唑生坦[91]。大量数据表明 ACEI 和 β 受体拮抗药可以提高 HF 患者生存率、降低其住院率[39-41, 92-94]。

血管紧张素受体脑啡肽酶抑制药（ARNI）与 ACEI 的前瞻性比较以确定其对心力衰竭总死亡率和发病率影响（PARADIGM-HF）试验，将 8442 名心功能 Ⅱ、Ⅲ 或 Ⅳ 级的心力衰竭患者随机分为接受缬沙坦联合脑啡肽酶抑制药 Sacubitril 治疗组和接受依那普利治疗组[95-97]。该试验的主要终点为心血管死亡和因心力衰竭住院组成的复合终点。脑啡肽酶是一种中性内肽酶抑制药，可降解多种内源性血管活性肽，包括利钠肽、缓激肽和肾上腺髓质素。Sacubitril 抑制脑啡肽酶（但不抑制 ACE 或氨肽酶 P），但增加利尿钠肽、缓激肽和肾上腺髓质素的水平。在 PARADIGM-HF 试验中，与依那普利组相比，缬沙坦联合 Sacubitril 治疗的主要终点事件降低了 20%，全因死亡率减少了 16%，心血管死亡率减少了 20%，HF 住院减少了 21%，心力衰竭的症状和活动受限得到明显改善。与依那普利相比，缬沙坦和 Sacubitril 联合用药耐受性较好，高钾血症、肾功能损害及咳嗽发生率较低。

此项研究并未纳入 ADHF 住院的患者。缬沙坦和 Sacubitril 组合已被 FDA 批准用于慢性心力衰竭（NYHA Ⅱ～Ⅳ 级）和射血分数降低的患者，以降低心血管死亡和因心力衰竭住院的风险，并且替代 ACEI 或 ARB 用于心力衰竭住院治疗。该组合的商品名为 Entresto。目前还没有任何共识文件说明 ADHF 患者的是否应该一开始就用 Entresto 代替 ACEI 或 ARB 治疗，以及在 HF 住院期间是否从 ACEI 或 ARB 转为 Entresto。

（三）正在进行的药物开发

目前研发的一些具有新作用机制的药物，正在 ADHF 患者中进行临床试验[98, 99]。

1. 松弛素 / Serelaxin

松弛素是一种天然存在的血管活性肽激素，由胎盘、黄体以及衰竭的心肌产生。它作用于大量表达于心血管、肾脏和生殖系统中的 G 蛋白偶联受体 RXFP1。RXFP1 的激活增加了 cAMP 的产生，促进一氧化氮的生成。此外，松弛素具有抗炎和抗纤维化作用，可使血管基质金属蛋白酶 2 活性上调，所有这些作用都可以导致血管舒张和血管顺应性增加[98-100]。

RELAXin 对急性心力衰竭的初步研究（Pre-RELAX-AHF）共纳入 234 名急性心力衰竭患者，主要表现为 CXR 充血、BNP 或 NT-BNP 升高、收缩压＞125mmHg 以及轻度 - 中度肾功能不全，这些患者在采用心力衰竭标准治疗方法的同时，被随机给予 48h 静脉滴注安慰剂或四种剂量的松弛素[101]，第 6、12 和 24 小时采用 Likert 量表评估，第 14 天采用视觉模拟量表评估。结果显示，与安慰剂相比，松弛素治疗可改善呼吸困难。此外，接受松弛素治疗的患者住院时间更短、存活和出院时间更长、心血管死亡或 HF 再入院的风险降低。

RELAXin 在急性心力衰竭（RELAX-AHF）试验中纳入 1161 名患者，这些患者与 Pre-RELAX AHF 患者具有相同的临床特征。在标准治疗的基础上，受试者被随机分配至接受静脉输注 Serelaxin 30mcg/（kg·d）或者安慰剂，共治疗 48h[102]。Serelaxin 是重组人松弛素 -2，其结构与天然存在的松弛素相同，被配制成无菌溶液用于输注。RELAX-AHF 研究有两个主要终点，为评估呼吸困难相关指标。Serelaxin 改善了患者从基线水平到第 5 天的呼吸困难症状（视觉模拟评分曲线下面积，VAS AUC），并可显著降低第 180 天死亡率，但对前 24h Likert 量表测定的中度或重度呼吸困难改善患者的比例、第 60 天心血管死亡或 HF 再入院率、出院后 60d 患者存活率没有影响。Serelaxin 的三期试验正在进行中。

2. 乌拉立肽（Ularitide）

尿舒张肽是一种利尿钠肽，由远端肾小管细胞合成和分泌。在腔内分泌后，它结合内髓集合管中的 NPR-A 受体，通过 cGMP 依赖性信号转导调节肾钠吸收和水平衡。静脉注射尿舒张肽可促进利尿以及尿钠排泄，降低肺毛细血管楔压（PCWP）和全身血管阻力[98, 99, 103]。

Ularitide 是尿舒张肽的合成衍生物。SIRIUS Ⅱ 试验是一项 2 期、随机、双盲、安慰剂对照、剂量探索研究，该研究纳入 221 例慢性心力衰竭急性失代偿患者，这些患者静息或轻微活动时出现呼吸困难、心脏指数 ≤ 2.5L /（min·m²）、肺毛细血管楔压 ≥ 18mmHg。患者在接受标准治疗的基础上，被随机分配接受安慰剂或 3 种剂量的 Ularitide，24h 静脉滴注。治疗 6h 后，接受 Ularitide 治疗的患者 PCWP 显著降低、呼吸困难评分改善、全身血管阻力降低以及心脏指数增加[104]。Ularitide 治疗急性失代偿性心力衰竭的

有效性和安全性（TRUE-AHF）是一项正在进行的 3 期临床试验，该研究旨在评估 48h 连续静脉输注 Ularitide［15ng /（kg·min）］对改善急性失代偿性心力衰竭患者临床状况的效果[43]。

3. Istaroxime

Istaroxime 是一种与强心苷无关的新型甾体静脉正性肌力药，具有独特的调控心肌收缩 / 舒张的特性[42, 98, 105]。Istaroxime 可抑制 Na⁺/ K⁺ ATP 酶，并激活肌浆网 Ca²⁺ 腺苷三磷酸酶 2a 亚型，可在心脏收缩期时加剧胞质内钙离子的聚集从而促进心肌收缩，心脏舒张期时加速胞质内钙离子的快速摄取从而引起心肌的舒张。

新型正性肌力药 Istaroxime 的血流动力学、超声心动图和神经激素效应：心力衰竭患者的随机对照试验（HORIZON-HF）纳入 121 例急性失代偿性心力衰竭且 LVEF ≤ 35% 的患者，受试者在接受标准心力衰竭治疗的同时，被随机分配接受安慰剂或 3 种剂量的 istaroxime，6h 静脉滴注[106]。患者在入院后 48h 内和随机分组前接受肺动脉导管插入术治疗。同时患者在 Istaroxime 或安慰剂滴注前以及滴注最后 30min 内进行综合二维多普勒和组织多普勒超声心动图检查。该试验的主要指标是与安慰剂相比，Istaroxime 输注 6h 后，患者的 PCWP 从基线到药物治疗后的变化。结果显示 Istaroxime 显著降低患者 PCWP、左心室舒张末期压和心率，并增加收缩压和心脏指数。Istaroxime 治疗组患者的神经激素、肾功能或肌钙蛋白 I 无明显变化。此外，超声检测发现 Istaroxime 可增加心肌收缩力、降低心脏舒张期僵硬度，该结果表明 Istaroxime 通过回声参数可改善心脏的收缩和舒张功能。

4. Omecamtiv Mecarbil（OM）

Omecamtiv mecarbil 是一种小分子的心脏选择性肌球蛋白激活药。OM 可增加与肌动蛋白相互作用，肌球蛋白头部的数量，从而使心肌产生更大的收缩力。OM 通过延长心室收缩期射血时间来改善心肌收缩性，并且不影响心肌耗氧量、心肌细胞内钙水平或左心室压力上升速率（LV dP /dt）。相反，多巴酚丁胺会增加 LV dP/dt、缩短心室收缩期射血时间、增加心肌耗氧量[98, 99, 106]。健

康男性输注 OM，会导致剂量依赖的心室收缩期射血时间延长，并能增加每搏输出量、缩短分数和射血分数，但不影响舒张功能[13]。OM 用于增加急性心力衰竭患者心肌收缩性的临床 Ⅱ 期急性治疗（ATOMIC-AHF）研究纳入患有 AHF 且左心室射血分数≤40%、呼吸困难和血浆利尿钠肽浓度升高的患者，被随机分配接受安慰剂或 3 种剂量的 OM，48h 静脉滴注[107]。该研究的主要终点是采用 7 级 Liker 量表评估患者在 6h、24h 和 48h 时呼吸困难程度。OM 没有改善患者的主要终点事件，但是此研究结果显示与血浆浓度相关的左心室收缩期射血时间增加（$P < 0.0001$）、心室收缩末期容积降低（$P < 0.05$）。

肌球蛋白激活以增加心力衰竭收缩性的长期口服研究（COSMIC-HF）是一项多中心的临床 2 期试验，旨在评估 OM 口服缓释制剂在射血分数降低的慢性心力衰竭患者中的应用情况[108]。该试验由两部分组成，即剂量递增阶段和更长更大的扩展阶段。扩展阶段的主要终点是 OM 的血浆最高剂量和初始剂量。次要终点是评估患者第 20 周收缩期射血时间、每搏输出量、左心室收缩末期直径、左心室舒张末期直径、心率和 NT-proBNP，以及 OM 的安全性和耐受性（包括从药物治疗前到第 24 周的不良事件发生率）。

四、结论

现已明确 ADHF 患者住院治疗后，患者次年的死亡风险明显增加。指南导向的药物治疗的启动和优化是 ADHF 住院患者治疗的重要部分，迄今为止，仅有药物治疗已被证明可降低出院后死亡率和 HF 住院率。

详细的出院计划是 ADHF 住院患者护理的重要组成部分。应指导患者及家属出院后相关药物的剂量、用法、作用与不良反应，自我管理，以及心力衰竭加重的症状与体征。应向所有患者提供书面出院指示。心力衰竭多学科疾病管理方案可有助于改善患者预后，特别是对于再次入院风险较高的患者。

第 13 章

心脏肿瘤学：化疗后心力衰竭患者的管理

Cardiac-Oncology: Management of the Patient with Heart Failure After Chemotherapy

Ashwani Gupta　Howard J. Eisen　著

黄思慧　译

一、概述

随着过去几十年中，恶性肿瘤患者的生存率有了显著提高[1]。人们越来越多地认识到化疗药物导致的相关不良事件，尤其是心血管影响。心血管疾病已经成为导致恶性肿瘤患者死亡的第二大原因，仅次于恶性肿瘤本身[2]。心肌病是肿瘤患者化疗后最常见的心血管不良反应。各种化疗药物与心肌病的发生发展密切有关。表 13-1 详细列举了这些化学药物。

化疗引起的心肌病大致分为两类：Ⅰ 型（不可逆）和 Ⅱ 型（可逆）[3]。但是这两类的区分并不是绝对的，Ⅱ 型心肌病并不总是可逆的，Ⅰ 型心肌病也可因化疗药物的停用以及心力衰竭（HF）的治疗而逆转。此外,这两种类型也可能同时存在，尤其是在接受 1 种以上心脏毒性药物的患者中。表 13-2 中描述了 Ⅰ 型和 Ⅱ 型心肌病之间的差异。

二、定义

化疗引起的心肌病的定义尚未明确。不同组织和协会有自己的诊断标准。心脏评审委员会（CRCE）制订了以下标准来诊断化疗引起的心脏功能障碍[4]。

1. 左心室射血分数（LVEF）下降，全左心室的 LVEF 下降或室间隔处下降得更为严重。

2. 充血性心力衰竭的症状。

3. 充血性心力衰竭的体征，包括但不限于 S_3 奔马律、心动过速或两者都有。

4. 有心力衰竭症状时，LVEF 下降至少 5%，

表 13-1　心肌病相关的化疗药物列表

1. 蒽环类药物——阿霉素、柔红霉素、表柔比星、伊达比星、米托蒽醌

2. 抗 HER2 单克隆抗体——曲妥珠单抗

3. 烷化剂——环磷酰胺、异环磷酰胺

4. 微管抑制药——紫杉醇

5. 血管生成抑制药——贝伐单抗

6. 酪氨酸激酶抑制药——舒尼替尼、索拉非尼、伊马替尼、拉帕替尼

7. 嘧啶类似物——氟尿嘧啶、卡培他滨

HER2. 人表皮生长因子受体 2

表 13-2　Ⅰ 型和 Ⅱ 型化疗诱导的心肌病之间的差异

Ⅰ 型	Ⅱ 型
心肌细胞死亡	心肌细胞功能障碍
可逆	不可逆
与累计剂量有关	与累计剂量无关
无风险时不能再次使用该化疗药物	风险很低时可以再次使用该化疗药物
心肌活检可见心肌损伤	心肌活检仅见很小变化
蒽环类药物、烷化剂、微管抑制药等化疗药物	曲妥珠单抗、血管生成抑制药、嘧啶类似物、酪氨酸激酶抑制药等化疗药物

或无症状时 LVEF 下降至少 10％且 LVEF 绝对值＜55％。

三、蒽环类药物

蒽环类药物仍然是许多现代化疗方案的基础，阿霉素是应用最广泛的药物。这类药物可以插入到 DNA 特定碱基之间，从而抑制 DNA 和 RNA 合成。蒽环类药物的心脏毒性很早就被发现，并且呈剂量依赖性[5]。20 世纪 70 年代进行的早期研究推荐阿霉素的最大耐受剂量为 550 mg/m^2 [6]。但是这些研究有其限制性，主要缺乏对无症状左心室功能障碍的评估。最近的研究报道显示，长期随访发现蒽环类药物化疗患者左心室功能障碍的发生率高达 50％[7]。Swain 等[8]研究指出阿霉素的累计剂量分别为 400、500 和 550 mg/m^2 时，心肌病发病率分别为 5％、16％和 26％。因此，目前阿霉素的累计剂量通常限制在 400 ～ 450mg/m^2。但是阿霉素没有安全剂量，已有报道显示阿霉素累计剂量低至 250 mg/m^2 时仍可引起心肌病，尤其是儿童[9]。

蒽环类药物介导的心脏毒性有以下 3 种不同表现[10]。

①急性心脏毒性——急性心脏毒性很少见，患者的发生率＜1％，患者数小时到数周内表现为心律失常、急性心力衰竭、心肌缺血或心包炎/心肌炎样综合征。大多数患者可以从这种急性心脏毒性中完全恢复。但是，急性损伤引起的长期影响尚不清楚。

②早发性慢性心脏毒性——该类表现发生在治疗后的第 1 年内，据报道发病率为 1.6% ～ 2.1%。通常表现为扩张型心肌病，并且停用化疗药物后心脏损伤可能持续存在甚至不断恶化。

③迟发性慢性心脏毒性——这是最常见的表现形式，可见于 1.6% ～ 5% 的患者。它通常在化疗后数年发生，表现为进行性扩张型心肌病、心力衰竭或心律失常。

下表中描述了蒽环类药物介导心肌病发展的各种危险因素（表 13-3）[11]。其中最重要的危险因素是药物的总累计剂量。其他主要危险因素包

表 13-3　蒽环类药物介导心肌病的危险因素

1. 蒽环类药物累计剂量
2. 给药方式（滴注速率、药物类型、个人剂量）
3. 年龄——儿童＜15 岁，老年人＞70 岁
4. 有纵隔放疗史的患者
5. 既往存在的心血管疾病
6. 高血压
7. 与其他心脏毒性药物联用（如曲妥珠单抗、环磷酰胺、紫杉醇）
8. 女性
9. 唐氏综合征
10. *HFE* 基因突变

括极端年龄，既往存在的心血管疾病，同时使用其他心脏毒性药物，以及胸部照射等。

蒽环类药物引起进行性和不可逆的 I 型心肌病。心脏活检典型表现为间质纤维化、空泡化和罕见的明显的坏死斑片区域[12]。目前对蒽环类药物引起心肌病的病理生理机制尚不清楚，多种机制可能同时存在[13]。最普遍接受的假设是过多的活性氧（ROS）和自由基诱导的心肌细胞损伤。而对过量自由基的产生也已经提出多种不同的假设机制，包括线粒体功能障碍、内皮型一氧化氮合酶产生增加、铁依赖性氧化还原循环和 NAD（P）H 依赖的机制[13]。但是最近的研究表明 ROS 假说可能无法完全解释蒽环类药物引起的心脏毒性[13]。其他假设机制包括抑制拓扑异构酶 II，DNA 交联，降低 ATP 产生，直接损伤线粒体和细胞膜，以及增加细胞凋亡。

目前人们已经对阿霉素进行了多种尝试以减少其心脏毒性：

1. 蒽环类药物的结构修饰

现阶段大量研究都集中在新型化疗药物的研发，在降低心脏毒性的同时保持抗肿瘤功效。不幸的是，这种新型抗肿瘤药物到目前为止仍未研发成功。表柔比星最初引起人们的兴趣是因为它与阿霉素相比，在相同剂量下可以降低心脏毒性。但是随后的研究表明，与阿霉素相比，表柔比星

抗肿瘤效应较低，而达到与阿霉素抗肿瘤同等功效时，其剂量引起的心脏毒性与阿霉素相似[14]。

2. 不同的剂型

脂质体包裹的阿霉素可以仅存在于循环血液中，而不会穿过毛细血管进入正常器官。但是肿瘤组织中毛细血管通透性增加，因此它很容易渗入肿瘤组织中。此剂型的阿霉素已被证明可以减少心脏毒性，同时仍保持其抗肿瘤作用[15]。但是，其疗效仍然需要更多的临床数据证实，并且成本的增加也限制了它的使用。

3. 不同的化疗方案

研究显示连续静脉输注可以降低化疗药物的峰值水平，从而降低心脏毒性的风险[16]。然而，此化疗方案增加了治疗成本以及患者对留置导管的需求，同时也增加了患者的不便。此外，还可能降低药物抗肿瘤作用。

四、曲妥珠单抗

曲妥珠单抗是一种抗人表皮生长因子受体（HER2）的单克隆抗体，而 HER2 在 25% 的乳腺癌中过表达。但是曲妥珠单抗显著增加了心肌病的风险。使用曲妥珠单抗作为辅助化疗药物的随机临床试验的 Meta 分析显示，症状性心力衰竭发生率的绝对值增加 1.6%，LV 收缩功能障碍增加 7.2%[17]。另一项转移性乳腺癌患者的试验显示，当曲妥珠单抗与蒽环类药物和环磷酰胺联合使用时，患者心肌病风险增加 19%，加入紫杉醇后风险增加 12%[18]。对 SEER-Medicare 数据库的分析显示接受曲妥珠单抗治疗的患者，其心肌病发病率为 32.1%，接受蒽环类药物加曲妥珠单抗治疗的患者，心肌病发病率为 41.9%，远远大于此前的报道[19]。大多数化疗方案都推荐曲妥珠单抗与蒽环类药物按顺序给药。但是依次使用两种药物也会增加心肌病的风险，虽然风险远低于两者同时使用[20]（表 13-4）。

曲妥珠单抗可引起 II 型心肌病，其作用呈非剂量依赖性且可逆。组织学上未见明显的心肌细胞损伤，仅在电子显微镜下可见心肌变化[21]。部分研究者让未复发心肌病的患者再次接受曲妥珠

表 13-4　曲妥珠单抗介导心肌病发展的危险因素

1. 年龄 > 50 岁
2. 高血压
3. 同时使用蒽环类药物或紫杉醇
4. 既往存在的心血管疾病
5. 吸烟

单抗治疗[4]。然而，仍有许多研究者质疑曲妥珠单抗引起心肌病的可逆性，因为有报告显示曲妥珠单抗引起持续性左心室功能障碍的发生率为 20% ~ 40%[22]。MRI 研究显示，尽管患者心脏功能恢复，但心脏中钆延迟强化的证据提示患者仍存在持续性的心肌损伤[23]。因此需要对化疗患者进行长期研究，以便更好地确定曲妥珠单抗诱导的心肌病的自然病程。

曲妥珠单抗诱导心肌病的机制尚不十分明确，但目前认为 ErbB2 抑制是诱导心肌病的主要原因。ErbB2 是多种抗细胞凋亡途径的关键组成部分，是心肌细胞存活和修复所必需的。曲妥珠单抗与心肌细胞上的 ErbB2 结合，从而阻断心脏保护性 ErbB2-ErbB4 信号通路[24]。去除曲妥珠单抗可使这些信号通路恢复，从而促进心脏损伤的恢复。蒽环类药物和曲妥珠单抗的协同心脏毒性作用可以通过蒽环类药物引起心肌细胞损伤和曲妥珠单抗阻断心肌修复来解释[25]。

降低曲妥珠单抗心脏毒性的方法目前正在研究中：

1. 第二代单克隆抗体

拉帕替尼是一种 HER1 和 HER2 受体抑制药，与曲妥珠单抗相比，其心肌病风险显著降低[26]。其他第二代抗 HER2 药物正在研发中，目前正在研究的药物有 3 种，即奈拉替尼、曲妥珠单抗 -DM1 和帕妥珠单抗。

2. 去除蒽环类药物的化疗方案

BCIRG 006 试验表明，仅使用曲妥珠单抗化疗方案可以显著地降低心肌病的风险，同时保持抗肿瘤功效[27]。但是，目前关于无蒽环类药物的抗肿瘤疗效的数据仍然存在争议[28]。

3. 缩短治疗时间

早期研究数据显示，较短的曲妥珠单抗治疗时间与较低的心肌病发病率相关[29]。但是曲妥珠单抗的心脏毒性和抗肿瘤功效的评估仍需要更大规模研究、更长时间的随访。

五、烷化剂

环磷酰胺在肝脏中被激活，其活性代谢产物使 DNA 交联，破坏细胞分裂。环磷酰胺与心肌病风险增加有关，特别是与蒽环类或顺铂联合使用时[30]。其他风险因素包括高龄和有纵隔放疗史。环磷酰胺心脏毒性的机制尚不十分明确，似乎与个体药物剂量的强度有关，而非累计剂量[30]。但异环磷酰胺很少引起心肌病[31]。

六、微管抑制药

单独使用紫杉醇不引起心肌病。但是它可以减少阿霉素的清除，从而增加阿霉素的心脏毒性[32]。阿霉素给药前和给药后 1h 内应避免使用紫杉醇。紫杉醇最常见的心血管不良反应是短暂的无症状心动过缓[33]。

七、氟嘧啶

氟尿嘧啶（5-FU）及其口服前药卡培他滨与心脏毒性有关。其最常见的心脏不良反应是心肌缺血，可能与冠状动脉痉挛有关[34]。这些药物引起的心肌病很少见，仅限于少数病例报告。氟尿嘧啶引起的心肌病可能是 Ⅱ 型心肌病，患者在停止使用此类药物后，大多数情况下心功能可以恢复[35]。

八、血管生成抑制药

贝伐单抗是抗血管内皮生长因子（VEGF）受体的重组单克隆抗体。它主要与血栓形成事件的风险增加有关。血管生成抑制药引起心肌病的风险非常低，并且是可逆性的 Ⅱ 型心肌病[36]。血管生成抑制药引起心肌病最可能的原因是 VEGF 对过度氧化应激引起的内皮功能障碍的保护作用丧失。

九、酪氨酸激酶抑制药

酪氨酸激酶抑制药最常见的心血管不良反应是高血压。舒尼替尼的心力衰竭发生率为 6%～8%，心肌病发病率高达 19%，尤其是既往存在冠状动脉疾病和高血压等心脏危险因素的患者[37]。伊马替尼是 Bcr-Abl 蛋白的抑制药，用于治疗慢性髓细胞性白血病，并且与 HF 有关[38]。有假设提出酪氨酸激酶抑制药通过激活内质网应激反应途径诱导心脏毒性。心脏活组织的电镜检查可观察到膜螺旋、多形性线粒体、线粒体嵴消失、糖原积累、脂滴和液泡[38]。但是，这些数据结果仅来源于动物研究和一些小病例报告。

十、诊断

传统上而言，患者化疗后 LVEF 减少即可诊断为心脏毒性。多闸门式造影（MUGA）扫描和经胸超声心动图是检测 LVEF 两种最常用的方法。应在患者开始化疗前获得其基线水平的 LVEF。由于采用不同方式获得的 LVEF 值是不可相互代替的，因此，在整个化疗方案中应该持续使用相同的检测方式来评估和比较 LVEF。

（一）MUGA 扫描

过去在超声心动图的近代发展之前，MUGA 扫描一直是评估 LVEF 的首选方法。MUGA 扫描具有观察者间的差异性较低和 LVEF 测量准确的优点[39]。但是它使患者暴露于电离辐射（约 7.8 mSv 每次检查）[40]，并且不能提供关于瓣膜疾病、心包疾病和舒张功能参数的任何信息。目前大多数医疗中心使用超声心动图作为评估 LVEF 的主要方法。由于肿瘤学家对 MUGA 扫描检查以及对其结果的解读更为熟悉，故而也有许多医疗中心仍在使用 MUGA 扫描。对于声学窗口较差或在化疗开始前已有心肌病的患者，应限制使用 MUGA 扫描。

（二）经胸壁超声心动图

经胸超声心动图是评估接受化疗的患者 LVEF

最常用的方法。超声心动图易获取、便携、价格低廉，并且不会使患者接触电离辐射。它还可提供有关瓣膜疾病、舒张功能障碍和心包疾病的其他信息。它的缺点包括不同观察者间差异性较大，对复杂几何模型的依赖以及许多患者缺乏良好的声学窗口。通过使用 3D 经胸超声心动图可以减少不同观察者间的差异性和对心室几何形态假设的需要[41]。一项关于实时 3D 经胸超声心动图的小型研究显示，接受化疗的患者的 MRI 结果和 MUGA 扫描结果具有良好的相关性[23]。通过使用造影剂可以改善较差的声学窗口，从而可以更好地描绘心内膜边界并减少同一观察者和不同观察者间的差异[42]。理想情况下，3D 超声心动图或对比增强超声心动图应作为筛选化疗诱导的心肌病患者的首选方法。

已有研究对接受心脏毒性化疗的患者进行多个舒张功能指标的评估[43]。心脏舒张功能障碍通常发生在收缩功能障碍之前，早期发现可能会降低未来患心肌病的风险。但是没有发现任何舒张功能参数与未来心功能不全的发展有显著关联[44]。

另一种用于早期检测心脏功能障碍的方式是通过运动或药物负荷超声心动图评估心脏储备。小规模研究显示，在化疗第一个周期之后就可以观察到心脏储备的减少，它可以预测未来的心血管事件[45]。但是目前关于使用负荷超声心动图的数据非常有限。

超声心动图的最新发展是斑点追踪和应变成像。多项小型试验表明，这些方法可以比标准参数更早地检测收缩期功能障碍，并预测心肌病的长期发展[46, 47]。在这些方法成为标准治疗之前，还需要进行更大规模的试验。此外，许多患者可能永远不会出现临床显著的心功能障碍，挽救生命的治疗可能被不必要地延误，而这些高度敏感技术的出现显著改善了这一问题。

（三）心内膜心肌活检

心内膜心肌活检可以观察到化疗药物引起 I 型心脏毒性时细胞损伤的典型特征。它是诊断化疗药物引起心脏毒性的金标准。Billingham 等[12]对蒽环类药物治疗后心脏组织病理学变化进行了评估，并开发了一个四分制评分系统来描绘心肌损伤的程度。然而，这是一种具有显著风险的有创性手术，目前还没有常规使用，尤其随着其他非有创性成像方法的不断发展。

（四）心脏 MRI

心脏 MRI（CMR）是目前评估 LVEF 的金标准[48]。CMR 还可以通过钆延迟强化来识别非透壁性心脏损伤的区域。蒽环类药物诱导的心肌病特征性表现为前外侧壁延迟强化，曲妥珠单抗诱导的心肌病则表现为侧壁心外膜下延迟强化[23]。CMR 还提供详细的心脏结构信息，包括右侧腔室。但是，CMR 使用并不广泛且价格昂贵。CMR 不能用于装有金属装置或植入物的患者，并且肾功能降低的患者禁用钆。

十一、心脏生物标志物

LVEF 减少是心肌病发展到晚期的表现，心肌病的早期识别至关重要。目前多种心脏生物标志物可以识别早期心脏损伤。但是，心脏生物标志物的使用必须极其谨慎，因为假阳性结果可能延误治疗，阻止挽救生命。一个良好的生物标志物必须易于测量、准确、可重复，最为重要的是，应具有高度特异性以限制假阳性结果的可能性。生物标志物应作为先前描述的心脏评估方式的辅助手段[49]。

肌钙蛋白 I 是目前研究最多的预测心肌病发展的生物标志物。肌钙蛋白 I 水平的升高可以比目前使用的方法更早地预测心脏损伤[50]。一项纳入 703 名接受蒽环类药物治疗患者的研究显示，肌钙蛋白 I 升高的发生率为 30%，9% 的患者在 1 个月时仍有肌钙蛋白 I 的持续升高[51]。生物标志物的测量在开始化疗之前和之后立即进行。在治疗 12h、24h、36h 和 72h 以及 1 个月时重复检测生物标志物水平。治疗 1 个月时，肌钙蛋白 I 阴性、短暂阳性以及持续阳性的患者发生心血管终点事件分别为 1%、37% 和 84%。肌钙蛋白 I 的阳性和阴性预测值分别为 84% 和 99%。但是这一结果在较大的重复试验中尚未得到验证。关于肌钙蛋白 I 测量的最佳时间目前尚未达成共识。

血清心房钠尿肽（ANP）、B 型利尿钠肽（BNP）和 N 末端 proBNP（NT-proBNP）在接受心脏毒性药物患者中用于筛查心功能障碍尚未得到验证[52,53]。关于这些标记物在心脏毒性中作用的研究都是小型、异质或单中心试验，并且结果相互矛盾。目前一些新发现的生物标志物也在鉴别心脏损伤方面显示出较好的应用前景，包括心脏型脂肪酸结合蛋白（H-FABP）[54] 和糖原磷酸化酶 BB（GPBB）[55]。

十二、筛查

多个组织发表了蒽环类药物和曲妥珠单抗诱导心肌病的筛查指南。但是这些指导方针之间缺乏共识。关于筛选蒽环类药物介导的心肌病的核心脏病学指南见表 13-5[56]。儿童肿瘤学组织针对儿童、青少年和年轻成人癌症幸存者的长期随访指南（COG LTFU 指南）建议每 1 ～ 5 年通过超声心动图或 MUGA 扫描评估 LV 功能（具体时间取决于是否存在心脏毒性的危险因素）[57]。

曲妥珠单抗诱导的心肌病的筛查指南略有不同。国家综合癌症网络指南建议进行基线 LVEF 评估，然后在化疗期间每 3 个月评估一次 LVEF[58]。心脏指南共识委员会建议，如果患者 LVEF > 40%，可以每 3 个月评估一次 LVEF。如果患者 LVEF 低于 40%，应停用曲妥珠单抗并且每月评估 LVEF[59]。

十三、心脏保护

所有接受化疗的患者都有发生 HF 的风险。减少心脏毒性最有用的方法是限制化疗药物的累计剂量并避免同时使用多种心脏毒性药物。蒽环类诱导药物的心肌病主要是由于自由基的产生，并且研究显示许多抗氧化药可以保护心脏。但是大多数这类抗氧化药的研究结果存在差异且令人失望。右雷佐生是一种铁螯合剂，是唯一获得 FDA 批准用于蒽环类药物治疗期间的心脏保护药[60]。Cochrane Meta 分析显示右雷佐生在预防心脏毒性方面具有显著的益处，风险比为 0.29（95% CI 0.20 ～ 0.41）[61]。研究显示它可以通过降低肌钙蛋白 I 升高的发生

表 13-5　平衡法放射性核素心血管造影（ERNA）监测 LVEF 指南

如果基线 LVEF ≥ 50%
化疗前进行基线 ERNA 检测
阿霉素累计剂量为 250 ～ 300 mg/m² 时，进行 ERNA 检测
阿霉素累计剂量为 450 mg/m² 时，进行 ERNA 检测（如果 400mg/m² 则风险很高）
每次剂量 > 450 mg/m² 之前，进行 ERNA
如果 LVEF 与基线水平相比，下降 ≥ 10% 并且 LVEF ≤ 50% 则停止
如果基线 LVEF < 50%
化疗前进行基线 ERNA 检测
每次达到一定累计剂量之前进行 ERNA 检测
如果 LVEF 与基线水平相比，下降 ≥ 10% 或 LVEF ≤ 30% 则停止
如果基线 LVEF < 30%
不推荐化疗

LVEF. 左心室射血分数

率来减少化疗期间的亚临床心肌细胞损伤。然而，目前对右雷佐生仍存在一些担忧，因为其可能降低蒽环类药物抗肿瘤功效，增加骨髓抑制和二次恶性肿瘤的风险[61]。因此，目前的指南建议仅对已经接受阿霉素剂量 ≥ 300mg/m² 以及增加阿霉素剂量可获益的患者使用右雷佐生。右雷佐生未批准用于儿童。

目前关于标准 HF 药物作为心脏保护药的作用的数据有限。一些小型研究显示使用卡维地洛和缬沙坦可以保护心脏[62,63]。Cardinale 等[64] 将化疗 1 个月后肌钙蛋白 I 水平升高的患者随机分为接受依那普利组或安慰剂组。该研究发现接受依那普利的患者 LVEF 没有减少，而对照组 LVEF 减少的发生率达 43%。最近发表的 OVERCOME 试验显示预防性给予依那普利和卡维地洛治疗对维持 LVEF 作用轻微，但具有统计学意义[65]。但是，仍需要更大规模的多中心试验以评估依那普利和卡维地洛的心脏保护作用。此外，还有许多其他药物正在评估作为化疗期间的心脏保护药的益处。

十四、管理

目前关于化疗诱导心肌病的管理研究数据也十分有限，并且没有明确的建议。大多数癌症患者被排除在主要试验之外，即使纳入该类人群，他们在大多数大型试验中仅占很小比例。传统而言，这些患者对标准 HF 治疗反应差，并且预后极差，2 年死亡率可高达 60%[66]。但是这些传统观念是基于利尿药和洋地黄作为 HF 治疗的主要药物的研究。目前，化疗诱导的心肌病患者应采用与其他原因引起的心肌病的患者相同的治疗原则。尽管 ACE 抑制药、ARB 和 β 受体拮抗药从未在化疗患者中进行过系统研究，但如果可能，应该在每个患者中使用这些药物，并将药物剂量滴定至最大耐受剂量。最近的试验显示，恢复 LVEF 的最关键因素是开始 HF 治疗的时间。Cardinal 等[67] 指出，如果患者在化疗 2 个月内开始 HF 治疗，LVEF 恢复的可能性最高，相比之下，如果在 6 个月后开始，LVEF 不能完全恢复，如果在 12 个月后开始，LVEF 甚至不能部分恢复。他们发现开始 HF 治疗的时间增加一倍，LVEF 完全恢复的机会减少大约四倍。

小规模研究显示心脏再同步治疗（CRT）对符合治疗标准的患者有显著益处[68]。在化疗患者中使用 CRT 的更大规模的试验称为多中心自动除颤器植入试验 - 化疗诱导的心肌病（MADIT-CHIC），目前正在进行中，该研究将进一步提供关于 CRT 对这些患者益处的信息[69]。

当确认患者完全缓解后，原位心脏移植（OHT）也可以作为其心力衰竭治疗的选择。1987 年 10 月至 2011 年 10 月期间，美国心脏移植中仅有 0.8%（总共 453 例移植心脏）用于阿霉素诱导的心肌病[70]。化疗诱导的心肌病患者每年进行的 OHT 数量是不断增加的。化疗所致心肌病接受 OHT 治疗的患者与其他原因心肌病患者的全因死亡率或恶性肿瘤死亡率无显著差异[70]。但是目前关于恶性肿瘤复发或新恶性肿瘤形成的数据非常有限。2000 年 1 月至 2008 年 12 月国际心肺移植协会（ISHLT）注册研究的数据显示，与其他非缺血性心肌病相比，化疗诱导的心肌病患者的恶性肿瘤风险明显增加（分别为 5% 和 2%，P 值 = 0.006）[71]。OHT 对患者短期或长期生存没有影响，OHT 术后第 1 年仅有 5% 的患者发生恶性肿瘤，仅有 1 例乳腺癌复发。

曲妥珠单抗诱导的心肌病患者应评估 LV 功能恢复情况，并同时增加指南证实的 HF 药物治疗。大多数心肌病患者于心力衰竭治疗 1～2 个月内恢复心脏功能。如果左心室功能恢复，患者可以在严密监测下再次接受曲妥珠单抗治疗。如果患者 EF 再次下降，应停用曲妥珠单抗，并且不再重新使用曲妥珠单抗，除非它是挽救生命的唯一治疗方法[20]。

十五、应激性心肌病

应激性心肌病，也称为 Takotsubo 心肌病，是由急性应激引起的急性可逆性心肌病[72]。近来有多篇关于化疗后 Takotsubo 心肌病的报道。据报道，使用利妥昔单抗[73]、氟尿嘧啶（5-FU）[74] 和血管内皮生长因子受体拮抗药，特别是贝伐单抗[75] 及微管蛋白解聚药 combrestatin[76] 可出现 Takotsubo 心肌病。与 Takotsubo 心肌病关联最强的是 5-FU[72]。

十六、心脏肿瘤学

化疗性心肌病的早期发现与治疗将决定心脏肿瘤领域的未来。心脏病学和肿瘤学都是高度专业化的学科，对于这些相互重叠且复杂的疾病管理需要两个学科的专家相互协作。心力衰竭的许多体征和症状与放化疗的不良反应相似，包括疲劳、呼吸短促、劳累性呼吸困难、下肢水肿等。接受化疗的患者减少活动量，可导致这类患者发现心血管疾病的时间延迟[77]。当这些患者在不同医疗机构接受肿瘤和心血管治疗时，其管理也变得更加困难。此外，由于目前化疗性心肌病的筛查和管理指南十分混乱，会导致患者对治疗建议的混淆与依从性差，从而引起早期无症状心肌病患者的管理不善[78]。肿瘤学家和心脏病专家在管理这些疾病过程中的协作，可以大大改善患者预后[79]。

心脏肿瘤学的另一个主要问题是如何在恶性肿瘤管理和心血管预后之间维持一个良好的平衡。心脏肿瘤学的主要目的就是在提供足够的抗癌治疗同时，将心血管风险降至最低。然而，由于缺乏数据及明确的指导原则，患者继续或停用化疗药物的决定必须遵循个体化原则，并且需要患者、肿瘤学家和心脏病专家之间的相互沟通。

目前对心脏 - 肿瘤中心的发展与广泛使用的需求已经十分迫切。这些中心可以为患者带来更好的沟通，更好的决策，以及希望有更好的结果。心脏 - 肿瘤中心可能在未来提供更加专业的护理、最优质的肿瘤治疗方案，同时早期发现和管理心脏功能障碍。

第 14 章
房性心律失常与心力衰竭
Atrial Arrhythmias and Heart Failure

S. Luke Kusmirek　著

黄思慧　译

一、概述

　　充血性心力衰竭和房性心律失常，尤其是心房颤动，是当今流行最广泛的两类心血管疾病，对医疗保健相关投入产生重大影响[1]。心房颤动（AF）和充血性心力衰竭（CHF）的发病率正在迅速增加[2]。这两种疾病常同时存在；其中一种疾病往往早于并能预测另一种疾病的发生[3,4]。一项探究 AF 和 CHF 年时间关系的前瞻性研究显示，AF 患者的 CHF 年发病率为 33‰，CHF 患者的 AF 年发生率为 64‰。AF 或 CHF 患者患上另一种疾病后，其死亡率显著增加[2]。CHF 患者发生房颤的风险极高，CHF 程度越重，房颤发病率越高[4-8]。CONSENSUS 试验证实在 NYHA 心功能 IV 级的患者中，AF 患病率高达 50%[8]。相反地，房颤伴快速心室反应可导致心动过速性心肌病，促进 CHF 的发生发展。

二、病理生理学

　　心力衰竭时心脏发生机械重构与电重构，从细胞与器官水平加剧心律失常的变化。心肌受到急性损伤后，其主要表现为早期的代偿恢复，随后逐步发展至心肌长期功能障碍，并伴有细胞完整性和器官功能的逐渐丧失，心肌损伤这一典型发展过程均可推动并促进心律失常的发生发展。血清和组织去甲肾上腺素水平增加、β 受体表达下调、交感自主神经过度激活，以及相关迷走神经信号的缺失，均可使心房起搏细胞的正常和病理性自律性增强。同样，细胞内钙紊乱、儿茶酚胺水平升高、缺血、药物致心律失常作用，以及电解质紊乱均可导致触发活动。CHF 患者更易发生功能性及绕固定解剖障碍的折返。折返的形成主要是由于心肌组织中弥漫性或局灶性心脏组织纤维化导致心肌细胞缝隙连接功能丧失，以及电冲动异向性传导增强。如果早期处理，细胞变化可能是可逆的，但一旦大面积组织坏死和纤维化发生，心房电和机械功能的丧失通常是不可逆的[9,10]。

三、分类

　　房性心律失常通常根据其起始和传播过程中所涉及的解剖结构进行分类。室上性心动过速包括房室结折返性心动过速、房室折返性心动过速和局灶性自发性房性心动过速，常见于没有结构性心脏病的年轻患者。普通人群中室上性心动过速的患病率约为 0.22%[11]。通常在有症状的心律失常发作期间，当 12 导联心电图或心律图记录到患者心律失常发作，即可诊断为室上性心动过速。室上性心动过速偶尔与结构性心脏病的发展相关，并且其整体预后良好。极少数快速持续性心律失常可导致心动过速诱发性心肌病。有效控制心动过速后，心肌病通常可逆。心动过速的治疗包括房室结阻断药（β 受体拮抗药、钙通道阻滞药、地高辛）、抗心律失常药物（索他洛尔、胺碘酮）或导管消融控制心室率。导管消融术对所有类型的室上性心动过速均有效，并且围术期并发症的风险非常低。因此无论患者基础心脏病的状态如何，它都是大多数患者首选的治疗方法。此外既往有结构性心脏病、CHF 和心动过速性心肌病的患者，发生室上性心动过速应优先使用导管消融，以最大限度地提高心律失常治愈的可能性，避免药物治疗的长期风险和并发症。

相反地，小折返和大折返性房性心动过速，心房扑动和心房颤动是与结构性心脏病及 CHF 相关的典型房性心律失常。虽然这类房性心律失常在潜在致心律失常机制、心房率及涉及的解剖学结构上偶有差异，但它们的临床症状相似，并且对心房传导和心脏整体性能的长期影响是相同的。这类房性心律失常还可增加血栓栓塞并发症的风险，并对相似的治疗方法有效。这类房性心律失常统称为房颤（AF），是本章阐述的重点。AF 通常分为首次发现或复发及阵发性（可自发性终止）、持续性（持续时间超过 7d，需要药物或电击才能转复为窦性心律）或永久性（对任何治疗干预无反应）。这些心律失常的分类并非相互绝对，因为 AF 的主要类型可能会随着时间的推移而变化，具体取决于患者的临床状态以及用于控制心律失常的治疗方法。

四、流行病学

AF 是临床上最常见的心律失常之一。年轻健康个体中 AF 并不常见，但 50 岁以后 AF 的患病率迅速增加，80 岁以上人群 AF 患病率高达 10%。男性 AF 的发病年龄较早，但女性 70 — 80 岁时，AF 的患病率也迅速增高，并略大于男性。西方国家居民发生房颤的终身风险约为 1/4。现已确定 AF 与结构性心脏病相关，其中最常见的结构性心脏病包括高血压性心脏病、冠状动脉疾病和充血性心力衰竭[2]。AF 尚未在非白种人人群中进行充分的流行病学研究，但现有数据显示其风险因素模式与白种人患者相似，但标化年龄后，非白种人 AF 的发病率和患病率较白种人低。

五、诊断

房颤的诊断常需综合临床病史、体格检查以及心电图的结果。患者通常会出现心悸、脉搏不规律、头晕、疲劳、呼吸短促以及运动耐量下降

等表现。体格检查时，患者的脉搏和心率是不规则的，并且可能存在过度的休息，或运动性心动过速或心动过缓。AF 引起失代偿性心力衰竭可出现脉搏短促，肢端湿冷，外周或肺充血和 S3 奔马律。记录到单导联心电图节律图是确诊 AF 的必要条件。AF 也可能无症状，此时则需通过异常的体格检查和（或）心电图记录结果来确诊 AF。目前有许多用于 AF 诊断的 ECG 记录方法，包括实时 12 导联心电图、24 小时动态心电监护仪、扩大使用的心电循环记录仪以及植入式循环记录仪。检测 AF 的准确性在不同方法之间存在显著差异，但通常随着监测时间延长以及患者依从性高而得到明显改善。植入式循环记录仪患者的依从性最佳，XPECT 试验结果显示植入式循环记录仪检测到 AF 的总体准确度为 98.5%[12]。ECG 监测在长期心室率控制评估、症状监测和疗效评估方面也十分有效。

患者一旦确诊为 AF，应进行基本的辅助检查，包括血液检查（CBC、血清电解质、肝、肾和甲状腺功能检查）、经胸超声心动图，选定的患者需行胸部 X 线检查、经食管超声心动图、6 分钟步行试验、压力测试和电生理检测。

上述许多检查也常规用于评估充血性心力衰竭状态，如果患者已进行相关检查，则不需要重复检查[13]。

六、治疗

CHF 房性心律失常的治疗重点是预防血栓栓塞并发症以及控制心律失常相关症状。理论上而言，窦性心律的成功转复以及维持可以给患者带来益处，包括恢复房室同步性、改善心房传导、降低长期血栓栓塞风险和恢复正常的心脏变时能力。但是迄今为止，通过比较控制心室率以及控制节律的临床试验，结果发现上述潜在的优势并未给患者带来生存益处。

七、预防血栓栓塞并发症

CHF 存在血栓前状态。CHF 引起的神经激素变化，可导致心脏内血栓形成的风险增加，引

起全身性血栓栓塞。WARCEF 研究中，正常窦性心律的 CHF 患者分别接受口服阿司匹林或华法林治疗。华法林组抗凝血患者的缺血性脑卒中风险为 2.5%，阿司匹林组为 4.7%，均显著超过普通人群的脑卒中风险[14]。但有研究显示 CHF 和房颤患者发生脑卒中的关联性并不是很大，虽然这一结果的数据主要来自 CHF 定义不统一的一些早期试验[15]。已知 AF 可显著增加所有患者脑卒中和全身性栓塞的风险，可能除外没有结构性心脏病的年轻患者以及仅有阵发性房颤的无相关危险因素的人群。目前没有任何风险评估量表能够准确地预测个体脑卒中的发生率。临床工作中，CHADS2 和 CHA2DS2-VASc 评分常用于快速评估脑卒中风险，这两种评分虽然比较便捷但仍有不足之处。其他量表，如 HAS-BLED 有助于评估抗凝血相关并发症的风险[16]。巧合的是，CHF 患者常有额外的脑卒中危险因素，一般应考虑服用华法林进行长期抗凝血治疗，使其国际标准化比值（INR）维持在 2.0～3.0 的目标范围。目前已批准使用替代华法林的口服抗凝血药包括直接凝血酶抑制药达比加群和 Xa 抑制药利伐沙班及阿哌沙班。新型抗凝血药的关键试验纳入了大量临床 CHF 和收缩期 LV 功能障碍的患者。所有这些试验中，CHF 亚组的结果与一般研究人群的总体阳性结果相似，没有过多的并发症风险，因此新型抗凝血药被认为在 CHF 患者中是安全有效的[17-19]。考虑到新型口服抗凝血药可降低出血并发症并且疗效极好，故其对大多数存在脑卒中危险因素（包括 CHF 人群）的患者而言是十分有利的。对于口服抗凝血药不耐受的患者，可以接受阿司匹林或阿司匹林联合氯吡格雷治疗。单纯使用抗血小板治疗抗凝血，其效果不如华法林，并且出血风险与口服抗凝血药一样高[20,21]。部分患者也可以考虑以经皮左心耳封堵术，经皮左心耳结扎或手术结扎的治疗策略以降低 AF 血栓栓塞的风险，虽然目前这些治疗方案在 CHF 患者预后中的效果未知。

八、CHF：心率控制 vs. 心律控制

心率控制和节律控制策略在轻度 CHF 以及晚期 CHF 患者中疗效相似。对轻度症状性 AF 患者的心率与节律控制进行研究的 AFFIRM 试验共纳入了 4000 多名患者，其中 23% 的患者有轻度 CHF 病史。该研究发现恢复正常窦性心律没有明显优于控制心率[22]。AF-CHF 试验纳入 1376 名患有晚期 CHF 的 AF 患者，研究显示采用胺碘酮转复并维持窦性心律的患者，其死亡率、脑卒中和 CHF 住院治疗的结果与仅控制心率组相同[23]。有趣的是，抗心律失常药物维持正常窦性心律的能力与轻度和晚期 CHF 患者的预后改善相关。目前还不清楚这一现象是否表明两者之间存在因果效应，或者仅仅是低风险患者的一个标志。

（一）心率控制

控制心率是治疗 AF 的基本目标之一，是恢复和维持正常窦性心律的替代选择。药物治疗、房室结消融和永久性起搏器植入可以有效控制 AF 的心室率。优先考虑药物治疗，因为其有创性较小且疗效合理。当药物无效或不耐受时，才考虑起搏和消融治疗。β 受体拮抗药是控制 AF 心室率的首选药物，尤其适用于 CHF 患者。一般而言，β 受体拮抗药包括卡维地洛、琥珀酸美托洛尔和比索洛尔，均证实可使 CHF 患者获益，应优先使用。但是心功能不稳定的患者可能无法耐受为有效控制心率所需的较高剂量。此外，患有 AF 的 CHF 患者首次接受 β 受体拮抗药治疗，更可能出现对 β 受体拮抗药不耐受，并且与非 AF 对照组相比，伴有 AF 的 CHF 患者接受 β 受体拮抗药治疗的获益较小，包括死亡率降低较少。CHF 患者可以联合使用地高辛与 β 受体拮抗药以提高控制心率的效率，并可降低任一种药物的使用剂量。但是急性 CHF 失代偿期间，单独或联合应用地高辛并不能有效控制心室率。对于难治性病例，可静脉注射或口服胺碘酮，但该治疗方法会增加心动过缓并发症从而需要植入起搏器。对于左心室功能低下的患者，应避免使用钙通道阻滞药，尤其是非二氢吡啶类药物。决奈达隆被认为可以控制持续性房颤患者的心室率。PALLAS 的试验结果显示决奈达隆的积极治疗会导致心血管事件的增加，

包括死亡率。此外，中度至重度心力衰竭患者使用决奈达隆，其死亡率显著增加、心力衰竭加重。因此，决奈达隆不应用于有 CHF 症状的 AF 患者[24, 25]。严格心室率控制的目标（休息时＜ 80 次 / 分，适度运动时＜ 110 次 / 分）是源于 AFFIRM 试验得到的结果[22]。AF-CHF 试验[23] 中也使用了相同的治疗目标值。最近，RACE Ⅱ 研究评估了严格与宽松心室率控制（静息时＜ 110 次 / 分）策略。研究发现这两种策略的结果相同，但该研究中 CHF 和左心室功能不全患者所占的比例很小[26]。对于心率控制宽松的患者，建议定期监测左心室功能，以避免心动过速性心肌病的潜在发作。

采用起搏和消融方法对 CHF 患者进行永久性 AF 心室率控制具有显著的益处，但也存在短期和长期并发症的风险。这些益处包括可立即控制心室率、调节心律和逆转心动过速介导的左心室功能障碍。CHF 患者应停止使用耐受性差的心率控制药物。但另一方面由于患者对起搏器的依赖，使其面临起搏器失效或感染的固有风险，以及永久性起搏对血流动力学的影响，包括进行性左心室衰竭和二尖瓣反流。在心脏再同步治疗之前对普通人群进行的起搏和消融治疗策略的研究表明，此方法在控制症状、改善左心室收缩性能和降低住院率中发挥积极作用。然而，低射血分数（EF）和 CHF 患者同样采用上述相同的治疗策略，则显示出多样化的结果，一些患者的心功能得到显著改善，但大多数患者的心功能呈进行性恶化，并伴有非常高的早期死亡率。PAVE 研究探究了永久性房颤患者房室结消融后右心室和双心室起搏的效果。结果显示，双心室起搏可防止左心室收缩功能恶化，改善患者生活质量和心功能。该疗效在既往存在 CHF 和 EF 降低的患者中尤为明显[27]。随后在早期只进行了 RV 起搏治疗，后来均升级至双心室起搏的起搏和消融患者中也报道了类似的改善结果[28,29]。最近对心脏再同步化治疗心力衰竭合并房颤患者的房室结消融的系统研究表明，房室结消融不仅能改善患者的症状，还能降低患者的死亡率[30]。因此，心力衰竭患者不应采用单纯 RV 起搏的起搏和消融策略，所有 LV 功

能障碍、预测心室起搏率高或对起搏器依赖性高的患者均应强烈考虑心脏再同步治疗。

（二）心律控制

多非利特和胺碘酮是目前仅有的推荐用于 CHF 合并 AF 患者心律控制的抗心律失常药物[31,32]。这两种药物能够用于 CHF 患者主要是由于它们对心肌收缩力不产生负性肌力作用并且对 CHF 患者生存率无明显影响。正如 DIAMOND 研究中报道的那样，多非利特通常耐受性较好，对慢性心力衰竭或缺血性心肌病患者的窦性心律维持具有中等效果。只要患者肾功能及血清电解质稳定，同时避免 QTc 间期的过度延长，多非利特诱导心律失常的风险是很低的，最常见的是尖端扭转型室性心动过速，一般在可接受范围内。多非利特只能在医院内使用。胺碘酮维持正常窦性心律与安慰剂相比一样安全，并且更加有效，尤其是 CHF 患者。但胺碘酮频发的不耐受以及潜在的严重器官毒性限制其在 AF 长期治疗中的应用。DIONYSOS 试验中，13.3% 的患者不得不提前停用胺碘酮，而 44.5% 的患者在使用 12 个月时出现药物不良反应[33]。应该注意的是，所有其他抗心律失常药物，包括 Ⅰ 类药物，D- 索他洛尔和 Dronaderone 与 CHF 患者死亡率增加有关，应该避免使用。

九、起搏治疗

伴或不伴房颤的 CHF 人群，通常需要进行起搏和消融治疗之外的心脏起搏治疗。当窦房结与房室结功能障碍引起电冲动增加，心肌病引起退行性 His-Purkinje 传导系统疾病，以及使用 β 受体拮抗药、地高辛和胺碘酮药物引起频繁的医源性心律失常，患者都需要进行起搏治疗。此外，双心室起搏适用于左心室收缩功能下降，QRS 宽大和至少轻度心力衰竭的患者。窦房结功能障碍患者进行心房起搏，可减少由于严重心动过缓所致的房颤。超速心房起搏、多位点起搏和非常规位点起搏在预防或减轻房颤负担中的作用仍存在争议，尚没有明确的文献报道其益处。不考虑左心室收缩状态，高频常规右心室起搏可增加房颤

和 CHF 的发生率[34]。所有接受心脏起搏器的患者都应在适当的时候使用最优的起搏器程序，以使右心室起搏达到最小。CHF 患者同时存在房颤时，采用心脏再同步治疗是合理的。虽然双心室起搏改善了左心室收缩功能和 CHF 功能状态，但对房颤的影响并不明显。CARE-HF 研究显示双心室起搏对房颤的进一步发展没有保护作用。MADITCRT 研究中，对再同步治疗有反应的亚组（定义为左心房容积减少），其房颤的发生率较低[35]。双心室起搏器植入时，若患者存在房颤，可能与起搏器临床反应降低有关，如果起搏治疗不是持续进行也预示着患者心脏病死亡风险的增加。房室结消融可以确保完全心率的控制，同时保证心脏再同步治疗效果达到 100%，上述患者应考虑使用[36]。

十、心房颤动消融

对于药物治疗不耐受或无反应的症状性 AF 患者，导管消融是目前公认的最佳疗法。推测心力衰竭患者进行消融治疗可以更好地控制心律，从而改善症状、心肌收缩功能和潜在的死亡率。一些房颤消融的观察性或非随机研究表明，消融可以有效治疗心力衰竭患者，心力衰竭患者心律失常得到控制时，其左心室功能往往得到显著改善[37-40]。Meta 分析进一步证实这些非随机试验的观察结果，此分析回顾了 1851 例房颤导管消融治疗的患者结果。结果显示 CHF 患者亚组重做手术的次数更多，但平均 EF 改善 11%[41]。随机导管消融治疗左心室功能障碍的临床资料仍然很少。PABA-CHF 随机试验比较左心室功能障碍患者接受房颤消融，或房室结消融联合双室起搏的效果，结果发现房颤消融更有效，明显改善了患者左心室 EF、6 分钟步行试验及生活质量[42]。另一项随机试验将分别接受消融治疗或药物治疗的有症状

的 CHF 和 EF < 35% 患者进行比较，结果发现仅在维持窦性心律的消融患者中，其 EF 是明显改善的[43]。ARC HF 试验将持续性房颤伴有稳定的中度到重度 CHF 和 EF < 35% 的患者，随机分配至广泛双心房 AF 消融组与心率控制组。结果显示 92% 的患者恢复了窦性心律。随访至第 12 个月时，消融组的峰值氧消耗量及生活质量得到显著改善，B 型利尿钠肽水平降低，左心房扩张减小。同时还观察到左心室 EF 有改善的趋势。目前正在进行的一项大规模随机试验，纳入 EF 为 35% 或更低的 CHF 患者，并将他们分配到房颤消融或传统药物治疗中，这一研究将为房颤消融在 CHF 人群中的作用提供更加明确的数据结果[45-47]。相应地，2011 年 ACCF/AHA/HRS 指南重点更新对 CHF 患者房颤导管消融的管理，"可能考虑使用导管消融"的患者类别仍需要更多的临床研究，才能对其治疗做出明确的评估和建议。

十一、总结

房性心律失常和 CHF 是十分常见，并常同时存在的心脏疾病。当这两种疾病同时出现在患者身上时，往往意味着患者心脏病已发展至晚期阶段，成功控制这两种疾病中的任何一种已不大可能。除心律失常治疗外，所有 AF 和 CHF 患者均应接受 β 受体拮抗药和血管紧张素受体阻滞药治疗。CHF 并存时，控制心律失常的治疗选择很少。传统药物治疗方法取得了一定的成功，而当代的疗法更有前景，但仍需进一步广泛的研究。目前治疗房颤的方法主要包括全身抗凝血以预防脑卒中，以及适当的控制心室率。房室结消融和双室起搏适用于药物治疗仍不能达到心率控制目标或不耐受的患者。导管消融积极控制心律，在治疗已控制心室率、但仍有症状的患者中发挥着越来越重要的作用。

第 15 章
室性心律失常与心力衰竭
Ventricular Arrhythmias and Heart Failure

Ethan R. Ellis　Mark E. Josephson　著
代佳　蔡珠兰　译

缩略语		
AAD	Antiarrhythmic drug	抗心律失常药
ARB	Angiotensin receptor blocker	血管紧张素受体阻滞药
ARVC	Arrhythmogenic right ventricular cardiomyopathy	致心律失常性右心室心肌病
BBRVT	Bundle branch reentrant ventricular tachycardia	束支折返型室性心动过速
CMR	Cardiovascular magnetic resonance	心脏大血管磁共振
DAD	Delayed after-depolarization	延迟后去极化
EAD	Early after-depolarization	早期后去极化
ECG	Electrocardiogram	心电图
HCM	Hypertrophic cardiomyopathy	肥大型心肌病
HPS	His-Purkinje system	希氏束 - 浦肯野系统
ICD	Implantable cardioverter-defibrillator	植入型心律转复除颤器
LCSD	Left cardiac sympathetic denervation	左心交感神经切除术
LGE	Late gadolinium enhancement	钆剂延迟增强
LVEF	Left ventricular ejection fraction	左心室射血分数
MI	Myocardial infarction	心肌梗死
NSVT	Nonsustained ventricular tachycardia	非持续性室性心动过速
RAAS	Renin-angiotensin-aldosterone system	肾素血管紧张素醛固酮系统
RFA	Radiofrequency ablation	射频消融术
SCD	Sudden cardiac death	心脏性猝死
SR	Sarcoplasmic reticulum	肌浆网
VAD	Ventricular assist device	心室辅助装置
VF	Ventricular fibrillation	心室颤动
VNS	Vagal nerve stimulation	迷走神经刺激
VPD	Ventricular premature depolarizations	心室提前去极化
VT	Ventricular tachycardia	室性心动过速

一、概述

猝死是导致心力衰竭患者死亡的重要原因。室性快速性心律失常是引起心力衰竭猝死的主要因素[1,2]。室性心动过速（VT）是心力衰竭患者中常见的一种心动过速，需要特别注意其评估和治疗策略。由于心肌病和心力衰竭的独特病理生理变化，这些患者易于发生室性心律失常。特别关注这些变化并针对性的治疗心力衰竭患者室性心律失常是有益的。在本章中，我们将回顾与心力衰竭综合征相关的心律失常发生机制，不同的室性心律失常临床表现以及最佳治疗方法，以预防复发性心律失常和心脏性猝死（SCD）。

二、心律失常的发生机制

一般来说，心律失常有两种主要的机制：冲动形成异常和导致折返的冲动传导异常。异位起搏主要包括自律性异常和触发活动两个基本作用机制，分别是指于正常起搏膜电流的自发去极化以及去极化后的触发活动。折返通常依赖于缓慢传导，但也可能由复极异质性引起。尽管不同病因引起的心力衰竭可能有特定的心律失常的发生机制，但心律失常的各种发生机制都可能存在于不同形式的心力衰竭中（表 15-1）。

（一）自律性

心肌细胞的自律性可能是正常的或异常的。正常自律性是起源于具有内在起搏器特性的细胞。当正常情况下不具有自律性的心肌细胞因为疾病其膜特性发生改变时，则可能发生异常的自律性。病理环境下细胞静息膜电位降低，当降低至一定程度时，可能发生自发舒张期去极化并导致脉冲起始[3]。一些细胞，如 Purkinje 细胞，可以显示正常和异常的自律性，表现为高静息膜电位时的正常自律性和静息膜电位降低时的异常自律性[3]。另外，当出现病理变化时心室肌细胞部分去极化可表现出自律性，并且心室肌细胞的自律性总是异常的。在正常情况下，窦房结起搏速率最快，其次是心房、房室结、His 束和浦肯野纤维。较慢

表 15-1 结构性心脏病和室性心动过速机制

结构性心脏病	折返	触发活动	自律性
梗死相关性心肌病			
冠状动脉疾病 / 心肌梗死	++++	+	++
非缺血性心肌病			
扩张型心肌病	++++	+	++
肥大型心肌病	++++	+	+
致心律失常性右心室心肌病	++++	+	+
心力衰竭	++++	++	+

心律失常（折返、触发活动和自律性）的所有三种经典机制可能有助于心力衰竭中室性心律失常的发生，而不管病因如何。这里，显示出了基于心力衰竭病因的每种机制的频率。++++：很常见；++：不常见；+：罕见。请参阅文本以供讨论

的潜在起搏细胞通过传播源来自较快起搏细胞的脉冲而去极化，从而抑制其自身的去极化。这些潜在的起搏细胞的去极化被抑制的现象称为超速抑制[3,4]。对于室性心律失常发生，当浦肯野细胞或心室肌细胞中的自律性大于窦房结和其他潜在起搏点的自律性时，才会出现室性心律失常。这其中最重要的原因是交感神经激活后主要增强潜在心室起搏点而非窦房结的自律性。另外儿茶酚胺的刺激也可以导致室性心律失常。

（二）触发活动

触发活动是指异位激动的产生是由一个动作电位的触发所形成，是在一次正常的去极化后发生，也就是以后去极化为基础的心电活动，因此也称之为后去极化。后去极化有 2 种。一种发生在复极化早期［早期后去极化（EADs）］，另一种延迟到复极化完成或接近完成［延迟后去极化（DADs）］[5,6]。当后去极化使细胞去极化至其阈值电位，就可启动触发脉冲。其他部位的后去极化可以跟随这一触发脉冲，当其电位达到阈值时，就可以发生一连串的电兴奋。

当肌浆中的 Ca^{2+} 和肌浆网（SR）增加超过正常水平（"钙超载"）时，发生延迟后去极化。肌浆网对 Ca^{2+} 的隔离和释放的异常也可能导致延迟

后去极化的发生。当细胞内 Ca^{2+} 升高时，肌浆网中的 Ca^{2+} 可能在复极化过程中上升至临界水平，发生 Ca^{2+} 的二次自发释放，形成瞬时内向电流后触发动作电位 [3,5,6]。细胞内 Ca^{2+} 的增加可能是心率增加或早搏、洋地黄抑制 Na^+/K^+ 泵、儿茶酚胺增强 L 型 Ca^{2+} 电流及心力衰竭或心肌肥大等病理状态下 Ca^{2+} 负荷增大的结果 [3,5,6]。

与延迟后去极化相反，当动作电位的复极化不遵循正常的平滑轨迹而突然在去极化方向上移位时，就会发生早期后去极化。当外向电流减慢或内向电流增加时，造成上述情况的短暂发生。当改变内向和外向电流之间的关系使得去极化达到阈值时，可以重新激活内向电流，从而引起动作电位 [5,7,8]。延迟复极化导致动作电位持续时间的延长或者通过增加内向电流或减小外向电流均可以出现早期后去极化。这一情况在浦肯野纤维中比在心室或心房肌中更容易发生。延长 Purkinje 纤维动作电位持续时间的抗心律失常药物，即Ⅲ类抗心律失常药物（AAD）（如索他洛尔和多非利特）或Ⅰ A 类 AAD（如奎尼丁），可通过抑制 IKr 复极电流引起早期后去极化 [9]。缺氧、酸中毒或同时合并儿茶酚胺增加和心肌损伤是早期后去极化的原因 [3,5]。各种原因引起的早期后去极化在心电图（ECG）上表现为 QT 间期延长。早期后去极化是功能性折返激动的触发因素，导致多态性室性心动过速。

（三）缓慢传导和折返

折返激发需要至少是短暂的单向阻滞区，允许脉冲在一个方向上传播，同时防止在返回路径上的另一个方向上的激动，脉冲最终重新进入该区域并重新激发。瞬时阻滞可在快速重复激活后或在过早激发后发生。当存在永久单向阻滞区时，也可能发生折返。此外，为了再次进入折返径路，通过折返途径传出的冲动必须存在可兴奋的组织。这要求折返径路的传导时间长于径路外心肌的有效不应期。潜在的病变可以引起缓慢传导和（或）短暂的不应期，导致折返发生。折返回路包括解剖性和功能性，解剖性的折返回路指原本存在的

解剖结构，功能性的折返回路即在一定条件下，原本是整体的组织分化成传导性能不同的径路。

心脏疾病引起的心肌纤维化和心肌瘢痕可以通过几种机制影响传导。它增加肌细胞束的细胞外电阻率，导致缓慢的传导和阻滞。纤维化还可以影响瘢痕组织中捕获的心肌束的大小和形状，导致其导电性质的变化。由心肌纤维化引起的细胞间连接的变化也可导致患病心脏中的传导异常。脉冲正常传导时，轴向电流通过间隙连接从一个心肌细胞流向另一个心肌细胞 [10]。间隙连接是相邻肌细胞之间密切相互作用的特殊区域，其中跨膜通道簇连接相邻的细胞膜 [11]。间隙连接主要位于肌细胞的末端，并为细胞之间的电流提供低电阻通路。构成间隙连接通道的主要蛋白质称为连接蛋白。连接蛋白 43 是在心室中发现的主要连接蛋白 [12,13]，连接蛋白 40 主要在 His-Purkinje 系统（HPS）中发现。间隙连接的方向性导致电流在纵向通过心室心肌时更快速传导，这种特性被称为各向异性传导 [14,15]。纤维化和间隙连接的重塑可以改变这种特性，导致缓慢传导、单向阻滞和折返。间隙连接的病理结构改变引起的轴向电流阻力的增加，抑制沿心肌束的电流扩展，可以降低传导速度并导致传导阻滞。缓慢传导和折返的最重要原因是连接蛋白功能障碍和纤维化，这两种病变往往同时存在（图 15-1）。

三、心力衰竭和心律失常

如前所述，心律失常的所有经典机制可能在心力衰竭患者发生室性心律失常中起作用。由心肌梗死（MI）、病理性心肌肥大、非梗死相关纤维化或心肌发育不良引起的心室纤维化和瘢痕形成使患者容易发生折返性室性心律失常。心力衰竭患者中心肌离子通道电流的变化，引起异常的去极化和复极化，导致自律性变化和触发活动的发生。这些变化部分是由神经激素激活和与心力衰竭综合征相关的生物力学异常所引起（表 15-2）。

（一）纤维化

纤维化是功能性和解剖性阻滞的最常见原因，

心肌重构和折返

心肌病

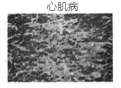

- 连接

  - 有效轴向阻力不连续

    - 纤维束和肌细胞尺寸
    - 纤维化（纤维束分离）
    - 间隙连接分布（各向异性）
    - 间隙连接重构（数量和位置的变化）

慢性心力衰竭

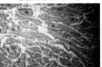

- 细胞外电阻率
  - 细胞外基质发生变化
  - 成纤维细胞
  - 紧密连接

冠心病（心肌梗死）

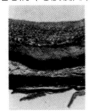

- 离子通道重构

▲ 图 15-1　心肌结构重构形成折返的条件

心力衰竭和心肌病中的结构性心脏病导致病理生理学变化，这导致异常的脉冲形成和传播，为折返激发提供基础。细胞间连接异常，细胞外电阻和离子通道重构都会导致心力衰竭和心肌病中折返性心律失常的可能性增加。请参阅文本以供讨论

表 15-2　结构性心脏病中致心律失常基质的组分

结构性心脏病	纤维化	肌细胞肥大	不均匀的各向异性	间隙连接重塑	神经因素	离子通道改变
梗死相关性心肌病						
冠状动脉疾病 / 心肌梗死	+++	+++	+++	+++	+++	+++
非缺血性心肌病						
扩张型心肌病	+++	+++	?（可能）	+++	+++	??
肥大型心肌病	+++	+++	?（可能）	+++	??	??
致心律失常性右心室心肌病	+++	+++	?（可能）	+++	??	??
心力衰竭	+++	+++	?（可能）	+++	+++	+++

心肌病和心力衰竭发生多种病理生理变化，使患者易发生室性心律失常。最常见的病理生理变化基于基础结构性心脏病的类型。+++ = 普通；?（可能）= 可能；?? = 未知。请参阅文本以供讨论

导致缓慢传导和折返，并且发生在梗死相关和非缺血性心肌病中。纤维化的表现形式和病变程度不一，可以从心力衰竭的斑片区域到心肌梗死中广泛的纤维化瘢痕。在梗死相关的心肌病中，纤维化取代坏死区域并且可以延伸到非梗死的边界区域。随着侧向连接选择性地受到影响，细胞间的连接减少[16,17]。在愈合后的梗死边界区域，间质胶原通过增加垂直于长轴方向的轴向电阻率来增强各向异性，从而破坏了长轴向的定向间隙连接[17]。而肌细胞末端的间隙连接发生较少的变化。因此，正常性质的均匀各向异性转化为非均匀各向异性[16,17]。

当梗死心脏有大片瘢痕时，"半岛"形状和完整心肌细胞间桥可以伸入或完全穿过纤维瘢痕区

心力衰竭：病理生理学与临床管理综合指南
Heart Failure：A Comprehensive Guide to Pathophysiology and Clinical Care

域形成的"通道"。这些肌细胞有时与梗死外缘的正常肌细胞相联系[18]。慢速传导可能是由于冲动通过瘢痕组织中心肌束的迂回而不均匀传播引起的，形成所谓的"之字形传导"[19]。纤维化对传导的影响通常表现为低振幅、长持续时间、碎裂电位的延迟激活，这是基质标测法进行室性心动过速消融的基础[20]。在心内膜基质标测期间看到的碎裂电位的数量已被证明与可诱导的单形室性心动过速相关[21]。与无室性心动过速、非持续性室性心动过速（NSVT）或心脏骤停的患者相比，梗死相关和非缺血性心肌患者在心内膜标测期间更容易出现碎裂电位[22]。

（二）缺血

急性缺血可导致自律性异常或因钙过载引起的局部放电，以及以延迟或早期后去极化为表现形式的触发活动[23,24]。急性缺血激活 ATP 敏感性钾通道，导致心肌细胞外钾增加。细胞外钾的轻微增加使肌细胞的静息膜电位发生去极化，这可以增加缺血早期组织的兴奋性[25]。进一步的高钾血症导致更大的静息去极化，传导速度和组织兴奋性降低，以及动作电位持续时间缩短，但有效不应期延长[25]。这些变化为损伤电流在缺血边界区域和非缺血细胞之间的流动提供了基础，从而促进局部异常自律性并启动室性心动过速[26,27]。

（三）动作电位时程延长和钙调控异常

在孤立的心肌细胞[28]和完整的衰竭心脏的心室标本[29]中已经反复证实了动作电位延长的存在。瞬时外向电流（Ito）的下调是心力衰竭中观察到的最一致的离子电流变化[30-32]，但其他钾通道电流的下调（包括 IK1、IKr 和 IKs）在几种心力衰竭模型中也有报道[30,33-37]。另一种改变复极的机制是晚期钠电流，其在慢性心力衰竭的动物心肌细胞中被大量发现[38]。

Ca^{2+} 调控的改变也会引起动作电位延长和心力衰竭中室性心律失常的发生。细胞内钙调控异常是心力衰竭时心肌细胞的一个突出特征[39,40]。大多数研究报告 Na^+/ Ca^{2+} 交换体的变化在功能上是增强的[41]。研究一致发现由于兰尼碱受体（SR 的钙释放通道）的开放率增加，SERCA 也是下调的[42-44][45,46]。延迟后去极化的基础是肌浆网的自发性钙外流，而 β 肾上腺素能刺激和兰尼碱受体的开放率增加促进其发生[47]。一些研究表明，肾上腺素能刺激对于引起肌浆网自发性钙释放和延迟去极化后是必要的[47,48]。通过上调 Na^+/ Ca^{2+} 交换体的功能，钙外流消失，这导致短暂的向内 Na^+ 电流，导致延迟的后去极化[49]。由外向钾电流减少产生较高的静息膜电位也证实了这一点。

如前所述，浦肯野细胞通常是触发性心律失常相关的后去极化的来源，这些细胞经历了 K+ 和 Ca^{2+} 电流的巨大变化，延长了动作电位并导致不稳定的复极化[50]。与复极电流下调和去极化电流增加相关的动作电位持续时间的延长导致空间和时间上不稳定的复极化，这可能引起后去极化介导的触发活动和功能性折返。后去极化和折返的存在并不是相互排斥的。足够幅度的后去极化可能会导致心律失常，同时出现的折返也会导致心律失常[2]。

（四）机械因素

心力衰竭患者出现的机械活动异常，如室壁应力增加和心室腔扩张，可改变心肌组织的电生理特性，这称为电-机械反馈[51,52]。在正常心脏中，急性心肌细胞拉伸缩短了正常速率依赖性的不应期，但不影响横向或纵向传导速度[53]。相比之下，动物模型中发现随着扩张型心肌病的发展，心室腔不断增大，不应期和复极化明显延长，并且减少药物负荷不能逆转[54]。细胞拉伸已被证明会导致连接蛋白 43 的减少以及其向外侧肌纤维膜的重新分布，导致横向传导减慢，使细胞易于发生折返[55]。在人体研究中，已经看到左心室舒张末期容积与室性心律失常患病率之间存在直接相关性[56]。据报道，通过用左心室辅助装置减轻左心室负荷，可以显著逆转晚期心力衰竭患者的典型 QT 延长[57]。

（五）改变神经激素信号

已知肾上腺素和肾素-血管紧张素-醛固酮系统（RAAS）的激活在心力衰竭的进展中是很重

要的。在随机临床试验中抑制这些途径可以降低总体死亡率和心脏性猝死发生率[58-64]。心力衰竭同时合并有交感神经活动的增强和副交感神经活动的减少[65,66]。这种神经激素激活可能影响细胞基质并引发心力衰竭患者出现室性心律失常。在心室活组织检查和尸检标本中，交感神经密度增加和空间异质性增加与心力衰竭患者既往出现的室性心律失常有关[67]。在正常心室中，交感神经刺激缩短了动作电位持续时间并减少了复极的弥散，这两者都与降低潜在的心律失常的发生有关[68]。然而，在心力衰竭中，交感神经刺激可能通过增强复极的弥散，导致心律失常的发生。如上所述，β 肾上腺素能对钙调控有显著影响[2]。交感神经过度活化提高了潜在心室起搏点（而非窦房结）中自发舒张期去极化的速度，可导致自律性异常心律失常的发生。在交感神经刺激的情况下，心率加快也会增加发生触发性心律失常的可能性[6]。此外，儿茶酚胺可以改变传导和不应期，导致功能阻滞并促进折返。

RAAS 信号传导对心血管系统有着重要影响，增加心力衰竭患者发生室性心律失常的倾向。RAAS 轴的两个主要效应物，血管紧张素 Ⅱ 和醛固酮，两者均在衰竭心脏中上调并对心肌细胞的特性有显著影响[2]。血管紧张素 Ⅱ 可通过促进尿液中钾和镁的排泄，降低血钾和血镁水平，导致复极化的延长，间接诱导心律失常的发生。此外，血管紧张素 Ⅱ 还可以增强交感神经系统的作用。由 RAAS 激活引起的血管收缩改变了负荷条件，影响壁应力和机械因素。血管紧张素 Ⅱ 和醛固酮也可通过心肌成纤维细胞促进心肌纤维化[69]。血管紧张素 Ⅱ 也被证明可以影响心肌细胞中的间隙连接[70]，这可能与连接蛋白 43 的异常磷酸化有关[71]，导致不均匀的各向异性和促进折返。血管紧张素 Ⅱ 还可以抑制许多 K^+ 电流，包括心肌中的瞬时外向 K^+ 电流（Ito）和延迟整流 K^+ 电流（IKr）[72-75]。

（六）传导系统疾病和束支折返

伴随心肌疾病进展的 QRS 延长可使患者容易发生一种独特的心律失常，称为束支折返性室

性心动过速（BBRVT）[76,77]。HPS 的独特性质允许快速传导和较长不应期，通常阻止持续性折返的发生。然而，导致 HPS 传导延长的病症如心肌病可促进持续性折返的发生[78]。BBRVT 中描述了 3 种环路。第一种是利用右束支上的顺行传导和左束支上的逆行传导，其中 His 束与环路相邻但与其是分开的。第二种形式利用左束作为其顺行支和右束用于逆行传导。第三种情况较为罕见，左束支的单独分支形成折返回路[79]。大多数患有 BBRVT 的患者倾向于以束支传导阻滞或非特异性传导延迟的形式发展为晚期结构性心脏病和 QRS 延长。尽管大多数患者具有基线束支传导阻滞，但这些患者的 QRS 延长通常是由于一个或两个束支传导延迟而不是真正阻滞，因为完全阻滞不允许逆行波的传播，这是折返的必要条件。这种延迟往往是潜在的心脏病的严重程度的结果，其在心脏扩大和心力衰竭患者中也是常见的。

四、室性心律失常和心力衰竭的病因

室性心律失常的治疗和预后根据潜在心肌病的病因以及临床心律失常的特征而变化。在各种原因的心力衰竭患者中，往往表现为某特定类型的心律失常，但所有心律失常的机制都可能存在。例如，由于折返而导致的持续单形性室性心动过速在梗死相关性心肌病中是常见的。然而，源自特发性室性心动过速相关的部位（例如流出道，束支和冠状动脉尖瓣）的触发活动也可能引起心动过速。类似地，某些心肌病可能因为解剖位置的原因而具有发生心律失常的倾向，例如右心室心肌病的右心室流入和流出道可能发生室性心律失常。但是，同一患者的心律失常也可能源自这些部位之外的其他区域。

（一）梗死相关性心肌病

持续的单形性室性心动过速最常发生在愈合后的梗死心肌中，可能出现在缺血性损伤亚急性期或急性缺血性损伤发生后一段时间[80]。心肌坏死、纤维化以及左心室功能障碍的程度是心肌梗死后心律失常风险的重要决定因素。文献报道

心肌梗死后持续性室性心动过速的总体发生率为3%～5%，但由于血运重建的进展导致梗死性瘢痕变小，近年来估计已下降至1%[80]。尽管梗死相关性心肌病中的大多数室性心动过速通过折返机制维持，但是由缺血边界区的异常自律性或触发活动引起的局灶性兴奋可能诱发心动过速，尤其是在局部缺血时。在超过95%的病例中，折返是在心肌梗死愈合过程中或愈合后出现室性心动过速的机制[80]。

室性心动过速期间的12导联心电图可以提示既往心肌梗死是否存在以及室性心动过速的来源部位。在既往有心肌梗死的情况下，室性心动过速往往发生于心肌瘢痕区域的心内膜下。心电图QRS复合波的表现为qR或QR提示心肌梗死区域

心外膜下的终末激活。QS波也可以出现在既往存在透壁性心肌梗死患者中。但在这种情况下，QS波提示空腔电位，在定位室性心动过速来源部位时没有任何价值。在既往没有心肌梗死的情况下如在非缺血性心肌病中，QRS复合体的QS波可能提示室性心动过速是来源于心外膜（图15-2）。

虽然有假说提示折返可能出现在心肌梗死后异常的解剖组织中，但现在已经认识到，心肌梗死后瘢痕内部分存活的心肌束被结缔组织、纤维化和无序的细胞间耦合紊乱分隔，其中也可能有折返通路[81]（图15-3）。该假设的证据包括在室性心动过速患者的窦性心律期间发现有缓慢传导的固定区域，并且针对这些部位进行消融可以有效地消除室性心动过速[80]。在急性心力衰竭失代偿等情况下，

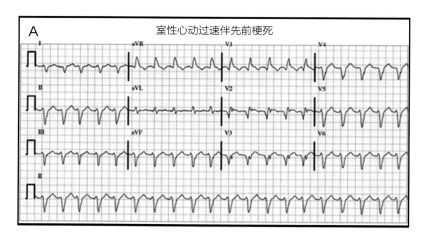

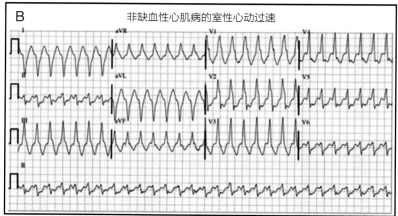

▲ 图 15-2　存在和不存在既往心肌梗死时室性心动过速的 12 导联心电图

A. 既往患有前间隔心肌梗死患者的单形性 VT 的 ECG。心前导联中的 QRS 复合波显示 qR 模式，其分布与先前的前间隔 MI 一致，表示该区域中心外膜下的末端激活；B. 非缺血性心肌患者的单形性室性心动过速的心电图，无既往心肌梗死病史。没有 QRS 复合体显示出与非缺血性底物一致的 qR 模式。在侧导线中看到的 QS 模式表明，由于没有既往梗死，VT 起源于心外膜。请参阅文本以供讨论

心肌梗死患者的心电图 CAD 中分离 EGM 的解剖基质

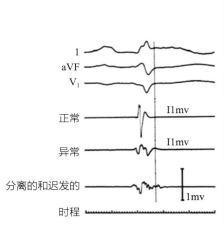
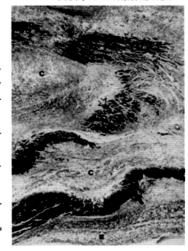

▲ 图 15-3　冠状动脉疾病（CAD）中分离心电图的解剖病变基础

在既往心肌梗死的情况下，大多数室性心动过速通过折返机制得以维持。通过在纤维化心肌内存活心肌束的缓慢传导促进折返。这种缓慢传导可通过低振幅分级和晚期电位检测，其具有上图左侧所示的延迟激活。在右上方，在微观水平上描绘了来自心肌梗死的纤维化和瘢痕。请参阅文本以供讨论

室性心动过速的触发因素增加，导致自主神经张力激增，电解质失衡和急性缺血[24,80]。

（二）扩张型心肌病

尽管有几种不同的假说，但扩张型心肌病的室性心律失常的病理生理基础尚不清楚[80]。扩张型心肌患者广泛的心肌异常、纤维化和细胞间耦合的丧失可能存在折返径路。心内膜和心外膜纤维化水平的增加导致组织各向异性增加，特别是从心外膜到心内膜[82]。扩张型心肌病中的大多数心内膜瘢痕与瓣膜环相邻，且心外膜瘢痕形成的程度通常大于心内膜[83]。由于心外膜和心内膜之间平行于心外膜纤维的肌束中存在传导阻滞，这些心外膜瘢痕可能诱发折返[82]。局部的折返也可能导致室性心律失常的发生。已发现扩张型心肌病患者在心内膜下无须折返通路，可通过早期或延迟后去极化的触发的活动出现自发性和诱发性室性心动过速[84]。扩张型心肌病患者的交感神经纤维分布不均匀。与心肌梗死后疤痕组织相似，纤维化致密的区域存在心肌去神经支配，而其他区域交感神经支配增加[85]。据推测，去神经超敏反应可导致局部对儿茶酚胺敏感性增加。需要进行心脏移植的严重心力衰竭患者患病心肌区域周

围血管及交感神经增加，并且在室性心动过速病史患者中更明显[67]。在高达 50% 的扩张型心肌患者中也检测到针对 β_1 肾上腺素能受体的自身抗体，部分抗体具有拟交感神经活性[86]。这些自身抗体与心力衰竭患者的室性心律失常发生率增加有关[86,87]。值得注意的是，患有扩张型心肌病的患者发生多形性室性心动过速或心室颤动（VF）相关的心脏骤停的可能性是发生血流动力学耐受的持续单形性室性心动过速的 10 倍，甚至更高，因为上述统计的心脏骤停仅包括幸存者[80]。

（三）肥大性心肌病

肥大性心肌病（HCM）患者根据病变部位和病变程度，具有不同的临床表现。患者的血流动力学异常包括左心室流出道梗阻、二尖瓣反流、舒张功能障碍和心肌缺血，导致发生室性心律失常的可能性增加。研究者提出与其他心力衰竭的病因类似，缺血性损伤引起的心肌纤维化，是肥大性心肌病中发生心律失常的重要原因[88]。肥大性心肌患者的心血管磁共振（CMR）成像中钆增强（LGE）提示胶原沉积和纤维化[89-91]。门诊检测肥大性心肌患者的钆增强程度与室性早搏和短阵室性心动过速等猝死危险因素相关[92]。类似于

扩张型心肌病，肥大性心肌病可出现持续的单形性室性心动过速，但多形性室性心动过速或室颤更常见并可导致心脏骤停[80]。

（四）致心律失常性右心室心肌病

致心律失常性右心室心肌病（ARVC）的特征在于右心室的流入道、流出道或右心室顶部存在心肌纤维化或纤维脂肪替代物。右心室心肌瘢痕形成最初会导致局部室壁运动异常，但随着疾病的进展，可能牵涉游离壁并在右心室广泛扩张[93]。在某些情况下，也可能涉及左心室[94]。这些瘢痕形成区域往往是致心律失常性右心室心肌患者发生室性心律失常的起源，表现为源自右心室的持续性或非持续性单形性室性心动过速。室性心动过速起源于瘢痕区，最常见的是右心室的流入道、顶点或流出道。与扩张型心肌病一样，心肌纤维化和瘢痕形成在心外膜中比在心内膜中更明显。对于晚期纤维化的病例，室性心动过速往往是由心外膜瘢痕区域的大折返激动。然而在疾病早期，室性心动过速可能是由于病变心肌中肾上腺素能过度活化诱发或异常自律性活动。在此情况下，室性心动过速和心脏性猝死通常是运动诱发的。运动会增加致心律失常性右心室心肌病患者猝死的风险，这可能是由于儿茶酚胺对触发活动或自律性的影响，或运动期间右心室的压力增加所导致的[96]。致心律失常性右心室心肌病的动物模型中发现运动会增加右心室扩张并导致病情的恶化[97]。关于致心律失常性右心室心肌病患者儿茶酚胺与室性心动过速的关系的研究表明，与对照组患者相比，致心律失常性右心室心肌病患者输注异丙肾上腺素诱发室性心律失常的频率较高[98]。窦率的逐渐上升和发作前的偶联间隔的缩短也被证明与室性心动过速的发作有关，这表明交感神经张力的增加可能在诱发发作中起作用[99]。

五、室性心律失常与猝死风险

心力衰竭患者的室性心律失常可能从室性早搏进展至室颤最终导致心脏性猝死。70%～95%的心力衰竭患者曾发作过室性早搏[100-102]。室性早搏的风险因心肌病的病因不同而变化。既往有心肌梗死患者的室性早搏可能增加死亡风险。然而在非梗死相关性心肌患者中，室性早搏不能提示预后不良[103]。不考虑心力衰竭病因就应用抗心律失常药物抑制室性早搏已被证明是有害的，因为抗心律失常药物本身就有致心律失常作用[104,105]。另外，大多数的心力衰竭患者，不管是否存在心律失常，应用β受体拮抗药通常可抑制室性早搏。在极少数情况下，尽管应用β受体拮抗药，但多发的室性早搏可能导致或加重左心室功能障碍，使患者出现严重的症状。此时，通常需要使用抗心律失常药物和导管消融治疗，改善左心室功能[106,107]。抗心律失常药物胺碘酮已被证明对心力衰竭患者是安全的，但它不能作为抑制室性心律失常的常规用药，因为它未显示出任何生存获益[108,109]。

据报道，50%～80%的心力衰竭患者接受非持续性室性心动过速的门诊监测[101,110,111]。非持续性室性心动过速在心力衰竭中的意义与室性早搏相似。在梗死相关性心肌病[112,113]和肥大性心肌病[114-116]的患者中，非持续性室性心动过速与死亡率增加有关。然而，在其他病因导致的心力衰竭中并未得到可靠的证实，例如扩张型心肌病[101,111,117]和瓣膜病相关的心力衰竭[118]。与室性早搏一样，使用药物抑制非持续性室性心动过速不能明确降低心脏性猝死的风险，但是非持续性室性心动过速可以作为电生理学研究的指标，以便更好地对心力衰竭患者分层，来确定可能因植入心律转复除颤器（ICD）而获益的患者[119,120]。与室性早搏一样，在极少数情况下，频繁的非持续性室性心动过速可导致或加剧左心室功能障碍，需要抗心律失常药物或导管消融来治疗。

在心力衰竭患者中，持续性室性心动过速发生率远低于室性早搏和非持续性室性心动过速。一些研究报道，心力衰竭或心肌病患者持续性室性心动过速的发生率为5%或更低[101,110,111]。然而室性心动过速和室颤是心力衰竭患者猝死的主要原因[1]。值得注意的是，所有类型的室性心律失常，包括室性早搏、非持续性室性心动过速和持续性室性心动过速，都与大多数心力衰竭患者的死亡率增加有关。尽管与室性心律失常相关的死亡率增加，但心脏猝死的发生率并未增加。即使总死亡率上升，心脏猝死患者的百分比在各组之间保持不变。无论室性异位节律数量的多少，心力衰竭患者中大约一半的死因是猝死。对于某一特定的患者，不管之前室性心律失常发作情况如何，只要心力衰竭加重，猝死的可能性就越大。

六、心力衰竭药物的影响

多种药物已被证明可以改善由于收缩功能障碍导致的心力衰竭患者的病死率。标准疗法包括 β 受体拮抗药、ACEI 类药物、血管紧张素受体阻滞药（ARB）和醛固酮拮抗药。多项试验显示 β 受体拮抗药可显著降低心脏性猝死发生，为心力衰竭患者提供生存获益 [61,63,121]。如前所述，心力衰竭患者交感神经活动增强，副交感神经活动减弱 [65,66]。由于交感神经活动增强，心力衰竭患者的窦性心律增快可能与猝死风险增加有关 [2]。可能是因为快速心率会增加触发性心律失常的可能性 [6]。尽管心率降低与心力衰竭患者的生存获益相关，但不管是在基础水平和任何指定水平降低的心率，与安慰剂相比，β 受体拮抗药被证明可进一步提高生存率。这表明降低心率并不是 β 受体拮抗药的作用的唯一机制 [61]。

已显示 ACEI 和 ARB 可改善心力衰竭的总死亡率。然而，它们对心脏性猝死的影响尚不清楚。几项主要试验发现，生存获益主要是由于心力衰竭进展缓慢，但是猝死的发生率几乎没有降低 [60,122,123]。然而，也有试验发现，ACEI 和 ARB 可以显著降低猝死的发生 [124-126]。比较公认的是醛固酮拮抗药对猝死的影响。螺内酯和依普利酮均可显著降低晚期心力衰竭患者的总体死亡率和猝死发生率 [59,127]。螺内酯也被证明可以降低室性早搏和非持续性室性心动过速的发生率 [128]。调控 RAAS 系统降低猝死风险的可能机制尚不清楚，可能包括致心律失常细胞基质的逆向重构、纤维化减少和血管紧张素 II 和醛固酮对细胞膜活性的影响较小 [2]。已经显示，ACEI 和 ARB 通过调节连接蛋白 43 来防止肌细胞解偶联并改善间隙连接传导，降低持续折返性心律失常的发生 [55,71]。ACEI、ARB 和醛固酮拮抗药还可以通过维持较高的血清钾浓度和减少动作电位持续时间延长来降低室性心律失常的风险。

（一）室性心律失常的治疗方法

室性心律失常是心力衰竭患者最关注的问题，它是一种致命性心律失常，可能导致心脏性猝死。虽然心力衰竭患者是心脏性猝死的高风险人群，但只有少数心力衰竭患者会发生致命的室性心律失常。防治心脏性猝死的抗心律失常药物和植入式心律转复除颤器将使一些患者受益，但大多数高危患者不需要这些干预 [129]。多项大型随机对照试验表明，防治心脏性猝死的干预措施可能带来风险，抗心律失常药物通常也可致心律失常 [104,130]。植入式心律转复除颤器也存在风险，包括感染性并发症、异常的植入式心律转复除颤器放电和设备故障 [131]。此外，植入式心律转复除颤器可能具有致心律失常作用 [132]。针对心力衰竭患者危险分层的进一步研究在未来可能发挥重要作用。

（二）抗心律失常药物治疗

抗心律失常药物对心力衰竭患者室性心律失常的作用是有限的。在 CAST 试验证明抗心律失常药物因为显著的致心律失常作用而被停用。后来在大型随机试验中也证实了这一点，表明抗心律失常药物可能对更多的患者有害而不是使其受益。除了它们的致心律失常作用外，大多数抗心律失常药物也具有一些负性肌力作用，这可能导致心力衰竭患者心室功能障碍 [133]。心力衰竭患者由于低心排血量和肾功能障碍会导致药物的清除率降低，增加药物毒性的风险。抗心律失常药物特别是 I 类和 III 类药物有强烈的致心律失常作用。接受 III 类药物如伊布利特、索他洛尔和多非利特治疗的心力衰竭患者可能发生尖端扭转型室性心动过速。胺碘酮通常被认为比其他抗心律失常药物相比，其致心律失常的作用不明显，是用于治疗心力衰竭中的室性心律失常的优选药物。在胺碘酮试验中关于患者死亡率和心脏性猝死的结果不一[120,134-136]。2005年关于慢性心力衰竭管理的ACC/AHA指南并未建议使用胺碘酮预防心脏性猝死，但它指出，有证据表明胺碘酮可降低复发性室性心律失常患者的植入式心律转复除颤器电击频率[137]。

（三）导管消融

射频消融（RFA）是室性心动过速的有效治疗方法，特别是在既往有心肌梗死患者中。患者瘢痕的心内膜边界区域通常是折返回路的部位，其往往易于消融。对于非缺血性心肌病患者的室性心律失常，导管消融的治疗并不显著，因为其通常具有弥漫性心肌疾病，并且在心内膜和心外膜上具有多个折返回路[83]。由于病变更复杂，射频消融的效果往往较差。对于不需要或不能植入心律转复除颤器的患者，导管消融可用作替代疗法。对于频繁发生心律失常需要植入式心律转复除颤器进行电复律治疗的患者，RFA也可作为ICD的有效辅助手段。导管消融已被证明可有效预防有心肌梗死史的患者预防性ICD电击的发生率和ICD治疗后猝死的二级预防[138]。对于束支折返性室性心动过速（BBRVT）患者，RFA是一线治疗，右束支导管消融可以消除心律失常。2006年ACC/AHA/ESC指南建议患有BBRVT的患者进行电生理学检查和消融治疗[139]。

（四）手术治疗

对于心肌梗死后瘢痕相关的折返性室性心动过速患者，标测引导下的手术切除是治疗室性心动过速的有效方法[140,141]，但它对弥漫性心肌患者几乎无效。外科治疗在导管消融和ICD出现之前是常用治疗方法，但随着导管消融和ICD的成功，手术治疗方案被逐渐替代。尽管目前很少使用，但手术治疗在特定患者中疗效可观。在具有丰富经验的医院，超过90％手术后存活的患者，室性心动过速不再复发。并且超过一半的患者不需要辅助抗心律失常治疗[142]。手术对于孤立性动脉瘤相关性室性心动过速的患者效果显著。植入式心律转复除颤器虽然通过起搏或复律来治疗

室性心动过速的发作，有效地防止了致命的后果，但不能阻止室性心动过速的进一步发作。与导管消融相比，由于外科手术范围更大，手术比导管消融更快速地为特定的患者提供治疗机会[142]。血运重建技术和抗心力衰竭药物治疗的发展显著减少了大动脉瘤和持续单形性VT的患者数目。针对冠状动脉疾病相关的室性心动过速，由于经验丰富的外科医生和电生理学家的数量不足，这种手术的优化受到限制。然而，心肌梗死和动脉瘤相关心力衰竭心律失常的患者的手术成功率很高，我们期望可以广泛开展治疗避免技术停滞不前[142]。

（五）植入式心律转复除颤器

植入式心律转复除颤器（ICD）疗法主要用于心肌病和心力衰竭患者，已被证明可有效中止突发性心律失常死亡的发生。在本节中，我们将重点介绍ICD用于室性心律失常心力衰竭患者猝死的二级预防的效用。关于ICD植入术对于猝死的一级预防，值得注意的是没有随机对照试验可以证实非缺血性心肌患者能从中获益，但证实了梗死相关心肌病的死亡率下降[143]。

在过去15年中，几项临床试验的结果很快被纳入指南，有室性心律失常病史心力衰竭患者的ICD二级预防指征迅速扩大。然而ICD植入存在风险，包括感染、电击损伤、致心律失常、装置故障和手术并发症[131,132]。此外，并非所有符合ICD二级预防指征的患者都会因复发性心律失常死亡，因此需要更好的风险分层策略，并重新评估支持ICD植入的证据的优势和局限性[143]。

根据目前指南推荐，心力衰竭和心肌患者在没有明显可逆因素的情况下存在严重的室性心律失常，就可以考虑植入ICD[144]。这些建议主要基于3项随机临床试验以及对这些研究汇总分析的结果。这些研究比较了ICD与抗心律失常药物对心脏性猝死幸存者和持续室性心动过速的高危患者的治疗效果。研究发现，与抗心律失常药物相比，ICD治疗可以减少心律失常致死率，并且在其中最大的一项研究中观察到病死率的改善[145-150]。这

些试验不仅限于心力衰竭或心肌病患者，很大一部分患者的左心室射血分数降低。在应用总体结果确定心力衰竭心室性心律失常患者的 ICD 适应证之前，必须对这些研究结果进行更详细的分析。AVID 试验是最大的、设计较好的二级预防试验，是唯一一个显示通过 ICD 治疗可以显著降低总死亡率的试验，ICD 治疗的获益可能受到组间 β 受体拮抗药使用不平衡的影响（随访 12 个月时 ICD 组为 38.1％，抗心律失常组为 11.0％）。ICD 组的充血性心力衰竭发生率较低，抗心律失常组的 NYHA 心功能 Ⅲ 级心力衰竭发生率较高[143]。与 AVID 试验类似，但结果差异不如 AVID 试验明显，CIDS 试验在 ICD 组中更频繁地使用 β 受体拮抗药[151]。在 AVID、CIDS 和 CASH 的汇总分析中，6 年的随访期内，ICD 患者的生命延长 4.4 个月，ICD 治疗的优势似乎仅出现在随访前 3 ~ 4 年。亚组分析显示，在 EF ＞ 35％ 的患者中，ICD 治疗并未改善生存[148]。也有研究者认为，在 LVEF ＞ 35％ 的患者中，ICD 可以为 SCD 的二级预防提供相对较小且短暂的生存获益，不如常规 β 受体拮抗药治疗和其他心力衰竭治疗疗效确切[151]。鉴于这些患者非心律失常死亡的可能性增加，ICD 对严重左心室功能不全患者的治疗效果也受到质疑。但是，目前的指南没有根据 LVEF 对二级预防的建议进行分层。尽管某些患者因 ICD 植入可以预防复发性恶性室性心律失常和猝死的发生并明显受益，但对复杂患者群体应用简化指南会给患者带来明显的风险，并且没有明确的益处，因此对这些患者采取个性化方法至关重要。

（六）左心室辅助装置和心脏移植

晚期心力衰竭患者持续性室性心动过速是一种危及生命的心律失常，特别是当血流动力学不稳定时。当药物难以控制心律失常并且血流动力学不稳定限制了导管或外科手术消融使用时，这些患者病情将变得特别危重。经皮辅助循环装置现在用于在室性心动过速消融期间提供血流动力学支持，允许持续室性心动过速长程检测和消融[152,153]。不幸的是，在心力衰竭终末期，通过导管消融治疗持续复发性室性心动过速效果欠佳。对于室性心律失常高危患者，即使患者心动过速的持续时间较长，心室辅助装置（VAD）仍可以为衰竭的心室提供支持。心室辅助装置的外科植入已被用于血流动力学稳定的室性心动过速和晚期心肌病患者[154,155]。这种干预可以减轻左心室压力来防止室性心动过速的进一步发作，并且还可以为等待心脏移植期间提供支持[156]。如果在心室辅助装置植入后室性心动过速复发，该装置可以提供血流动力学支持，并且有报道在植入心室辅助装置患者中有消融成功的典范[157,158]。如果患者继续出现药物治疗、ICD 植入、导管消融和手术治疗难以治疗的复发症状性室性心动过速，此时建议考虑进行心脏移植的评估[159]。

（七）自主神经系统调节

如上所述，心力衰竭与自主神经系统的功能障碍有关，其可以增加心力衰竭患者室性心律失常的易感性。除了使用药物调节自主神经系统外，手术和基于机械装置的疗法也已被用于治疗室性心律失常。左心交感神经切除术（LCSD）是长 QT 间期综合征和致心律失常性离子通道病变患者难治性室性心律失常的有效治疗方法，近来已被证实对心肌病患者同样有效[160-162]。该方法包括切除左侧星状神经节和胸神经节 2 ~ 4 的下半部分，减少对左心室心肌的去甲肾上腺素能支配。可以消除足够的去神经支配，同时可避免出现 Horner 综合征，因为支配眼睛的大多数交感神经起源于上神经节。早期研究还表明，左心交感神经去神经支配无论其对室性心律失常的治疗是否有效，仍有可能对心力衰竭患者有益[163]。经皮星状神经节和胸交感神经阻滞或消融也已用于难治性室性心动过速，并且创伤更小[164-166]。

迷走神经刺激（VNS）也被证明可以减少室性心律失常发作，临床前期研究表明 VNS 也能有效改善心力衰竭[167,168]。多项研究表明，对心肌病和心力衰竭动物进行迷走神经刺激，室性心律失常发生率降低[169,170]。早期临床试验表明，迷走神经刺激在慢性心力衰竭患者中是安全可行的，并且可以改善生活质量和左心室功能[171]。目前正在进行两项大规模临床试验，以评估迷走神经刺激治疗慢性心力衰竭的疗效[172,173]。来自这些试验和未来试验的进一步数据可能有助于我们了解 VNS 对慢性心力衰竭患者室性心律失常的影响。

七、结论

了解心律失常的机制和心力衰竭如何诱发患者室性心动过速的病理生理变化，对综合治疗这些复杂的心血管患者非常重要。通过医学技术的进步，针对心律失常基础和心力衰竭综合征的病理变化进行治疗，这将仍是心肌病室性心动过速治疗的基础。

第 16 章
心脏除颤器与心力衰竭
Cardiac Defibrillators and Heart Failure

Michael L. Bernard　Michael R. Gold　著

黄　觇　马　磊　译

一、概述

在美国，心脏性猝死（SCD）是主要的死亡原因，每年造成超过 500 000 人死亡[1]。预防性 SCD 起初重点关注心脏性猝死的幸存者或反复发作室性心律失常的患者。然而，鉴于院外心脏骤停的生存率较低（＜5%），故处于首发 SCD 高风险的人群仍占大多数[2]。多项具有里程碑意义的试验评估了在接受传统药物治疗基础上再植入心律转复除颤器（ICD）的有效性，结果显示植入 ICD 使死亡率明显降低。目前，在美国每年大约会有超过 250 000 个 ICD 因一级预防而被植入[3]。由于植入 ICD 的大部分患者患有充血性心力衰竭（CHF），因此我们将心力衰竭患者植入 ICD 的适应证总结于表 16-1[3,4]。对于采用了程序化药物治疗仍有持续性收缩功能不全的心力衰竭患者来说，标准化治疗除了传统药物治疗外还应包括 ICD。本综述将着重介绍 ICD 在心力衰竭中的作用。

二、二级预防试验

ICD 最初研究对象主要是经历 SCD 的幸存者及有持续性室性心律失常的人群，据多个 ICD 二级预防研究的结果显示：收缩功能减退的患者植入 ICD 通常有最大获益。在 AVID 研究中，SCD 的幸存者及有持续室性心律失常的患者被随机分为 ICD 组及接受Ⅲ类抗心律失常药物治疗组[5]，其中 ICD 组 LVEF 为 31%，药物治疗组 LVEF 为 32%，ICD 组中约 55% 和药物治疗组中约 60% 患者存在心力衰竭症状。该试验主要临床结局显示

ICD 组死亡率明显下降，且 ICD 对于 LVEF＜35% 的患者有更明显的疗效。在 CIDS（加拿大植入式除颤器研究）中，室性心律失常患者被随机分为 ICD 组及胺碘酮组[6]，其中 ICD 组平均 LVEF 为 33%，胺碘酮组为 34%，两组中均有 50% 的患者存在心力衰竭。该研究的亚组分析显示，降低的 LVEF（＜35%）和较高级别的 NYHA 分级是 ICD 治疗获益的独立预测因子[7]。CASH 是一项评估美托洛尔、普罗帕酮、胺碘酮及 ICD 对 SCD 幸存者影响的临床试验[8]，在该试验中所有人均患有心力衰竭，且平均 LVEF 范围为 44% ~ 47%。同样，该试验结果显示与 AAD 组相比，ICD 组可明显减低患者的死亡率，并且普罗帕酮组由于增加患者死亡率而被提前终止了试验。一项包含有 AVID、CIDS 和 CASH 临床试验的 Meta 分析显示，与胺碘酮相比，ICD 可降低 28% 的相对死亡风险[9]，造成此种差异的主要原因是 ICD 可减少 50% 的心律失常死亡。尽管 ICD 较胺碘酮可减少 LVEF＜35% 患者约 34% 的死亡风险，然而对于 LVEF＞35% 患者两组却没有显示出统计学差别。SCD 的二级预防试验为将来 ICD 的一级预防研究提供了基础。综上所述，ICD 能使 LVEF 减低的患者获益并且较 AAD 治疗可明显降低死亡率，该结论也为 ICD 作为室性心律失常及 SCD 幸存者的一线治疗提供了试验支持。

三、一级预防试验

由于二级预防的试验结果，ICD 研究的重点

表 16-1　心力衰竭患者 ICD 指南

二级预防

Ⅰ类适应证

非可逆性原因引起的 VF 或血流动力学不稳定的持续 VT 所致的心脏骤停幸存者

无论血流动力学是否稳定的伴有器质性心脏病的自发性持续性 VT 患者

原因不明的晕厥，在心脏电生理检查时能诱发有明显血流动力学改变，且与晕厥相关的持续 VT 或 VF 患者

既往心肌梗死所致非持续 VT，LVEF ≤ 40%，心脏电生理检查能诱发的 VF 或持续 VT 患者

Ⅱa 类适应证

不明原因的晕厥、明显的左心室功能障碍和非缺血性 DCM 患者

左心室功能正常或接近正常的持续性 VT 患者

一级预防

Ⅰ类适应证

既往心肌梗死所致 LVEF ≤ 35%，且心肌梗死后 ≥ 40d，NYHA Ⅱ～Ⅲ级患者

NYHA Ⅱ～Ⅲ级、LVEF ≤ 35% 的非缺血性 DCM 患者

心肌梗死所致的左心室功能不全，且心肌梗死后 ≥ 40d 患者

LVEF ≤ 35%、窦性节律、QRS 波 ≥ 150ms 的 LBBB、NYHA Ⅱ～Ⅲ级或有Ⅳ级症状的患者可植入 ICD 联合双心室起搏

Ⅱa 类适应证

等待心脏移植的非住院患者

NYHA Ⅱ～Ⅳ级、接受最佳药物治疗、窦性心律、QRS 波 120-149ms 的 LBBB，预期生存时间 > 1 年的患者可 ICD 植入联合双心室起搏

由长 QT 综合征、Brugada 综合征、肥大型心肌病、致心律失常性右心室心肌病等家族遗传疾病造成的 SCA 高危患者，能以较好的功能状态生存 1 年以上

心脏结节病、巨细胞心肌炎、Chagas 病患者

Ⅱb 类适应证

LVEF ≤ 35%，NYHA Ⅰ级的非缺血性心脏病患者

有创性与非有创性检查仍不能明确晕厥原因的严重器质性心脏病患者

有猝死史的家族性心肌患者

左心室心肌致密化不全患者

DCM. 扩张型心肌病；LBBB. 左束支传导阻滞；LV. 左心室；LVEF. 左心室射血分数；MI. 心肌梗死；NYHA. 纽约心脏协会心功能分级；VF. 心室颤动；VT. 室性心动过速

转向猝死的一级预防。ICD 一级预防试验总结于表 16-2。MADIT 和 MUSTT 试验是首批评估 ICD 对死亡率影响的大规模一级预防试验。在这两项研究中，纳入的人群包括冠心病、左心室收缩功能不全、非持续性室性心动过速和诱导性持续性室性心动过速患者。其中在 MADIT 试验中患者平均 LVEF 约为 25%，有 2/3 的患者存在心力衰竭，且 AAD 组中有 74% 的患者使用胺碘酮。该试验结果显示：ICD 较 AAD 治疗可降低 54% 的死亡风险，胺碘酮比 β 受体拮抗药治疗有更高的死亡率。尽管 ICD 不是 MUSTT 试验的治疗组，但该试验结果表明，在电生理学检查中存在诱导性室性心

动过速的患者往往是高危 SCD 人群（MUSTT）。在 MUSTT 试验中，入选的冠心病、LVEF ＜ 40% 和非持续性室性心动过速的患者常规进行电生理检查，其中存在诱导性室性心动过速的患者被随机分到药物治疗组及抗心律失常指南指导治疗组，在后一组中接受抗心律失常药物治疗的患者，如果出现 VT/VF 可诱导状态则植入 ICD。此外，该试验也包括常规电生理检查不可诱导的室性心律失常患者。该试验结果显示随机分配到非 AAD 组的 14%（49/353）患者在出现诱导性室性心动过速后出现了晕厥、持续性心动过速或 SCD 并被植入了 ICD，而没有诱导性室性心动过速患者仅 3%（49/1397）出现了上述现象并被植入了 ICD，可见存在诱导性室性心动过速患者植入 ICD 比例是更高的。这结果也表明降低的 LVEF 和可诱导性室性心动过速均为 SCD 高危因素，且 ICD 较常规 AAD 治疗可明显减少死亡率。然而值得注意的是，两组中总死亡率却较少受到室性心动过速的可诱导性影响[10]。

多个试验探究了冠状动脉血运重建时和心肌梗死后短期植入 ICD 行一级预防的有效性。CABG-PATCH 试验[11] 评估了冠状动脉搭桥术（CABG）时行 ICD 植入对高危 SCD 患者的影响，

在该试验中 900 名信号平均心电图异常和射血分数降低的患者被随机分配到 CABG+ICD 组及单纯 CABG 组，其中患者的平均年龄为 62 岁，射血分数为 27%，有超过 70% 的患者存在 NYHA Ⅱ / Ⅲ 级心力衰竭。该试验结果显示在第 4 年末两组间在死亡率方面无统计学差异，且随后的分析表明 ICD 可显著减少约 45% 心律失常死亡[12]。然而，由于该试验中非心律失常性死亡更高，因此 ICD 的心脏保护作用在减少全因死亡率方面没有显示出明显的有效性。此外可改善 LVEF 的血管重塑也对心律失常性死亡起保护作用。DINAMIT 试验评估了急性心肌梗死高危 SCD 患者植入 ICD 的有效性[13]，新近（6 ～ 40d）发生的 LVEF 减低伴自主神经功能紊乱（心率变异性减低或 24h 平均心率升高）的心肌梗死患者被随机分配到 ICD+ 最佳药物治疗组和单纯药物治疗组，在该试验中共有平均射血分数为 28% 的 676 名患者，在这些患者中，有超过 85% 的人存在 NYHA Ⅱ / Ⅲ 级的心力衰竭和超过 70% 的人经历了新发的 Q 波心肌梗死。该试验结果显示两组全因死亡率没有统计学差异，ICD 植入组心律失常死亡风险明显的下降（HR=0.42），但是降低心律失常死亡风险的优

表 16-2 ICD 植入的一级预防实验

试　验	患者数	病　因	主要纳入标准	总死亡率的风险比	P 值
MADIT	196	ICM	EF ≤ 35%，NSVT，诱导性 VT	0.46	0.009
MUSTT	704	ICM	EF ≤ 40%，NSVT，诱导性 VT	0.45[a]	＜ 0.001
MADIT Ⅱ	1232	ICM	EF ≤ 30%，先前 MI	0.69	0.016
SCD-HeFT	2521	ICM ＆NICM	EF ≤ 35%，CHF NYHA Ⅱ ～Ⅲ级	0.77	0.007
DEFINITE	458	NICM	EF ≤ 35%，PVC 或 NSVT	0.65	0.08
COMPANION	1520	ICM ＆NICM	EF ≤ 35%，CHF NYHA Ⅱ ～Ⅲ级，QRS ＞ 120	0.64[b]	0.003
DINAMIT	676	ICM	EF ≤ 35%，￣HRV，最近的 MI（＜ 40d）	1.08	0.66
CABG-PATCH	900	ICM	EF ≤ 35%，CABG，SAECG 异常	1.07	0.64

MADIT. 多中心自动除颤器植入试验；MUSTT. 多中心非持续性心动过速试验；MADIT Ⅱ. 心力衰竭试验；SCD-HeFT. 突发性心脏病死亡；DEFINITE. 非缺血性心肌病治疗评估中的除颤器；COMPANION. 比较心力衰竭试验中的医学治疗、起搏和除颤；DINAMIT. 急性心肌梗死试验中的除颤器；CABG-PATCH. 冠状动脉旁路移植物贴片；ICM. 缺血性心肌病；EF. 射血分数；NSVT. 非持续性 VT；VT. 室性心动过速；MI. 心肌梗死；NICM. 非缺血性心肌病；CHF. 充血性心力衰竭；NYHA. 纽约心脏协会；PVC. 室性早搏；HRV. 心率变异性；SAECG. 信号平均心电图
a.COMPANION 结果仅用于 CRT + ICD 与药物治疗比较。CRT 单独与药物治疗的总体死亡率风险比为 0.76（P = 0.059）
b.MUSTT 结果是接受 ICD 的电生理指导治疗与无抗心律失常治疗相比较患者总体死亡率的调整后相对风险

势却被非心律失常死亡风险的增加所抵消。此外该试验结果不支持新近（6～40d）心肌梗死的患者行 ICD 进行一级预防治疗，这也为最近指南中提出的心肌梗死后 40d 植入 ICD 奠定了基础。在 DINAMIT 的二次分析中显示 ICD 植入患者死亡率与其是否接受了恰当的 ICD 放电而表现出较大的差异[14]，在 ICD 组中接受恰当 ICD 放电的患者有 15% 的年死亡率，而接受恰当放电的 ICD 植入患者有 6% 的年死亡率，很明显 ICD 减少心律失常死亡风险的优势性被接受恰当 ICD 放电患者的非心律失常死亡率增加所抵消。DINAMIT 的结果得到了 IRIS 试验的支持，IRIS 试验是将新发心肌梗死（5～31d）的 898 名患者随机分配到 ICD 联合药物治疗组和单纯药物治疗组[15]，在 RIRS 试验中有更多的患者（72%）接受了 PTCA 术，而 DINAMIT 试验中仅 27% 的患者接受了 PTCA 术，在这两个实验中 β 受体拮抗药及 ACEI/ARB 使用率相似。RIRS 试验结果显示，ICD 与对照组的平均 37 个月全因死亡率（HR=1.04）没有显示出明显差异，亚组分析证实左主干病变的患者更易从 ICD 治疗中获益，接受溶栓治疗的患者在对照组中恢复得更好，吸烟和 NYHA Ⅲ/Ⅳ级并不是 ICD 获益的预测因子，并且与 DINAMIT 试验结果相似，ICD 植入组心律失常死亡率的减少（HR=0.55）被非心律失常死亡率的增加（HR=1.92）所抵消。综上所述，CABG-Patch、DINAMIT 和 IRIS 试验结果显示对 LVEF 减低的患者在 CABG 手术时及急性心肌梗死阶段一级预防性植入 ICD 并没有减少死亡风险。

MADIT Ⅱ试验将 1232 名陈旧性心肌梗死伴 LVEF < 30% 的患者随机分配到传统药物治疗 +ICD 组及传统药物组[16]。与 MADIT 不同，持续性室性心动过速与电生理检查不是患者纳入的必备条件。在该试验中每组 85% 为男性，平均 LVEF 为 23%，大约有 2/3 的患者有 NYHA Ⅱ级心力衰竭症状，其中约占 15% 的患者被分配至 AAD 组。该试验结果显示 ICD 组和对照组分别有 97/490（17.9 %）和 105/742（14.2%）的人死亡（P=0.016），ICD 组的死亡风险比为 0.69，ICD

对生存率的影响不受年龄、性别、LVEF 及心功能分级的影响，并且该试验因发现植入 ICD 具有更高的优越性就被提前终止了。上述的试验结果支持对缺血性心肌病伴 LVEF 减低的患者植入 ICD 进行 SCD 一级预防，其中这些缺血性心肌病伴 LVEF 减低的大部分患者存在症状性心力衰竭。

后续的一级预防试验主要是涉及缺血性心肌病及非缺血性心肌患者的研究。CAT 试验将 104 名新发的（< 9 个月）LVEF 减低（LVEF < 30%）的扩张型心肌病患者随机分配到药物治疗 +ICD 组与单纯药物治疗组[17]，平均随访 5.5 年后没有发现两组在死亡率方面存在差异，然而值得注意的是由于对照组 1 年内的 SCD 的发生率低于预期，因此该试验被提前终止。AMIOVERT 试验将 103 名无症状性非持续性室性心动过速、LVEF > 35% 的非缺血性心肌患者随机分配至胺碘酮组和 ICD 组[18]，试验结果显示两组在 1 年和 3 年死亡率方面没有明显统计学差异，并且也没有发现胺碘酮可以减少心律失常风险。DEFINITE 试验[20] 将 458 名患有异位心室节律的非缺血性心肌患者随机分为最佳药物治疗组和最佳药物治疗 +ICD 组，该试验中患者平均 LVEF 是 21%，大约 80% 的患者为 NYHA Ⅱ～Ⅲ级且合并有 2.8 年的心力衰竭病史，约有 85% 患者使用 β 受体拮抗药和 ACEI/ARB。该试验结果显示 ICD 可减少约 35% 的全因死亡风险，但这种减少无明显的统计学差异（HR= 0.65，95%CI 0.4～1.06），此外 ICD 也确实减少了心律失常的死亡风险（HR=0.2），但却没有改善与心力衰竭相关的死亡风险。除此之外，该试验亚组分析也表明男性和 NYHA Ⅲ级的患者可从 ICD 中获益最多，而年龄、LVEF 和 QRS 波持续时间对事件结局没有明显影响。考虑到上述所有研究结果尚存在多数局限性，因此目前仍不能基于此试验明确 ICD 在这部分人群中所起的作用。

SCD-HeFT（心脏性猝死相关的心力衰竭试验）是第一个评估 ICD 对伴有 LVEF 减低的不考虑病因的收缩期心力衰竭患者疗效的大型随机试验[19]。与 MADIT 实验相比，该试验除了纳入非缺血性心肌病患者群体外，还纳入了缺血性心肌病患者。该试验将超过 2 500 名患有 NYHA Ⅱ～Ⅲ级心力衰竭、LVEF < 35% 的患者随机分配到安慰剂组、胺碘酮组及 ICD 组，患者平均 LVEF 是 25%，并且缺血性心肌病和非缺血性心肌患者数量大致相同的。本试验强烈推荐应用有医学疗法证据或其他对心力衰竭有效的药物，末次随访时 ACEI/ARB 和 β 受体拮抗药使用率分别是 95% 和 70%。试验结果显示单腔 ICD 植入与对照组相比可减少约 23% 的全因死亡风险（HR=0.77），具有显著的统计学差异（图 16-1）。

该试验也显示 ICD 对缺血性心肌病（HR=0.79）和非缺血性心肌病（HR=0.73）有相似临床疗效，NYHA Ⅱ级的心力衰竭患者（HR= 0.54）与 NYHA Ⅲ级的心力衰竭患者（HR=1.16）相比有更明显的死亡风险获益，胺碘酮与安慰剂相比没有明显减少死亡率（HR=1.06），且胺碘酮组中 NYHA Ⅲ级患者具有更差临床结局的统计学趋势（HR=1.44）。总而言之，SCD-HeFT 试验证实无论病因如何，LVEF 减低的患者都将从 ICD 中获益。一项包含 SCD-HeFT、DEFINITE、CAT、AMIOVERT 和 COMPANION 试验的 Meta 分析纳入了 1 800 名非缺血性心肌病患者，并进行了一

级预防 ICD 植入与传统药物治疗的对比[21]。Meta 分析纳入人群平均 LVEF 为 28%，1/3 患者为 NYHA Ⅲ～Ⅳ级心力衰竭。结果显示 ICD 可减少 31% 的相对死亡风险[22]，并且初级预防性试验结果支持 ICD 联合最佳药物治疗射血分数减低的任何类型心肌病患者，此外这些试验也没有过度强调可诱导性室性心律失常高危患者关于植入 ICD 的必要性。

四、心脏再同步化治疗

心脏再同步化治疗（CRT）是在观察心室间传导紊乱的基础上发展起来的，其心室间传导紊乱常见于心力衰竭患者，并被视为心室功能不全和高死亡率的标志[23]。LBBB 传导阻滞是最常见的传导紊乱之一，它与左心室游离壁延迟激活相关。早期 CRT 研究者认为左心室起搏与传统右心室起搏疗效一致，均可改善患者的血流动力学及临床症状[24,25]。基于这些观察结果，研究者进行了更大规模的 CRT 临床试验，其结果显示 CRT 可改善症状性心力衰竭收缩功能受损、QRS > 130ms 的左束支传导阻滞心力衰竭患者的死亡率、心室功能、心功能分级及生活质量[21, 26–32]。

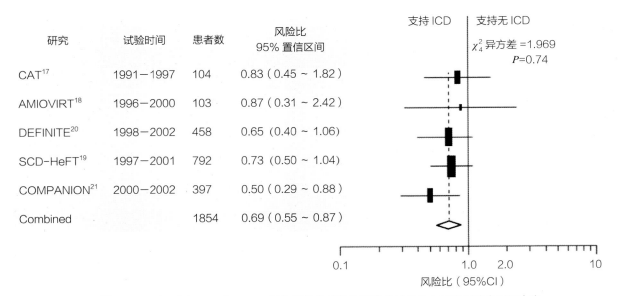

研究	试验时间	患者数	风险比 95% 置信区间
CAT[17]	1991—1997	104	0.83（0.45 ~ 1.82）
AMIOVIRT[18]	1996—2000	103	0.87（0.31 ~ 2.42）
DEFINITE[20]	1998—2002	458	0.65（0.40 ~ 1.06）
SCD-HeFT[19]	1997—2001	792	0.73（0.50 ~ 1.04）
COMPANION[21]	2000—2002	397	0.50（0.29 ~ 0.88）
Combined		1854	0.69（0.55 ~ 0.87）

支持 ICD ｜ 支持无 ICD

χ_4^2 异方差 =1.969
P=0.74

风险比（95%CI）

▲ 图 16-1 一级预防 ICD 或 CRT-D 组与药物治疗组比较的非缺血性心肌患者的全因死亡率
纳入的非缺血性心肌病的患者总数如图所示。图中的数值代表了在汇总分析中各部分所占的相对权重，此汇总分析通过固定效应模型计算。ICD. 植入型心律转复除颤器；CRT-D. 心脏再同步化治疗联合除颤器；CI. 置信区间（经 JAMA / 美国医学会许可转载，转载自 Desai 等[22]，©2004，美国医学会版权所有）

关于 CRT 对心力衰竭患者影响的全面讨论将在后续的章节中阐述；然而在植入 ICD 之前，术者应充分考虑患者左心室导联的心电图表现。尽管已经报道了 CRT 联合 ICD 治疗有更高的获益 [21,31,32]，但进行带有除颤器的 CRT（CRT-D）与无除颤器的 CRT（CRT-P）获益比较的研究仍然较少。COMPANION 试验将具有宽 QRS 波的 1 520 名晚期心力衰竭（NYHA Ⅲ / Ⅳ级）患者按 1 ： 2 ： 2 比例随机分配到最佳药物治疗组、CRT-P 组和 CRT-D 组。与最佳药物治疗组相比，

CRT-P 和 CRT-D 组的死亡率和住院率分别降低了 36％和 40％，CRT-P 和 CRT-D 的全因死亡率分别降低了 24％和 36％。COMPANION 试验对死亡原因的二次分析表明，与 CRT-P 相比，CRT-D 显著降低了心源性死亡的人数，尤其是 SCD 人群 [33]。在 COMPANION 试验中，心源性死亡患者占死亡总数的 78％，CRT-D 与最佳药物治疗组相比使所有心源性死亡下降 38％，CRT-P 与最佳药物治疗组相比使所有心源性死亡下降 14.5％，而 CRT-P 与最佳药物治疗组相比未见明显差异性（图 16-2），造成

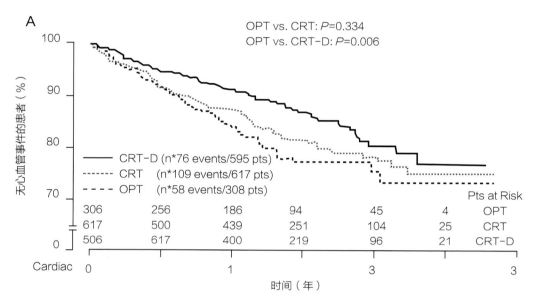

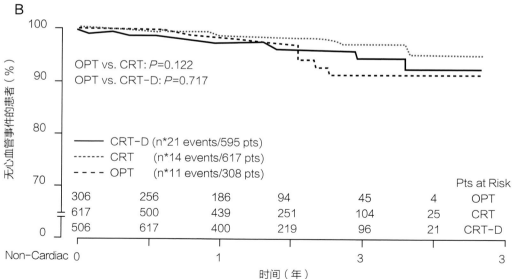

▲ 图 16-2　COMPANION 试验中 CRT、CRT-D 与最佳药物治疗对心源性死亡率的比较

A.Kaplan-Meier 分析首次心源性死亡的时间；B.Kaplan-Meier 分析首次非心源性死亡时间。CR. 心脏再同步治疗；CRT-D. 伴有除颤作用的心脏再同步治疗；OPT. 最佳药物治疗（经 Elsevier 许可，转载自美国心脏病学会杂志 [33]，©2005）

上述差异主要是由于 CRT-D 使 SCD 事件发生降低了 56%。值得注意的是，CRT-D 与 CRT-P 均将心力衰竭死亡率降低了近 30%，这表明 CRT-D 并未减弱 CRT-P 引起的血流动力学改善。对 COMPANION 试验中的 NYHA Ⅳ 级患者进行分析显示，与最佳药物治疗相比，只有 CRT-D 显著降低了心脏性猝死 [34]。由于大多数具有 CRT 适应证的患者也有 ICD 指征，反之亦然，因此 CRT-D 是心力衰竭和宽 QRS 波 LBBB 患者最常用的双腔植入装置。

五、左心室辅助装置和 ICD

左心室辅助装置（LVAD）越来越多地用于短期和长期稳定性重度心力衰竭患者。在过去的十年里，随着技术和操作经验的进步，使得越来越多的 LVAD 得以使用。由于几乎每个 LVAD 患者都符合植入 ICD 的标准，因此需要考虑 LVAD/ICD 接受者特有的问题。损害 ICD 功能的 LVAD 和 ICD 之间的电磁干扰现象已被报道，这将导致无法与设备通信而不能控制 ICD [35-37]。在某些情况下可将脉冲发生器替换为与 LVAD 兼容的设备。目前 ICD 系统已经能够适应 LVAD 植入可能造成的干扰。LVAD 在减少室性心律失常中的作用尚未得到全面评估，一项回顾性分析试验结果显示 LVAD 植入减少了室性心律失常的数量，尽管持续的机械支持有益，但仍有 21% 的患者接受了室性心律失常的治疗 [38]。对于 LVAD 植入前无 ICD 的患者是否应接受 ICD 进行一级预防仍存在争议 [39]，为解决此问题可能需要进行更多的研究以明确。

六、皮下 ICD

皮下导线已与经静脉的除颤器系统联合应用于有异常除颤阈的患者。最近，已开发出一个不需要经静脉和心腔的完全皮下 ICD 系统 [40]。初步研究表明，完全埋藏式心律转复除颤器（S-ICD）可较好地识别和治疗 12 例患者的室性心律失常 [41]。在 SVT 鉴别方面，S-ICD 也和经静脉除颤器效果一样甚至更佳 [42]。除了可短暂应用于休克后一段时间外，S-ICD 的主要缺点就是不能抗心动过速或进行缓慢心律失常的起搏。对于需要植入 ICD 而无起搏指征的患者，皮下 ICD 是一个不错的选择。该 ICD 的脉冲发生器被放置在左侧肋缘，其导线经过皮下到达剑突随后沿着左胸骨旁区域上升。此种不经过静脉和心腔的 ICD 可避免血管内感染、瓣膜损伤、心脏畸形和气胸等风险。对于阻塞性血管通路、人工三尖瓣、透析或带有全身感染高风险的免疫功能受损患者，S-ICD 也可作为传统经静脉通路的 ICD 替代治疗。

七、总结

除了心脏猝死幸存者外，心力衰竭患者有很高的致命性室性心律失常风险，目前 ICD 植入术已被作为 SCD 的二级预防。而对于 LVEF 下降 < 35% 和 NYHA Ⅱ ～ Ⅲ 级的缺血性心力衰竭和非缺血性心力衰竭患者，ICD 植入术联合最佳药物治疗也已成为标准的治疗方式。当 ICD 联合药物治疗时 ICD 可额外降低 20% ～ 30% 的死亡率，此获益在 LVEF 最低的患者最显著，死亡率降低主要是心脏性猝死率的降低而不是心力衰竭死亡率的减少。当 CRT 与除颤器联合使用时，可明显降低患者的死亡率并改善其心力衰竭症状，虽然 LVAD 对 ICD 的干扰已有报道，但目前设计的 ICD 已可适应 LVAD 的植入，而皮下 ICD 等新技术也为传统的经静脉 ICD 植入提供了新的选择。最后，尽管在识别 SCD 高危患者方面取得了不错进展，但仍有超过半数的 SCD 患者不满足当前 ICD 治疗的适应证 [43, 44]。因此，除了优化设备的治疗外，还应努力明确射血分数 > 35% 的那部分心力衰竭患者与 SCD 相关的危险因素。

第 17 章
心力衰竭的心脏再同步化治疗
Cardiac Resynchronization Therapy in Heart Failure

Michael A. Samara   David S. Feldman   著

朱金秀   张 鑫 译

一、概述

心力衰竭（HF）治疗药物，包括 β 受体拮抗药（BB）、血管紧张素转化酶抑制药 / 血管紧张素 Ⅱ 受体拮抗药（ACEI/ARB）和醛固酮拮抗药，可显著降低射血分数减少型 HF 患者的发病率和死亡率。然而，在许多 HF 患者中，单纯的药物治疗不足以控制症状，心力衰竭相关的发病率和死亡率仍然很高。心脏再同步化治疗（CRT）可为合并有 QRS 持续时间延长，特别是左束支传导阻滞（LBBB）的 HF 患者带来明显益处。目前 CRT 主要适用于心功能 NYHA Ⅱ～Ⅳ级 HF、严重收缩功能障碍（左心室射血分数≤ 35%）和室间传导阻滞的患者。在过去的 20 年中，CRT 已成为 HF 分阶段治疗的关键组成部分[1]。

二、应用背景及原理

约 90 年前，Wiggers 发现右心室（RV）起搏的左心室压力上升速率（dP/dt）和峰值功率明显降低，这首次揭示了心室肌不同步激活具有不良影响[2]。最近，Askenazi 等研究表明，当由右心房起搏并经正常的心室传导方式转变为右心室（房室序贯）起搏或转变为失去房室同步性的单纯右心室起搏时，dP/dt、LV 峰值压力均有增量减少。此外，他们还证明右心室起搏不仅具有急性血流动力学影响，随着时间延长还会导致 LVEF 的明显降低[3]。Burkhoff 等研究证明 QRS 持续时间和左心室压力产生之间存在线性负相关关系[4]。除对收缩功能产生不利影响外，Zile 等发现右心室

起搏还会造成心脏舒张功能和左心室充盈功能退化，表现为心脏等容压力减少和排空率均显著下降[5]。因此，除对血流动力学的急性影响和左心室重塑的中期效应外，QRS 延长程度的增加至少可作为晚期收缩性 HF 预后较差的一个预测指标。这一点在 VEST（Vesnarinone）试验的析因分析中得到证实：与 QRS 持续时间正常的 HF 患者相比，QRS 持续时间＞ 220 ms 的 HF 患者累积生存率降低了 5 倍[6]。

晚期收缩性 HF 患者常常伴发室内传导延迟（在所有 HF 患者中的占比高达 1/3），结合前述结果，很多学者考虑 CRT 是否可改善 HF 患者的血流动力学和长期预后。Mower 团队首次在理论层面提出双心室同步起搏可以显著改善心脏电生理和机械生理不同步[7]。Cazeau 等在巴黎拉里博瓦西埃尔医院首次将这一理论应用于人体，通过开胸手术植入左心室电极，并将标准的双腔房室起搏器改良成同时刺激双心房和双心室的起搏器。在 8 例伴有 QRS 延长的终末期 HF 患者中，在使用了最大限度的药物治疗基础上，双心室（BiV）起搏仍能使平均心脏指数增加 25%，使肺毛细血管楔压降低 17%[8]。在他们取得初步成功之后，多项小规模观察性研究也证明了 CRT 的多种临床获益，随后 CRT 在大型随机化试验中被最终认可。

Nelson 团队进一步证明，在 LBBB（平均 QRS 持续时间 179±3 ms）和严重收缩功能障碍的患者中，LV 或 BiV 起搏几乎可瞬间改善 dP/dt 和脉压，并降低动脉 - 冠状动脉窦氧差，从而使

心肌耗氧量减少[9]。这一重要观察揭示了 CRT 和正性肌力药之间的关键区别，后者通过增加心肌耗氧量来增强心肌收缩力，这也解释了正性肌力药在临床试验中观察到的长期不良效应[10]。

毋庸置疑，心室电生理和机械生理的不同步与细胞病理生理学相关，如心肌应激重构蛋白（有丝分裂原激活的蛋白激酶等）编码基因的表达中存在重要区域改变、细胞生存信号的改变、L 型钙电流的减少和肾上腺素能反应性的降低，这些变化在 CRT 治疗后均可获得一定程度的改善与逆转[11]。

三、不同步类型与生理结局

正常情况下心室肌电活动同时激活浦肯野系统的左右束支，在心脏射血过程中产生对称的反作用力。除了位于顶部末端无意义的浦肯野心肌结外，正常的浦肯野系统都与心肌之间存在电隔离，以便于从心尖至基底部产生正常的机械激活与收缩。当传导阻滞破坏上述结构功能时，心肌的不同步激活就会发生。在晚期收缩性 HF 中，常伴有房室同步性改变的Ⅰ度房室传导阻滞。叠加起来，这些传导障碍（尤其在 LBBB 中）会导致 3 种类型的不同步，对心功能产生重要的影响。

（一）心室肌内不同步

LBBB 对左心室心肌的不同步激活会导致室间隔提前无负荷收缩。这种收缩并不增加左心室压力，主要转化为侧壁的预拉伸，导致每搏输出量、dP/dt 和脉压降低，并由于乳头肌的不协调收缩将最终导致左心室收缩功能恶化和二尖瓣反流。这些异常反过来又促进心脏不良重构的进展，并形成 HF 病理生理过程的"恶性循环"。

（二）心室肌之间不同步

在 LBBB 和 RV 起搏情况下，提前的 RV 激活使 RV 和 LV 之间产生非正常压力梯度。该压力梯度促进 RV 每搏输出量减小和 LV 前负荷降低。虽然习惯性认为 CRT 是治疗左心室衰竭的一种手段，但新的证据表明纠正心室肌之间不同步

可能也有利于右心室功能。Haddad 等最近提出，CRT-D 植入患者的 RV 射血分数、收缩末期容积和 RV 峰值充盈率均有显著改善[12]。

（三）房室不同步

虽然纠正 AV 不同步不是 CRT 治疗的主要目标，但越来越多的人认为纠正 AV 不同步是 CRT 的一个重要功能。Ⅰ度房室传导阻滞常见于晚期收缩性 HF，由于心房收缩（过早发生）和舒张早期 LV 充盈的叠加可导致左心房压力升高，左心室舒张充盈时间缩短和舒张期二尖瓣反流。这种现象的超声心动图标志是 A 峰和 E 峰的融合。另一方面，短 AV 延迟还可通过提前闭合二尖瓣引起心房主动泵血的中断来降低左心室前负荷。

四、临床试验数据

研究人员对 CRT 的评估采取了循序渐进的方法，首先从小型研究开始，研究 CRT 对严重 HF 患者的急性血流动力学影响，最终在大型研究中评估数千名 HF 症状较轻的患者的死亡率和长期临床结果。该临床试验计划的开创性研究结果概述如下：

1. NYHA FC Ⅲ～Ⅳ　早期 CRT 的临床试验主要针对 NYHA Ⅲ级或Ⅳ级 HF 患者，尽管采用了最佳药物治疗（OMT），但患者仍存在严重 LV 收缩功能障碍（LVEF < 35%）和心电不同步（QRS 延长时间至少 120～150 ms）。

2. PATH-CHF　受到 CRT 血流动力学短期研究结果的提示，Auricchio 等开始研究双心室或单室（LV）刺激对 41 名患者心功能的长期影响[13]。他们的研究表明，CRT 可使 HF 患者峰值耗氧量（峰值 VO₂）从 12.5 增加至 15.2 ml/（kg·min）（P = 0.002），步行 6 分钟试验从 342m 增加到 416m。PATH-CHF 试验是首个观察与论证 CRT 长期效应的研究，实验证据表明这些临床益处在治疗 12 个月后仍然存在[13]。

3. MUSTIC　Cazeau 等进行了一项单盲、随机、对照交叉研究，评估 CRT 对 NYHA Ⅲ～Ⅳ级和 QRS 持续时间 > 150 ms 患者的临床效果。

该研究独特的交叉设计避免了 PATH-CHF 的一些方法的弊端，作为一项非盲化研究，PATH-CHF 试验依赖于峰值 VO_2 和 6 分钟步行试验等易受明显偏倚影响的临床终点。该研究包括两个阶段，3 个月的积极治疗期（CRT 房室顺序起搏）和 3 个月的非活动期（心室抑制起搏），使每个患者作为他 / 她的自身对照。该研究小组发现接受 CRT 治疗的患者病情有所好转，6 分钟步行距离增加，VO_2 峰值也增加了 8％，明尼苏达 HF 生活质量问卷（MlWHFQ）评估的生活质量得分明显提高，并且 CRT 治疗还减少 2/3 的 HF 住院治疗[14]。

4. MIRACLE　Abraham 等首次进行了大规模、双盲、随机临床试验，评估 CRT 对 QRS 持续时间 > 130 ms 患者的治疗效果。所有入选的患者（$n = 453$）均植入了 CRT，然后随机分配到心房 - 双心室起搏和无起搏组[15]。6 个月的随访中，CRT 组在 6 分钟步行试验（39m vs.10m），$P = 0.005$、心功能分级、生活质量和 EF［（+ 4.6％）vs.（−0.2％），$P < 0.001$］等方面均得到改善。除此之外，HF 住院率也明显降低（8％ vs. 15％）。虽然实验总体上是安全的，但这项大规模研究强调了 CRT 植入的一些潜在并发症，如 8％的患者出现冠状动脉窦电极植入失败、冠状动脉窦穿孔和死亡[15]。这项意义深远的试验使 CRT 获得美国食品药品管理局（FDA）批准。

5. MIRACLE-ICD　CRT 的兴起与植入式心律转复除颤器（ICD）治疗指南的快速发展是同时发生的[16]。Young 等接着在相同的患者群体中进行类似的研究，将具有 CRT 和 ICD 功能的组合装置植入患者身体。369 名患者随机分为对照组（ICD on / CRT off）或 CRT 组（ICD on / CRT on）。6 个月后，CRT 组在生活质量、心功能分级和 VO_2 峰值等方面有了较大改善，但在 6 分钟步行距离、EF、HF 住院率或生存率方面没有差异。至关重要的是，MIRACLE-ICD 强调了 CRT 带来的临床益处可以在没有致心律失常以及 ICD 功能受损的情况下实现。

一项 2007 年发表在"美国医学协会杂志"上，关于 NYHA Ⅲ～Ⅳ级心力衰竭的 Meta 分析总结了 14 项随机试验的结果，共纳入 4420 名患者[17]。分析结果表明 NYHA 功能分级、6 分钟步行距离和生活质量等指标均改善。HF 相关住院率明显下降（RR=0.63，95% CI 0.43 ～ 0.93），全因死亡率（RR=0.78，95% CI 0.67 ～ 0.91）和心脏"泵衰竭"死亡率（RR=0.64，95% CI 0.49 ～ 0.84）也出现降低[17]，CRT 手术成功率也很高（93%），并发症发生率相对较低。

6. COMPANION　早期研究提示 CRT 可以明显改善 HF 患者的不良临床结局，如高频住院率和高全因死亡率，此问题在 Bristow 等的研究中得到了验证。他们将 1520 名 QRS 持续时间 > 120 ms 的患者以 1∶2∶2 的比例随机分配到 OMT、CRT- 起搏器（CRT-P）、CRT- 除颤器（CRT-D）组[18]。除了 CRT 治疗的常规入选标准外，患者在随机分组前一年必须至少有一次由 HF 造成的住院治疗。与 OMT 相比，CRT-P 和 CRT-D 均显示出全因死亡率和住院时间复合终点的缩短（HR 分别为 0.81 和 0.80）。在 CRT-P 组中，因心力衰竭死亡和住院治疗的复合终点事件减少了 34%，CRT-D 组减少了 40%。CRT-P 患者的全因死亡率无显著降低，而 CRT-D 患者的全因死亡风险降低 36%（$P = 0.003$）[18]。COMPANION 试验使 FDA 批准了 CRT-D 组合装置的应用。

7. CARE-HF　Cleland 等对 813 例患者随访 29 个月，进一步研究 CRT-P 与 OMT 对 HF 发病率和死亡率的影响，研究结果首次证实 CRT-P 单独应用可使 QRS 持续时间 > 120 ms 的 HF 患者主要终点事件发生率减少 37%，主要终点事件包括全因死亡或重大心血管事件导致的意外住院；次要终点（全因死亡）事件发生率降低 36%[19]。该研究还显示 CRT-P 降低收缩末期容积指数和二尖瓣反流射流量并可改善患者 LVEF 和生活质量。CARE-HF 研究人员对患者进一步随访，结果显示 CRT 引起的死亡率下降是持久的，这得益于心脏性猝死和泵衰竭人数的减少[20]。值得注意的是，与先前研究（包括 COMPANION）不同，中度 QRS 时长（即 120 ～ 149ms）的患者入选标准还需要下列非同步化的超声心动图标准 3 条中的

2 条，包括主动脉前射血延迟超过 140ms，室间隔机械延迟超过 40ms 或左心室后外侧壁的延迟激活[19]。

8. NYHA FC Ⅰ～Ⅱ 上述临床试验项目为 CRT 降低严重收缩期 HF 患者心力衰竭发生率和死亡率提供确切证据。然而，由于大多数临床 HF 患者尚处在 NYHA Ⅰ级和Ⅱ级，研究人员开始探索早期应用 CRT 是否可逆转疾病的发生发展。

9. MIRACLE-ICD Ⅱ Abraham 等首次评估 CRT-D 在 NYHA Ⅱ级、QRS 持续时间＞130 ms HF 患者中的有效性[21]。CRT-D 治疗不改变患者 VO₂ 峰值，但改善了心室重塑（左心室收缩压、舒张容积和 LVEF）。CRT-D 治疗组患者表现出 NYHA 分级和呼吸机效率（VE/VCO₂）的显著改善，后者是晚期 HF 患者生存时间可用且独立的预测因子[21]。

10. REVERSE Linde 和 Packer 等研究了 CRT-D 在 QRS 持续时间＞120 ms、LVEF≤40% 的 NYHA Ⅰ～Ⅱ级 HF 患者中的作用[22]，这项大型、随机、双盲试验招募了 610 名患者，按 2∶1 随机分配至 CRT-D 与单纯 ICD 组。主要终点是新的临床综合评分，该评分根据死亡率、HF 住院、退出研究或 NYHA 分级加重的组合将患者定义为"改善""未改变"或"恶化"。该研究包含持续 12 个月的美国组和将随访时间延长至 24 个月的欧洲组。虽然临床综合评分没有差异，但 CRT-D 患者的 LV 收缩末期容积指数显著降低、LVEF 改善、首次 HF 住院时间延迟（HR=0.47，$P = 0.03$）。

11. RAFT Tang 等研究在 NYHA FC Ⅱ/Ⅲ、QRS 持续时间＞120 ms，LVEF＜30% HF 患者中加入 CRT 与 ICD 治疗，评估其心力衰竭再入院率与死亡率[23]。在预先指定的亚组分析中，NYHA FC Ⅱ/Ⅲ级 HF 患者的心力衰竭入院和死亡的复合终点显著降低。然而，只有 NYHA Ⅱ级 HF 患者全因死亡率显著降低（HR=0.71，95% CI 0.56～0.91）。

12. MADIT-CRT Moss 等对 1 820 例 LVEF≤30% 且 QRS 持续时间＞120 ms 的轻度 HF 患者（NYHA Ⅰ～Ⅱ级）进行了迄今为止规模最大、时

间最长的 CRT 随访研究[24]。并且只有伴有缺血性心肌病的 NYHA Ⅰ级心力衰竭患者被纳入研究。结果证明，在平均 2.4 年的随访期间，CRT 可使患者全因死亡率或非致命性 HF 发作的主要终点事件减少 34%，这主要是由于 CRT 组 HF 发生率减少了 41%。预先设定的亚组分析显示，大多数临床获益主要见于 LBBB 和 QRS 波时限≥150ms 的患者，不同于 RAFT 试验，此研究中 CRT 组患者的死亡风险没有明显降低。

13. NYHA Ⅰ～Ⅱ级 HF 研究的 Meta 分析 Sant angeli 等对 CRT 治疗的轻度 HF（NYHA FC Ⅰ～Ⅱ）患者试验进行了一项 Meta 分析和系统评价[25]。作者回顾了 CONTAK-CD、MIRACLE-ICD-Ⅱ、REVERSE、MADIT-CRT 和 RAFT 的结果，共纳入 4213 名患者（其中 91% 为 NYHA Ⅱ级），结果证明 CRT 治疗可使患者死亡率（OR=0.78，95% CI 0.63～0.97）和 HF 事件发生风险（OR=0.63，95% CI 0.52～0.76）降低[25]。此外，CRT 有利于逆转心肌重构，LVEF 改善 4.8%（95% CI 0.9%～8.7%），LV 收缩末期容积指数降低了 19.4 ml/m²（95% CI 18.2～20.7 ml/m²）。

虽然在此分析中将 NYHA Ⅰ和Ⅱ级患者合并在一起，但必须注意的是，只有 372 名 NYHA FC Ⅰ级患者（REVERSE 和 MADIT-CRT 研究中 NYHA FC Ⅰ级患者人数＜20%，RAFT 和 MIRACLE-ICD Ⅱ 研究中无 NYHA FC Ⅰ级患者）。实际上在 REVERSE 中，患者在入组前必须先有 NYHA Ⅱ症状。在欧洲 REVERSE 研究中，结果倾向于在 NYHA Ⅰ队列中不支持使用 CRT。MADIT-CRT 试验亚组分析显示对 NYHA Ⅰ级的缺血性心肌病患者接受 CRT 治疗尚无定论。由于受益的不确定性和不良事件早期风险的增加（RAFT 研究中 CRT-D 患者为 13%，而 ICD 患者仅为 6.7%），指南调整或取消对 NYHA Ⅰ级心力衰竭患者进行 CRT 植入的推荐[23, 26]。

五、目前指南

2011 年，美国心力衰竭学会（HFSA）更新了指南推荐，反映出大家越来越关注 CRT 对

LBBB 和 QRS 时限≥ 150ms 患者的益处，并且也认为 CRT 在 NYHA Ⅰ 级患者中带来的获益尚缺乏足够证据 [26, 27]。2012 年，美国心脏病学会、美国心脏协会和心律协会（ACC/AHA/HRS）联合修改了指南，以反映这些变化（表 17-1）。重要的是，所有 CRT 指南都基于支持 OMT 指南为前提 [28]。

六、植入和随访

虽然 CRT 的初步研究需要通过开胸放置心外膜 LV 电极，但目前绝大多数患者可通过经静脉冠状动脉窦放置电极成功实现左心室起搏。整个过程在电生理学实验室进行，在皮下做一个切口后，通过腋下或头静脉以标准方法放置 RA 和 RV 电极（图 17-1）。进行冠状动脉窦闭塞静脉造影以识别目标静脉，然后使用各种导丝和导管定位冠状动脉窦电极植入位置。理想情况下，该电极应定位在 LV 的后外侧中部，从而与右心室电极最大化的空间分离。这种分离程度可由标准侧胸室内窥镜评估，且已被证明可作为 CRT 治疗的急性血流动力学反应预测因素 [29]。并且由于后外侧左心室与左膈神经和膈肌本身的接近，还可评估膈肌捕获和起搏阈值。

最大限度地提高 CRT 反应的可能性还需要维持连续或接近连续的双室起搏。虽然最佳效果的确切阈值尚不清楚，但对先前大型 CRT 试验的回顾性分析表明，患者在接受≥ 92% BiV 起搏时 HF 住院率和死亡率降低程度获益最大（图 17-2）[30]。最大化双室起搏需要编程算法，允许 AV 间隔足够短，以最小化固有传导，但足够长，以利于优化心室负荷。上述大多数里程碑式 CRT 试验中都包含了对主动脉瓣关闭延迟的患者个体化优化策略。

目前，有多种超声引导的房室功能优化方法。这些方法依赖于在二尖瓣流入的脉冲波多普勒上实现 A 波和 E 波的最佳分离，优化多普勒获得的

表 17-1   ACC/AHA 2013 年修订的 CRT 准则

推　荐	推荐等级	证据等级
CRT 指征：LVEF ≤ 35%，窦性心律，LBBB 且 QRS ≥ 150ms，NYHA Ⅱ、Ⅲ 级或 OMT 基础上动态出现Ⅳ级症状	Ⅰ	A：NYHA Ⅲ / Ⅳ B：NYHA Ⅱ
CRT 可能有用：LVEF ≤ 35%、窦性心律、非 LBBB 是 QRS ≥ 150ms，NYHA Ⅲ 级 / OMT 基础上动态出现Ⅳ级症状	Ⅱ a	A
CRT 有用：LVEF ≤ 35%、窦性心律、LBBB，QRS 120 ～ 149ms，NYHA Ⅱ、Ⅲ 级或 OMT 基础上动态出现Ⅳ级症状	Ⅱ a	B
CRT 有用：GDMT 患者，房颤且 LVEF ≤ 35%，如果（A）患者需要心室起搏或以其他方式达到 CRT 标准；（B）房室结消融或速率控制允许近 100% 的心室起搏	Ⅱ a	B
CRT 有用：OMT 患者，LVEF ≤ 35% 且正在接受或替代装置的预期心室起搏（＞ 40%）	Ⅱ a	C
考虑应用 CRT：LVEF ≤ 35%，窦性心律，非 LBBB 且 QRS 持续时间为 120 ～ 149 ms，NYHA Ⅲ 级 /OMT 基础上动态出现Ⅳ级症状	Ⅱ b	B
考虑应用 CRT：LVEF ≤ 35%、窦性心律、非 LBBB 且 QRS 持续时间≥ 150 ms、OMT 患者 NYHA Ⅱ 级	Ⅱ b	B
考虑应用 CRT：LVEF ≤ 30%、心力衰竭缺血性病因、窦性心律、LBBB 伴 QRS ≥ 150 ms、OMT 患者 NYHA Ⅰ 级	Ⅱ b	C
不建议使用：非 LBBB，QRS ＜ 150m，NYHA Ⅰ 级或Ⅱ级症状	Ⅲ：无益	B
不建议使用：伴发性疾病和（或）虚弱的患者，生存期小于 1 年	Ⅲ：无益	C

OMT. 最佳药物治疗（经 Elsevier 的许可，转载自 Journal of the American College of Carcliology，Yancy et al [28]. ©2013）

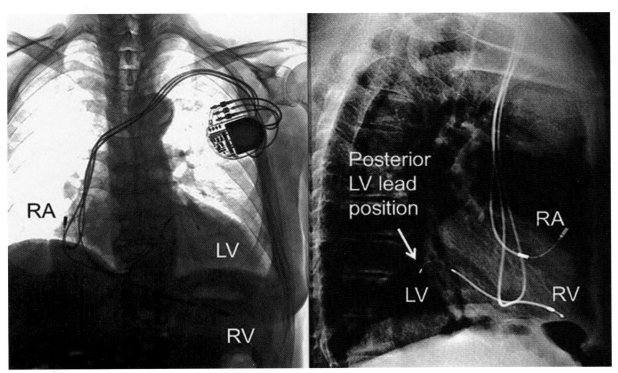

▲ 图 17-1　通过 AP 和侧向 CXR 获得理想的位置

注意左心室导联在后外侧壁中至底部的位置以及横向投影中 RV 和 LV 导联尖端之间的空间分离程度。RA. 右心房；RV. 右心室；LV. 左心室；Posterior LV lead position. 左心室后外侧植入部位

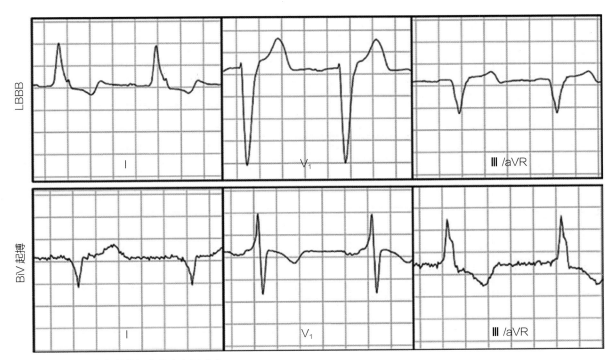

▲ 图 17-2　与双心室刺激相关的心电图改变

上排显示完全性左束支传导阻滞（LBBB）的典型心电图表现。下一行显示了伴随双心室（BiV）起搏的心电图的期望变化。来自左心室后外侧的刺激产生前压力，在前间隔胸前导联（$V_1 \sim V_3$）中表现为阳性反应。从左向右和从基底端到心尖的从最佳位置的导联的电激活过程也应导致上述导联的极性反转（Ⅰ、Ⅲ和 aVR）

压力升高率（源自二尖瓣反流射流分析），优化心肌性能指数（Tei 指数），或最大化左心室流出道或主动脉流速剖面（Vti）[31]。评估自动或超声引导房室优化效果的前瞻性研究显示，与固定的房室延迟 120ms 相比，在功能状态、生活质量或心室重塑方面没有益处[32]。同样，虽然目前的设备允许多种配置的双心室或左心室起搏，但最近的研究未能证明双心室起搏比仅左心室起搏有明显的益处[33]。虽然在临床试验中未能一致地证明疗效，但在个别患者中，房室优化对于最大限度地提高心室起搏频率是至关重要的。

（一）安全性和并发症

2% ~ 6% 的患者左心室电极不能经静脉入路放置，而需经开胸术放置心外膜电极。4% ~ 10% 的患者发生明显的临床电极移位，需要重新进行定位[34]。《美国医学会杂志》最近的一篇评论中对其他并发症的发生率进行了评估和报道[17]。包括 6 000 多名患者在内的 54 项回顾性研究中，植入成功率为 93%，围术期并发症发生率为 4%，围术期死亡率为 0.3%[17]。冠状动脉窦夹层或穿孔也

可能发生，但较少危及生命，因为心脏静脉系统的压力相对较低，并发心包积液 / 心脏压塞只有 0.6% ~ 1.2%，略高于设备部位感染（1%），与所有植入的电生理设备的感染风险报告的 1% ~ 2% 相一致。

（二）临床应答和非应答者

在临床试验中评估 CRT 疗效的挑战之一，是在应使用何种临床结果来评估疗效方面存在分歧。Fornwalt 等最近评估了 26 项已发表的 CRT 研究中使用的 15 种最常见反应标准之间的一致性。他们发现，这些研究中 99% 的患者是基于至少 1 个标准的 CRT "应答者"，但 75% 的应答标准之间一致性不佳[35]。应答标准的选择也对试验设计具有重要意义，因为诸如生活质量、6 分钟步行距离和峰值 VO$_2$ 等终点标准是易受主观意识影响，容易产生偏差。MADIT-CRT 的亚组研究分析开始确定 CRT "超级应答者" 的相关特征[36]。表 17-2 显示了其他预测 CRT 反应有效性的临床特征以及支持的参考文献[36-44]。重要的是，到目前为止，没有特征指标在预测 CRT 的反应方面比 QRS 持续

表 17-2　CRT 应答的常规预测因子 [36-44]

	有可能产生应答	不太可能产生应答
QRS 间期 [36]	≥ 150 ms	< 150 ms
束支传导阻滞 [36]	完全性左束支传导阻滞	完全性右束支传导阻滞或室内传导延迟
心肌病 [36]	非缺血性	缺血性
性别 [36]	女	男
不同步性 [37, 41]	是	否
BMI < 30 kg/m^2 [36]	是	否
左心房大小 [36]	小	大
瘢痕负荷 [42, 43]	低	高
	非透壁	透壁
	存活	后外侧瘢痕
二尖瓣反流 [38, 39]	轻中度	重度
右心室功能障碍 [40]	无或轻度	重度
导联位置 [44]	后壁或侧壁	前壁或心尖

时间和伴发 LBBB 表现出更可靠[45]。

虽然大多数经过适当选择的患者从 CRT 中获得临床益处，但大约 30% 符合 QRS 纳入标准的患者无治疗应答，其表现是临床症状、心室重塑或 HF 住院次数并没有改善。Mullens 等证明一个多学科 CRT 非应答诊所在照顾 CRT 无反应者过程中可以积极成功地识别并对 CRT 治疗遗漏或不足进行干预。这些干预措施解决了次优主动脉瓣关闭延迟，由于心律失常导致的 BiV 起搏丧失，左心室电极位置欠佳，以及 HF 药物治疗欠佳[46]。

对于 CRT 确实有应答的患者来说，放大 CRT 对血压和心功能改善作用至关重要，这可用来决定神经激素拮抗药的使用剂量。小规模的回顾性研究表明，CRT 可减少 BB 和 ACEI 的使用，同时减少利尿药的使用[47]。

（三）房颤

心房颤动（Atrial fibrillation，AF）在 HF 中极为常见，其发生率随着 HF 严重程度的增加而明显升高。分别评估米力农和依那普利在 NYHA Ⅳ 级患者中疗效的 OPTIME CHF 和 CONSENSUS 研究发现房颤患病率为 35%～50%[48]。因此，这不难解释房颤是 BiV 起搏信号丢失最常见的原因之一，房颤可促进快速的 AV 传导，超过程序设定的 AV 延迟或追踪上限，从而影响 BiV 起搏。因此，CRT 试验一致地排除了房颤患者。

在房颤患者中，通过 ECG 确认双心室起搏至关重要，因为设备自动诊断可能会错误地报告 BiV 起搏。Kamath 等研究表明，永久性心房颤动患者的 12 导联动态心电图监测显示，设备诊断报告 BiV 起搏的患者比例明显高于实际的 BiV 起搏患者人数[49]。CRT 治疗房颤的方法主要是通过提高 BiV 起搏率，包括心室感觉反应、房颤反应、心房追踪恢复、强化速率控制、抗心律失常药物治疗和最后的房室结（AVN）消融等。Ganesan 等针对 AVN 消融在 CRT 治疗的房颤患者中的疗效进行了一项 Meta 分析，结果显示与频率控制策略相比，AVN 消融可显著降低患者全因和心血管死亡率，并可改善平均 NYHA 心功能分级[50]。最新的 ACC/

AHA/HRS 指南仅在采取适当措施实现高 BiV 起搏率时才为这些患者提供 CRT 的 Ⅱa 适应证。

七、CRT 尚存在的争议

（一）机械不同步与窄 QRS 波

目前，只有少数 HF 患者符合 CRT 的 QRS 标准，且并非所有 CRT 候选者都属于临床应答者。因此，目前正在努力确定衡量机械不同步的方法以预测其对 CRT 治疗的反应性。Beshai 等在 ReithinQ 试验中评估了 172 例狭窄 QRS 波且超声心动图结果表明机械不同步（定义为组织多普勒成像时反向壁延迟 ≥ 65ms 或者隔膜至后壁的机械不同步 ≥ 130ms）患者的 CRT 疗效。研究发现，虽然 CRT 治疗的患者在 NYHA 分级方面有显著改善，但生活质量、6 分钟步行试验、LV 逆向重塑或峰值 VO_2 等主要终点没有明显改善[51]。CRT 反应预测因子（PROSPECT）试验评估 498 例 CRT 治疗患者 12 个超声心动图参数综合衡量的机械不同步在预测 CRT 疗效上的作用，疗效指标为临床综合评分明显改善，且 6 个月左心室收缩末期容积减少 ≥ 15%。一般来说，这些参数表现出较差的灵敏度和特异性，大多数参数受试者工作特征曲线下面积（ROC AUC）为 0.5～0.6[52]。

与这些令人失望的结果相反，斑点追踪和再同步（STAR）研究评估了机械不同步（≥ 130ms 反向壁延迟）的径向、周向、横向和纵向应变能力，以预测 LVEF 的改善和包括死亡、移植或左心室辅助装置治疗在内的长期不良事件。径向和横向不同步预示着 LVEF 得到改善。有趣的是，接受 CRT 而没有横向或径向不同步的患者 HF 不良终点的发生率明显较高[37]。在 NARROW-CRT 研究中，Muto 等证实，对于缺血性心肌病患者伴有窄 QRS 波和超声心动图机械不同步证据（隔膜和横向时间 - 峰值收缩期速度差异 ≥ 60ms），CRT-D 可以改善临床综合评分，减少 HF 住院、HF 死亡和自发性心室颤动的复合终点[41]。有趣的是 STAR 和 NARROW-CRT 是小型研究，需要在大规模试验中进行佐证。虽然迄今为止最大规模关于 QRS 狭窄患者的 CRT 的调查研究数据尚未发表，但 EchoCRT 因招募超过 1000 名患者后无效而终止[53]。

（二）心功能Ⅳ级的心力衰竭患者

在 CRT 试验中，大多数晚期 HF 患者有 NYHA Ⅲ级症状，而Ⅳ级非卧床患者仅占少数。这些患者有静息性心力衰竭症状，不包括需要正性肌力药或肠外血管舒张药治疗的患者。从 COMPANION 试验中对 217 例Ⅳ级非卧床患者进行的亚组分析表明，CRT-P 和 CRT-D 治疗可显著降低 HF 住院率和全因死亡率[54]。随后的研究表明心室重塑和临床综合评分也有所改善。尽管存在这些益处，但研究显示，在这些患者中，1 年和 2 年死亡率仍然很高，分别为 25% 和 38%[55]。CRT 一般不应被视为晚期 ACC/AHA D 期 HF 患者的挽救疗法。

（三）LVEF > 35% 的患者

几项研究调查了 CRT 在左心室收缩功能中度降低（LVEF 35% ~ 45%）患者中的疗效。来自 PROSPECT 试验的包含 86 例 LVEF > 35% 的患者在内的亚组分析结果显示，就左心室收缩末期容积和临床综合评分等指标来看，CRT 在更严重的 EF 降低的患者中的疗效无进一步增加或降低[56]。在 BLOCK-HF 试验中，Curtis 等评估了 691 例晚期房室传导阻滞需要起搏和左心室射血分数≤ 50% 伴心功能Ⅰ~Ⅲ级症状的患者使用 CRT 和 RV 起搏的作用。结果显示，全因或因 HF 急诊就诊死亡的主要复合终点事件减少 26%，而在 QRS 平均持续时间为 122 ms 的患者中左心室收缩末期容积指数则增加至少 15%。CRT 对这一人群的疗效有望在目前进行的前瞻性 MIRACLE EF 试验中进一步得到论证，该试验将评估 CRT-P 在 QRS 持续时间 > 30 ms 和 LVEF 35% ~ 50% 患者中的疗效[57]。

八、结论

尽管有最佳的药物治疗方案，CRT 也逐渐成为伴有持续症状的收缩期 HF 患者的一种非常重要的治疗方法。一项大规模临床试验项目显示，在适合接受 CRT 治疗的患者中，HF 的发病和死亡均有明显改善。目前的工作重点是重新选择适用人群，以确定最有可能对 CRT 应答的患者，并将适用标准扩大到不符合常规标准的患者。

第18章
血运重建与心力衰竭
Revascularization and Heart Failure

John W. C. Entwistle III   Andrew S. Wechsler 著

汪晶晶 张鑫 译

缩略语

AWESOME	Angina with extremely serious operative mortality evaluation	心绞痛伴有极其严重的手术死亡率评估
CABG	Coronary artery bypass grafting	冠状动脉旁路移植术
CASS	Coronary Artery surgery study	冠状动脉外科研究
CCS	Canadian cardiovascular society	加拿大心血管协会
CHF	Congestive heart failure	充血性心力衰竭
DES	Drug-eluting stent	药物洗脱支架
DSE	Dobutamine stress echocardiography	多巴酚丁胺负荷超声心动图
HEART	Heart failure revascularization trial	心力衰竭血运重建试验
IABP	Intra-aortic balloon pump	主动脉内球囊泵
IMA	Internal mammary artery	乳内动脉
LAD	Left anterior descending	左前降支
LVAD	Left ventricular assist device	左心室辅助装置
LVEDVI	Left ventricular end diastolic volume index	左心室舒张末期容积指数
LVESVI	Left ventricular end systolic volume index	左心室收缩期末容积指数
LVEF	Left ventricular ejection fraction	左心室射血分数
MRI	Magnetic resonance imaging	磁共振成像
NYHA	New York Heart Association	纽约心脏协会
OMM	Optimal medical management	最佳的药物治疗
PARR-2	PET and Recovery following revascularization	PET 和血运重建后的恢复
PAsP	Pulmonary artery systolic pressure	肺动脉收缩压
PCI	Percutaneous coronary intervention	经皮冠状动脉介入治疗
PET	Positron emission tomography	正电子发射断层摄影术
REHEAT	Revascularization in ischemic heart failure trial	缺血性心力衰竭的血运重建临床试验
SPECT	Single-photon emission computed tomography	单光子发射计算机断层扫描
STICH	Surgical treatment for ischemic heart failure	缺血性心力衰竭外科治疗
SVR	Surgical ventricular reconstruction	外科手术心室重塑

一、概述

治疗严重心功能障碍并伴有冠状动脉疾病的患者极具有挑战性，主要是因为缺乏随机研究的数据来指导决策过程、已有的数据样本量小且结论不清、定义不一致、缺乏严格的入组标准以及大多为回顾性的研究。如果没有明确的证据显示有益，特别是风险分层系统不能充分诠释危险因素时，外科和介入性心脏病预后的公共报告数量增加可能会迫于压力拒绝高风险患者相应的治疗。对现有数据的清晰了解将有助于确保患者在有提高生存或减轻症状的机会时，能够接受合适的血运重建治疗。

对于典型的缺血性心肌病患者，根据患者的症状和冠状动脉解剖结构，决定进行血运重建治疗相对容易，因为有大量的研究或指南支持这一决定。有时候，心肌存活的评估可能有助于指导选择治疗方式。然而，对于具有很高的手术死亡风险或者几乎不能从血运重建中获益的患者应当进行额外的评估，此类患者应当警惕血运重建。现有数据的分析可以帮助简化这一决策过程。

冠状动脉外科研究（CASS）是早期试图对搭桥手术与药物治疗进行比较的研究[1]。尽管此研究纳入了射血分数降低的患者，但左心室射血分数＜35%的患者被排除在试验之外，而恰恰是这组患者导致今天面临的众多临床难题。最近，一些随机试验研究了伴有 LVEF 显著降低的缺血性心肌病患者的治疗措施，这将有可能解决这些临床困惑。缺血性心力衰竭外科治疗（STICH）试验[2]的研究结果最富有争议。心力衰竭血运重建试验（HEART）[3]由于患者招募缓慢，研究经费被收回而提前搁置，PET 与血运重建后恢复（PARR-2）[4]临床试验特别关注 PET 指导的患者管理，而不是手术治疗与药物治疗的疗效比较。尽管发表了相关文章，但此类患者的治疗方案较10 年前并未进步。

无论是症状减少还是生存状况改善，指导患者护理的关键因素应该始终是改善患者的病情，缺血性心肌病患者的血运重建可用于治疗低手术风险患者。虽然一些患者有较高的手术风险，但大部分缺血性心肌病患者的药物治疗风险也很高。为了在高风险手术和高药物治疗风险之间做出选择，了解两种治疗方法的预后并尝试选择最适合个体患者的治疗方法是很重要的。

二、代表性临床研究

（一）CASS 注册研究

CASS 注册研究首次大规模评估缺血性心肌病患者药物治疗与血运重建的相对疗效[5]。这项研究使用了大量的非随机患者，他们没有满足 CASS 注册研究的入组标准但被随访取得研究结果。在 EF ≤ 35% 的亚组中，420 例患者接受药物治疗，231 例接受冠状动脉旁路移植术（CABG）。两组患者基线特点有几个不同，30% 的 CABG 患者进行心肌折叠术或同时接受动脉瘤切除。但在控制术前变量后，接受手术的患者比接受药物治疗的患者仍有更好的预后，且射血分数小于 25% 的患者获益最大。该组中，CABG 术后 5 年生存率为 63%，而药物治疗组仅为 43%。心绞痛患者在接受外科手术治疗后，其症状改善程度明显好于药物治疗组（30.2% vs. 9.8%），只有 6.4% 接受手术治疗的心力衰竭患者和 5.8% 接受药物治疗的心力衰竭患者无明显限制。虽然心绞痛患者的生存率在手术治疗中要高得多，但那些主要症状为呼吸困难或疲劳的患者，两组中 3 年死亡率均为 45.2%。虽然这项研究是非随机的，但它因代表大量患者群体而受到密切关注，多年来为缺血性心肌病患者的治疗提供了依据。CASS 注册研究规定了缺血性心肌病和心绞痛患者应当进行血运重建，也说明临床医生能够成功地为无明确特征的患者选择合适治疗方案。

（二）STICH 研究

STICH 试验是美国国立卫生研究院资助的一项研究，该研究旨在回答两个基本问题。这项研究的主旨是确定有较大面积的前壁运动减低或运动障碍的准备行冠状动脉旁路移植术（CABG）的患者，接受单纯冠状动脉旁路移植术或冠状动脉旁路移植术加外科手术心室重塑（SVR）哪种治疗方法好（假设 2）。该研究方案关于患者入组和治疗的这部分内容偏移而受到高度批评。另一个问题是，射血分数降低和冠状动脉疾病的患者，采用最佳药物治疗（OMM）或 OMM 与 CABG 复合治疗效果哪种更好（假设 1）。共有 1 212 例 EF ≤ 35% 的患者入选假设 1 实验组[2]。左主干（LM）狭窄程度 ≥ 50% 或加拿大心血管协会（CCS）Ⅲ 级或 Ⅳ 级心绞痛的患者因更适合手术治疗而被排除在试验之外。虽然两组总体死亡率相似（OMM 组死亡率 41% vs. CABG 组死亡率 36%），但 CABG 组患者心血管死亡率较低（OMM 组 33% vs. CABG 组 28%，$P=0.05$），且 CABG 组患者全因死亡或心血管相关再入院率的复合终点事件发生率较低。值得注意的是，该研究入选的患者分组交叉率较高，有 17% 的 OMM 组患者也同时接受 CABG 治疗，而随机分配到 CABG 组的患者中有 9% 同时接受了药物治疗。这项研究是在意向性治疗的基础上评估治疗方式，所以大量的交叉患者可能是造成上述结论相同的原因之一。对治疗方式进行分析时，接受手术治疗的患者生存获益更大，且当交叉患者被排除在外、仅纳入符合标准的患者时，手术的优势也存在。虽然出发点是好的，但由于高交叉率和意向性治疗分析等原因，该研究结论——药物治疗与血运重建治疗对于患者预后没有区别存在明显瑕疵，这也可能会使患者无法接受到合适的治疗方式。

STICH 试验的另一个问题是，只有大约 50% 的队列在随机分组之前进行了任何形式的心肌存活评估，这也限制了该研究进行下一步亚组分析。一项意欲分析心肌存活对预后[6]影响的研究表明，有存活心肌的患者在接受血运重建治疗后，非校正死亡率降低，但是经过基线变量校正后，死亡率降低的差异消失。此外，即使不考虑心肌存活且在意向性治疗的基础上分析，外科手术治疗患者的生存率获益与药物治疗患者相比并无明显差异。而且，这项研究也有几个其他问题，最突出的是术前心肌存活评估并非采用随机对照的方式，一般认为术前接受心肌存活评估的患者与未接受患者的研究结果存在明显区别。两份 STICH 报告

中公布的术前变量包含了足够不同的数据集，使得比较这两组数据非常困难，但接受术前心肌存活能力评估的患者比没有接受评估的患者有更多的心力衰竭症状，这表明患者入组确实存在选择偏移。此外，在研究的患者中，存活患者和非存活患者在基线特征上也有几项显著差异，如 EF、左心室舒张末期容积指数（LVEDVI）和左心室收缩末期容积指数（LVESVI）。在这些混杂变量存在的情况下，心肌存活可能不是预后不良的独立风险因素，但仍可能是风险的一个指标。在接受血运重建同时进行外科手术心室重建术（SVR）的患者（假设 2）队列中，许多专家认为心室容量减低的程度不足，这可能解释了为什么 SVR 在接受血运重建治疗的基础上没有额外的优势。鉴于 SVR 被多数学者认为可以改善心肌梗死伴大面积前壁心肌运动障碍的患者心力衰竭症状，因此该研究患者的入组标准受到很大质疑，很多入选患者缺血症状比心力衰竭症状更明显，并且既往无心肌梗死病史但却接受前壁容量减低手术的患者也被纳入了研究。

（三）HEART 研究

HEART 研究[3]是帮助确定射血分数降低和无心绞痛的冠状动脉疾病患者的最佳治疗方案。该试验对象是 EF ≤ 35% 且有生存预期的患者，此类入选者被随机分为保守治疗组和血管造影指导下经皮冠状动脉介入治疗（PCI）或冠状动脉旁路移植术治疗（CABG）组。虽然该研究认为保守治疗和有创性治疗两组患者的临床结局没有差异，但考虑该研究只纳入 138 个患者，且因为患者招募缓慢而被撤资，因此该研究影响力较小、研究结论也不被广泛接受。虽然本研究未能回答预期问题，但它却提出了新的问题，即有缺血性心肌病和心力衰竭症状的患者接受血运重建或保守治疗的疗效相当。当然，此问题仍需要一项更有力度的研究证实。

（四）Duke Databank

杜克心血管疾病数据库是由 1969 年开始在

杜克大学医学中心接受治疗的患者的临床资料建立的一个大型临床数据库。它包括了 20 多万名患者的数据，并一直是各种心血管问题的信息来源。在一篇包含 1 391 名缺血性心肌病和 EF ＜ 40%，纽约心脏协会（NYHA）Ⅱ～Ⅳ级的有症状充血性心力衰竭（CHF）患者的报告中，O'Conner 等[7]观察了 1969 年到 1994 年间入选患者药物治疗效果，并将其与外科手术治疗效果进行比对。药物组和外科手术组入选患者的基线特征有许多差异。在对这些差异进行矫正后，研究者对两组治疗方式的短期和长期效果进行分析。就短期生存率而言，单支血管病变药物治疗更有优势，双支血管病变患者两种治疗手段疗效无明显差异，三支病变则倾向于选用手术治疗。然而，手术治疗各组患者 30d 以上的存活率相对更好，主要因为影响手术的风险减少了。无论年龄、EF、NYHA 级别或心绞痛状况，手术都是被推荐的治疗方法。最近，Velazquez 等[8]将 STICH 研究入组标准应用于杜克数据库，比较缺血性心肌病的药物和外科治疗。排除 LM ＞ 50%、CCS Ⅲ～Ⅳ类、急性心肌梗死或 PCI 治疗的患者，共纳入 763 例，其中 624 例接受药物治疗的患者，139 人接受 CABG 治疗。通过 10 年观察，倾向分析方法认为手术治疗可使患者生存获益更大。虽然这两项研究来自于一个机构，本质上是回顾性的，但它们研究规模很大，可以帮助指导这些患者的治疗。

CASS 注册研究[5]和杜克心血管疾病数据库[7,8]研究支持对缺血性心肌病患者进行血运重建，STICH 研究[2]也得到同样的观点。血运重建指南反映了这些新的概念，并在很多情况下为患者治疗方式的选择提供了依据。许多缺血性心肌病患者在接受手术死亡前提下可以选择接受血运重建治疗，并且手术治疗的远期效果优于药物治疗。

三、遴选患者

（一）左主干（LM）与心绞痛

应当根据患者症状、心肌评估和临床判断等方面决定是否选择对缺血性心肌病患者进行血运重建治疗。通常，患者出现左主干动脉狭窄或明显心绞痛症状时，决定提供血运重建是相对容易的，并且这也受到相关指南的推荐支持。不论有无症状，患者只要出现严重的左主干狭窄即是 CABG 治疗的适应证[9]。因此，这些患者没有被纳入对比缺血性心肌病的药物治疗和外科治疗的随机试验中。在没有其他因素会显著增加介入治疗风险的情况下，不管射血分数如何，LM ≥ 50% 狭窄的患者都应该进行血运重建。同样，患者在出现双支或三支血管病变，或近端左前降支（LAD）出现显著狭窄时[9]，即使存在射血分数下降，严重的心绞痛也被认为是血运重建的一个指征。若冠状动脉解剖定位明确且心绞痛症状严重（CCS Ⅲ 或 Ⅳ 级），尤其当患者缺乏明显心力衰竭症状时，血运重建手术之前额外的评估通常是没有必要，因为血运重建手术死亡风险相对较低，而症状改善效果却很好，所以血运重建改善患者预后比药物治疗更为明显。

无症状患者或有轻微心绞痛患者也适合接受血运重建治疗。2004 年美国心脏病学会和美国心脏协会的[9]CABG 指南，认为无症状缺血、轻度心绞痛或三支血管病变的稳定型心绞痛患者接受 CABG 治疗的推荐等级为 Ⅰ 级，因为当射血分数低于 50% 时，手术治疗比药物治疗有更大的生存效益。类似的建议适用于双支血管病变的稳定型心绞痛。对于有近端左前降支病变合并射血分数＜50% 的稳定型心绞痛患者，CABG 是 Ⅱa 级推荐。指南的一个附加说明强调有轻度心脏收缩功能障碍的患者与严重收缩功能障碍患者相比，前者手术死亡率明显更低。虽然很少有心脏外科医生对射血分数 40% ～ 45% 的患者进行 CABG 治疗时会犹豫，但对于缺乏明显心绞痛且 EF 低于 35% 的患者，指南对 CABG 治疗的推荐等级较低，此类患者可能还需要额外的评估，如心肌存活评估、心室大小的评估，或者是收缩不同步的评价。

（二）心肌存活评估

目前认为，在预期的血运重建区域如果有存活心肌细胞，血运重建治疗是可行的。该治疗方式可以使处于危险状态的缺血心肌细胞恢复血供或防止将来的缺血事件。虽然无创评估心肌细胞存活能力和患者症状之间无非常明确的相关性，但心绞痛仍可被用作评估心肌存活的标志[10,11]。指南建议[12]对缺血性心肌病患者行心肌缺血和细胞存活评估，因为这部分患者可能是没有心绞痛发作而需要血管重建的候选人，指南中作为Ⅱa类推荐。

心肌细胞存活能力可以通过多种手段来评估。多巴酚丁胺负荷超声心动图（DSE），单光子发射计算机断层扫描（SPECT），正电子发射断层扫描（PET）和磁共振成像（MRI）是最常见的评估方法。这些检查方法通过评估细胞完整性、代谢功能、微循环状态或收缩储备能力对细胞存活进行不同方面的评价。每种方法都有优缺点，但选择何种评估方法对临床结局并未产生明显影响[13,14]。理想情况下，细胞存活测试将准确判断血运重建所能恢复的心肌功能程度、心脏组织又将会形成多少瘢痕、又有多少心功能将无法恢复。心肌顿抑是当心肌已经恢复正常的血流，但由于急性事件而功能失调的状态。顿抑心肌如果没有受到额外的刺激，尚有恢复完整功能的可能性。缺血性心肌病患者的心肌在静息状态下可能是得到充分灌注的，但在负荷过程中则出现低灌注，由于反复发作的缺血就会导致心肌顿抑。随着这个过程的持续，顿抑心肌可能会成为冬眠心肌。冬眠心肌也是有功能障碍的心肌。在慢性缺血的条件下，冬眠心肌细胞改变基因表达模式；当恢复正常血流灌注后，心肌细胞有完全恢复功能的潜力。透壁瘢痕为全层心肌壁的永久性损伤，而非透壁瘢痕是一处死亡组织（常位于心内膜下），其周围是正常存活心肌，参与维持剩余的心肌壁厚度。虽然一些研究认为非透壁梗死区域的细胞由于相邻存活组织的灌注尚可能出现存活组织，但瘢痕存在可能限制心肌产生节段收缩的能力。顿抑和冬眠心肌的显著区别是顿抑的心肌通常在3个月内可恢复功能，而冬眠心肌则需要更长的时间恢复[15]。

在一个特定患者中，细胞有无存活能力通常是指功能失调但尚有活力的心肌数量是否有足够的临床意义，即患者在接受血运重建治疗后能否

获得比药物治疗更加优越的生存或症状效益。存活心肌定量，首先通常用一种公认的方法评估存活的功能障碍心肌节段的数量，在缺血性心肌病患者中功能障碍心肌节段的百分比差异显著。三项研究标记，心肌节段功能障碍的比例分别为25%[16]、69%[15]和46%[17]，在相同的研究中，这些功能障碍心肌节段中有37%[16]、45%[15]和81%[17]的心肌是存活的，其余的功能障碍区域代表瘢痕。一旦探测到存活心肌，整体心肌细胞是被分为存活心肌还是非存活心肌，这取决于功能障碍的活心肌细胞百分比有多少。一般来说，患者功能障碍的心肌节段中有大约25%的心肌存活时，患者的心肌被认为是存在心肌活力的。患者存活心肌的百分比变异很大，为27%～81%[6, 10, 13, 16, 18, 19]，大部分的变异可能来源于选择的患者不同而不是由于检测存活能力方法的不同。

一项关于使用PET扫描鉴定的心肌存活对缺血性心肌病患者预后影响的早期研究报告推荐使用PET扫描评估存活心肌，该研究纳入93名在当地医院治疗的患者[20]。在这项多中心回顾性研究中，有50名患者接受了药物治疗，43名患者接受了CABG治疗。生存结局的预测因素包括CHF分级、既往心肌梗死病史和与PET扫描结果不匹配。有趣的是，作者将不匹配定义为超过5%心室组织的心室灌注成像和葡萄糖代谢不匹配，这和其他那些定义心肌存活率≥25%有灌注但功能失调心肌节段的研究不同。这项研究没有配对的患者中，那些PET不匹配的患者有更高的生存率（4年生存率75% vs. 30%），其CHF和心绞痛症状的改善程度也明显高于药物治疗组。在匹配的患者中，患有严重心绞痛的患者生存率无显著改善；若患者为轻度心绞痛且无不匹配，患者生存率没有任何差异。EF较低和严重心绞痛的患者，无论是否存在存活心肌，血运重建都比药物治疗组生存率更高，这证实了这组患者在手术前不需要研究心肌细胞存活情况。在症状改善方面，接受药物治疗的患者CHF症状有轻微改善。手术患者心绞痛程度有所改善，而心力衰竭程度的改善在PET成像不匹配患者中更为明显。那些匹配

且伴有严重心绞痛的患者，通过血运重建将获得更好的临床疗效。药物治疗组的患者，那些不匹配的患者比那些匹配（30% vs. 52%）的患者生存率更低。该研究表明，无论症状程度如何，有存活心肌的患者均应考虑对存活心肌进行血运重建，并且该研究也证实心绞痛患者应当进行血运重建治疗，而无须考虑心肌细胞存活情况。

Bax 等[21] 评估了 68 例术前植入 DSE，然后通过 CABG（n = 60）或血管成形术（n = 8）进行血运重建的患者，其中 62 例患者在血运重建前和血运重建后 3 个月分别行放射性核素心室造影。该研究证实心肌细胞存活与手术治疗预后结局密切相关。有存活心肌的患者 EF、NYHA 分级、CCS 分级等方面均有改善，无存活心肌的患者整体上仅 CCS 分级有所改善。尽管在没有存活心肌的个体中，有 21% 的患者 NYHA 分级有改善，但总体来说整组改善程度无统计学意义。当以心源性死亡、心肌梗死和 CHF 再入院作为复合终点时，无存活心肌患者的不良事件发生率更高。心肌存活也影响心肌的恢复。随访报道，27% 的心肌功能障碍节段有明显改善。90% 的有存活心肌的节段功能得到改善，没有存活心肌的节段，也有 25% 的功能得到恢复。无存活心肌的心脏节段收缩功能恢复，表明检测方法缺乏可重复性，或者难以通过非有创性手段确定心肌存活，这表明单纯以存在或不存在存活心肌来预测疗效是不可取的。

Mandegar 等报道[22] 也称心肌存活与患者恢复之间缺乏完全相关关系。在 85 例经 DSE 证实有存活心肌的缺血性心肌病患者中，17.6% 的患者尽管在最初 DSE 评估能有所改善，但在 CABG 治疗后 EF 却没有改善。CABG 治疗患者 EF 平均改善 9.9%，LVESV 较高的患者 EF 恢复的可能性较低，这与其他研究认为心室大小与 EF 改善无相关性的结论不同[21]。DSE 上存活节段的数量与预后相关。无论 LVESV 如何，在可能的 16 个节段中有 6 个或以上存活节段的患者预后良好，但 LVESV 在决定小于 6 个存活节段患者预后方面发挥了重要作用。换句话说，重构的程度成为心肌

存活能力有限患者预后的独立预测因素。

在多中心 PARR-2 试验中，430 名缺血性心肌病患者被随机分为标准治疗组和术前 PET 扫描指导治疗组[4]。假设除了标准的护理，PET 扫描的信息会影响患者治疗和生存预后。本研究显示 PET 指导下的治疗有减少心脏事件发生的趋势，但在 1 年死亡风险、心肌梗死或心脏再住院等主要结果方面没有差异。Abraham 等[23] 对在渥太华大学心脏研究所（University of Ottawa Heart Institute）接受治疗的 PARR-2 入组患者进行了一项事后分析，即 Ottawa-FIVE 研究。研究者从渥太华招募了大部分 PARR-2 患者，且他们认为自己的研究结果可能不同于其他中心的 PARR-2 研究，因为其他许多中心没有 PET 仪器并且有 PET 仪器的中心对基于 PET 结果决定治疗方案也缺乏信心。与标准治疗组相比，Ottawa-FIVE 研究中 PET 辅助治疗亚组到达复合终点的患者更少（19% vs. 标准治疗组 41%），尽管标准治疗组中 78% 的患者也接受了基于临床标准的非 PET 方式心肌细胞存活检测。结果的差异不能仅用血运重建的发生率解释，因为接受血运重建的患者在 PET 协助组和标准治疗组中的比例是相同的。此外，Ottawa-FIVE 研究 PET 辅助组的预后比非渥太华 PARR-2 组好，但 Ottawa-FIVE 标准治疗组的预后比 PARR-2 组差。总体来说，Ottawa-FIVE 与非渥太华 PARR-2 组患者的表现差不多。因此，虽然有建议认为在已经通过其他方式评估心肌细胞活力的前提下，术前 PET 扫描对于缺血性心肌病患者治疗方案的确定仍然可能有用的，但在这个问题上的数据结论并不明了。在另一项研究中，PET 也被用来指导血运重建的决策[24]。与接受 PET 指导血运重建治疗的患者相比，标准治疗组手术死亡率较高并且长期生存率较低，但这些患者统计的生存率是排除了 CABG 组中由于 PET 扫描结果太差的患者，所以两组患者总体生存率无明显差异。因此，PET 扫描的好处可能是避免那些在这两种治疗中都表现不佳的患者接受手术，而不是提高患者的总体存活率。

心肌存活检测在缺血性心肌病中的应用价值

有限。没有必要对严重心绞痛患者进行额外的检测来确定其心肌存活，因为此类患者接受血运重建疗效比药物治疗更好。检测存活心肌可用来预测心力衰竭患者的手术风险和症状改善程度。严重缺血性心肌病和严重心力衰竭患者在血运重建后症状或射血分数改善的可能性较低。此类患者进行血运重建前，应当将细胞存活检测作为一项参考标准，但不是绝对要求，因为一些没有存活心肌患者也会受益于血运重建。

四、血运重建方式

许多研究评估了 CABG 和 PCI 在治疗冠状动脉疾病时的有效性和相对效益。虽然研究的具体内容各不相同，但它们往往得出相似的结果：即两种疗法的短期和中期死亡率相似；CABG 治疗的患者长期生存较好；PCI 治疗后的手术再干预率较高；CABG 的血运重建更为彻底。缺血性心肌病患者治疗过程也得到类似结果。Gioia 等[25]发表了一项非随机多中心的研究结果，该研究纳入220 名 EF ≤ 35% 的患者，分别应用洗脱支架（DES）进行 PCI 治疗或采取 CABG 治疗。DES 患者治疗血管再通效果更佳（1.3 vs. 3），6 个月死亡率较低，但手术再干预率较高。然而，CABG 治疗的患者心力衰竭症状缓解更好。尽管只有 83% 的 CABG 治疗组患者使用 IMA 移植，且 DES 植入后患者仅服用噻吩吡啶 3 ～ 6 个月，两组患者 2 年生存率和心血管事件结局也没有差别。

Sedlis 等[26]报告了心绞痛伴有极其严重的手术死亡率评估（AWESOME）试验和注册亚组 EF < 35% 患者的研究结果。入选患者（$n = 94$）被随机分配到 PCI 或 CABG 治疗组以治疗药物难治性心肌缺血，而注册亚组研究的患者（$n = 352$）根据医生或患者的选择分别接受 PCI 或 CABG 治疗。虽然注册亚组患者的基线存在一定差异，但各组患者 36 个月的生存率没有差异。这些数据表明，PCI 和 CABG 均用来进行血运重建，两者中期疗效相当，但需注意的是，所有患者均有明显的心绞痛，而无症状或仅有心力衰竭症状的患者均被排除在试验之外。

对缺血性心力衰竭患者血运重建（REHEAT）[27]试验为非随机前瞻性病例对照研究，它在 109 例 EF < 40% 患者中比对 PCI 与 CABG 的治疗效果。55 例患者接受 PCI 治疗（平均治疗 1.8 支血管）和 54 例接受 CABG 治疗（平均 2.8 支血管旁路移植术）。所有患者均具有明显的心绞痛，并采用 DSE 评估存活心肌和（或）运动平板试验测试缺血程度。结果显示，PCI 患者的短期生存率较好，而 36 个月生存率两组患者没有差异，但 CABG 治疗组的患者长期无不良事件生存情况较好。运动平板测试评价的患者功能状态在 PCI 治疗组中较好，但两组患者的 NYHA 和 CCS 分级是相似的。

包含 4766 名患者的 19 项研究[28]Meta 分析结果表明，PCI 治疗组患者住院死亡率和长期死亡率均明显改善。此外，尽管这项研究受到与 Meta 分析方法学有关的内在问题限制，但 CABG 和 PCI 术后远期疗效无差异。虽然 PCI 和 CABG 都可作为缺血性心肌病患者血运重建的选择，但相关研究却仅限于心肌缺血或存活心肌判断[26, 27]，而没有将以心力衰竭为主的患者纳入研究。此外，也没有一项研究着眼于血运重建的长期（5 ～ 10年）预后。

血运重建手术过程中，靶血管的质量是决定预后的重要因素。在一项对 908 例接受手术血运重建的缺血性心肌病患者的研究中，靶冠状动脉根据血管大小和弥漫性疾病程度被分为好、一般或差[29]。生存（平均 65 个月）预测因子包括良好或一般的冠状动脉状况，移植部位的细胞存活和完全的血运重建。这些也是无不良事件生存的影响因素。这项研究清楚地表明，心室功能较差的患者需要完全的血运重建，靶血管的质量对实现这个目标很重要。

使用血运重建方式治疗缺血性心肌病，需要仔细分析患者的症状和既往病史。虽然 PCI 和 CABG 在缺血性心肌病中都是合理的选择，但其中一种可能对特定的患者有优势，是首选方法。在可能的情况下，进行完全的血运重建是很重要的。当患者的心室功能较差，目标血管状况较差时，药物治疗可能是最佳选择。

五、其他危险因素

（一）心室不同步

心脏再同步治疗已成为改善左束支传导阻滞和心力衰竭患者心功能的一种方法。机械不同步已被作为血运重建成功的预后指标，机械不同步必须与电活动不同步区分开来，因为这些患者的心电图也可能是窄 QRS 波群。机械不同步可以运用组织多普勒、门控 PET 和 SPECT 进行评价。Penicka 等[30] 报告了 215 例 EF ＜ 40% 的 NYHA Ⅰ～Ⅲ级、有 CHF 症状并接受 CABG 治疗的缺血性心肌病患者，所有入选者均用 SPECT 评估心肌存活情况并用组织多普勒检测各组心肌不同步程度。入选患者住院死亡率为 11.6%。CABG 治疗前心肌不同步程度达到和超过 119 ms 的患者手术死亡率为 27%，而无不同步的患者手术死亡率仅为 3%。不考虑 SPECT 评估的心肌存活能力，机械不同步的患者预后相对较差。除了作为术前预后不良的预测指标，术后是否存在不同步也是评估长期预后的指标。与心脏舒缩同步和有大面积存活心肌的患者相比，术后非同步化时间达到和超过 72ms，存活节段≤ 5 个的患者术后晚期死亡率和再住院率更高。同一组的另一项研究中，79 名欧洲评分（EuroSCORE）＞ 10% 的患者接受了 MRI 检查评估心肌存活力，并采用组织多普勒来评估心脏非同步化[31]。EuroSCORE 低估了无存活心肌患者的死亡率，但对有存活心肌的患者能合理评估风险。在不同步时间≥ 105 ms 的患者中，30d 死亡率为 61%，而在同步的情况下仅为 11%。本研究证明了心室非同步舒缩对患者的预后有重要影响，可明显提高患者的手术风险，并证实在存在非同步舒缩时使用标准风险模型评估患者风险是不准确的。一项用 PET 评估心室不同步的观察性研究证明机械不同步是患者死亡的独立预测指标[32]，不管患者接受的血运重建还是药物治疗，但接受 CABG 治疗的患者，在各级心室不同步程度中，预后均比药物治疗组患者更好。然而，在心室舒缩严重不同步患者中，CABG 治疗的死亡风险与药物治疗组相近。这项研究表明，心脏舒缩不同步的患者最好接受手术治疗，除非他们有严重的舒缩不同步，否则应该接受手术，尽管风险更高。

这些研究表明，关注不同步舒缩可能比仅关注射血分数能更恰当地选择患者，虽然评估机械不同步比测量 EF 更困难；但在有严重不同步的患者中，血运重建可能没有生存优势，这证明了在没有其他明确血运重建适应证的患者中进行额外的诊断研究是合理的。

（二）射血分数

射血分数是否可作为预测血运重建治疗结局的独立危险因子，尚无定论。低 EF 与高手术死亡率有关[31,33,34]，但不是每一项研究中结果均如此[35]。研究证明，术前 EF 与患者长期生存率密切相关[24]，而其他因素对患者生存并无影响[33,35]。EF 和死亡率之间的关系很复杂，低 EF 存在的同时也伴随有其他不利因素，如心室容量增大或无存活心肌。这些因素都与不良预后有关，干扰对 EF 是否可作为一种独立的风险因素这一结论的判断。虽然 EF 在决定赞成或反对手术时应被纳入考虑范畴，但其他因子，如存活心肌、患者症状、左心室大小和代偿状态可能更加重要。

（三）心室大小或容量

心力衰竭患者长期生存的最重要预测因子之一是左心室容积。心脏重度扩张比左心室中度扩大的患者，早期死亡风险更高。心室容积已被作为缺血性心肌病 CABG 治疗后预后不良的危险因素。Kim 等报道了放射性核素血管造影术测量心室体积的 42 例 EF ≤ 30% 患者的临床结局[36]。手术治疗多依据临床背景而非心肌存活检测。这些患者根据 LVESVI 分组：A 组 LVESVI ＜ 100 ml/m^2，B 组 ＞ 100 ml/m^2。两组手术死亡率均为 5%，与 B 组对比，A 组患者 2 年生存率无明显改善。A 组术前发生Ⅲ～Ⅳ级 CHF 患者人数多于 B 组，但所有 A 组患者心功能分级均好转为 NYHA Ⅰ～Ⅱ级。相比之下，B 组患者手术前属于Ⅲ～Ⅳ类 CHF 患者很少，因为此类患者大多将被转出进行心脏移植而不是 CABG。但接受 CABG 治疗的 B 组患者心功能也不太可能改善到Ⅰ～Ⅱ级。B 组 6 例术前Ⅲ～Ⅳ级 CHF 患者中，仅有 2 例好转至Ⅰ～Ⅱ级，其中 1 人于手术后死亡。与心力衰竭症状治疗效果不同，两组患者 CABG 术后心绞痛症状均有所减轻。同样的结果也出现在 75 例 CABG 术后随访 8 年的患者中，此类患者在术前均使用 DSE 来评估心肌细胞存活[37]。所有纳入患者都有存活心肌，而接受 IABP 支持治疗的患者则排除在外。患者 8 年生存率为 89.3%。LVESVI < 100 ml/m² 的患者，无 CHF 症状比例高达 72.1%，而 LVESVI > 100 ml/m² 时，仅有 46.9% 的患者无 CHF 症状。随访 4 年后患者的 NYHA 心功能分级得以改善，但术前至术后 8 年随访研究时间中，患者的心力衰竭症状没有明显改善，提示即使术前有存活心肌的患者，在血运重建术后 CHF 症状的改善也不是持久的。

Bax 等[38] 报道了 79 例缺血性心肌病患者，术前行 PET 和 SPECT 检查，确认 49 例患者有存活心肌细胞。在有存活心肌细胞的患者中，5 例在 1 年复查前死亡，24 例 EF 改善，20 例 EF 无改善。相反，没有存活心肌的患者 EF 整体没有改善，但 27 例患者中有 11 例患者的 EF 也有少许提高。EF 改善的最重要预测因子是 LVESV，所以心室较大的患者 EF 不太可能改善，此结果与 Mandegar 等[22] 的发现相似。Bax 等[38] 的文章中对患者进行了 3 年的随访，终点事件是死亡、MI 和 CHF 再入院。心室大小与事件发生率具有很强相关性。当 LVESV ≥ 130 ml 时，终点事件发生率为 37%，LVESV ≥ 160 ml 时为 53%，LVESV ≥ 180 ml 时为 63%。左心室扩大而无存活心肌患者的终点事件发生率为 67%，而心室较小且有存活心肌患者的终点事件发生率仅为 5%。

术前左心室大小与预后息息相关，它是独立于心肌细胞存活或射血分数之外预测因素。在严重扩张的心脏，心室重塑可能很严重，以至于心肌细胞本质上已处于终末期，即使进行血运重建也无法改善心肌活力和患者预后。心室严重扩大的患者用非血运重建的方法治疗可能效果更好。

六、极差预后的征象

缺血性心肌病患者的手术总死亡率为 3% ～ 10%，但也有较高和较低死亡率的报道。这种变异在很大程度上取决于患者的病情差异。许多研究指出，亚组患者的情况要比其他患者差得多。预后非常差的患者在缺乏周密考虑的情况下不应该进行血运重建，因为手术死亡率为 20% ～ 30%，这可以很容易地抵消血运重建可能带来的任何益处。表 18-1[11,30,31,33,34,39,40] 列出了许多已经发现的使患者处于极高手术风险的因素。

（一）失代偿期患者

虽然许多观察性研究排除了近期发生心肌梗死或心力衰竭恶化的患者，但也有一些研究纳入了有急性期症状的患者。Elefteriades 等[33] 报道了 83 例接受 CABG 治疗的缺血性心肌病（EF ≤ 30%）患者，结果分析得出所有入选患者总体死亡率为 8.4%，但术前因心源性休克立即入住 ICU 的患者死亡率为 22.7%，而术前病情稳定的患者死亡率仅为 3.3%。急诊手术也被列为围术期死亡风险因素之一[11, 29, 35, 39]。在 Bouchart 等[39] 的研究中，141 例 EF ≤ 25% 的患者中有 49 例在术后 30d 内发生了透壁心肌梗死，37 例患者因临床需要在 24h 内进行了导管介入手术。12h 内需行导管介入治疗的患者手术死亡率为 25%。Pocar 等[40] 研究了 45 例严重心力衰竭（NYHA Ⅲ～Ⅳ级）患者，这些患者在 CABG 治疗前接受了术前 PET 扫描。虽然这些患者临床状态稳定，但他们当中许多人术前血流动力学表现出一定程度的失代偿。LVEDP ≥ 25 mmHg 可增加手术 3 倍死亡风险，LVEDP ≥ 20 mmHg 提示需要使用 IABP 支持治疗。LVEDP ≥ 25 mmHg 的患者心功能均未改善至 NYHA Ⅰ级。Bouchart 等[39] 也观察到较高的手术死亡率，LVEDP ≥ 23 mmHg 患者的死亡率为 20%，而没有该风险因素的患者死亡率仅为 2.7%。一种理论认为 LVEDP 升高会抑制心内膜下的舒张期血流，这是导致 LVEDP 升高带来不良结果的原因。因此，血流动力学不稳定的患者在进

表 18-1　高手术风险指征 [11,30,31,33,34,39,40]

风险因素	相关死亡率	无风险因素的死亡率	参考文献
组织多普勒检测不同步性			
≥ 119 ms	27 %	3 %	Penicka 等 [30]
> 105ms 且 EuroSCORE > 10	61 %	11 %	Maruskova 等 [31]
心源性休克	22.7 %	3.3 %	Elefteriades 等 [33]
升高的充盈压			
LVEDP ≥ 23 mmHg	20 %	2.7 %	Bouchart 等 [39]
LVEDP ≥ 20 mmHg	3 倍升高		Pocar 等 [40]
紧急手术	25 %	n/a	Bouchart 等 [39]
	38.9 %	n/a	Fedoruk 等 [11]
肺动脉压（收缩期）> 70 mmHg	25%	n/a	Hovnanian 等 [34]

行血运重建前应尽可能稳定血流动力学并进行相关的优化治疗。此外，高 LVEDP 也可能是心脏损伤、失代偿或重构加重的一个标志，应立即考虑其他治疗措施。

（二）其他高危患者

肺动脉压升高也被认为是血运重建治疗患者的一个重要危险因素。Hovnanian 等 [34] 报道了 244 例术前经铊扫描评估心肌存活且 EF ≤ 35% 的患者。入选者住院死亡率为 3.7%，当肺动脉收缩压（PAsP）> 70 mmHg 时，患者死亡率为 25%。但是，17% 的患者接受了二尖瓣介入手术和 CABG，这造成数据分析单独评估冠状动脉疾病患者存在一定困难。Selim Isbir 等 [41] 采用多因素分析，得出肺动脉压升高也会使患者死亡率增加，但未给出肺动脉压升高的阈值，且术前也未常规放置肺动脉导管。

（三）NYHA 分级

许多缺血性心肌病患者都有 CHF 的症状。那些除心力衰竭症状外还伴有严重心绞痛患者，血运重建可以明显缓解患者症状、改善预后。然而，有 CHF 症状 NYHA Ⅳ 级的患者血运重建手术风险较高 [29,34,39]、长期生存率也较低 [34,35,39]，并且他们症状减轻效果也很有限 [37]。这可能给无心绞痛和 Ⅳ 级心力衰竭症状的患者是否选择血运重建带

来困难，尤其是手术死亡率高达 29%[39]，但是这些患者仅靠药物治疗也有很高的死亡风险。选择稳定的 Ⅳ 级心力衰竭症状患者进行血运重建，指导失代偿期患者药物治疗、心脏移植或采用心室辅助装置治疗可将手术风险降到最低和获益最大。

七、优化患者

那些可采取择期手术和有代偿症状的患者血运重建的获益是显而易见的。对患者实施一定的筛选是降低手术死亡率的一个最重要手段。就手术操作而言，心肌保护对限制心肌额外缺血损伤至关重要。完全血运重建对所有患者都很重要，尤其是缺血性心肌病患者 [29]。围术期使用主动脉内球囊泵（IABP）也被证明是有益的 [41]。手术实施效率也需提高，因为较长的血管钳闭和心肌旁路灌注都可造成患者生存率降低 [41]。在缺血性心肌病患者中，导管的选择可能不像在正常心室中那么重要。Selim Isbir 等 [41] 手术时仅在 50.4% 的患者中使用左乳内动脉（IMA），他们发现 IMA 的使用与患者 4 年预后之间没有明显相关性。尽管有证据表明，一些没有缺血性心肌病的患者可能会从双侧 IMA 移植中获益，但在射血分数 < 30% 的患者中其效果并不比单侧 IMA 好，尽管也有研究结果证实 EF ≥ 30% 患者双侧 IMA 移植效果稍好 [42]。但是这些结果可能受患者身体状况的影响，因为低风险的患者通常接受了双侧 IMA 移植，这些结果反

映心肌病的严重程度在患者长期预后的影响上占主导地位，而不是血运重建的细节。

八、结果

（一）心绞痛 / CHF

进行血运重建的主要目标之一是改善症状。大多数缺血性心肌病患者伴有心绞痛症状，即使是在缺乏存活心肌细胞情况下[21]，血运重建仍可显著改善患者心绞痛评分[16,33]。心绞痛通常意味着存在有活力的心肌细胞，心绞痛症状改善但未证明有存活心肌可能是由于评估方式局限性造成。而患者 CHF 症状改善似乎不明显，但确实也存在改善[16,33]，前提条件是有存活心肌细胞[21]。不幸的是，CHF 症状的改善可能不是持久的[37]，心绞痛和 CHF 症状的改善都是独立于 EF 恢复[43]。缺血性心肌病患者接受血运重建治疗后能显著改善心绞痛的症状，如果病变心脏尚有存活心肌，则更应该注重改善 CHF 症状。

（二）射血分数 / 容量

射血分数是评估心力衰竭患者死亡率的一个指标。许多研究显示 EF 在血运重建后有所改善[27,39]，尽管改善仅在有存活心肌细胞的患者中[21,22,37,38]。一般来说，没有存活心肌的患者，血运重建后 EF 没有持续的改善[21,38]。一些研究表明 EF 的恢复依赖于 LVESV[16,22]，心室越大，EF 恢复的可能性越小。最后，接受血运重建的冠状动脉的状态对心室功能的恢复也起着重要作用。冠状动脉良好或中等的患者术后 EF 明显改善，但是冠状动脉情况较差的患者中 EF 则无明显改变[29]。

虽然血运重建可以提高射血分数，但目前还不清楚射血分数提高与患者预后改善是否相关。在对 104 例 EF ≤ 30% 的缺血性心肌病患者进行术前和术后 EF 评估的研究中[43]，只有 68 例患者的 EF 改善超过基线的 5% 及以上。这组患者中，EF 从 24% 增加到 39%。相反，剩下的患者 EF 无明显改善（< 5%）。尽管 EF 反应存在差异，但两组患者血运重建后的生存率大致相同。此外，两

组患者心绞痛和心力衰竭症状方面改善也无明显差异。虽然 EF 的改善可能会让临床医生对血运重建感觉更好，但这可能不是临床预后的重要标志。

与 EF 相似，心室大小可能随着血运重建有所改善。Bouchart 等[39] 报道缺血性心肌病患者行血运重建术后 LVEDVI 显著降低，但这一现象并没有被其他研究者观测到[27]。即使心室大小随着血运重建而改善，也没有证据表明这将导致临床相关预后的改善。

（三）存活率

少数随机和几项非随机对照研究表明，选择血运重建治疗的患者比单纯药物治疗效果好得多。许多研究都表明血运重建治疗效果较好，但缺乏相应对照，因此很难做出明确的获益结论。在对 26 项研究中 4119 名患者进行的一项大型 Meta 分析中，研究者发现接受体外循环血运重建的患者 5 年生存率高达 73.4%，显著高于单纯药物治疗[44]。研究证实，接受药物治疗的心肌存活患者中每年有 16% 的死亡率，而在没有存活心肌的患者中为 6.2% 的死亡率[13]。几位研究者已经确定了手术血运重建后死亡风险较高的患者群体。这些患者可能也是最难治疗的，因为他们接受单纯药物治疗效果也欠佳。尽管他们可能有很高的手术死亡率，但这也可能优于药物治疗结果，只是其成本 - 效益限制了患者和家属的选择。在有更好的数据来确定这些高危患者应行血运重建还是药物治疗的相对有效性之前，还应该考虑选择其他治疗方式。

九、其他治疗方式

Yoon 等报告了 1468 例 EF < 30% 患者的治疗结果。患者的治疗方式主要包括 CABG 治疗，CABG 合并二尖瓣修复或置换治疗，CABG 合并 SVR 治疗或心脏移植。只有 20% 的患者进行了心肌存活测试，治疗方案是根据临床情况制订的。在回顾性分析中，他们认为大多数患者都在接受 CABG 或心脏移植手术后获益最大，但在这个队列中等待移植的患者死亡率为 18%。研究者认为二尖瓣修复在缺血性心肌病中对大多数患者几乎没有益

处。另外对二尖瓣反流 3 级或 4 级的患者行 CABG 合并二尖瓣修复术与单独接受 CABG 治疗相比没有使患者从生存率获益和严重的心力衰竭症状长期缓解中进一步受益[45]。左心室重建只能对数量有限的缺血性心肌病患者发挥作用，因为它的最适人群是前间隔心肌梗死患者。尽管 STICH 临床试验对在大规模人群实施左心室重建手术提出质疑，但其他数据在与历史患者对照时，证明该手术可使患者症状改善和生存获益[46,47]。如果患者有非常高的 CABG 手术风险，而且症状改善和（或）生存获益可能性非常小，那么心脏移植是一个可行的选择。尽管心脏移植有获益，但供体短缺导致了长时间的等待，在等待移植的过程中患者死亡率也会明显增高，这使许多需要及时干预的患者无法选择移植。此外，为那些有其他治疗选择的患者移植器官可能会剥夺那些真正急需移植的患者生存的机会。

随着更轻便和耐用的左心室辅助装置（LVAD）的出现，对于这些高危人群来说，这可能是比血运重建更好的选择。通过筛选合适且优良的患者，LVAD 治疗的 3 年生存率可以达到 95.8%[48]。即使在大规模的晚期心肌病患者中，现代 LVAD 治疗也比药物治疗更有效[49, 50]。此外，与接受血运重建的患者比较，LVAD 治疗患者心力衰竭的症状改善更为明显，持续时间也似乎更长久。这种治疗特别适合有高血运重建风险、心室扩大、NYHA Ⅳ级症状、低心指数、高 LVEDP 和二尖瓣反流明显的患者。此外，由于 LVAD 治疗不依赖于左心室功能，心肌细胞的存活能力也

不是问题。随着设备的不断改进和成本的降低，这很有可能成为高血运重建风险的缺血性心肌病患者选择的治疗方式。

十、结论

除非有充分的理由进行药物治疗，否则左主干冠状动脉有明显狭窄或严重心绞痛的患者应进行血运重建。有严重心绞痛的患者不需要常规行术前检查存活心肌细胞。当有指征时，可以用 SPECT、DSE、PET 或 MRI 等检测方法进行心肌细胞存活检测，检测方式的选择应以当地的专家建议为主。有存活心肌的患者不应只进行药物治疗，因为手术能极大提高该类患者的存活率。心绞痛症状往往会在血运重建后改善，而不用考虑心肌存活测试的结果。如果有存活心肌细胞，心力衰竭的症状也很有可能被改善，但当缺血性心肌病持续存在时，这种改善可能不会持久。射血分数降低患者不应直接根据射血分数而排除手术治疗，但射血分数降低可能是一个手术风险较高的标志。对有存活心肌的患者，EF 更有可能改善，但改善 EF 与临床结局可能并不相关。

早期死亡风险极高的患者，只有在仔细考虑了其他治疗方式之后才应接受血运重建，如果可能，应当在纠正其风险因素后开始手术，此类患者包括近期发生过心肌梗死、心室严重扩大、组织多普勒提示不同步运动、出现与心源性休克一致的血流动力学指标等。这些患者应该强推荐考虑替代疗法，如心脏移植或 LVAD 支持治疗。

第 19 章
充血性心力衰竭的瓣膜修复及置换
Valve Repair and Replacement in Congestive Heart Failure

Salil V. Deo　Soon J. Park　著

孟妍妍　译

一、概述

（一）二尖瓣反流

二尖瓣由两个瓣叶、两个乳头肌和多个腱索组成。腱索将乳头肌的运动传递到瓣叶，于是乳头肌拉动腱索带动瓣叶开闭。这些结构具有极其复杂的相互作用，有助于二尖瓣发挥良好的功能。虽然退行性二尖瓣疾病主要影响二尖瓣瓣叶，但充血性心力衰竭中的二尖瓣反流（mitral regurgitation，MR）主要涉及瓣环和亚瓣膜装置。Carpentier 首次基于二尖瓣反流机制，对二尖瓣病变进行系统分类[1]。此后，许多名称如"缺血性"，"心肌病引起的"，"功能性"或"非器质性"都是根据反流机制分类的，然而实际上，反流的程度和机制可根据左心室功能障碍的程度而变化[2-5]。Repogle 等[5]曾描述，缺血性二尖瓣反流（ischemic mitral regurgitation，IMR）可分为以下几类：①急性 MR：这可能是由于心肌梗死和相关的乳头肌缺血或心室功能障碍所致；②终末期缺血性心肌病引起的 MR；③慢性 MR：缺血性心肌病，局部室壁运动的变化导致慢性二尖瓣反流。冠状动脉疾病和相关二尖瓣脱垂或黏液瘤性二尖瓣疾病分类容易混淆[6]。为了使病情更加明确，应谨慎地将这类疾病分为两大类：缺血性二尖瓣反流（ischemic mitral regurgitation，IMR）和功能性二尖瓣反流（functional mitral regurgitation，FMR）[7]。

（二）缺血性二尖瓣反流

IMR 的基础是心室空间结构的局部变化。

McGee 等已经证明，与前壁缺血相比，下壁 IMR 发生率增加[8]。通过超声心动图分析瓣叶的节段性解剖结构也有类似的发现[9]。由于梗死部位不同，二尖瓣病理存在细微差异。三维超声心动图显示，前壁心肌梗死与左心室功能更差、瓣环前后轴扩张和瓣环扁平化有关[10-12]。下壁心肌梗死更容易导致早期 IMR，这可能是由于乳头肌的功能不协调[13, 14]。当乳头肌在后外侧和顶端移位时，瓣叶张力更大，反流更明显[15]。这种现象更可能发生在下壁心肌梗死而不是前壁心肌梗死。左心室心肌的不同步，尤其是乳头肌附着点不同步是引起 IMR 的重要因素[16]。

瓣环扩张也与 IMR 有关，但与 FMR 不同的是，它不是反流的主要原因。事实上急性 IMR 患者可能有更明显的反流，这是由于心室 - 瓣环形关系紊乱，而没有明显的瓣环扩张。

（三）功能性二尖瓣反流

无论是缺血性或特发性，FMR 多发生于左心功能低下和扩张型心肌病患者中。研究表明，由左心室球形扩张引起的瓣叶活动受限导致二尖瓣相对关闭不全是 FMR 的主要病因[17-20]。动物模型表明，FMR 依赖于左心室发展成球状[19]。瓣环尺寸增加最小的患者中，反流有限，而瓣环扩张主要发生在后纵隔是产生 FMR 的一个重要因素[21]。左心室的几何变化促进了乳头间距离的增加，导致瓣叶运动受限和接合面积减少[22]。

因此，IMR 和 FMR 是整个二尖瓣反流合并充血性心力衰竭的两个终点病变。事实上，患者可能会同时出现这两种情况（图 19-1）[7]。

（四）二尖瓣反流的动态特性

IMR/FMR 在本质上也是动态改变的，随着时间和活动水平的变化，其严重程度也会发生变化。正性肌力药可以提高 dp/dt，促进瓣膜的关闭，并减轻二尖瓣反流[23, 24]。导致前负荷和左心室舒张压降低的状况（麻醉、利尿药治疗）会减轻二尖瓣反流[25]。Lancellotti 等已经证明了运动超声心动图作为诊断充血性心力衰竭患者二尖瓣反流工具的重要性[26,27]。有效反流口面积（effective regurgitant orifice area，EROA）的变化是由于二尖瓣环收缩扩张所致；导致收缩距离增加，隆起区域（二尖瓣环和瓣叶收缩线之间的区域）和球度指数（收缩末期和舒张末期）增加[28]。日常活动中 MR 的突然增加可引起急性肺水肿、急性收缩期肺动脉高压和电机械非同步化，从而促进二尖瓣反流进一步恶化[27, 29, 30]。任何症状与静息超声心动图结果之间的差异都应通过运动试验来研究，以发现潜在的 MR。运动诱发 MR 对这些患者的预后有重要影响；正如 Lancelotti 和他的同事所证明的那样，EROA > 13 mm^2 的变化是晚期死亡率的一个重要预测因子[31, 32]（图 19-2）。

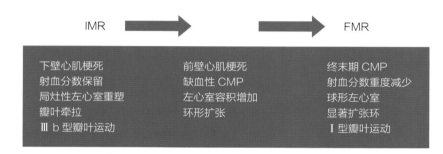

▲ 图 19-1　该图显示了缺血性二尖瓣反流（IMR）和功能性二尖瓣反流（FMR）的细微差异
（经 Elsevier 许可，转载自 Timek 和 Miller[7]，© 2011）

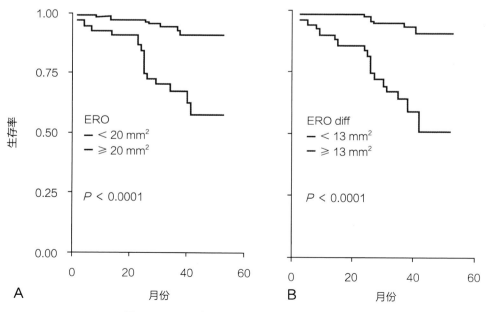

▲ 图 19-2　运动诱发二尖瓣反流对患者生存率的影响
Lancellotti 及其同事证明，根据有效反流口（ERO）分层的患者生存率存在显著差异；重要的临界值为静止时 ERO ≥ 20 mm^2（A）和运动时 ERO ≥ 13 mm^2 的增加（B）（经 Oxford University Press 许可，转载自 Lancellotti 等[31]）

第 19 章
充血性心力衰竭的瓣膜修复及置换

（五）缺血性二尖瓣反流 / 功能性二尖瓣反流的量化

量化 IMR/FMR 需要考虑以下因素：① MR 的严重性；反流束的数量和方向；② LV 扩张、功能障碍和左心室重塑的程度。

超声心动图需要关注二尖瓣解剖学结构，以及左心室几何形状。评估患者二尖瓣反流需要考虑的重要因素包括两类：①左心室指数：左心室容积、射血分数、球度指数、舒张功能、室壁运动异常；②二尖瓣指数：二尖瓣环尺寸、有效反流口面积（EROA）、三维超声的接合深度、隆起面积和隆起体积（图 19-3）[16]。表 19-1 为 21 例对照组和 128 例左心功能障碍患者（<50%）的超声心动图检查结果。

（六）瓣叶结构的继发性变化

瓣叶本身在疾病发展过程中也发挥重要作用（图 19-4）。虽然瓣叶在手术中可能看起来很正常，但在长期患有心肌病患者心脏中已经发生了明显的生化变化。Grande-Allen 及其同事研究了移植受者心脏的瓣叶组织，并与尸检时获得的正常的心脏组织一起进行了测试。在生物化学方面，这些瓣叶具有较高的细胞数（78% 以上）和胶原密度（15% 以上）以及较低的含水量（7% 以下）。这些变化使得病变瓣叶比正常瓣叶更厚，也更不易弯曲。与进行试验的正常队列相比，腱索的横截面积也更小。病变瓣叶比正常瓣叶长 28% ～ 41%[34]。瓣叶长度与左心房内径和环径相关，而其厚度与瓣环大小、左心室和左心房大小相关[34]。

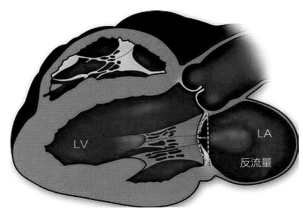

▲ 图 19-3 接合深度（H）、隆起区域（T）和反流体积的图示

上述指标在二尖瓣反流的量化中都很重要（经 Oxford University Press 许可，转载自 Agricola 等[16]）

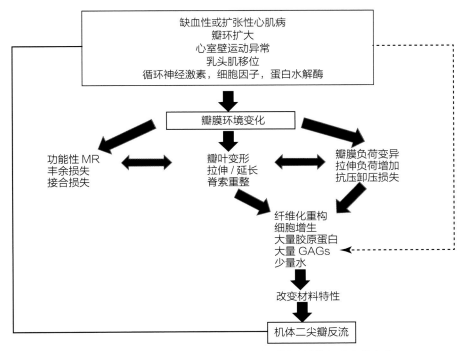

▲ 图 19-4 缺血性 / 功能性二尖瓣反流时瓣叶结构和成分的变化

经 Elsevier 许可，转载自 Grande-Allen 等[34]，©2005

表 19-1　超声心动图检查 21 名对照受试者和 128 名左心室功能障碍患者（＜ 50％）的测量结果

变量	与对照组比较			与 LVD 组的比较					与 ERO 的关联	
	对照 (n=21)	LVD (n=128)	P	无 MR (n=21)	ERO < 10 mm²	ERO10 ~ 20 mm²	ERO > 20 mm²	趋势 P 值	r	P
基线特征										
年龄（年）	62±10	65±13	0.20	57±16	68±13	65±14	68±11	0.03	0.20	0.02
性别（% 男性）	57	65	0.50	76	42	70	68	0.56	−0.14	0.12
BSA（m²）	1.9±0.3	1.9±0.2	0.52	2.0±0.2	1.8±0.3	1.9±0.2	1.9±0.2	0.61	−0.04	0.70
SBP（mmHg）	134±19	125±21	0.05	126±18	133±21	127±21	116±19	0.003	−0.37	0.0001
CI [L/(min²·m²)]	2.9±0.4	2.4±0.5	0.0003	2.7±0.5	2.6±0.5	2.4±0.5	2.3±0.6	0.0005	−0.34	0.0001
总体左心室重塑										
EDVI（ml/m²）	65±10	149±46	< 0.0001	115±28	150±34	145±52	169±46	0.0001	0.49	0.0001
ESVI（ml/m²）	24±6	106±43	< 0.0001	78±29	108±33	104±51	119±42	0.002	−0.31	0.0005
收缩期 L/D	2.5±0.5	1.5±0.2	< 0.0001	1.6±0.2	1.4±0.2	1.5±0.2	1.4±0.2	0.012	−0.31	0.0005
舒张期 L/D	1.9±0.2	1.4±0.2	0.0001	1.5±0.2	1.3±0.2	1.4±0.1	1.3±0.2	0.007	−0.29	0.001
EF（%）	64±4	31±9	< 0.0001	34±10	28±7	30±10	31±9	0.83	−0.09	0.32
ESWS（g/cm²）	158±26	271±67	< 0.0001	244±56	284±81	281±65	267±65	0.68	0.13	0.17

经 Wolters Kluwer Health Inc. 许可，转载自 Yiu 等[33]，© 2000

二、二尖瓣反流对心力衰竭患者生存的重要性

IMR 的存在对患者的生存有着深远的影响。1988 年，Hickey 等证明，重度 IMR 患者的死亡率比无 MR 的冠状动脉疾患者高 34%。甚至是轻度 IMR 患者的死亡率也比基线高出 4%[35]。生存和心室扩大研究（SAVE）表明，在三年半的随访期间，即使是轻度 MR，也是心血管疾病死亡的独立风险因素［相对风险 =2（1.28 ～ 3.04）］[36]。Grigioni 及其同事将 194 名（IMR+）和 104 名（IMR-ve）患者进行年龄、性别和射血分数匹配并比较长期死亡率（患者病程超过 17 年）[37]。多因素分析结果表明，IMR 队列的 5 年长期死亡率更高［（62%±5%）vs.（39%±6%），P <0.001］，IMR 的存在独立影响患者生存率。在这项研究中，两队列受试者的平均射血分数在 26% ～ 36% 的范围内（图 19-5）。

Trichon 等对 2057 例有收缩期心力衰竭症状

的患者进行了 14 年的心导管实验评估，研究发现 56% 的患者有不同程度的 IMR，引人注意的是几乎一半的患者均有中度 / 重度 IMR。患有 IMR 的患者 5 年生存率为 40%，并且证明中度 IMR 也是早期死亡的危险因素之一[38]。密歇根大学对 1421 例充血性心力衰竭（左心室射血分数 < 35%）患者进行的一项研究表明，重度 IMR 患者的生存率为 50%，存活时间为 628±47d[39]。重要的是，本研究中近 50% 的患者至少有中度 MR，这表明左心室收缩功能障碍与 MR 之间存在着重要关系。Ellis 等发现 IMR 患者在经皮介入治疗后的预后较差，尤其是 LVEF < 40%[40] 的患者更为明显。

因此，许多回顾性研究表明，IMR 患者的生存率较低，3 ～ 5 年生存率为 40% ～ 50%。

（一）何种程度的缺血性二尖瓣反流需要治疗？

所有人均认为在进行冠状动脉旁路移植

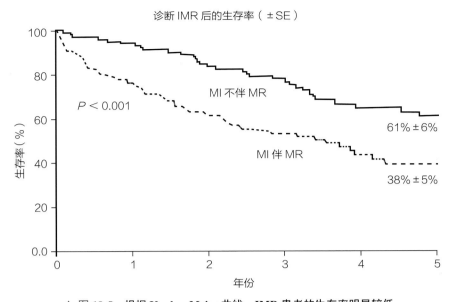

▲ 图 19-5　根据 Kaplan-Meier 曲线，IMR 患者的生存率明显较低

经 Wolters Kluwer Health Inc./American Heart Publications 许可，转载自 Grigioni 等 [37]，©2001

术（CABG）时应处理中重度 IMR[41, 42]。在进行 CABG 时，纠正反流可改善运动能力和症状，以促进心室重塑逆转 [43, 44]。美国心脏病学会建议伴有严重二尖瓣反流症状的患者（LVEF ＜ 40%）应进行二尖瓣手术。专家们更倾向于瓣膜修复；但如果不适合实施，那么应该行保留腱索的二尖瓣置换术 [45]。

（二）修复和置换缺血性 / 功能性二尖瓣反流的结果

David 及其同事首次证明进行二尖瓣置换术同时保留瓣膜下装置也能够取得良好效果 [46]。Bolling 和 Bach 首次证明二尖瓣瓣环成形术（mitral annuloplasty，MVA）在心肌病患者中能够取得疗效。他们成功地对 16 例患者（平均射血分数 16%±5%）进行了手术，患者术后无围术期死亡，并在每搏输出量、射血分数和心排血量方面有显著改善，同时反流量和反流分数也有显著降低 [2]。这一里程碑式的成就对二尖瓣对左心室功能衰竭的"弹出关闭"效应理论提出了质疑。Bolling 假说认为"心室问题有一个环形的解决方案—即通过一个尺寸过小的环重建二尖瓣环的几何异常，可以恢复瓣膜功能，减轻过度的心室负荷，改善

心室几何结构和心室功能"。斯坦福大学的研究小组使用动物模型验证了这一假设 [47]。Mihaljevic 及其同事研究了接受 CABG 和 MVA（290 例）联合治疗和 CABG 单独治疗（100 例）的患者，并在倾向匹配的队列中展示了他们的结果 [48]。采用两个刚性环的瓣环成形术（22%）（Carpentier- Edwards Classic Annuloplasty ring，Edward Lifesciences，Irvine，CA）、部分柔韧的后瓣环成形术带（63%）（Cosgrove-Edwards Annuloplasty system, Edward Lifesciences, Irvine，CA），甚至采用自体心包或 Peri-Guard 移植物的后缝合折叠（6.9%）（Baxter Healthcare Corp，Deerfield, IL）以进行限制性瓣环成形术。MVA+ CABG 组（92%、74% 和 39%）和 CABG 组（88%、75% 和 47%）在 1 年、5 年和 10 年结束时的估计生存率是相当的（P = 0.3）。在随访早期，肾功能不全、严重室壁运动异常和早期手术是死亡率的预测因素。而在晚期，胰岛素依赖型糖尿病、肾功能不全、高龄是显著的预测因子。MVA 的优点是可以消除术后早期 MR。不幸的是，这项研究未能证明 MVA 可增加任何临床益处。事实上，他们发出警告，MVA 所需的较长缺血时间可能对老年患者有害。他们预测在 1 年和 5 年后，CABG + MVA 组分别有 9% 和 20%

的 3 级 /4 级 MR 复发率。Grossi 等对 223 名患者进行了为期 20 年的研究，其中 152 名患者接受了 MVA（77% 的环型和 23% 的缝合瓣环成形术）。由于手术时间是预后的一个重要的预测指标，因此我们重点关注 1988 年以后接受手术的患者。分析他们的整个研究，发现手术类型（修复与置换）、乳头肌破裂、充血性心力衰竭和急性 MR 损害会影响长期生存。然而，在他们同时代的一系列患者中（1988 年以后的手术患者），二尖瓣置换术 [HR=0.45（0.22 ～ 0.93）] 和急诊手术 [HR=0.19（0.06 ～ 0.64）] 的效果更差。当使用复杂的统计模型，研究者得出结论，NYHA 分级和患者选择决定其结果，而不是手术过程。令人印象深刻的是，近 82% 的 MVA 患者没有明显的 MR。他们推荐采用限制性 MVA 作为瓣环病变患者的首选策略，而那些有明显瓣叶束缚或乳头状肌功能障碍的患者采用后索保护和 MVR 治疗效果更好。Mayo 诊所最近分享了他们在 14 年的时间里为 431 名缺血性二尖瓣反流患者进行二尖瓣修复 / 置换的经验 [6]。在 1 年、5 年和 10 年结束时，整个队列的总生存率分别为 82.7%、55.2% 和 24.3%。修复队列的所有患者都接受了小环瓣环成形术或刚性环瓣环成形术。遗憾的是，由于是回顾性研究，即使机构的政策是至少要保留后索，但在个别患者中仍无法获得环下器械保存的细节。既往 CABG、急诊手术和年龄是早期死亡（＜ 1 年）的危险因素，而年龄、肾功能不全和糖尿病是晚期持续危险阶段的原因。这些结果与 Cleveland 诊所的结果相似 [48]。这强调了患者因素而不是手术原因对晚期结局的重要性。

Fukuda 及其同事 [49] 报告了 126 例严重左心室功能障碍（≤ 30%）患者行二尖瓣瓣环成形术的结果。他们发现，瓣环成形术并不能提高生存率。然而，他们和其他许多人一样证明，患者在二尖瓣手术后生活质量和心功能得到改善。

关于缺血性二尖瓣反流修复的两个重要的问题是反流复发和最近提出的运动诱发二尖瓣狭窄的概念。术后复发性反流的发生率并不低。Gilinov 等报道了 5 年的修复失败率为 9% [41]。Chan 及其同事在评估 65 例二尖瓣修复患者的研究中显示复发率为 23% [50]。

患者接受限制性瓣环成形术导致运动诱发的二尖瓣狭窄的报道越来越多 [51]。Magne 及其同事报告了随着经瓣口压力梯度的增加，限制性瓣环成形术导致肺动脉高压和临床症状发生率的增加 [51]。然而一些研究者认为，缺血性二尖瓣修复后肺动脉高压的原因是左心室功能障碍和肺血管疾病，而不是二尖瓣瓣口压力梯度 [52, 53]。

1. 缺血性二尖瓣反流的几何环

Geoform™ 环（Edwards Lifesciences, Irvine, CA）具有独特的三维结构，旨在减小瓣叶的前后径，提高瓣叶 P_2 段。DeBonis 等已经证明在 3.5 年时的存活率为 81.1%±6.6%，而复发性反流率为 16%。所有存活者均未发现明显的运动诱发二尖瓣狭窄。后瓣叶运动受限才是复发性反流的重要预测因素。

Carpentier-McCarty-Adams ETLogixring™ 是第一个专门用于治疗后瓣叶不对称限制的环。其初步结果良好，术后早期反流残留程度低，且超声心动图参数得以改善 [54]。最近的一项研究表明，使用 ETLogixring™ 后，二尖瓣环直径、隆起区域和隆起高度显著降低（$P < 0.0006$）。因此，他们得出结论，该环对选择性缺血性二尖瓣反流患者是有用的。虽然 Geoform™ 环尚未报道出二尖瓣功能狭窄，但 Martin 及其同事最近报道了 40 例使用 ETLogixring™ 的患者结果 [55]。

选择合适的环来修复缺血性反流是一个非常复杂的问题，对这一问题的详尽讨论超出了本文的讨论范围。然而，尽管在设计和销售新的瓣环上花费了大量的精力和资金，但也有报告显示二尖瓣的几何形状也发生了类似的变化 [56]。

2. 经皮技术治疗二尖瓣反流

正如本章前面部分所讨论的，二尖瓣反流手术治疗的死亡率和发病率可能很高。患者可能会因为风险太高而拒绝接受手术 [57]。目前各种技术正试图以微创的方式治疗二尖瓣反流。Chiam 和 Ruiz 在其综述中提供了一个详细的基于功能解剖学的分类 [58]。

在众多的实验方法中，基于 Alfieri 边缘到边缘修复的 MitraClip™（Abbott Vascular, Santa Clara, CA）是唯一进入并完成临床试验的方法。该技术是基于 Alfieri 的开放式手术技术，将前后瓣叶近似放在一起形成双二尖瓣口。使用可转向导管来部署夹子。该方法通过经间隔穿刺顺行进行。2009 年，Feldman 及其同事报告了 EVEREST 试验（血管内瓣膜边缘对边缘修复术试验）的中期结果，这是第一项旨在评估经皮二尖瓣修复可行性的随机对照单臂研究 [59]。共有 107 名患者接受 MitraClip™ 修复，住院死亡率 < 1%。手术结束时残余二尖瓣反流 ≤ 2⁺ 判定为手术成功，总体而言有 74% 的手术成功。1 年后，66% 的患者没有 ≥ 2⁺MR、手术或死亡。在手术过程中，大多数患者仍然可以进行修复。虽然夹子栓塞不是一个问题，但部分夹子移位发生率为 9%。EVEREST Ⅱ 试验（NCT 00209274）以 2:1 随机的方式比较手术修复和 MitraClip™。该研究达到了非劣效终点，表明在随访 1 年后，器械治疗可与手术修复相媲美。在 EVEREST Ⅱ 试验的另一项子研究中，将接受 MitraClip™ 修复的高危患者（STS 评分为 > 12%）与选择最佳药物治疗的相似患者进行了比较。本研究显示，12 个月后，该研究使用装置的患者的临床症状和左心室逆向重塑均有显著改善。来自德国的一项大型临床研究也证明了器械治疗的好处，但值得注意的是，这些患者的随访时间仍然有限 [60]。考虑到 EVEREST 研究中反流复发的发生率相对较高，因此在选择该手术前需要仔细考虑，且与患者就这方面进行公开讨论也非常重要。

可以将装置植入冠状动脉窦中以减小二尖瓣的间隔 - 前壁尺寸。Monarc device®（Edwards Lifesciences，Irvine, CA）由带有具有弹簧状桥的近端自膨胀锚栓和具有伸缩力的弹簧状桥栓组成。EVOLUTION 试验报告显示，85.7% 的术前严重反流患者反流程度降低。值得关注的是在 6 个月后冠状动脉造影结果显示，30% 的患者出现了冠状动脉旋支的压迫。在这些患者中，13.3% 患有心肌梗死。TITAN 试验报告了安装 Carillon 装置（Cardiac Dimension Inc., Kirkland, WA）的结果，

这是一种固定长度的双锚植入物，将装置定位在冠状动脉窦。在参与本研究的 53 例患者中，32% 的患者在植入物植入后取出，其主要原因是冠状动脉旋支受压。

基于以下两个原理（边缘到边缘的修复和缩小间隔 - 前壁的距离）的设备是目前最有希望的。许多其他方法目前都处于不同的实验阶段。外科疗法将始终是治疗这些患者的黄金标准，使用替代疗法需要与患者就复发性反流的可能性进行知情讨论。然而，开放式手术入路并没有明显的改善发病率和术后恢复。因此需要在取得更好的临床终点和患者的生活质量之间达到一种谨慎的平衡。

总而言之，二尖瓣反流是心室功能不全患者死亡的一个预测因子。显著的二尖瓣反流（中度或重度）需要手术干预，尤其是需要同时进行冠状动脉手术时。限制性瓣环成形术早期死亡率可达 5% ～ 10%。虽然二尖瓣手术不能很好地改善晚期生存率，但生活质量和心功能的改善是肯定的。二尖瓣置换术的效果与二尖瓣修复术相当，尤其是采用保护腱索的方法。肾功能障碍、年龄、糖尿病和手术等患者因素是生存率的重要预测因素。在决定修复或更换瓣膜时，必须考虑诸如复发风险和诱发功能性二尖瓣狭窄的风险等重要的修复相关问题。可变形几何环可用于缺血性二尖瓣反流的修复，然而，与使用传统的二尖瓣退行性修复使用环和带相比，它们的使用经验是有限的。因此，有必要提供进一步的数据，以便我们做出明智的决定。

经皮技术仍然需要在医疗设备中找到一个合适的定位。虽然它们可能对特定的高危人群有益，但需要更多的数据来支持它们在现有各种选择中的地位。

三、三尖瓣反流

三尖瓣疾病可发生于充血性心力衰竭患者。这主要是由于两种机制：①继发于肺动脉高压和右心室功能障碍的三尖瓣反流（tricuspid regurgitation，TR）；②原发性三尖瓣疾病，可由孤立的右心室功能障碍引起，更常见的是由起搏器导

线引起的损伤。

继发性 TR 是最常见的与充血性心力衰竭有关的三尖瓣病变。右心室功能障碍导致三尖瓣瓣环内径逐渐增大。这种增大发生在与右心室游离壁相对应的瓣环前部。它的形状从一个鞍形变成了一个更平面的图形[61]。增大的瓣环导致瓣叶不协同作用和主要的中央反流射流。患者可能出现腹水、足部水肿和肝大等右心衰竭的典型特征。此外，还表现出心功能下降、疲劳和呼吸困难。

Dreyfus 等已经证明，在左心室病变纠正后 TR 可能无法消退[62]。严重 TR 的存在也是死亡的独立预测因素[39]。因此重度 TR 最好在二尖瓣手术时同时进行手术矫正（Ⅰ类适应证）[63]。关于在孤立性 TR 或左心室病变纠正后 TR 的手术数据不太清楚（ⅡA 类适应证）[63]。在缺血性/功能性二尖瓣反流患者中，TR 是一个更重要的问题。Matsunaga 等证明二尖瓣手术患者中 2+TR 的患病率为 30%。尽管对三尖瓣手术矫治采取了一定的干预，但近 2/3 的患者在 3 年后仍出现中度 TR[64]。

三尖瓣修复包括：①自体移植手术，即双叶化[65]或 De Vega 瓣环成形术；②使用刚性或柔性带/环的瓣环成形术。790 名患者展示了 4 种不同技术的应用：DeVega 修复术、Peri-Guard® 心包带瓣环成形术、Edwards-Cosgrove 柔性带和 Carpentier-Edwards 半刚性环。

三尖瓣置换可采用机械瓣或生物瓣进行。一般来说，除非出于其他原因而特别禁忌，生物瓣膜是首选。推荐读者继续阅读 Chikwe 等的文章，以进一步获得关于可用外科手术的详细描述[66]。

伴随二尖瓣手术的三尖瓣手术是非常安全的（1%～2% 的早期死亡率）。对各种可用手术的比较表明，与自体移植手术相比，人工瓣环成形术的效果更持久[67]。

单纯修复三尖瓣的手术效果不太令人满意。潜在严重的右心室衰竭已被认为是一个重要的致病因素。单纯三尖瓣手术后预后差的预测因子为 NYHA 心功能分级差、术前血红蛋白和右心室收缩末面积[68]。

一项回顾 Mayo 诊所单纯三尖瓣置换术经验的研究表明，NYHA 分级 Ⅳ 级和较高的 Charlson 指数是晚期死亡率的独立预测因子[69]。唯一的超声心动图预测指标是右心室心肌工作指数（right index of myocardial performance，RIMP）[69]。在幸存者中，近 1/4 的人在随访期间因充血性心力衰竭再次入院。因此，患者即使在手术后也要加强监测，以确保良好的心功能状态和生活质量。

手术效果不佳的部分原因是外科医生不愿对三尖瓣进行手术。对 2004－2007 年胸外科医师协会心脏数据库的分析表明，三尖瓣手术的数量很少[70]。Mayo 诊所的研究显示，如果患者在严重右心室衰竭发作前进行手术，就可以获得较为理想的手术结果[69]。

综上所述，我们建议患有 2+TR 患者在左侧手术时应同时进行修复。孤立性 TR 患者死亡率较高，在这些患者中，在严重右心室衰竭发作前进行手术是很重要的。即使在手术后，患者也要注意利尿治疗和体液平衡，以确保良好的心功能状态和生活质量。

四、主动脉反流

主动脉反流（aortic regurgitation，AR）主要导致左心室容量负荷过重。病变初期耐受性良好，症状轻微。然而，左心室收缩末期内径＞50 mmHg 与死亡率增加有关，且是主动脉瓣置换术（aortic valve replacement，AVR）的适应证。指南甚至建议对无症状的左心室功能障碍（LVEF＜50%）患者可进行手术，然而研究表明，这些高危患者进行手术的意愿非常低[63]。欧洲心脏调查显示，LVEF 在 30%～50% 范围内的患者只有 22% 接受了手术，而严重左心室功能障碍（LVEF＜30%）患者只有 3% 接受了手术干预[71]。一项单中心回顾性研究表明，只有 1/3 的患有严重 AR 和左心室功能障碍患者接受了手术。不接受手术干预的术前因素包括年龄大、女性、糖尿病和肾功能障碍，以及需要同时进行手术。手术死亡率为 7%～10%[72]。Kamath 及其同事已经证明，在伴有严重左心室功能障碍的严重 AR 患者中，AVR 是改善生存率的独立预测因子[73]。AVR 具有显著的生存优势，在 1 年、2 年和 5 年的生存率分别为 88%、82% 和 70%，明显优于未接受 AVR 手术人群的 65%、50% 和 37%（P ＜ 0.001）。重度左心室功能障碍患者（LVEF ＜ 35% 和 LVEF ＜ 20%）的 5 年生存率分别为 70% 和 60%。虽然存活率不能与同年龄的正常人群相比，但仍然证明了手术干预的益处。倾向匹配的结果也显示了外科治疗的优势[72]。

Mayo 诊所的一项研究表明，术前射血分数、左心室收缩末期内径、收缩末期内径指数、舒张末期内径和舒张末期内径指数是晚期射血分数的单变量预测因子。在多变量模型中，术前射血分数较高是预测晚期正常射血分数的唯一指标（OR=2.85，P ＜ 0.001）[74]。

值得庆幸的是，主动脉瓣置换术后左心室大小的恢复已经得到证实。Bonow 等监测了 61 例患者行主动脉瓣置换术后左心室内径和射血分数的变化[75]。他们使用超声心动图和放射性核素扫描对患者进行了为期 7 年的评估。在术前和术后早期研究中，左心室舒张末期内径减小（从 75 ±6mm 减小到 56± 9mm，P ＜ 0.001），收缩期室壁张力峰值减小（从 247±50olynes 降到 163±42dynes），射血分数增加（从 43%±9% 到 51%±16%，P ＜ 0.001）。然而，无早期射血分数增加的患者没有表现出任何长期的改善。他们进一步证明，即使是严重的左心室功能障碍患者，射血分数也有显著改善[72]。

因此，主动脉瓣置换术对晚期左心室功能障碍患者也是有益的。与药物治疗相比，手术后的患者的生活质量和心功能得到改善。在考虑对严重主动脉瓣反流和左心室功能障碍患者进行手术干预时，必须考虑相关的术前因素和较高的手术死亡率。

主动脉瓣置换术是美国最常见的成人心脏手术之一。射血分数低的患者通常发展为主动脉狭窄的一个亚型：低梯度、低流量（LF-LG）的严重主动脉瓣狭窄。

（一）定义

LF-LG 重度 AS 系指 EOA ≤ 1.0 cm² （或 EOA 指数 ＜ 0.6 cm²/m²），平均跨瓣压较低（＜ 40 mmHg）。

低流量意味着心脏指数 ＜ 3 L/（m² · min）或射血分数（低于 40% 或 35%）。

（二）假性严重主动脉瓣狭窄

以左心室功能障碍为主的患者，由于每搏输出量低于正常值，主动脉瓣面积小，跨瓣压低。这些患者的主动脉瓣的有效开口面积小是由于心脏收缩期的不完全打开所致。

这种分类具有显著的临床效果，因为主动脉瓣置换术不能改善后一类型患者的症状，实际上甚至可能是有害的。

（三）多巴酚丁胺负荷超声心动图的作用

多巴酚丁胺负荷超声心动图（Dobutamine Stress Echocardiog raphy，DSE）[76] 是评估 LF-LG 主动脉瓣狭窄的验证性检测。虽然真正的主动脉瓣狭窄呈明显的梯度增加（平均跨瓣压 ＞ 40mmHg），且血流量和主动脉瓣瓣口面积增加较小（改变 ＜ 0.3 cm²，瓣膜面积 ＜ 1 cm²），而假性重度主动脉瓣狭窄呈血流增加，但梯度变化不大[63]。欧洲心脏瓣膜病指南委员会建议需要对所有 LF-LG 主动脉瓣狭窄患者进行此项检测。除了作为一种诊断手段，射血分数的增加还有助于评估左心室收缩储备能力，这是一项重要的预后指标[77]。收缩储备能力的定义是与基线相比，注射多巴酚丁胺可使射血分数增加 ＞ 20%[78]。

Momin 等研究了 DSE 有无收缩储备的患者每搏输出量、左心室射血分数、主动脉瓣面积和平均压力梯度（mean pressure gradient，MPG）的变化。具有完整收缩储备的患者显示出每搏输出量（33%）、LVEF（12%）、主动脉瓣面积（0.1cm²）和 MPG（47%）均有增加。那些缺乏收缩储备的患者在多巴酚丁胺负荷超声心动图上的值却几乎没有增加。

（四）TOPAS 研究

TOPAS（真性或假性重度主动脉瓣狭窄）是一项前瞻性研究，旨在提高鉴别真性和假性重度主动脉瓣狭窄的准确性。虽然作者同意 DSE 是一个可靠的测试，但从 DSE 得到的狭窄指数取决于血流增加的幅度。Blais 及其同事们提出了一种新的狭窄指数，EOA_{proj}，它以 250ml /s 的标准流速确定瓣膜面积，这是他们在实验室中使用液压模型推导出来的一个常数。因此，他们用方程表示为：$EOA_{proj}=EOA_{rest}+ VC*（250 - Q_{rest}）$。作者进一步将得到的值与患者体表面积进行索引，从而得到预测 EOA 指数。当 ≤ 0.55 cm^2/m^2 为临界值时，该指标的灵敏度由 93% 提高到 100%（图 19-6）[79]。

虽然这些调查对外科医生进行风险分层有用，但临床评估和风险因素评估对实施适合于患者个体的正确策略至关重要。然而，无论收缩血流储备如何，最佳药物治疗已证明不如进行 AVR 手术。保守治疗的 5 年死亡率可高达 87%。因此，许多作者建议对 LF-LG 主动脉瓣狭窄患者进行瓣膜置换术 [77, 79]。经皮主动脉瓣置换术正成为此类高危患者的更优选择。

（五）常规 AVR 的结果

1. 围术期死亡率

该组的总体围术期死亡率仍然很高，在 9% ～ 22% 的范围内 [77, 80-83]。在欧洲的一项多中心研究中，心源性休克（79%）、败血症（9%）、脑卒中（3%）和呼吸衰竭被报道为死亡的重要原因 [83]。对这一大群患者进行的单因素分析表明，较高的 EuroSCORE、较差的 NYHA 功能分级、冠状动脉疾病和较长的手术持续时间是早期死亡率的重要预测因素。Monin 等 [77] 已经证明，平均压力梯度（MPG）< 20 mmHg（44 % vs. 11 %；$P= 0.0006$）的患者的手术风险明显更高。本研究的多变量分析明确缺乏收缩储备（OR=10.9，95% CI 2.6 ～ 43.3，$P= 0.001$）和 MPG < 20 mmHg（OR = 4.7，95% CI 1.1 ～ 21，$P = 0.04$）是围术期死亡率的预测因子。冠状动脉疾病和既往的心肌梗死病史在危险分层中也很重要 [84]。更为重要的是，Levy 等 [83] 已经证明，在当今时代（2000 － 2005 年），尽管发生了更多的急诊病例（增加了 9%；$P= 0.04$），但是手术的结果却变得更好（死亡率降低 10% ；$P = 0.04$）。

虽然目前还没有针对该患者群体有选择地设计风险分层评分，但根据患者的具体情况使用 EuroSCORE 或 STS 风险评分是做出知情决策的最佳工具 [85, 86]。如前所述，DSE 和收缩储备是患者预后的重要预测指标。

2. 主动脉瓣置换术后的心脏功能

多位作者已证实行主动脉瓣置换术后患者的心脏功能状态有所改善 [77, 80, 81]。虽然在 DSE 上收缩储备 > 20% 的患者有明显的改善，但即使无

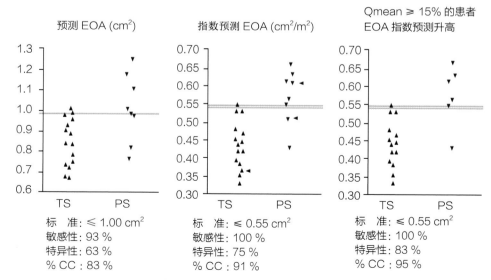

▲ 图 19-6　狭窄指数预测真假主动脉狭窄

指数预测有效瓣膜面积技术是鉴别真假重度主动脉狭窄的可靠方法。D-F 面板显示了真实的（红三角形）和假性重度主动脉瓣狭窄（蓝三角形）患者中该参数的变化（经 Wolters Kluwer Health Inc 许可，转载自 Blais 等 [79] ©2006）

收缩储备的患者在主动脉瓣置换术后也有了更好的改善[77]。TOPAS 研究评估了患者进行 AVR 前后的杜克大学活动评分指数（ Duke Activity Score index，DASI）评分和标准 6 分钟步行测试（6MW）覆盖的距离。他们能够在 AVR 队列［Δ DASI：+5.9（±3.3）和 Δ 6 MW：+66（±27）］中显示出两个参数（DASI 和 6 MW）有显著增加，而接受最佳药物治疗的患者在随访 1 年后，其功能实际上出现了下降［Δ DASI：-5.5（±2.6）和 Δ 6 MW：-9（±22）］[87]。

3. 长期生存的预测因子

一项多中心研究显示，主动脉瓣置换术后的 5 年的总生存率为 49% ± 4%[83]。并证明了按射血分数（小于和大于 20%；$P = 0.005$）、多支冠状动脉疾病（$P = 0.002$）和 EuroScore（小于和大于 10；$P = 0.0001$）分层的生存率上存在着显著差异。最新的欧洲心脏瓣膜病指南指出，EuroSCORE 可能高估了死亡率，而胸外科医师协会的风险算式在重度主动脉狭窄的高危患者中是一个更准确的预测因子[63]。

无收缩储备患者的结果见图 19-7。

Tribouilloy 等[80] 对 81 例无收缩储备的 LF-LG 主动脉瓣狭窄患者进行了多中心前瞻性研究。虽然其手术死亡率相对较高（22%），但与 OMM 相比，接受手术治疗的患者的 5 年生存率有了显著提高［（54%±7%）vs.（13%±7%），$P = 0.001$］。倾向匹配表明射血分数＜ 20% 和冠状动脉疾病是死亡率的独立预测因子。住院幸存者的 5 年生存率为 69%±5%。

因此，该研究证实，即使在没有心功能储备的患者中，主动脉瓣置换术也是对患者有益的，尽管代价是较高的手术死亡率。

（六）LF-LG 主动脉瓣狭窄患者给予最佳的药物治疗效果

经研究一致表明，最佳的药物治疗与患者非常差的预后有关。在非手术治疗的患者中，存活率和心功能分级都很差。因此，尽管早期死亡率高，外科主动脉瓣置换术为患者提供了延长寿命和提高生活质量的最佳机会。

（七）TAVI 在重度 LF-LG 主动脉瓣狭窄患者中的作用

Fraccaro 等[88] 使用 Edwards SAPIEN / SAPIEN XT™ 以及 Medtronic CoreValve™ 对左心室功能障

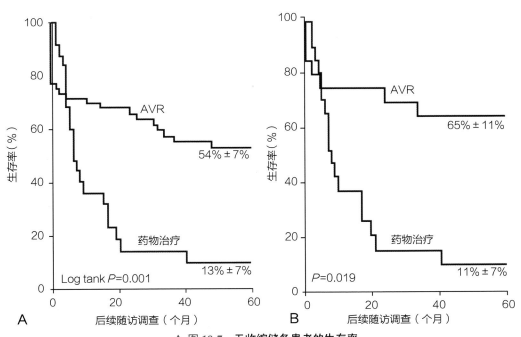

▲ 图 19-7 无收缩储备患者的生存率

Kaplan-Meier 曲线比较了多巴酚丁胺压力超声心动图检测主动脉瓣置换术（AVR）或最佳药物治疗无收缩储备患者的生存率。如图所示，在整个队列（A）以及倾向匹配亚组（B）中，AVR 结果明显优于最佳药物治疗（经 Tribouilloy 等[80] 许可重制）

碍患者进行了研究，他们研究了 384 例经皮主动脉瓣置入术（transcutaneous aortic valve implantation，TAVI）患者；其中 50 例患者 LVEF＜35%（A 组），其余 334 例（B 组）左心室功能正常。左心室功能＜35% 的患者（n=50）有较高的 logistic EuroSCORE™、STS 评分、更高程度的肾功能障碍和较差的 NYHA 心功能分级。虽然 A 组住院死亡率（14%）＞B 组（4%）（P=0.004），但在住院幸存者中，患有心血管疾病的死亡率在 1 年后是相当的（A 组 10%，B 组 6%；P= 0.434）。在 A 组中，射血分数从基线的 27.7%±6% 上升到 1 年后的 46.6%±13.7%（P＜0.0001）。研究者得出结论，需要进一步的研究来确定 TAVI 在 LF-LG 重度主动脉瓣狭窄患者中的作用，但建议左心室功能障碍不应作为进行 TAVI 的禁忌证。他们进一步建议 TAVI 无须预扩张，可避免对这些患者产生非常有害的心室快速起搏的需要（图 19-8）[89]。

五、结论

低流量、低梯度主动脉瓣狭窄患者的治疗需要心脏病学专家和外科医生共同合作。多巴酚丁胺负荷超声心动图是区分真假重度主动脉瓣狭窄的重要手段，这种分类对临床和治疗具有重要意义。尽管外科主动脉瓣置换术的手术死亡率较高，但这种疗法为大多数幸存者提供了更好的远期生存率和更高的生活质量。经皮主动脉瓣置入术为这些患者提供了一个良好的选择；虽然左心室功能障碍不应是该手术的禁忌证，但确切的风险 - 效益平衡仍然未知。

（一）经皮主动脉瓣置换术

外科主动脉瓣置换术（SAVR）是治疗重度主动脉狭窄的首选方法。然而，严重的并发症可能使传统手术风险极高。对于此类由于危险因素而无法进行 SAVR 的患者[71]，Alain Cribier 博士提出了另一种治疗方案[90]。TAVI（经皮主动脉瓣置换术）是一项实验性手术，目前已成为极端"高危"或不能手术的患者的首选手术，迄今为止，临床经验已达到 10 年[91]。

（二）现有设备概述

目前广泛使用的两种设备：Edwards SAPIEN

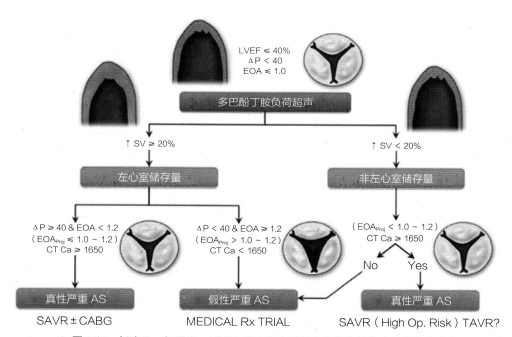

▲ 图 19-8 低流量、低梯度、重度主动脉瓣狭窄且射血分数降低的患者的治疗方案

EOA. 瓣膜有效开口面积（单位：平方厘米）；EOA$_{Proj}$. 正常流量下预测 EOA（单位：平方厘米）；P. 平均跨瓣压（单位：mmHg）；CT Ca. 计算机断层成像的钙评分（单位：Agatston）；SV. 每搏输出量；Op. 诊断；SAVR. 外科主动脉瓣置换术；TAVR. 经导管主动脉瓣置换术（经 Elsevier 许可，转载并改编自 Pibarot 和 Dumesnil[89]，©2012）

经导管心脏瓣膜（Edwards Lifesciences, Irvine, CA）和美敦力公司的 CoreValve™（Medtronic Corp, Minneapolis, MN, USA）。SAPIEN 瓣膜由牛的心包设计而成，类似于 Edwards 的 PERIMOUNT® 瓣膜。它采用与所有其他瓣膜相同的 THERMAFIX™ 抗钙化工艺进行处理。Edwards SAPIEN 瓣膜有 23mm 和 26mm 两种尺寸可供选择。这些瓣膜分别适用于 18～22 mm 和 21～25mm 的瓣环。Edwards 系统是为经股动脉或经心尖入路而设计的，有两种鞘管大小可供选择（25F 和 28F）。虽然经股动脉给药系统包含一个 RETROFLEX 3™ 给药系统，但是心尖瓣膜放置在 ASCENDRA 导入器系统™ 上。

美敦力 CORE-VALVETM 有 3 种尺寸：26mm、29mm 和 31 mm。AccuTrak® 输送系统的设计目的是提供一个受控的瓣膜输送环境，而无须在准备期间进行快速心室起搏。该瓣膜设计用于经股动脉、直接经主动脉和锁骨下动脉三种途径。与环形放置的 SAPIEN® 瓣膜不同的是，CORE-VALVE™ 是一种超环形瓣膜，具有更长的瓣叶接合区。这种设计使应变沿瓣膜均匀分布。该框架具有 8mm 的间隙，允许足够的冠状动脉口灌注和内固定。无论瓣膜尺寸如何，在 18F 尺寸下，CORE-VALVE™ 输送系统都比 SAPIEN® 要小得多。

（三）随机试验

第一次美国植入部分发生在 2005 年 3 月的 REVIVAL I 研究中。本试验旨在比较 TAVI 与球囊主动脉瓣成形术的疗效。由于顺行植入引起的技术问题后，研究者对设计进行了修改并引入了 REVIVAL II，第一例患者于 2005 年 12 月登记加入研究。该试验设计仅包括经股动脉入路，纳入了 55 例患者。

PARTNER 试验（经导管主动脉瓣瓣膜置换术；Clinicaltrials.gov 标识符：NCT0053084）是第一个前瞻性的、多中心的、关键的、随机对照试验，用于确定 TAVI 的疗效。PARTNER 试验 A 研究包括两个队列：①使用 SAPIEN® 和 SAVR 对高危患者进行 TAVI（经股动脉或经心尖）的比较。②经

股动脉 TAVI 与被认为不能手术患者的最佳药物治疗（optimal medical management，OMM）的比较。

PARTNER I A 包括 699 名患有严重钙化性主动脉狭窄的高风险患者，他们接受了经股动脉（TF）或经心尖（TA）的主动脉瓣置换术。该研究旨在实现 1 年内全因死亡率的统计学意义（非劣效性）。在 TF 队列和 TA 队列分别纳入 492 例和 207 例患者后，将患者随机分为 TAVI 组和外科主动脉瓣置换术组，比例为 1 : 1 [92, 93]。

PARTNER I B 研究包括 358 名传统手术风险过高，但符合 TAVI 的患者。他们被随机分为 TF-TAVI 组和标准治疗组，PARTNER I B 研究包括球囊型主动脉瓣成形术（78.2%）、单中心治疗术（7.9%）、主动脉瓣置换术（6.1%）、心尖主动脉瓣置换术（3.3%）和美国境外 TAVI 置换术（2.2%）。

PARTNER 委员会最近提交了 PARTNER I A 研究的 2 年成果 [94]。PARTNER I A 研究满足其非劣效终点，证明 TAVI 的效果与 SAVR 相当。两年后，SAVR 队列和 TAVI 队列的全因死亡率分别为 35% 和 33.9%（$P= 0.78$）。SAVR 队列中的出血并发症明显较高（29.5%vs.19%，$P= 0.002$），而 TAVI 队列中脑卒中和 TIA 更常见（11.2% vs. 6.5%，$P= 0.05$）。血管并发症占 TAVI 患者的 11.6%，其中大多数主要与经股动脉入路有关。两个队列患者的心脏起搏器需求量、透析和心内膜炎的发生率相当。TAVI 队列的死亡率预测因子为较小的体重指数 [HR=0.93（0.90～0.97）]、较高的平均梯度 [HR=0.82（0.72～0.94）]、基线肌酐 [HR=1.06（1.00～1.13）] 和先前的血管手术或植入支架 [HR=1.85（1.10～3.39）]。本研究显示，在 2 年的随访中，TAVI 后平均梯度下降，主动脉瓣面积增加。

TAVI 引起的主要问题是术后神经系统事件的发生以及假体周围的残余反流的存在。在 PARTNER I A 研究中，另一篇关注神经事件的文章表明，与 CNS 不良事件相关的危险阶段有两个。虽然初始阶段由手术过程导致（危险函数 2.21 + 0.68），但晚期阶段主要受患者自身相关因素的影响（如既往脑卒中史和 NYHA 分级）[95]。

PARTNER 研究人员发现，瓣周反流是死亡率的重要预测指标。在大约 3 年时间内，瓣周漏的存在（轻度 - 重度）增加了 2 倍的死亡率风险（1.43 ～ 3.10）（P ＜ 0.01；时序检验）。瓣周漏患者的瓣膜覆盖指数：100×［（瓣膜假体直径－环径）/ 瓣膜假体直径］较低，说明瓣膜尺寸过小是一个重要原因[96]。Colli 等引入了钙化评分，该评分可以预测手术后瓣周主动脉瓣反流[97]。

PARTNER Ⅰ B 队列研究结果表明 TAVI 优于 OMM。TAVI 使患者的全因死亡率和再住院率在 1 年内降低 29.1%。其研究主要关注的是高发生率的脑卒中（5% vs. 1.1%；P = 0.06）和发生主要血管并发症（16.2% vs. 1.1%；P ＜ 0.001）。值得注意的是，作为研究设计的一部分，所有 TAVI 患者的手臂都接受了经股动脉入路。与 OMM 队列相比，TAVI 队列的心功能状态有显著改善。

其研究数据也可以从几个注册中心获得，这些注册中心在"真实世界"中查看 TAVI 的结果。他们都报告了 88% 到 95% 以上的手术成功率。报道的 1 年死亡率最低为 6.7%，最高为 30.7%[91]。

（四）瓣中瓣

自 2007 年以来，已经发表了使用 CoreValve®（Medtronic corp., Minneapolis，MN）的瓣中瓣程序（TAV in SAV）的独立报告[98]。在此过程中，冠状动脉口阻塞、动脉粥样硬化栓塞和假体的适当定位仍是一些需要关注的问题。随着经验的增加，将会得到更多关于"TAV in SAV"程序在各种支架瓣膜和无支架瓣膜上的可行性和简便性的更多信息。Piazza 等在 20 名患者中进行该手术，具有合理的早期死亡率，是目前该领域最大的单中心研究之一[99]。

（五）TAVI 的经济要素

PARTNER 研究的详细成本分析显示，TAVI 的经心尖手术成本 $（90 000±40 000）高于常规主动脉瓣置换术 $（80 000±47 000）。经股动脉和传统 AVR 的费用相当。但是，两组患者在 1 年结束时的总开支是相当的[100]。虽然 TF-TAVI 提高

了患者的生活质量（QOL）和成本效益，但接受 TA-TAVI 和常规 AVR 的患者在手术成本和生活质量评分上仍有相似之处。因此，他们得出结论，目前 TF-TAVI 与手术 AVR 相比在经济上是有利的。

（六）正在进行的试验

除了 PARTNER Ⅱ 研究外，在 "http://www.clinicaltrials.gov"[101] 网站上搜索，可以发现世界范围内还有 8 项关于 TAVI 在各种临床情况下的可行性的注册试验。这些研究结果将有助于我们为该程序确定一套明确的纳入和排除标准（表 19-2）。

（七）欧洲心脏瓣膜病学会 2012 指南

TAVI 是一种治疗"高风险"严重钙化性主动脉狭窄的患者的有益疗法。EUROSCORE ＞ 20 或 STS 评分＞ 10% 的患者非常适合这种手术。患者个体相关因素，包括如年龄、心脏手术史（如冠状动脉搭桥术，特别是带移植物）、钙化主动脉、纵隔放疗史，以及医疗风险因素，包括如慢性阻塞性肺病，氧气依赖和身体虚弱均是其他需要考虑的因素，以便就患者护理做出明智的决定。指南建议，继续进行 TAVI 或 SAVR 的决定应该由"心脏小组"和心脏病学家共同做出[63, 102]（表 19-3 和表 19-4）。

目前，需要 TAVI 早期阶段的结果和成果以及需要更长随访时间的研究来共同确定 TAVI 的确切适应证。目前的研究足以说明，这是一项令人激动的新兴技术，其为重度主动脉瓣狭窄的高危患者提供了一个合理的替代治疗方案。

致谢

我们要感谢 Ishan K Shah 博士在编写手稿方面提供的帮助。我们还要感谢 Melody Roller 女士协助我们获得本章转载数字的版权许可。

公开

我们无任何与本文相关的利益披露。

表 19-2　正在进行的 TAVI 临床试验

试验	NCT 编号	国家	开始日期	预计主要完成日期	预计参与者	试验概述	所用设备
Medtronic CoreValve® 美国重要试验	NCT01240902	美国	2010 年 11 月	2013 年 5 月	1597	评估 Medtronic Core Valve® 在严重主动脉瓣狭窄的高风险和极高风险患者中的安全性和有效性	Medtronic CoreValve®
PARTNER II trial	NCT01314313	美国、加拿大	2011 年 3 月	2015 年 1 月	2500	评估 Edwards SAPIEN XT 经导管心脏瓣膜和输送系统在症状性严重钙化性主动脉瓣狭窄的患者中的安全性和有效性：NovaFlex（经股动脉）和 Ascendra（经心尖）	Edwards SAPIEN XT®
SURTAVI	NCT01586910	美国、丹麦、荷兰	2012 年 3 月	—	2500	MedtronicCoreValve® 在需要主动脉瓣置换术的中度风险患者中的安全性研究	Medtronic CoreValve®
SIMPLIFy TAVI	NCT01539746	德国	2012 年 4 月	2013 年 4 月	110	为了证明避免球囊瓣膜成形术对于天然主动脉瓣的预扩张与射血分数严重受损的 TAVI 患者的复合主要终点减少有关（LVEF ＜35%）	Medtronic CoreValve®
TAVI vs.SAVR	NCT01057173	丹麦	2009 年 12 月	2013 年 12 月	—	一项比较 70 岁以上重度主动脉狭窄患者 TAVI 和 SAVR 的随机对照试验	Medtronic CoreValve®
MDT-2111 在主动脉瓣环小及有症状的主动脉瓣狭窄患者中的临床评价	NCT01634269	日本	2012 年 7 月	2013 年 8 月	—	探讨 MDT-2111 治疗主动脉瓣环小、手术难度大、症状严重的主动脉瓣狭窄的疗效	使用 MDT-2111 系统的 23mm Medtronic CoreValve®
MDT-2111 系统的临床评估	NCT01437098	日本	2011 年 10 月	2013 年 1 月	—	MDT-2111 在有症状的主动脉瓣狭窄患者中的临床评价	Medtronic CoreValve®
SOURCE XT 注册试验	NCT01238497	全世界 104 个地点	2010 年 9 月	2012 年 12 月	2000	为确定正在销售 Edwards SAPIEN XT 瓣膜和输送装置治疗的症状性严重钙化退行性主动脉瓣狭窄患者的并发症和临床益处的特征和指标	Edwards SAPIEN XT®
SOLACE-AU 临床试验	NCT01675596	澳大利亚	2012 年 4 月	2013 年 12 月	200	该研究的目的是观察 Edwards SAPIEN XT 瓣膜治疗严重钙化退行性主动脉瓣狭窄的安全性、有效性和成本效益	Edwards SAPIEN XT®

表 19-3　TAVI 治疗严重钙化性主动脉瓣狭窄的建议

建　议	分级	水平	参考文献
TAVI 应由一个多学科的"心脏团队"进行，包括心脏病专家和心脏外科医生，以及其他必要的专家	I	C	
TAVI 只能在可以现场进行心脏手术的医院进行	I	C	
TAVI 适用于有严重症状的患者，经"心脏小组"评估，这些患者不适合 AVR，在考虑了他们的并发症后，他们的生活质量可能得到改善，预期寿命超过 1 年	I	B	[99]
对于有严重症状的高危患者，应该考虑 TAVI，因为他们可能仍然适合手术，但在这些患者中，TAVI 是由一个"心脏团队"根据个人风险状况和解剖适宜性来分情况考虑的	Ⅱa	B	[97]

经牛津大学出版社许可，转载自 Vahanian 等[63]，©2012

表 19-4　TAVI 治疗严重钙化性主动脉瓣狭窄的绝对和相对禁忌证列表

绝对禁忌证

现场没有"心脏团队"，也没有心脏手术

TAVI 作为 AVR 的替代治疗是否合适，尚未得到"心脏团队"的证实。

　临床因素

　　预期寿命＜ 1 年

　　由于并发症，不太可能通过 TAVI 改善生活质量

　　对患者症状有重要影响的其他严重原发性相关疾病，只能通过手术治疗

　解剖学因素

　　瓣环尺寸不足（＜ 18 mm，＞ 29 mm）

　　左心室血栓

　　活动期心内膜炎

　　冠状动脉口阻塞风险增高（瓣膜钙化不对称，瓣环与冠状动脉口间距离短，小主动脉窦）

　　升主动脉或足弓有活动血栓的斑块

　　经股动脉 / 锁骨下入路：血管通路不足（血管管径尺寸、钙化、迂曲）

相对禁忌证

二叶瓣或非钙化

未经治疗的冠状动脉疾病，需要血运重建

血流动力学不稳定

LVEF ＜ 20%

经心尖入路：严重肺部疾病，左心室心尖不可入路

经 Oxford University Press 许可，转载自 Vahanian 等[102]，©2012

第 20 章
心脏移植患者的选择
Patient Selection for Cardiac Transplantation

Michael L. Craig　Adrian B. Van Bakel　著

孟妍妍　译

一、概述

充血性心力衰竭（HF）仍然是美国成人住院的主要原因之一。2013 年与此类疾病有关的直接和间接费用估计在 320 亿美元，到 2030 年，预计将达到 700 亿美元。这种财政负担大部分来自每年 100 多万例因急性失代偿性心力衰竭而住院的患者[1]。随着心力衰竭的药物和医疗器械治疗的进展，以及它们在发病率和死亡率方面的数据降低，导致越来越多的患者进展为晚期心力衰竭。在近 600 万充血性心力衰竭成年患者中，据估计有 20% 患有 ACC 分期 D 期疾病，这类患者应该直接考虑接受晚期心力衰竭治疗。不幸的是，这个潜在的移植患者数量远远超出了美国每年进行的大约 2300 例心脏移植的数量，甚至超出了过去几年全球每年进行的 3700 例的数量[2]。

几十年来，心脏移植最大限度地降低了终末期心力衰竭患者的发病率和死亡率。此外，机械循环支持领域的不断进步扩大了晚期心力衰竭患者的治疗策略。在本章中，将回顾心脏移植患者选择的过程，特别强调心脏移植的适应证，终末期心力衰竭患者的危险分层，评估过程，也会强调心脏移植的绝对和相对禁忌证，以及移植后存活的预测因素。

二、心脏移植的适应证

国际心肺移植学会（ISHLT）、美国心脏病学会（ACC）、美国心脏协会（AHA）、美国心力衰竭学会（HFSA）、欧洲心脏病学会（ESC）和加拿大心血管学会（CCS）均发表了总结心脏移植适应证的指南。但这些指南主要集中在进行了最大限度的医疗和器械治疗，仍然患有心力衰竭难治性症状的患者中。下面的讨论将集中于心脏移植的适应证和非卧床心力衰竭患者的风险分层，然后简要讨论那些值得特别考虑的人群。

三、晚期心力衰竭患者的风险分层

任何医学治疗的目标都是最大限度地延长寿命和提高生活质量。虽然 D 期心力衰竭患者的发病率和死亡率很高，但心脏移植也存在固有的短期和长期风险。因此，在预后足够差的情况下，对可能有条件进行移植的患者进行适当的风险分层是必要的，以便保持较高的成功率。ACC 和 AHA 意识到纽约心脏协会功能分类系统的局限性，于是在 2001 年提出了心力衰竭的分层，以进一步定义疾病的进展并指导充血性心力衰竭患者的管理。根据这一分层系统，D 期患者，即那些尽管进行最大限度的药物和器械治疗后在休息状态仍有明显症状的患者，应考虑包括心脏移植在内的晚期心力衰竭治疗。用于确定最适合心脏移植患者的完美模型应包括所有已被证明对充血性心力衰竭患者具有良好预后价值的变量。在单变量分析中，射血分数、NYHA 功能分级、血流动力学异常和组织灌注不良的标志物均可预测心力衰竭患者的生存率。挑战在于最终影响心力衰竭表型的变量数量之多——使得使用一个甚至几个这样的变量都成问题。

（一）心肺运动试验

通过心肺运动试验（cardiopulmonary exercise test，CPX）测得的峰值耗氧量（peak oxygen consumption，VO_2）提供了客观的心功能测量，并且已经证明在心力衰竭患者的风险分层中非常有用。峰值 $VO_2 < 14ml /（kg \cdot min）$ 历来被视作心脏移植的适应证；然而，在当前药物和器械治疗广泛使用之前，这一阈值已经得到了验证[3,4]。最近更多的研究表明，峰值 $VO_2 < 10ml /（kg \cdot min）$ 对终末期心力衰竭患者是一个更好的风险鉴别指标。在一项针对 715 例心脏移植患者的研究中，VO_2 峰值 $\leq 10\ ml/（kg \cdot min）$ 的患者 1 年的无事件生存率为 65%，相比之下，峰值 VO_2 在 $10 \sim 14\ ml/（kg \cdot min）$ 时为 77%，峰值 $VO_2 > $ 为 $14\ ml/（kg \cdot min）$ 时为 86%[5]。

最近发布的《2006 年国际心肺移植学会（ISHLT）心脏移植列入名册的资格准则 10 年更新》，进一步完善了 CPX 的列入名册的资格准则[6]。最大 CPX 系指呼吸交换比 > 1.05，并且在最佳药物治疗条件下实现厌氧代谢的 CPX。此外，建议将峰值 $VO_2 \leq 12\ ml/（kg \cdot min）$ 作为 β 受体拮抗药治疗患者的用药指南——对于不能耐受 β 受体拮抗药治疗的患者，应使用峰值 $VO_2 \leq 14\ ml/（kg \cdot min）$。在 50 岁以下的女性患者中，使用预测的峰值 $VO_2 \leq 50\%$ 作为指南适应证，获得了 IIa 类推荐，对于亚级量 CPX 的患者，使用通气当量相当于二氧化碳（VE / VCO_2）> 35 作为适应证的决定因素，得到了 IIb 类的推荐。在体重指数（BMI）为 $> 30\ kg/m^2$ 的肥胖患者中，将峰值调整为 $VO_2 < 19\ ml/（kg \cdot min）$ 的患者列入指南，并获得 IIb 类推荐。最后，使用峰值 VO_2 作为适应证的唯一标准获得了 III 类建议。此外，CRT 设备的存在不会改变当前峰值 VO_2 临界值（I 类推荐）。

虽然峰值 VO_2 已被证明对心脏移植预后有很强的评估价值，但使用任何单一变量来确定是否需要移植仍存在问题。考虑到这一点，我们已经设计了几个模型，使用了多个变量，并已证明其对心力

衰竭患者的预后具有很高的预测作用。

（二）心力衰竭风险模型

心力衰竭生存评分（the heart failure survival score，HFSS）是一种无创风险分层模型，采用 269 例患者的 80 项临床特征，并对 199 例患者进行了前瞻性试验[7]。在多变量分析中，有 7 个指标可以预测生存率并用于构建该模型：缺血性心肌病、静息心率、左心室射血分数、室间隔传导延迟（QRS ≥ 120 ms）、平均静息血压、峰值 VO_2 和血钠含量。根据该模型得出的评分，将患者分为低、中、高风险组。在这三组患者中，12%、40% 和 65% 的患者需要紧急移植或在 1 年内因未移植而死亡。基于这些发现，作者得出结论，中高危组患者应考虑进行心脏移植。虽然该模型在广泛使用 β 受体拮抗药、醛固酮受体拮抗药和器械治疗之前就得到了验证，但它最近在一项现代队列研究中再次得到了验证[5,8]。由于使用的几个危险因素的固有变异性，以及在某种程度上武断地使用紧急移植作为联合终点的一部分，导致了人们对该模型有争议。

西雅图心力衰竭评分（The Seattle Heart Failure Score，SHFM）是另一个多变量风险模型，来自 1 125 名患者的研究，用于预测心力衰竭患者在 1 年、2 年和 3 年的生存率。根据 $-1 \sim 4$ 的评分，患者被分为 5 组。5 组患者 2 年生存率分别为 93%、89%、78%、58%、29%、10%。此外，该模型预测了添加基于药物和器械治疗对生存率的影响，因此使其成为对患者更有用和更具说明性的工具模型。该模型在 9942 例心力衰竭患者中进行了前瞻性验证，随访时间超过 17 年，这也得益于它是在一个广泛使用循证药物和器械治疗的时代得出的结论[9]。

更新的 2016 年 ISHLT 指南更明确地建议患者使用 CPX 检测及预后评分来确定是否及何时列入移植候选人。新的指南建议，处于高 / 中度脑卒中范围的 HFSS 或 SHFM 估计的 1 年存活率 < 80%，以及适当的低峰值 VO_2 是移植候选资格的适当标准[6]。除了关注非卧床 D 期心力衰竭患者外，还

有一些其他患者值得特别考虑。因难治性心源性休克住院的患者，依靠静脉注射正性肌力药维持终末器官灌注的患者，难以进行药物和器械治疗的室性心律失常患者，药物治疗无效且不适合血管重塑的严重缺血症状的患者，以及那些有严重症状的先天性心脏病且不适合矫正手术的患者均可以考虑心脏移植。

四、心脏移植评估

有一个或多个心脏移植适应证的患者应转到心脏移植中心进行综合评估。近年来，移植中心的数量一直在下降。有些人认为这种趋势是有利的，因为它迫使器官移植和器官移植接受者的纵向护理掌握在少数有技能的人手中。在 2009 年全世界进行的大约 3700 例移植手术中，大约有 50%在每年进行了 20 例以上移植手术的中心进行（占所有中心的 21%），有 33% 在每年进行 10 ～ 19例移植手术的中心进行（占所有中心的 39%），其余的在每年进行少于 10 例移植手术的中心进行（占所有中心的 40%）[2]。

评估过程的第一步应关注患者教育。与任何其他建议的治疗方法或步骤一样，患者应该被告知心脏移植的潜在的短期和长期风险和益处。虽然心脏移植在提高患者的生存率和生活质量的预期益处是显而易见的，但长期来看，感染增加、并发恶性肿瘤和肾功能障碍的风险应该从多方面加以讨论，也就是告知患者一种疾病痊愈后可能患上另一种疾病。本着知情同意的原则，还应讨论替代疗法，包括姑息治疗和（或）左心室辅助装置治疗。一旦教育完成，接下来可能会进行全面的医疗、社会和财务评估。下一阶段应由一个多学科团队进行，该团队不仅应由高级心力衰竭心脏病专家、心胸外科医生和咨询医生组成，还包括移植协调员、中级医疗服务提供者、药剂师、社会工作者、心理学家、财务协调员、物理和职业治疗师及其他相关医疗卫生专业人员。在咨询医生的团队中，移植传染病专家、免疫学家和心脏病理学家是非常宝贵的资源。除了评估手术资格、并发症、心理状态、经济和社会支持而进行

的多次咨询外，患者还应接受全面的诊断测试，包括影像学检查和实验室评估，以评估终末器官功能、血糖控制、骨密度、营养状况和适合年龄的癌症筛查。

此外，ABO 血型分型和人类白细胞抗原（HLA）抗体的定量是供体 - 受体匹配的必要条件。HLA 抗体是通过一种称为群体反应性抗体（PRA）的检测方法来鉴定和定量的。在此检测过程中，可通过固相、流式细胞术或细胞毒性实验等方法，以确定潜在供体库中针对 HLA 抗原的抗体的类型和强度。当使用固相和流式细胞术检测时，这些结果被表示为 cPRA（以百分比表示），当使用细胞毒性方法时，这些结果被表示为 PRA。cPRA和 PRA 是对潜在的具有不可接受的 HLA 抗原的供体库的估计。在广泛使用固相法鉴定特异性 HLA抗体之前，PRA > 10% 的患者通常需要在移植前进行前瞻性交叉配型。固相和流式细胞术检测的特异性使得虚拟交叉匹配成为可能，因此可以在无前瞻性交叉匹配的情况下更广泛地共享供体器官。确保适当的选择患者，多学科方法不仅是移植后存活的最重要决定因素，而且对于维持适当的器官管理也至关重要。

五、心脏移植的禁忌证

ISHLT、ACC、AHA、HFSA ESC 和 CCS 都发表了关于心脏移植禁忌证或适应证的指南。总体而言，上述机构对心脏移植的禁忌证意见一致。

（一）肺动脉高压症

急性右心室衰竭（acute right ventricular failure,RVF）是心脏移植最令人担忧的围术期并发症之一，因此术前风险分层至关重要。据估计，多达 20% 的移植患者的早期死亡是由术前肺血管阻力（pulmonary vascular resistance，PVR）增加和术后右心室功能下降所致[10]。由于这种可怕的后果导致了严重的发病率和死亡率，许多不同的静态和动态肺血流动力学变量的测量方法被用来指导潜在候选人的选择。除了 PVR 外，还可以利用肺动脉收缩压（pulmonary artery systolic pressure,

PASP）和跨肺梯度（transpulmonary gradient，TPG）的特定临界值来识别那些 RVF 风险增加的患者。虽然使用了这些绝对限值，但并不存在二分法，因此，血流动力学异常的程度可以用来预测 RVF 增加的风险[11]。2016 年 ISHLT 指南建议，PASP ≥ 50mmHg、PVR > 3 Woods 单位或 TPG ≥ 15 mmHg 可被视为心脏移植的相对禁忌证[6]。此外，PASP > 60 mmHg 对那些 TPG 或 PVR 升高的患者增加了 RVF 和（或）死亡的风险。在具有一种或多种异常血流动力学测量的患者中，可考虑使用一种肺和（或）全身血管扩张药进行药物激活试验。常用的药物包括硝普钠、一氧化氮和硝酸甘油。如果使用一种或多种治疗不能达到可接受的血流动力学标准，或这种治疗导致明显的全身性低血压（SBP < 85 mmHg），则可以考虑接受进一步的药物和（或）左心室辅助装置（Left ventricular assist device，LVAD）治疗。在肺血管反应活性的患者中，即能通过刺激使 PVR 和（或）PASP 改善的患者，他们对移植后存活率的预测尚不清楚，一些研究显示患者移植后存活率降低[12]，而另一些研究显示患者的结局与移植前 PVR 更为正常的患者相似[13, 14]。

（二）高龄

在评估心脏移植患者时，高龄是心脏移植的相对禁忌证。2011 年，心脏移植受体的年龄中位数为 54 岁，这个数字多年来变化不大。然而，移植受体的年龄分布在过去 10 年中发生了显著的变化，现在年龄较大的患者接受移植的频率反而更高。1982 － 1991 年，大约 38% 的心脏移植受者年龄在 50 － 59 岁，12% 的受者年龄在 60 － 69 岁。相比之下，2002 － 2010 年，前一组接受了 35% 的可用心脏移植，而年龄最大的一组接受了 27% 的心脏移植[2]。这一趋势显示，越来越多的经验表明，符合条件的晚期心力衰竭和高龄患者也可以很好地进行心脏移植。

前面提到的供体心脏和潜在受体之间的供需不匹配，在确定受体候选人资格时，肯定会引发许多以高龄为中心的伦理讨论。话虽如此，与其

质疑患者是否"太老"不适合移植，不如探讨"根据他们的年龄和其他并发症，患者在移植后平均存活 12.1 年的可能性有多大？"。在心脏移植的早期，年龄 > 55 岁的被认为是心脏移植的禁忌证，因为担心移植后存活率下降。然而，在过去的二十年中，与年轻患者相比，许多单中心研究已经证明在 60 岁以上的患者也表现出相似的结果[15-17]。此外，其他几个中心也报告了一些个人经验，表明符合条件 > 70 岁的患者仍然可以很好地进行心脏移植[18-21]。相反，在另外一些单中心研究表明，60 岁以上患者的移植后存活率下降。在迄今为止规模最大的回顾性研究中，Weiss 等观察了 1999 － 2006 年间超过 14 000 例移植患者。在 ≥ 60 岁的患者中，30d、1 年和 5 年的生存率分别为 93%、84% 和 69%，而 < 60 岁的患者分别为 94%、87% 和 75%。尽管存在这种生存差异，但研究者认为，对于那些 ≥ 60 岁的患者，结果仍然令人鼓舞，因此，心脏移植应该扩展至高年龄组[22]。

基于上述工作和其他类似的单中心研究经验，2016 年 ISHLT 指南修改了列入名册的资格准则，以解决在评估受体候选资格时高龄问题。此项指南规定，如果患者年龄 ≤ 70 岁，应考虑进行心脏移植（Ⅰ类建议）。该指南进一步指出，符合条件的 > 70 岁的患者也可考虑进行心脏移植（Ⅱ b 类）[6]。

（三）恶性肿瘤

在确定心脏移植患者的候选资格时，适当的癌症筛查也是至关重要的。所有患者均应接受适合年龄和性别的筛查，包括结肠镜检查、乳腺 X 线摄影、巴氏涂片检查、盆腔检查和前列腺特异性抗原水平检查。根据患者的并发症和（或）家族史，还可以考虑对胸部、腹部和骨盆的影像学检查及其他肿瘤标志物进行额外的检查。

除了适当的癌症筛查外，已知恶性肿瘤的患者应接受仔细的评估和风险分层。从以往来看，大多数中心都要求潜在的受体在移植前至少 5 年处于肿瘤缓解状态，这是由于必要的免疫抑制和引发先前治疗过的恶性肿瘤的风险。这种方法在某种程度上得到了支持，最近有证据表明，复发

风险与移植前无癌持续时间直接相关，那些缓解≥ 5 年的患者移植后复发风险最低[23]。同样，小规模的单中心研究显示，在移植前有适当肿瘤缓解期的患者中，移植后存活率或恶性肿瘤的发展无显著差异[24]。然而，此类描述在某种程度上有些武断，因为先前存在的肿瘤在治疗反应、复发风险和转移潜能方面存在很大差异。大量研究表明，既往存在恶性肿瘤的患者接受心脏移植手术，移植后原发肿瘤没有复发[25-28]。ISHLT 指南认识到心脏移植前，明确无癌观察期是武断的，因此2016 年维持了以下 I 类建议，即根据肿瘤类型、治疗反应和阴性转移性检查，肿瘤复发较低时，应考虑心脏移植。肿瘤缓解后等待移植的具体时间将取决于上述因素，不应使用任意的观察时间段[6]。

（四）肥胖

病理性肥胖长期以来被认为是心脏移植的相对禁忌证。大量的实验证明肥胖与心脏手术后的发病率和死亡率有直接关系。当使用各种方法测量肥胖时，几项单中心研究显示，移植前肥胖与心脏移植后不良结局之间存在相似的相关性。这些结局包括增加原发性移植物衰竭的风险、死亡率、感染、高排斥反应的频率和缩短首次高排斥反应的时间[29-32]。而其他小型研究表明，在类似有意义的结果上，如心脏移植后的存活、排斥反应或感染等，并无显著差异[29, 31]。尽管这一数据相互矛盾，但重要性证据支持了移植前肥胖与心脏移植后预后较差存在相关性的观点。因此，2016 年 ISHLT 指南发布了 IIa 类建议，指出体重指数> 35 kg/m^2 的患者在心脏移植后出现不良结局的风险更大，因此，在列入移植名册的资格前，建议将体重指数控制在< 35kg/m^2 的目标是合理的[6]。

（五）糖尿病

在接受心脏移植评估的患者中应仔细分析糖尿病（DM）及其相关的靶器官损害。还必须考虑皮质类固醇激素对血糖控制的潜在不良影响以及先前用口服降糖药治疗的患者对心脏移植后胰岛素的潜在需求。鉴于这些评估的复杂性，应考虑咨询内分泌学专家。

几项研究表明，已有糖尿病的患者在心脏移植后可能表现良好，存活情况、移植冠状动脉疾病、排斥反应和感染等各方面的情况相似[33, 34]。而其他单中心研究显示，先前患有糖尿病的患者预后较差，包括死亡率更高、移植性冠状动脉疾病及感染发病率升高、射血分数降低[33, 35-38]。在对接受心脏移植的糖尿病和非糖尿病患者进行的最大研究中，Russo 等回顾了 1995 － 2005 年 2 万多名首次接受心脏移植的患者数据。作者得出结论，在无并发症的糖尿病组和无糖尿病史组之间，移植后存活率没有显著差异。然而，当将有糖尿病病史和靶器官疾病的患者与无糖尿病的患者进行比较时，前者的死亡率更高、移植后肾衰竭和感染更严重。在 2016 年 ISHLT 心脏移植列入名册的资格准则指南中，IIa 类建议指出，除血糖控制不良（糖化血红蛋白> 7.5）或非增生性退行性病变外，伴有靶器官损害的糖尿病是心脏移植的相对禁忌证。

（六）慢性肾病

由于长期使用免疫抑制药对肾功能有潜在的不利影响，以及通常困扰心脏移植患者的常见并发症，因此，在移植前评估肾功能是至关重要的。心脏移植后发生重大肾脏疾病的许多风险因素已被确定，包括年龄、男性、高血压、糖尿病、移植前肌酐清除率 / 肾小球滤过率（GFR）受损以及移植后排斥反应的次数[39-44]。在心脏移植早期，不可逆肾功能障碍，即血清肌酐> 2mg/dl 被认为是心脏移植的禁忌证[45]。然而，目前还没有明确证据表明肌酐水平是心脏移植不可接受的风险因素。尽管如此，大多数移植中心对血清肌酐、肌酐清除率或 GFR 设定临界值，高于该临界值被认为是没有伴随肾移植的情况下心脏移植的相对禁忌证。除肾功能的检测外，使用肾脏超声评估肾脏大小和肾病的证据，肾动脉超声评估肾血管性疾病，也可能有助于风险分层。在 2016 年的 ISHLT 指南中，就肾功能障碍提出了 IIa 类建议，指出应该测量 GFR 或肌酐清除率，并且对于有肾功能异常证据的患者，应考虑肾脏超声、肾动脉超声及蛋白尿的检查。此外，预估 GFR < 30 ml/(min · 1.73 m²) 被定义为不可逆肾功能障碍，可能被认为是心脏移植的相对禁忌证[6]。

（七）周围性血管疾病

在心脏移植前还应考虑脑血管和周围性血管疾病（peripheral vascular disease，PVD）的存在和严重程度。在小型单中心研究中，移植后发生 PVD 的患者约占 10%。移植前缺血性心肌病、吸烟、移植后高血压和高三酰甘油血症被认为是心脏移植后发生 PVD 的危险因素[46, 47]。评估方法以及被认为不能接受移植的 PVD 的程度，在世界各地的移植中心存在很大差异。在 2016 年的 ISHLT 指南中，针对血管疾病提出了 IIb 类建议，其建议指出临床上不适合血运重建的严重的、有症状的脑血管疾病，以及无法血运重建并可能限制康复的外周血管疾病均可视为心脏移植的禁忌证[6]。

（八）烟草滥用

吸烟对一般人群心血管系统的影响及接触烟草的致癌影响，已被充分地描述。此外，心脏移植后吸烟已被证明会加速同种异体移植血管病变以及恶性肿瘤的发展[48]。不幸的是，大约有 20% 的患者在心脏移植后，又重新开始吸烟[49, 50]。此外，虽然二手烟暴露与冠心病的发展有关，但往往很难将这种重要的关系传达给患者和家属[51, 52]。因此，对患者及其护理人员都要接受关于戒烟重要性的教育，并且在评估过程中和移植后避免接触二手烟的重要性教育是必要的——这是 2016 年 ISHLT 指南中 I 类建议。考虑到心脏移植前几个月吸烟对患者的不良后果，应该在移植前至少 6 个月对戒烟进行评估，对于那些认为有再犯高风险的患者，应该每月评估 1 次。鉴于对二手烟暴露的不精确评估，也可考虑评估烟草暴露的尿液标志物，如尼古丁和可替宁。最近的研究表明，血清中有可替宁 > 0.7 ng/ml 的非吸烟者患冠状动脉疾病的风险增加[53]。2016 年的

ISHLT 指南进一步指出，主动吸烟恶习可能被认为是心脏移植的相对禁忌证（IIa 类 / 证据级别 C）[6]。

（九）酗酒

虽然有证据表明适量饮酒可能对心血管系统[54]有保护作用，但过量饮酒的毒性作用已得到充分描述。在每次饮酒超过 4 杯的男性和每次饮酒超过 3 杯的女性中，滥用酒精的风险更高[55]。此外，有证据表明长期过量饮酒可能损害记忆力[56]。尽管对接受心脏移植的有酗酒史患者的再犯情况知之甚少，但在这类接受过肝移植的患者中，多达 50% 的人在移植后的头 5 年内又开始恢复饮酒[57]。在同样的人群中，有酗酒家族史、缺乏社会支持和移植前 < 6 个月的戒断期已被确定为复发的危险因素[58]。因此大多数指南会要求患者在移植前有一段时间的戒断期。2016 年的 ISHLT 指南建议，在申请移植前的 24 个月内有酗酒史的患者应考虑实施系统性康复计划（IIb 类 / 证据级别 C 级）。此外，过度饮酒或其他药物滥用的患者不应接受心脏移植（III 类 / 证据级别 C）[6]。

（十）社会心理状态

在移植评估过程中，对患者及其护理人员进行详尽的社会心理评估至关重要。患者必须有信心能够了解自己目前的病情、预后、心脏移植的风险和益处，以及了解 LVAD 和姑息治疗等替代疗法。此外，鉴于复杂的药物治疗方案、频繁的临床访问和程序以及心脏移植必须改变的生活方式，应该有一份依从性的追踪记录。还应包括患者对其目前生活质量以及长期目标的评估。最后，必须确定有足够的护理人员，而且这些护理人员有能力并致力于围术期和长期护理患者。2016 年的 ISHLT 指南指出，被认为不足以在门诊环境中实现依从性治疗的社会支持是心脏移植的相对禁忌证。此外，心脏移植对严重认知行为障碍或痴呆患者的益处尚未确定，可能会造成伤害，因此不推荐在这一类患者中使用（IIa 类 / 证据级别 C）。

在讨论这些评估时保持客观性可能很困难。移植团队必须注意，不要将不良结果的潜在心理

社会预测因素与他们自己对患者生活质量或社会价值的看法相混淆。

六、列表和捐赠者 - 接受者匹配

一旦患者通过评估程序并被认为是合适的心脏移植候选人，就会被列入等候名单，并根据病情的严重程度获得排名状态。急性失代偿性血流动力学障碍患者在医院接受机械循环支持，即左和（或）右心室辅助装置、全人工心脏、主动脉内球囊泵、体外膜氧合以及（或）使用多种正性肌力药物并持续监测左心室充盈压力的患者被指定为ⅠA类状态。使用单次或多次低剂量正性肌力药的患者和使用持久左心室辅助装置的患者被指定为ⅠB类状态。不符合这些标准的患者被指定为Ⅱ类状态。在先前已被列出但由于潜在的可逆原因（即感染、终末器官功能障碍等）而不能进行移植的患者中，指定为7类状态（暂时无效）。

器官共享联合网络（the united network for Organ Sharing，UNOS）是一个由联邦政府承包管理美国境内器官移植系统的私立非营利组织。器官采购组织（organ procurement organization，OPO）是一个由医疗保险和医疗补助服务中心认证的私人非营利性组织，负责管理在特定地理区域内的捐赠者。一旦供体可用，本地 OPO 通过 UNOS 维护的中央计算机网络将供体心脏提供给所有潜在的候选者。UNOS 提供基于 ABO 血型和可接受的供体体重范围的移植方案，所有移植方案均已提交给潜在的受体。在血型和体重均可接受的潜在受体中，供体心脏会根据疾病的严重程度和名单上的时间分配给受体的。UNOS 用于分配供体心脏的算法很复杂，其最终旨在确保用最适当的方式将最宝贵的资源分配给病情最严重的患者。

七、移植前纵向管理

在等待移植的过程中，所列患者应定期接受评估，以确保继续列入候选资格。应至少每 3 个月对患者随访一次，评估其体重 / 体重指数，并进行常规实验室检测，以评估其血细胞计数、凝血功能和终末器官功能。PRA 检测应在致敏事件（如输血、植入 LVAD 等）后进行，或对 PRA 大于基线 10% 的患者定期检查。关于心力衰竭的严重程度，心肺压力测试应至少每年重复一次，右心导管检查应每 6 个月进行一次，对于肺动脉高压患者应更为频繁。还应进行与年龄相适应的癌症筛查，包括巴氏涂片检查、乳腺 X 线摄影和前列腺特异性抗原水平评估。

第21章
同种异体免疫反应与免疫抑制病理生理学
Pathophysiology of the Alloimmune Response and Immunosuppression

Michael X. Pham 　著

严　玲　译

一、对外来抗原的同种异体免疫反应

（一）概述

同种异体免疫是指机体对移植到同一物种不同个体的器官细胞（同种异体移植物）上的外来抗原的免疫反应。在器官移植中，同种异体免疫主要针对在供体器官表面上表达的主要组织相容性复合体（MHC）分子。同种免疫反应可大致分为两类。细胞介导的免疫涉及针对外来移植物的抗原特异性细胞毒性 T 淋巴细胞、巨噬细胞和自然杀伤细胞的激活和募集。相反，体液免疫主要由 B 淋巴细胞、抗体和补体介导。如果在器官移植后未进行调制，这两个过程都可能导致器官排斥。

（二）同种异体免疫反应的组成部分

人类的 MHC 分子被称为人类白细胞抗原（HLA）。它们是由位于 6 号染色体上的一大群高度多态性基因（MHC 复合体）编码的细胞表面抗原呈递蛋白。免疫系统利用这些蛋白质来区分自身和非自身来源的细胞，并识别细菌和病毒等外来入侵者。MHC 分子分为两类。Ⅰ 类分子是由 3 种主要 HLA 基因（HLA-A、B 和 C）编码。它们在所有有核细胞的表面表达，并将内源性抗原（来自细胞内的蛋白质，如病毒肽和肿瘤抗原）呈递给免疫系统。Ⅱ 类分子由 3 种另外的 HLA 基因（HLA-DP、DQ、DR）编码，并且仅在特定的抗原呈递细胞（APC）表面表达。APC 具有处理和呈递被细胞吸收和消化的外源性抗原（例如细菌）的能力。HLA 基因共显性表达。因此，对于 6 种主要 MHC 基因中的每一种，每个个体将从每个亲本继承和表达一个等位基因。

抗原呈递细胞包括树突状细胞、巨噬细胞、B 淋巴细胞和活化的血管内皮细胞。它们的主要作用是将外来抗原呈递给 T 淋巴细胞。因为 T 淋巴细胞不能识别完整或游离的抗原，所以 APC 必须内化并加工任何可溶性供体抗原，并且必须随后将它们作为与其表面上的 MHC 分子结合的供体抗原片段呈现。由此可以认为，APC 既可以是供体来源，也可能是受体来源。

两种主要的 T 淋巴细胞群参与移植器官的同种异体反应。细胞毒性 T 淋巴细胞，也被称为 CD8$^+$ T 细胞，其表面表达 CD8 糖蛋白，具有 T 细胞受体，可识别与供体细胞表面上的 MHC Ⅰ 类蛋白结合的外来抗原片段，并通过直接细胞毒性作用或细胞凋亡途径诱导细胞死亡。它们在细胞免疫中起主要作用。相反，辅助性 T 淋巴细胞或 CD4$^+$ T 细胞含有 T 受体，识别 APC 表面上的 MHC Ⅱ 类复合体，进而刺激可产生抗体的 B 细胞，从而产生针对所识别抗原的特异性抗体。辅助 T 淋巴细胞还激活参与细胞免疫的巨噬细胞和自然杀伤细胞。

B 淋巴细胞参与对同种异体抗原的体液免疫。B 淋巴细胞表面表达识别外来抗原的免疫球蛋白受体。B 淋巴细胞一旦被激活，会分化成分泌抗体的浆细胞，产生针对特定 MHC Ⅰ 类或 Ⅱ 类分子的特异性抗体。这些抗体结合在靶供体细胞的表面，激活补体并诱导细胞裂解。另外，同种抗体结合到供体细胞的表面可靶向诱导供体细胞被巨噬细胞和自然杀伤细胞破坏。

自然杀伤细胞是淋巴细胞的一部分，缺乏直接识别外来抗原的 T 细胞和 B 细胞表面受体。相反，它们可以被活化的辅助性 T 淋巴细胞募集，通过分泌细胞因子如白细胞介素 -2（IL-2）和干扰素 -γ（IFN-γ）以杀死外来细胞。

巨噬细胞是存在于组织内的分化的单核细胞。它们通过将与 MHC Ⅱ 类分子结合的同种异体抗原片段呈递给 CD4$^+$ T 淋巴细胞而起到 APC 的作用。另外，巨噬细胞还起到与自然杀伤细胞类似的效应。

（三）移植排斥机制

1. 同种识别

对移植器官产生同种异体免疫的起始反应发生在受体的淋巴结中，包括将移植组织识别为非自身或外来的成分。受体的免疫反应通过两种途径中的一种来识别供体（外源）抗原的存在。在直接途径中，存在于移植器官内的供体树突状细胞从移植物迁移到受体的淋巴结，其表面表达的完整的外源 MHC Ⅰ 类和 Ⅱ 类分子分别被受体的 CD8$^+$ 和 CD4$^+$ T 细胞识别。该途径被认为在急性排斥反应中起主要作用。在间接途径中，受体 APC（树突状细胞和 B 淋巴细胞）进入移植物，内化并加工由移植物脱落的可溶性 MHC 分子，并随后迁移回引流淋巴结。在淋巴结中，外源 MHC 蛋白被受体 CD4$^+$ T 细胞识别为与自身 MHC Ⅱ 类分子复合的加工肽。

2. 淋巴细胞活化和增殖

在淋巴结中，初始和记忆 T 淋巴细胞与供体和宿主来源的 APC 相互作用。单个 T 淋巴细胞仅能识别 MHC 背景下递呈的单一特异性抗原。具有特定 MHC- 肽复合物特异性的 T 淋巴细胞一旦识别出其在 APC 表面的独特配体就会被激活并进行克隆扩增。T 淋巴细胞活化需要两个特定信号

（图 21-1A-D）。当 T 淋巴细胞表面上的 T 细胞受体（TCR）识别并结合 APC 表面上的抗原肽 -MHC 复合物时，启动抗原识别信号（即第一信号）。接着是第二种协同刺激信号，涉及 APC 上的 B7 配体与 T 淋巴细胞表面上的 CD28 之间的相互作用。第一信号和第二信号启动一系列信号转导途径，促进白细胞介素 -2（IL-2）基因的表达。随后，IL-2 和其他细胞因子与原始 T 淋巴细胞表面和周围活化的 T 淋巴细胞表面的 IL-2 受体结合，产生第三信号，并触发细胞分裂、克隆扩增和分化，以表达效应器功能。

3. 导致组织损伤的效应机制

同种异体移植排斥反应通过细胞和体液效应机制介导（图 21-2）。活化的抗原特异性 CD8$^+$ T 淋巴细胞通过释放大量导致细胞裂解并诱导靶细胞凋亡的细胞毒性蛋白直接影响供体细胞死亡。同样，活化的 CD4$^+$ 辅助 T 淋巴细胞分泌多种细胞因子，包括促进 B 淋巴细胞成熟和供体特异性抗体产生的 IL-4 和 IL-5。同种异体抗体与同种异体移植物内血管内皮细胞表面的特异性 MHC 靶标结合，通过激活补体级联反应，在抗体依赖细胞介导的细胞毒作用（ADCC）的过程中诱导自然杀伤细胞和巨噬细胞对细胞的靶向破坏，从而对移植物造成主动损伤。表面具有特异性受体的细胞，可识别组织结合的抗体并通过释放成孔蛋白和蛋白水解酶来杀死靶细胞。另外，CD4$^+$ T 淋巴细胞引发非特异性迟发型超敏反应（DTH），其中非抗原特异性细胞如巨噬细胞、自然杀伤细胞和单核细胞被募集到移植物中以增强炎症反应。

二、免疫抑制原理

免疫抑制的目的是减弱同种异体免疫反应，以预防或治疗心脏同种异体移植排斥反应，同时尽量减轻药物毒性以及免疫抑制的主要后遗症，即感染和恶性肿瘤。大多数临床上使用的免疫抑制方案是由几种药物共同组成，并遵循一些一般原则。第一个一般原则是在手术后立即使用最高强度的免疫抑制，并在第一年内逐渐降低强度，最终达到最低免疫抑制的维持水平。因为移植物

植入后早期（在前 3～6 个月内）免疫反应性和移植物排斥倾向最高，并随时间降低。该原则兼顾防止移植物排斥和药物毒性最小化。第二个一般原则是在可行的情况下，优先使用低剂量的无重叠毒性的几种药物，而不是使用更高剂量（和毒性更大）的单一药物。第三个原则是不采用过强的免疫抑制，因为它会导致不良反应，例如对感染和恶性肿瘤的易感性。

免疫抑制方案可分为诱导、维持或抗排斥。诱导方案采用强烈的早期术后免疫抑制，而维持方案则用于患者的整个生命周期，以预防急性和慢性排斥反应。本章将回顾心脏移植中使用的诱导和维持免疫抑制方案。急性排斥反应的治疗将在后续章节中讨论。

三、诱导治疗

目前，略低于 50％ 的心脏移植计划在术后早期采用增强免疫抑制或诱导治疗的策略[1]。诱导治疗的目的是在同种异体移植排斥反应风险最高时，采用强烈的免疫抑制。从临床角度来看，诱导治疗的主要优点是允许在手术前或手术后肾功能受损患者中延迟应用肾毒性免疫抑制药物，并为早期皮质类固醇停药或使用皮质类固醇维持移植后免疫抑制方案提供一定的灵活性[2-4]。几种靶向 B 细胞和 T 细胞表面特异表位的抗淋巴细胞抗体已被作为诱导治疗的一部分。然而，普适性诱导治疗的总体策略和达到早期强烈免疫抑制状态的最佳药物仍存在争议。诱导治疗后早期排斥反

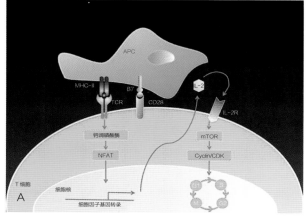
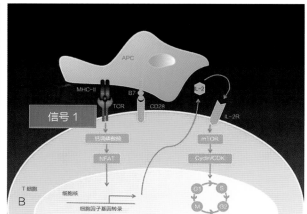
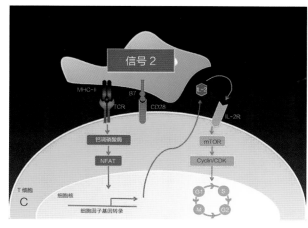
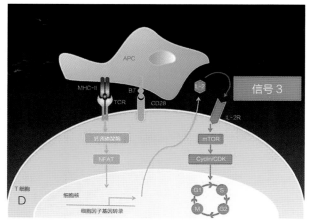

▲ 图 21-1　T 淋巴细胞活化和增殖的步骤

A. 对同种异体抗原识别的反应中，T 细胞活化和增殖需要多个信号；B. 抗原呈递细胞（APC）表面上的供体抗原被 T 淋巴细胞表面上的 T 细胞受体（TCR）识别（信号 1）；C. 发生 T 淋巴细胞活化需要第二信号，包括 APC 上的 B7 分子与 T 淋巴细胞表面上的 CD28 结合（信号 2）。信号 1 和信号 2 触发胞质钙水平增加，进而激活胞质钙调磷酸酶。钙调磷酸酶使一种称为活化 T 细胞核因子（NFAT）的转录因子去磷酸化，使其进入细胞核，促进白细胞介素 2（IL-2）的表达；D. 分泌的 IL-2 与活化的 T 淋巴细胞表面上的 IL-2 受体（IL-2R）结合（信号 3），通过哺乳动物雷帕霉素靶蛋白（mTOR）途径提供细胞生长和增殖所需的刺激

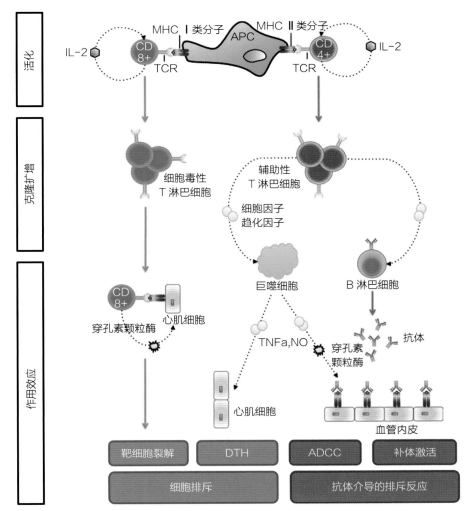

▲ 图 21-2 导致同种异体移植物排斥的效应机制。活化的 T 淋巴细胞经历克隆扩增并分化成效应细胞。**CD8**[+] 细胞毒性 T 淋巴细胞通过引起细胞裂解和诱导细胞凋亡直接导致供体细胞死亡。相反，**CD4**[+] 辅助 T 细胞分泌细胞因子和趋化因子，刺激 **B** 淋巴细胞成熟和同种抗体的产生，帮助巨噬细胞、自然杀伤细胞和单核细胞诱导迟发型超敏反应

应减少，然而，诱导治疗完成后晚期可能增加排斥反应，与此类治疗相关的感染率和恶性肿瘤的发生率会增加[5-11]。然而，致命性排斥反应风险最高的患者，包括年轻患者、非洲裔美国患者、预先形成高水平的抗 HLA 表位抗体的患者以及心室辅助装置支持的患者，可能会从诱导治疗中获益[12]。

（一）莫罗单抗 -CD₃（OKT3）

OKT3 是一种与循环 T 细胞表面的 T 细胞受体 -CD3 复合物相结合的小鼠单克隆抗体。它通过多种机制发挥其免疫抑制作用，包括由于肝脏和脾脏中的调理作用而使 T 细胞从外周循环中快速耗竭，以及对 T 细胞受体 -CD3 抗原识别复合物

的调节，从而阻断这些细胞的免疫功能[13,14]。

OKT3 给药与许多重要的急性和长期不良反应有关。第一次或第二次给药剂量通常与细胞因子释放综合征相关，其特征是发热、寒战、恶心、呕吐、腹泻、低血压、胸痛、呼吸困难或喘息、关节痛和肌痛。该综合征是由 T 细胞的初始活化和多种细胞因子的释放引起的，可通过预先给予静脉注射类固醇、抗组胺药、退热药和 H₂ 受体阻断药来治疗。罕见但危及生命的并发症包括肺水肿、无菌性脑膜炎和脑病。长期不良反应包括危及生命的机会性感染，尤其是巨细胞病毒感染，和移植后淋巴组织增生性疾病的风险增加。最后，长期使用 OKT3 可引发宿主抗小鼠抗体反应，这

可能会削弱治疗药物疗效并增加抗体介导的排斥反应的风险[15-17]。由于这些不良反应和替代药物的可用性，OKT3 已经基本停用。

（二）多克隆抗胸腺细胞抗体

多克隆抗体是通过用人类胸腺细胞免疫马（ATGAM）或兔（胸腺球蛋白）而获得的。这些制剂含有针对多种人类 T 细胞抗原的抗体，并通过在脾脏和肝脏中诱导补体介导的细胞溶解作用和细胞介导的调理作用而导致 T 淋巴细胞快速耗竭。在心脏移植中没有 ATGAM 和胸腺球蛋白的正面比较试验，但肾移植文献的数据表明，与 ATGAM 相比，使用胸腺球蛋白的患者短期和长期急性排斥反应的发生率较低，这可能是因为胸腺球蛋白可使淋巴细胞的减少更为显著和持久[18,19]。根据最新的国际移植登记数据，目前 20％的心脏移植受者使用了该类药物[1]。

与这类药物相关的主要急性不良反应包括以发热、寒战、心动过速、高血压或低血压、肌痛和皮疹为特征的血清病反应。该反应通常在第一次或第二次药物输注期间被发现，可通过暂时停止药物输注并以较低的速率重新开始输注来治疗。预先静脉注射类固醇、抗组胺药、退热药和 H_2 受体阻断药可预防或减轻症状。剂量依赖性白细胞减少症（30％～50％）和血小板减少症（30％～40％）也是其不良反应，对于严重病例（白细胞＜ 2000 个细胞 / mm^3 或血小板计数＜ 50 000 细胞个 / mm^3），可以通过减少药物剂量和停药缓解。该类药物不会诱导对马或兔血清的宿主抗体反应，并且可以用于治疗同种异体移植排斥反应。长期不良反应包括机会性感染，尤其是巨细胞病毒的易感性增加，以及移植后恶性肿瘤的发病率和侵袭性增加[11,20,21]。

（三）白细胞介素 –2 受体拮抗药

近年来，白介素 -2（IL-2）受体拮抗药在诱导治疗中的应用有所增加，目前 28％接受心脏移植的患者使用了该类药物[1]。与 OKT3 和抗胸腺细胞抗体相比，这类药物相关不良反应发生率显著降低[22,23]。目前可用的药物巴利昔单抗（Simulect）是一种抗 IL-2 受体单克隆抗体，其选择性结合 T 淋巴细胞的 IL-2 受体，阻断 IL-2 与受体复合物的结合，并通过抑制 IL-2 介导的 T 淋巴细胞增殖发挥其免疫抑制效应。

巴利昔单抗在一项针对 56 名新心脏移植受者的多中心试验中进行了研究，以安慰剂为对照进行随机试验，评估该药物的安全性、耐受性和药代动力学。除了背景免疫抑制方案（包括环孢素、霉酚酸酯和皮质类固醇）外，患者被随机分为两个剂量的巴利昔单抗组或安慰剂组。治疗组之间在药物相关不良事件或感染方面没有显著差异。在 6 个月时，与安慰剂相比，巴利昔单抗组第一次活检证实 ISHLT 级≥ 2R 的急性排斥发作或血流动力学受损的排斥发作的平均天数有无统计学显著差异的减少趋势（74d vs.41d）[24]。

（四）阿仑单抗

阿仑单抗（Campath-1H）是一种人源化大鼠单克隆抗体，其靶向 T 细胞和 B 细胞上表达的 CD52 抗原。这种强效的细胞溶解剂会导致严重的淋巴细胞减少，持续约 6 个月，并且在某些个体中可能持续长达 3 年[25]。该药物最初用于治疗慢性淋巴细胞白血病，也被用于肾脏和心脏移植的诱导治疗，使用低强度维持免疫抑制[26,27]。目前，阿仑单抗作为诱导治疗的用途仅限于 2％的心脏移植受者[28]。

四、维持免疫抑制方案

自 1967 年第一次心脏移植手术以来，用于免疫抑制的方案和药物已经取得了相当大的进展。自 1983 年引入环孢素开始，从广泛和非特异性免疫抑制的药物向选择性抑制淋巴细胞活化和增殖的靶向免疫抑制新型药物的转化方面取得了重大进展。由于威胁生命的机会性感染和排斥事件的发生率降低，药物选择性导致患者生存率显著增加。大多数维持免疫抑制方案采用 3 种药物的组合，包括钙调磷酸酶抑制药（环孢素或他克莫司），抗代谢药（霉酚酸酯或不太常用的硫唑嘌呤），以

及移植后第一年逐渐减少剂量的皮质类固醇。表
21-1 概述了心脏移植中常用的药物及其毒性[29]。

（一）钙调磷酸酶抑制药

自 20 世纪 80 年代初引入环孢素以来，钙调
磷酸酶抑制药一直是心脏和其他实体器官移植中
维持免疫抑制治疗的基石。这些药物通过抑制钙
调磷酸酶发挥其免疫抑制作用，钙调磷酸酶通常
调节包括 IL-2、TNF-α、粒细胞 - 巨噬细胞集落
刺激因子和干扰素 -γ 在内的细胞因子的转录（图
21-1）。最终导致在同种异体抗原刺激下的 T 淋巴
细胞的活化和增殖反应减弱。两种钙调磷酸酶抑
制药（环孢素和他克莫司）可与细胞内不同的结
合蛋白形成复合物，这些药物 - 蛋白质复合物随
后结合并抑制钙调磷酸酶。这些药物在疗效和不
良反应方面都不同。

1. 环孢素

环孢素是一种来源于真菌多孔木霉（*Tolypo
cladium inflatum*）的肽，具有强大的免疫抑制特性。
它与细胞质蛋白亲环蛋白结合以抑制钙调磷酸酶。
该药物有几种剂型可供选择。较老的油基配方，
称为 Sandimmune®，其特点在于可变和吸收不完
全。较新的改良配方，包括 Gengraf® 和 Neoral®，
是微乳液配方，可以改善药物吸收并使其更具可
重复性。由于其改善了药代动力学特征，微乳液
制剂通常优于油基制剂。这两种制剂不被认为具
有生物等效性，如果没有密切监测药物水平，患
者不应该常规地从一种制剂转换到另一种制剂。

剂量和治疗药物监测 环孢素可用作油基或

微乳液胶囊、口服微乳液溶液和注射用浓缩液。
静脉注射时，约 1/3 的每日口服剂量应在 24 小时
内连续输注。通常逐步调整药物剂量以达到治疗
12 小时的谷水平。

一般来说，环孢素水平是移植后第一年保
持最高水平（200 ~ 350ng / ml），随后逐渐降低
（100 ~ 200 ng / ml）。然而，目标药物水平应根据
患者的排斥风险、肾功能以及对药物毒性和感染
的易感性进行个体化调整。

主要毒性 环孢素的主要毒性包括肾功能不
全、高血压、血脂异常、低钾血症和低镁血症以
及神经毒性（表 21-1）。牙龈增生和多毛症是环孢
素特有的另外两种不良反应。

2. 他克莫司

他克莫司（Prograf®），以前称为 FK-506，是
一种来源于真菌链霉菌（*Streptomyces tsukubaensis*）
的大环内酯类化合物。它与称为 FK 结合蛋白的
细胞质蛋白结合，并通过与环孢素相似的途径抑
制钙调磷酸酶。近年来，他克莫司在心脏移植中
的应用日益增多，它是目前使用最广泛的钙调磷
酸酶抑制药。

多个单中心和多中心随机试验比较了在心脏移
植后首次使用他克莫司和环孢素之间的情况[30-37]。
总体而言，这些试验表明，接受两种药物治疗的
患者生存率相似，但接受他克莫司治疗的患者中
活检证实药物治疗急性排斥反应的发生率较低。
另外，与环孢素相比，他克莫司在不良反应方面
更有优势。与环孢素治疗的患者相比，他克莫司
治疗的患者高血压和高脂血症的发生率较少，但

表 21-1 心脏移植中使用的免疫抑制药[29]

药　物	剂　量	目标水平	主要毒性作用
钙调磷酸酶抑制药			
环孢素	4 ~ 8 mg/（kg・d）分 2 次服用滴定以保持 12h 最低剂量	0 ~ 6 个月： 250 ~ 350 ng/ml 6 ~ 12 个月： 200 ~ 250 ng/ml ＞ 12 个月： 100 ~ 200 ng/ml	肾功能不全 高血压 血脂异常 低钾低镁 高尿酸血症 神经毒性（脑病、癫痫发作，震颤、神经病变） 牙龈增生 多毛症

（续　表）

药　物	剂　量	目标水平	主要毒性作用
他克莫司	0.05～0.1mg/（kg·d）分2次服用滴定以保持12h最低剂量	0～6个月： 10～15 ng/ml 6～12个月： 5～10 ng/ml ＞12个月： 5～10 ng/ml	肾功能障碍 高血压 高血糖和糖尿病 血脂异常 高血钾 低镁血症 神经毒性（震颤、头痛）
细胞周期药物			
硫唑嘌呤	1.5～3.0mg/（kg·d），滴定保持白细胞约3000	无	骨髓抑制 肝炎（罕见） 胰腺炎 恶性肿瘤
霉酚酸酯	2000～3000mg/d 分2次服用	麦考酸（MPA）：2～5 μg/ml	胃肠道紊乱 （恶心、胃炎和腹泻） 白细胞减少症
霉酚酸	1440mg/d 分2次服用	无	与霉酚酸酯相比胃肠道干扰更少 白细胞减少症
增殖信号抑制药			
西罗莫司	1～3mg/d， 滴定保持24h治疗剂量最低水平	5～10 ng/ml	口腔溃疡 高胆固醇血症高三酰甘油血症 伤口愈合不良 下肢水肿 肺部毒性（肺炎、肺泡出血） 白细胞减少症，贫血和血小板减少症 CNI的增强 肾毒性 蛋白尿
依维莫司	1～1.5mg/d， 滴定保持12h治疗剂量最低水平	3～8 ng/ml	与西罗莫司相似
皮质类固醇			
泼尼松	0.5～1mg/（kg·d）分2次服用，6～12个月之内逐渐减少到0.05 mg/（kg·d）	无	体重增加 高血压 高脂血症 骨质疏松 高血糖 伤口愈合不良 水钠潴留 近端肌病 白内障 消化性溃疡病 生长迟缓

经 McGraw-Hill 许可，转载自 McGraw Hill, Pham 等[29]

移植后糖尿病发病率较高。

剂量和治疗药物监测 他克莫司可口服给药和静脉给药。通常口服给药。当需要静脉内给药时，约 1/3 的每日口服剂量应在 24h 内连续输注。逐步调整药物剂量以达到 12 个小时低谷水平。目标水平通常在前 6 个月最高（10 ～ 15ng/ml），之后较低（5 ～ 10 ng/ml）。

主要毒性与环孢素相比，使用他克莫司的患者高血压和血脂异常的发生率较低。但新发糖尿病的发生率增加。

（二）抗代谢药物

抗代谢药物或抗增殖剂干扰核酸的合成，并通过抑制 T 和 B 淋巴细胞的增殖发挥其免疫抑制作用。

1. 硫唑嘌呤

硫唑嘌呤（Imuran®）是一种前体药物，其首先在血液中快速水解成其活性形式 6- 巯基嘌呤，随后转化为嘌呤类似物硫代肌苷 - 单磷酸。该抗代谢物掺入 DNA 中并抑制进一步的核苷酸合成，从而防止快速分裂的细胞如活化的 T 和 B 淋巴细胞的有丝分裂和增殖。该药物通常用作皮质类固醇的辅助免疫抑制药，或更常见地与钙调磷酸酶抑制药联合使用。主要不良反应包括剂量依赖性骨髓抑制，尤其是白细胞减少症。如果白细胞计数低于 $3×10^9/L$ 或与之前的值相比下降 50%，则应暂时停用硫唑嘌呤。其他潜在的严重不良反应包括肝毒性和胰腺炎。

2. 霉酚酸酯

霉酚酸酯（Cellcept®）近年来已取代硫唑嘌呤作为优选的抗代谢药物。它也是一种前体药物，能快速水解成其活性形式霉酚酸（MPA）。MPA 是肌苷单磷酸脱氢酶的可逆抑制药，其是鸟嘌呤核苷酸从头合成的关键酶。淋巴细胞在鸟嘌呤补救合成途径中缺乏关键酶，依赖于从头合成途径产生 RNA 和 DNA 合成所必需的嘌呤。因此，T 和 B 淋巴细胞的增殖都被选择性地抑制。

在一项多中心、主动对照随机试验中，与环孢素和皮质类固醇联合使用的前提下，对霉酚酸酯和硫唑嘌呤在 650 例初次心脏移植受者中作用进行了比较。由于在试验期间无法静脉注射霉酚酸酯（mycophenolate mofetil），11% 的患者在接受药物治疗前退出试验。通过意向性治疗分析，两组的生存率和排斥反应发生率相似。然而，在接受霉酚酸酯治疗的患者中，1 年时死亡率（6% vs. 11%，P =0.031）和可治疗的排斥反应发生率（66% vs. 74%，P =0.026）显著降低[38]。

剂量和治疗药物监测 霉酚酸酯有口服片剂或胶囊和注射用粉剂等形式。静脉注射的剂量与口服给药相同，每 12h 输注 2h。该药物通常以 1000 ～ 1500mg 的起始剂量每日 2 次给药，随后根据需要降低剂量以应对白细胞减少或胃肠道不耐受。虽然不常规进行药物监测，但一些中心的 MPA 谷浓度为 2 ～ 5 ng / ml。

主要毒性 与硫唑嘌呤相比，霉酚酸酯不具有肾毒性并且骨髓抑制作用较小。主要不良反应包括剂量相关的白细胞减少症和胃肠道毒性，如恶心、胃炎和腹泻。已报道霉酚酸酯与进行性多灶性白质脑病（PMl）之间可能存在关联[39]。

3. 霉酚酸

霉酚酸钠（Myfortic®）是一种肠溶包衣的延迟释放的霉酚酸盐，用于改善霉酚酸酯的上消化道耐受性。霉酚酸有 180mg 和 360mg 肠溶包衣片。由于这种涂层，不应压碎片剂。霉酚酸酯（MMF）和霉酚酸钠之间的下列转换应提供等摩尔量的 MPA。

1000mg MMF = 720mg 霉酚酸钠

1500mg MMF = 1080mg 霉酚酸钠

对首次心脏移植受者进行的单中心和多中心研究表明，在活检证实和治疗的急性排斥反应、移植物丢失或死亡的预防方面，EC-MPS 与 MMF 相似。然而，EC-MPS 组在治疗期间需要减少剂量的患者显著减少[40, 41]。

（三）增殖信号抑制药

近年来，一类新的药物称为增殖信号抑制药，或哺乳动物雷帕霉素靶蛋白（mTOR）抑制药，已被用于肾功能不全、心脏移植血管病变或恶性肿瘤的患者，以试图逆转或减缓这些疾病的进展。然而，药物相关不良反应的高发生率，包括心包积液、移植后胸骨伤口愈合延迟，以及与标准剂量环孢素联合使用时增加肾毒性的可能性，可能限制这些药物作为移植后新疗法的广泛使用[36, 42-44]。本类中的两种药物西罗莫司和依维莫司具有相似的作用机制。它们在结构上与他克莫司相似，也与 FK 结合蛋白结合；然而，它们通过不依赖钙调磷酸酶的机制发挥其免疫抑制作用。这种药物 - 免疫亲和蛋白复合物可抑制细胞质中一种称为哺乳动物雷帕霉素靶蛋白（mTOR）的蛋白激酶（图 21-1D）。mTOR 参与从 IL-2 受体到细胞核的信号转导。mTOR 抑制的结果是细胞周期停滞在 G_1 至 S 期，阻止 T 淋巴细胞和 B 淋巴细胞对细胞因子信号的反应性增殖。

1. 西罗莫司

西罗莫司（Rapamune®）是一种大环内酯类抗生素，来源于吸水链霉菌（*Streptomyces hygroscopicus*）。在一项纳入 136 名首次心脏移植受者的前瞻性、开放标签、随机试验中评估了西罗莫司作为硫唑嘌呤替代药物的疗效。患者按 2：1 随机分组并接受两种西罗莫司剂量（3 或 5mg）中的一种或硫唑嘌呤治疗。随后在两组中调整西罗莫司剂量以达到相同的目标血药浓度。所有患者均同时接受环孢素和皮质类固醇免疫抑制治疗。与硫唑嘌呤相比，使用任何剂量的西罗莫司组中 6 个月时活检证实的急性细胞排斥反应的发生率均较低。此外，血管内超声检测到的心脏同种异体移植血管病变的发展在 6 个月和 2 年时也显著降低。12 个月时的患者生存率在各组之间相似[43]。在一项涉及 343 名首次心脏移植受者的多中心随机试验中，比较了西罗莫司 + 他克莫司组合与霉酚酸酯 + 他克莫司组合和霉酚酸酯 + 环孢素组合。在这项研究中，三组患者中急性细胞排斥反应或血流动力学损害排斥反应的发生率无统计学差异，但西罗莫司 + 他克莫司组和霉酚酸酯 + 他克莫司组患者治疗排斥反应发作次数均少于霉酚酸酯 + 环孢素组患者。然而，西罗莫司 + 他克莫司组的患者中肾功能不全和伤口愈合并

发症的发生率较其他两组增加[36]。

剂量和治疗药物监测 西罗莫司有注射液或片剂配方。当与环孢素修饰的胶囊（Gengraf 或 Neoral）联合使用时，应在环孢素给药后 4 小时给予西罗莫司，以尽量减少两种药物之间的药代动力学相互作用。通常调整剂量以达到 5 ～ 10ng / ml 的血清谷浓度。然而，目标范围可能根据所使用的测定方法（免疫测定法与色谱法）而变化，临床医生应该熟悉其所在机构使用的测定方法的参考范围。

主要毒性 西罗莫司本身没有肾毒性作用，但可以增强钙调磷酸酶抑制药的疗效和肾毒性作用。因此，当这些药物一起使用时，钙调磷酸酶抑制药的剂量应减少约 25％，并应同时降低钙调磷酸酶抑制药治疗药物水平。最常见的药物相关毒性包括高脂血症、口腔溃疡、下肢水肿和白细胞减少、血小板减少和贫血引起的骨髓抑制[43]。也有报道在移植后立即使用该药物可出现手术后伤口愈合并发症，以及需要引流的胸膜和心包积液的发生率增加[42, 45]。蛋白尿在应用西罗莫司的患者中也有报道，但是其发病率和临床意义尚不清楚[46]。最后，罕见但严重的西罗莫司相关肺毒性病例也有报道[47-49]。

2. 依维莫司

依维莫司（Zortress®，Certican®）是西罗莫司的类似物，其对 FK 结合蛋白具有较弱的结合亲和力，继而与西罗莫司（60h）相比具有更短的药物半衰期（30h）。依维莫司在一项纳入 721 名首次心脏移植受者的为期 24 个月、多中心、随机、开放标签、非劣效性试验中进行了研究。患者被随机分配到两种依维莫司药物剂量中的一种（1.5mg / d 或 3.0mg /d，分次剂量）联合低剂量环孢素，或者霉酚酸酯联合标准剂量环孢素。根据个体移植中心的方案，患者接受有或无诱导治疗的皮质类固醇治疗。高剂量（3.0mg /d）依维莫司组由于早期死亡率较高而提前终止。在活检证实的急性细胞排斥反应、血流动力学受损的急性排斥反应、移植物丢失或再次移植、死亡或失访的主要疗效终点事件方面，依维莫司不劣于霉酚酸

酯。正如之前的研究[50] 所示，依维莫司患者在移植后 12 个月血管内超声检查时内膜增生减少。与霉酚酸酯组相比，依维莫司组有更多的非致命性严重不良事件，尤其是心包积液，以及因不良事件导致的更高的停药率。最后，在肾功能方面，依维莫司劣于霉酚酸酯，但事后分析（post-hoc analysis）表明，这一结果主要是由未能成功减少依维莫司组中环孢素的暴露的研究中心亚组促使的[43]。

主要毒性 依维莫司的不良反应与西罗莫司相似，尽管在临床实践中已有报道，依维莫司不良事件的发生率和严重程度可能会减弱。当依维莫司与钙调磷酸酶抑制药联合使用时，钙调磷酸酶抑制药的剂量应减少约 25%，以最大限度地降低肾毒性增强的风险。最后，由于担心严重的机会性感染导致死亡率增加的风险，不建议在心脏移植后的前 3 个月内使用依维莫司。

（四）皮质类固醇

皮质类固醇是非特异性抗炎药，它能中断免疫激活的多个步骤，包括抗原呈递、细胞因子产生和淋巴细胞增殖。尽管类固醇对于预防和治疗急性排斥反应非常有效，但长期使用类固醇将会导致许多不良反应，包括新发或恶化的糖尿病、高脂血症、高血压、体液潴留、肌病、骨质疏松症和易患机会性感染。因此，尽管大多数计划使用皮质类固醇作为三种维持免疫抑制药之一，在术后

早期以相对较高的剂量使用，但随后应逐渐减少至低剂量或在最初 6 ~ 12 个月后完全停用[51-54]。某些低风险患者可以耐受早期（移植后 1 ~ 2 个月内）停用类固醇而没有长期不良后果[55, 56]。

（五）免疫抑制使用的趋势

在移植后 1 年和 5 年使用维持性免疫抑制药的最新国际趋势如图 21-3 所示。自 2000 年以来，他克莫司的使用量稳步增加，是目前心脏移植中使用最广泛的钙调磷酸酶抑制药。霉酚酸酯和霉酚酸仍然是主要的抗代谢药物。增殖信号抑制药西罗莫司或依维莫司的使用在第一年中不常见（9%），但近年来稳步增加，20% 的患者在移植后 5 年内使用上述任一种药物。最后，长期使用皮质类固醇的情况持续稳步下降，在移植后 5 年内，只有不到 50% 的患者仍在使用一定量的皮质类固醇[1]。

五、特别注意事项

大多数计划在移植后立即采用标准的从头免疫抑制方案。一旦病情在特定方案中稳定，免疫抑制方案就不会被改变，除非是出现显著的药物毒性或移植后并发症。药物治疗方案中最常见的变化及其基本原理如下所述。

（一）难治性或复发性排斥反应

在一次或多次急性排斥反应发作后，许多中心将尝试优化患者的基线免疫抑制。常规服用环

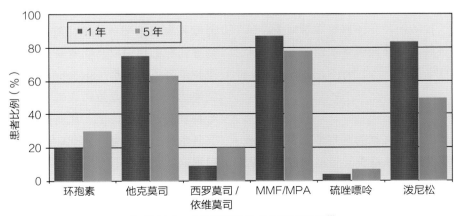

▲ 图 21-3 **心脏移植后的免疫抑制维持** [1]

直方图显示了在 2007 年 1 月至 2011 年 6 月的 1 年和 5 年随访期间，每种免疫抑制药维持的心脏移植受者的比例。在 1 年和 5 年的直方图中，显示了不同的患者队列。MMF. 霉酚酸酯；MPA. 霉酚酸（经 Elsevier 许可，改编自 Stehlik 等[1]）

孢素作为首次钙调磷酸酶抑制药可以改用他克莫司来替代。先前服用硫唑嘌呤的患者可以改服用更新更有效的抗代谢药物霉酚酸酯或霉酚酸。最后，服用硫唑嘌呤或霉酚酸酯的患者可改用增殖信号抑制药西罗莫司或依维莫司。

（二）肾功能不全

几种肾功能保留方案用于减缓或逆转钙调磷酸酶抑制药介导的肾毒性的进展。包括与抗代谢药物或增殖信号抑制药联合使用时减少钙调磷酸酶抑制药剂量，或完全撤除钙调磷酸酶抑制药，使用增殖信号抑制药和霉酚酸酯（无 CNI 方案）的组合。所有这三种策略均使得肾功能显著改善，而急性排斥反应或移植物功能障碍的发生率并没有显著增加[57-65]。在排斥风险低的患者中，与低剂量 CNI 策略相比，使用无 CNI 方案可以进一步改善肾功能[66, 67]。值得注意的是，在术后早期（12 周内）或排斥风险较高的患者中，应谨慎使用不含钙调磷酸酶的方案作为首次免疫抑制，因为在这些情况下观察到经过活检证实的排斥反应发生率增加[68, 69]。此外，应避免在已有蛋白尿（≥ 150mg/d）的患者中使用增殖信号抑制药，据报道，使用增殖信号抑制药后，患者的肾功能进一步恶化[65]。

（三）心脏同种异体移植血管病变

由于 mTOR 也传导平滑肌和内皮细胞对生长因子反应的增殖信号，因此增殖信号抑制药在心脏移植后可用于预防同种异体移植血管病变，或用于减缓疾病进展，并降低确诊疾病患者中临床显著心脏事件的发生率[43, 50, 70, 71]。

（四）恶性肿瘤

主要来自肾脏移植文献的观察数据表明增殖信号抑制药西罗莫司和依维莫司可能降低移植后恶性肿瘤的发生率[72-74]。有限的数据还表明西罗莫司单药治疗可能导致肾移植受者某些皮肤肿瘤（如卡波西肉瘤）消退[75]。这种抗肿瘤作用的假定机制包括这些药物对肿瘤生长和血管生成的直

接抗增殖作用，以及促进 CNI 剂量减少或停用[76]。需要充分的随机对照临床试验进一步确定增殖信号抑制药能否有效预防和治疗移植后恶性肿瘤。

（五）不良反应

某些不良反应，如多毛症或牙龈增生，是环孢素所特有的。因此，使用环孢素出现上述严重并发症的患者可以改为服用他克莫司。尽管初始剂量减少，服用霉酚酸酯仍具有持续的上消化道症状的患者可能对肠溶包衣的霉酚酸钠的耐受性更好。严重的西罗莫司相关性下肢水肿和罕见但可能危及生命的西罗莫司相关间质性肺炎发作将促使大多数中心停止用药。

六、药物相互作用

参与心脏移植受者护理的临床医生应该了解当患者的医疗方案中添加或删除其他药物时可能发生药物相互作用[77]。表 21-2 中列出了最常见和临床上重要的药物相互作用[29]。

药代动力学中当一种新药通过干扰免疫抑制药的吸收、分布、代谢或清除而改变免疫抑制药物血药水平时，就会发生药物相互作用。大多数临床上重要的药代动力学药物相互作用的发生是由于药物代谢的改变。钙调磷酸酶抑制药和增殖信号抑制药经肝脏中的细胞色素 P_{450} 3 A4 酶途径广泛代谢。诱导 P_{450} 3 A4 途径的药物导致钙调磷酸酶抑制药和增殖信号抑制药的代谢增强，从而降低其血药水平和临床疗效。最常见的 P_{450} 3 A4 诱导药包括抗癫痫药物苯妥英、抗结核药物利福平和草药圣约翰草（St. John's Wort）。相反，抑制酶途径的药物导致钙调磷酸酶抑制药和增殖信号抑制药的代谢降低，从而提高其血药水平并增强其毒性。最常见的 P_{450} 3 A4 抑制药包括钙通道阻滞药、抗真菌药物、大环内酯类抗生素、HIV 蛋白酶抑制药、抗心律失常药胺碘酮和葡萄柚汁。最后，免疫抑制药本身可以影响其他药物的代谢。例如，与环孢素、他克莫司或西罗莫司联合服用将导致许多 HMG Co-A 还原酶抑制药（他汀类

表 21-2　重要的药物相互作用 [29]

增加环孢素、他克莫司和西罗莫司水平的药物		
钙通道阻滞药		地尔硫䓬
		硝苯地平
		尼卡地平
		维拉帕米
抗真菌药物		伊曲康唑
		氟康唑
		酮康唑
		伏立康唑
		泊沙康唑
大环内酯类抗生素		全部
氟喹诺酮类抗生素		环丙沙星
HIV 蛋白酶抑制药		全部
抗心律失常药		胺碘酮
胃肠道药物		甲氧氯普胺
其他		葡萄柚汁
降低环孢素、他克莫司和西罗莫司水平的药物		
抗结核药物		利福平
抗癫痫药		苯妥英钠
		苯巴比妥
胃肠道药物		奥曲肽
其他		圣约翰草
与环孢素或他克莫司一起使用时具有协同肾毒性的药物		
氨基糖苷类抗生素 两性霉素 B 秋水仙碱 非甾体抗炎药（NSAID）		
与环孢素或他克莫司一起使用时浓度增加的药物		
洛伐他汀 辛伐他汀 阿托伐他汀 依泽替米贝		

经许可转载自 McGraw Hill, Pham 等 [29]

药物）血药水平增加,从而导致患者肌病和（或）横纹肌溶解症的风险增加。

具有潜在免疫抑制相互作用的药物在心脏移植受者中并不禁忌使用，但应谨慎使用，密切监测免疫抑制药物水平和毒性。一个重要的例外是硫唑嘌呤和别嘌呤醇的组合。别嘌呤醇抑制黄嘌呤氧化酶的活性，黄嘌呤氧化酶参与硫唑嘌呤的代谢，导致高水平的活性代谢物 6-巯基嘌呤和随后的严重骨髓抑制。应避免这种组合，特别是考虑到替代免疫抑制药如霉酚酸酯和霉酚酸的可用性。

一种药物调节免疫抑制药在给定血药浓度下的作用，增加或减少免疫抑制药物的生理作用时，将发生药物的相互作用。例如,同时使用更昔洛韦、缬更昔洛韦或复方磺胺甲噁唑可以增强抗代谢药物和增殖信号抑制药的骨髓抑制作用。另外，当两性霉素 B、氨基糖苷类、膦甲酸或非甾体类抗炎药与钙调磷酸酶抑制药一起使用时，观察到附加性肾毒性。

第 22 章
抗体介导的排斥反应
Antibody-Mediated Rejection

Abdallah Georges Kfoury　Deborah Budge　Kimberly D. Brunisholz　M. Elizabeth H. Hammond　著

严　玲　译

一、概述

心脏同种异体移植的抗体介导的排斥反应（antibody-mediated rejection，AMR），以前也称为血管或体液排斥反应，通常发生在没有间质淋巴细胞浸润（急性细胞排斥反应的特征）的情况下。其病理学标志包括毛细血管内皮细胞活化和巨噬细胞浸润，以及免疫球蛋白和补体的血管免疫荧光沉积。临床上，AMR 发生在心脏移植后早期，往往易于复发，更难治疗，并且与不良预后相关[1-6]。

心脏移植中的急性和慢性排斥反应可能由同种异体抗体介导的概念最近才被接受。在一些受者中，由抗体 - 抗原结合引发的体液免疫应答可能最终通过各种细胞和非细胞途径的相互作用导致移植物损伤和功能障碍[7-11]。

在 2005 年之前，心脏 AMR 的定义并不明确，即使在临床表现时也不被一致接受。因此，从亚临床到出现临床症状的真实发生率和广泛程度尚未得到充分认识。同样，治疗策略既不能标准化，也不能大规模有效测试[1-3, 7, 12-14]。

近年来，由于多种原因，人们对心脏 AMR 的临床意义的兴趣和认识不断提高。其中，国际心肺移植学会（ISHLT）对其正式认可，对其定义的病理学标准达成共识，临床经验也越来越丰富[15-18]。此外，固相分析的新进展使得对通常参与其病理生理学的预先形成或新生抗体的评估更加准确[19, 20]。新兴的心脏 AMR 动物模型将成为进一步阐明其机制和测试候选疗法的重要平台。

二、易感危险因素

（一）受者人口统计

AMR 更易于发生在女性、先天性心脏病患者和成年人群中年龄较年轻的患者中[1-4]。最近的研究结果表明，即使没有预先形成的抗体，病理性 AMR 在儿科心脏移植人群中也具有临床相关性[5]。

（二）预先形成的抗体

虽然已发现 AMR 在移植后早期和晚期均有发生，但预致敏仍然是其主要危险因素之一。从主要的观察性研究来看，与预先形成的抗体相关的情况包括既往移植、输血和妊娠[1, 3, 21]。植入心脏辅助或置换装置的患者也会产生同种异体抗体，其程度可随支持类型而变化。似乎连续流动的左心室辅助装置（LVAD）与较低的 PRA 水平相关，而不是脉动流动的 LVAD[22, 23]。LVAD 植入期间的血小板输注已被证明是与人类白细胞抗原（HLA）Ⅰ类免疫球蛋白 G（IgG）抗体形成相关的一个危险因素[24]。此外，LVAD 受者表现出显著的 B 细胞活化，这通过抗 HLA Ⅰ类和Ⅱ类抗体的产生增加而证明[24]。

（三）术后供者 - 受者交叉配型阳性

术后供者 - 受者交叉配型阳性与 AMR 的组织学证据高度相关，再次表明预先形成的同种异体抗体在 AMR 中具有强有力的病因学作用 [6, 12, 25, 26]。在一个 44 名患者的小组中，Michaels 等证实在心内膜心肌活检（EMB）中，32% 的 AMR 阳性受者中观察到流式细胞术检测的 T 细胞交叉配型阳性，而没有 AMR 的对照组中仅为 12% [3]。

如今，通过更好的抗体检测试验和虚拟交叉配型，通常可以避免高度致敏的患者被移植以及最终交叉配型为阳性的情况。

（四）缺血

同种异体移植物缺血时间延长后发生心脏功能障碍和低生存率的确切机制尚不清楚，但部分原因可能是由于同种异体移植物内先天性免疫反应的触发 [27]。这些心脏可能表现出类似于 AMR 期间观察到的组织学结果，提示缺血时间延迟导致的缺血性移植物损伤也可能通过触发宿主适应性免疫反应使心脏移植受者易患 AMR [28, 29]。然而，一些研究表明，将诊断为 AMR 的患者与组织病理学诊断为急性细胞排斥反应的患者对比，移植物缺血时间没有差异 [3, 25]。这一点最近被 Singhal 等证实，其研究显示缺血时间增加与移植后 AMR 的发生率或频率增加无关 [30]。

（五）莫罗单抗 -CD3 致敏

使用鼠单克隆抗体 muromonab-CD3（Orthoclone OKT3®）用于移植后诱导或排斥治疗是 AMR 的一个重要危险因素。这在致敏并产生人抗鼠抗体的患者中尤为如此。根据我们的经验，这些患者在 EMB 上均表现出与 AMR 无法区分的免疫组织学变化，并且预后不佳 [31, 32]。几年前，由于安全问题，OKT3 自动停产。然而，这种药物的使用大大有助于我们对心脏 AMR 的早期描述和理解。

（六）病毒感染

术前血液检测巨细胞病毒（CMV）阳性、血清 CMV 阳性供者的器官移植或术后 CMV 感染，与 AMR 和慢性排斥反应的风险增加有关。这些相同的因素与肾、肺和肝移植受者的慢性排斥有关 [33, 34]。移植后免疫和非免疫因素如 CMV 感染、

HLA 不匹配和 AMR 之间的复杂相互作用最终可导致内皮损伤和过度的修复反应，从而导致心脏同种异体移植血管病变（CAV）的发展，这是心脏移植后患者移植晚期失败和随后生存率低的主要原因 [35, 36]。

（七）移植后新生供者特异性抗体

最新数据表明心脏 AMR 与移植后抗 HLA 抗体的形成密切相关 [7, 37]。然而，检测或未检测到供者特异性抗体（DSA）不能证实或排除 AMR 的诊断。正如 Bocrie 等人在一项肾移植受者的研究中所示，58.3% 的慢性同种异体移植肾病患者的移植肾中存在 DSA，但仅有 16.6% 的患者在外周血中可检测出 DSA [38]。此外，即使在活组织检查证实的 AMR 发作，DSA 也可能完全与同种异体移植物结合而在外周血中检测不到。移植后非 HLA 抗体在 AMR 发生中的确切作用尚不清楚。最近，Nath 等研究显示针对心肌肌球蛋白和波形蛋白的非 HLA 抗体在随后发生 AMR 的受者中升高 [39]。然而，主要组织相容性复合物 I 类相关链 A（MICA）的抗体尚未显示与心脏移植后的排斥反应、生存率和 CAV 相关 [40]。因此，目前的 2013 年 ISHLT 指南侧重于 AMR 的病理特征，DSA 检测支持排斥反应的发生，但对于诊断不是必需的 [15, 16]。

三、心脏 AMR 的免疫学 / 通路

关于人类免疫应答的新信息已经出现，其与同种异体移植物中 AMR 的发病机制密切相关。先天免疫反应系统是为了保护人类免受外来入侵者的侵害进化而来，它也被对机体有害的其他损伤所激活，例如医疗器械植入、脑死亡或缺血再灌注损伤（IRI）。最近强调，先天性和适应性免疫反应在介导移植后同种异体移植物损伤中均起重要作用 [27, 28, 41, 42]。

先天免疫是指最初由 Janeway 描述的非特异性免疫系统，其成分包括巨噬细胞、中性粒细胞、自然杀伤细胞、血小板、内皮细胞、细胞因子、凝血蛋白和补体成分 [28, 43, 44]。该系统

涉及这些细胞上的模式识别受体（Toll 样受体，TLR），它们对特定的病原体或损伤相关分子模式做出反应[28, 41, 43-45]。

先天系统可以启动移植患者的适应性免疫应答，因为同种异体抗原总是出现在同种异体移植组织损伤的背景下。在 IRI 期间多种损伤相关分子被释放，这些分子被树突状细胞、血管内皮细胞和淋巴细胞上的 TLR 受体识别，导致树突状细胞活化和抗原识别。炎症反应包括细胞因子风暴、补体激活和白细胞趋化作用，进一步加速和改变同种异体移植免疫反应。

相比之下，适应性免疫具有高度特异性，由特异性抗原的识别触发，并且由于 T 和 B 淋巴细胞的特定记忆功能而可以被重复[11, 46-48]。T 细胞将抗原识别为与主要组织相容性复合物（MHC）蛋白结合的肽，并在应答中增殖；B 细胞响应 T 细胞抗原识别而增殖，也可以通过其免疫球蛋白受体自身识别抗原。这些特异性反应产生特定效应机制，包括抗体产生、补体激活、凝血和 CD8 介导的细胞毒作用。这些效应机制触发了进一步凝血、激肽和补体激活及损伤的先天免疫反应[47, 49-51]（图

22-1）。本书的其他部分涵盖了同种异体免疫应答的详细信息。

B 细胞是抗体介导的免疫反应发病机制中的关键参与者。B 细胞免疫球蛋白受体被独特地编码为特定抗原。当抗原以其天然形式（不与 T 细胞所需的 MHC 抗原结合）出现时，B 细胞可被活化为特定的浆细胞和记忆细胞。T 细胞依赖性活化需要来自相应的特异性 Th2 细胞（一种辅助性 T 细胞）的共刺激信号，该细胞分泌细胞因子，导致 B 细胞克隆扩增并分化成浆细胞和记忆细胞。对于 T 细胞非依赖性抗原，抗原识别和共刺激的激活信号均由抗原提供。在一些情况下，共刺激信号由内皮细胞等细胞上的 TLR 受体提供。T 细胞非依赖性抗原刺激导致 B 细胞仅分化成产生免疫球蛋白 M 的浆细胞。任何类型的完全活化的 B 淋巴细胞都具有表面标志物 CD19（抗原受体的一部分）和 CD20（完全活化的标志物），在 T 细胞非依赖性抗原识别中尤为重要。活化的 B 细胞可以产生少量特异性免疫球蛋白，那些对 T 细胞依赖性抗原有反应的细胞可以进行免疫球蛋白类别转换[52-54]。

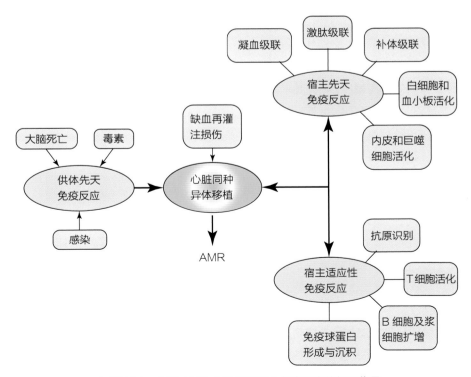

▲ 图 22-1 心脏 AMR 中供者和宿主免疫反应的相互作用

浆细胞是产生大量具有确定的免疫球蛋白类型的抗原特异性抗体的终末期细胞。它们不能识别抗原，也不具有通常的 B 细胞标记物 CD19 和 CD20。它们具有其他表面标志物，包括 CD27、CD38、CD78 和 IL-6 受体，缺乏常见的白细胞抗原 CD45 [55-57]。

抗体适应性免疫反应的其他重要效应细胞是巨噬细胞、中性粒细胞、血小板和 NK 细胞，它们具有免疫球蛋白的 Fc 受体及 TLR 受体和补体受体。这些效应细胞虽然不具备特异性抗原识别特性，但通过其表面受体被刺激产生特异性蛋白质，主要通过凝血、激肽和补体级联反应而作为先天免疫反应的效应器 [41, 44, 47, 58, 59]。

在 AMR 中，免疫相互作用的主要部位是血管内皮。内皮细胞发挥抗原呈递作用，并作为 T 细胞的共刺激细胞。它们具有 TLR 受体，使其能够响应同种异体移植损伤或缺血期间产生的损伤相关分子模式。这种相互作用导致内皮细胞活化和细胞因子释放，从而触发炎症、树突状细胞活化以及淋巴细胞活化。内皮细胞表达 CD40 和其他有助于 T 细胞活化的分子（CD58；CD134 配体，ICOS 配体）。CD40 提供同源 T 细胞帮助，在 B 细胞 Ig 产生和类别转换中至关重要。CD 40 及其配体已在发生排斥反应的心脏同种异体移植物中得到证实 [59-61]。

组织损伤期间释放的抗 MHC 和其他抗原而产生的抗体与血管内皮上的 MHC 抗原结合。这些抗体可以结合或不结合补体，后者可以加速内皮损伤。重要的是，这些抗体还可以结合具有免疫球蛋白分子 Fc 部分受体的免疫细胞，包括巨噬细胞、NK 细胞、B 淋巴细胞、中性粒细胞和血小板，这进一步加剧了同种异体移植物损伤 [62-65]。

总之，宿主对同种异体移植物的反应机制是复杂的，涉及了先天和适应性免疫反应。这些反应的核心是微血管系统的内皮细胞，它既是活跃的参与者，也是免疫反应攻击的靶标。如果血管内皮被反复损伤，移植物将经历缺血性损伤，最终导致整体心肌损伤和心力衰竭或者同种异体移植冠状动脉疾病和移植物失活 [66, 67]。

四、心脏 AMR 的病理学

2005 年，美国国立卫生研究院召开了一次关于实体器官同种异体移植物中 AMR 的共识会议，该会议致力于标准化心脏中 AMR 的定义和诊断方法 [8, 29]。ISHLT 2005 指南建议基于病理改变并结合心脏同种异体移植物功能障碍和（或）血流动力学损害以及 DSA 的存在来诊断 AMR [29]。此后，AMR 被认为存在于从单独发生 DSA 的无症状阶段到具有同种异体移植物功能障碍和血流动力学损害的有症状阶段的范围内。这是一个临床上有意义的区别，因为无症状的 AMR 已被证明与较差的结局相关 [1, 3, 17, 18, 68, 69]。此外，对于同种异体移植物功能障碍还没有一个公认的定义。ISHLT 2005 心脏 AMR 工作分类于 2013 年进一步完善。本节的其余部分将描述和说明 2013 年发布的病理特征。表 22-1 对比了 ISHLT 指南的三个版本中的建议。2005 年和 2013 年 ISHLT 指南之间的关键差别是建议从临床诊断转向病理诊断 [15, 16]。

（一）标本处理注意事项

在第一个 ISHLT 分级方案中标准化了心脏活检标本要求。至少需要 4 个有活力的非瘢痕心肌活检碎片，以确保有足够的样本进行分析。心脏同种异体移植物中 AMR 的早期研究使用在常规心内膜心肌活检时获得的冷冻组织样本。在最初的 ISHLT 分级方案中，这些样本被认为是非常理想的，因为它们消除了与常规福尔马林固定石蜡包埋（FFPE）组织处理相关的伪影，包括石蜡化前二甲苯浸润相关的组织固定、脱水脱蜡。新的经验表明，使用其他固定剂和不同的免疫组化方法可以克服这些处理问题。最近更新的心脏同种异体移植物的 ISHLT 方案允许使用冷冻样本或 FFPE 样本。试剂和程序因样本类型而异 [70]（表 22-2）。

（二）心脏 AMR 的组织病理学特征

在急性 AMR 中，有明确的组织病理学特征，主要累及毛细血管（图 22-2A 至 C）。电子显

表 22-1 抗体介导的排斥反应的 ISHLT 分级方案的比较 [16, 29, 70]

	1990 年评分方案 [70]	2005 年评分方案 [29]	2013 年评分方案 [16]
所需样本	4 片心肌	3 片心肌	3 片心肌
用于 IHC 的样本类型	应保存冷冻组织用于有可能的 IF 以检测"血管"排斥反应	冷冻组织或常规处理固定的组织可用于检测	与 2005 年相同
IHC 监测	可选的	仅在组织学上怀疑为阳性的活检	第 1 个月进行 2 次活检；然后在 1、3、6 和 12 个月
AMR 的组织病理学	血管炎、无细胞浸润的水肿	水肿、毛细血管肿胀、血管内巨噬细胞或中性粒细胞积聚、间质水肿	与 2005 年相同
IHC，IF 方法	IF 可选择 IgG、IgM、C3 评分作为补充信息	IgG、IgM、IgA、C3d 和（或）C4d 或 C1q、纤维蛋白	需要 C4d 和（或）C3d；IgG、IgM、纤维蛋白可选；HLA 用于毛细血管完整性评估
IHC，IP 方法	没有	IP 用于 CD68 或 C4d 和 CD34 或 CD31 以鉴定毛细血管	IP 用于 CD68 和 C4d；CD31、CD34 可选以鉴定毛细血管；C3d 可选
AMR 评分	体液排斥反应	AMR 阳性（AMR1），如果组织学、IHC、移植物功能障碍和 DSA 阳性	pAMR 1 ～ 3 仅基于组织学和 IHC
DSA	没有要求	AMR 阳性（AMR1）需要	应进行活检核对，但 pAMR 诊断不需要
AMR 的随访	没有要求	没有要求	2 周后直至 IHC 阴性

ISHLT. 国际心肺移植学会；IHC. 免疫组化；IF. 免疫荧光；IP. 免疫过氧化物酶；AMR. 抗体介导的排斥反应；HLA. 人白细胞抗原；DSA. 供者特异性抗体

微镜观察可见毛细血管肿胀，以及增大的内皮细胞具有明显的活化特征 [32]。内皮细胞可以阻塞管腔。通常毛细血管内也有巨噬细胞和（或）中性粒细胞的黏附，导致血管具有蜂窝状、绳索状特征。在毛细血管损伤时间延长的 AMR 后期活检中，毛细血管可能出现不连续甚至缺失，从而导致错误的无害外观假象。在这种情况下，通常存在显著的间质水肿，表现为间质间隙的扩大，通常呈蓝色。随着这个过程持续发展，毛细血管消失，水肿消散，该过程变得非常难以与没有任何急性排斥反应迹象的阴性活检区分开来。两组研究已证明组织病理学特征与免疫病理学特征没有很好的相关性 [71, 72]。

当 AMR 变得严重时，组织间隙中可能存在相关的坏死碎片和渗出的白细胞和血小板，从而表现出明显的严重损伤 [17, 32, 73, 74]。

（三）心脏 AMR 的免疫病理学特征

为了诊断 AMR，活检必须进行免疫组织化学（IHC）或免疫荧光（IF）染色以检测 AMR 的免疫反应物，尤其是补体成分。通过对 FFPE 制备的样本进行免疫组织化学处理，用 CD68 染色检测巨噬细胞，用 CD34 或 CD31 染色标记毛细血管损伤，并在毛细血管中检测 C4d [73]（图 22-2 G 至 I）。

关于 C4d 染色分布的意义（所有毛细血管或仅局灶区域）以及以半定量方式评价的 C4d 染色强度的重要性，人们的看法不太一致。必须进行更多研究将不同的染色模式与患者预后相关联，以便了解哪种模式最重要。C3d 可通过免疫组织化学法检测，但目前还没有关于该染色方法价值的大型研究发表。

表 22-2　2013 年 ISHLT pAMR 标准 [16]

	组织学特征	IF 特征	IP 特征	备　注
pAMR 0	没有可疑的发现	没有发现	没有发现	没有发现
pAMR 1（H+）	毛细血管内皮肿胀或剥脱；血管内巨噬细胞或中性粒细胞积聚；间质水肿	阴性	阴性	可能会看到弱 IF 或 IP 染色不符合阳性
pAMR 1（I+）	没有如上所述的局灶特征	毛细血管内 C4d 或 C3d 的弥漫性或多灶性强染色	如果使用，毛细血管内 C4d 和 CD68 的弥漫性或多灶性强染色	IF 或 IP 特征都符合阳性；强度与对照类似
pAMR 2	毛细血管内皮肿胀或剥脱；血管内巨噬细胞或中性粒细胞的积聚；间质水肿	毛细血管内 C4d 或 C3d 的弥漫性或多灶性强染色；毛细血管的强 HLA 染色	如果使用，毛细血管内 C4d 和 CD68 的弥漫性或多灶性强染色	IF 或 IP 特征都符合阳性
pAMR 3	毛细血管内皮肿胀或剥脱；血管内巨噬细胞或中性粒细胞的积聚；间质水肿；血管内血栓；无细胞排斥反应的肌细胞坏死；间质组织碎片	毛细血管内 C4d 或 C3d 的弥漫性或多灶性间断染色；HLA 染色弱；纤维蛋白积聚；坏死肌细胞的 C3d 或 C4d 自体染色	如果使用，毛细血管内 C4d 和 CD68 的弥漫性或多灶性强染色；CD31 或 CD34 毛细血管染色显示壁损坏或毛细血管丢失	组织学特征难以区分严重排斥（ISHLT 3R）

ISHLT. 国际心肺移植学会；IF. 免疫荧光；IP. 免疫过氧化物酶；H. 组织病理学；I. 免疫病理学；HLA. 人白细胞抗原

通过 IF 染色，可以在毛细血管中检测到 C4d 和（或）C3d，其分布和强度问题有重要意义（图 22-2D，E）。一项研究报道需要同时检测到 C3d 和 C4d 才能准确诊断 AMR。这个结果是有争议的。其他能提高诊断准确性的 IF 反应物包括 IgG 或 IgM 和 HLA-DR，其在急性 AMR 的毛细血管内上调而在严重和持续存在的 AMR 中下调。通过 IF 检测 HLA DR 是可选的。对纤维蛋白的 IF 染色评估也是可选的。至少两组研究显示纤维蛋白染色与 AMR 的严重程度和不良结局相关 [75-78]（图 22-2F）。

（四）未解决的病理学争议

心脏移植病理学中棘手的问题是各种因素的相互作用，这些因素可能会影响先前描述的组织学和免疫病理学结果。病理检查依赖于心脏移植组织的微小样本中蛋白质的表达和细胞。传统的病理监测依赖于间歇性活检，这是不可靠的并且易于产生取样、解释、样品处理和测试方法选择的人为错误。

幸运的是，参与这些复杂相互作用的基因和蛋白质已在实验系统中被确定，新兴的分子和蛋白质组学方法使体内监测成为可能。血清和组织取样之间的相互作用也需要定义 [79-82]。

应用基于非重叠发病机制的转录本（PBT）的分子表达谱分析已成功用于补充肾移植活检的病理学评估，某些转录本显示与肾脏 AMR 患者的组织病理学、DSA 活性和不良结局高度相关 [79]。每个转录本分别定义移植中的相关生物学事件，例如实质损伤、内皮激活、T 细胞或巨噬细胞的浸润，以及 γ- 干扰素诱导的炎症事件。转录本集在实验系统中独立开发，并在人体移植肾活检组织中进行测试。当将相同的方法应用于心脏移植活检时，反映 T 细胞和巨噬细胞浸润以及 γ- 干扰素效应的转录本集的表达彼此间强烈相关，并且与表示组织 / 心肌损伤的转录本密切相关。该分子表型与 Quilty（$P < 0.005$）、毛细血管炎（$P < 0.05$）和左心室射血分数（LVEF）降低相关（$P < 0.007$），但与急性细胞排斥反应的组织学诊断无关。该研究是在表征 AMR 的 ISHLT 评分方案之前完成的，但毛细血管炎与 AMR 有合理相关性。需要进一步的试验来验证这项有趣的研究 [79, 82]。

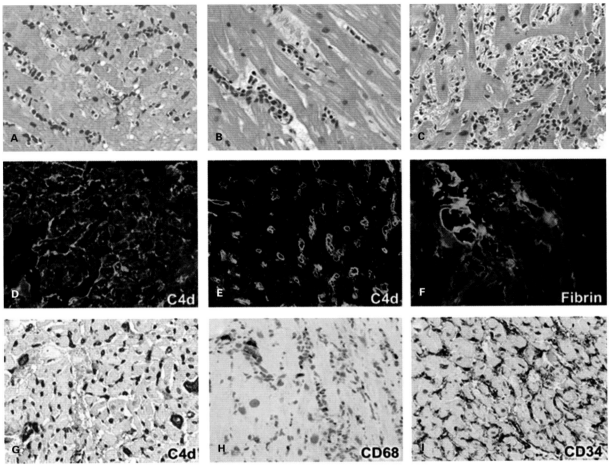

▲ 图 22-2　心脏 AMR 的病理学

A. 心内膜心肌活检显示整个碎片中巨噬细胞明显黏附于肿胀的内皮细胞［苏木精和伊红（HE）染色，10×］。C4d 的免疫荧光（IF）染色为阴性。诊断：pAMR 1（H+）。B. 心内膜心肌活检显示显著的血管内巨噬细胞、中性粒细胞和内皮细胞（HE 染色，20×）。C4d 的 IF 染色呈强阳性（图 E）。诊断：pAMR 2。C. 持续性 AMR 患者数周内的心内膜心肌活检。毛细血管因黏附巨噬细胞而肿胀。间质区域水肿且包含细胞碎片及更多巨噬细胞(H & E 染色,20×)。C4d 和纤维蛋白的 IF 染色呈阳性（图 F）。诊断：pAMR 3。D. 心内膜心肌活检冷冻切片的 C4d 的 IF 染色，该患者在当前活检中没有 AMR 的显著组织学特征，但在先前的活检中有明显的 AMR。在整个切片中可见明显的线性染色毛细血管（IF 染色，10×）。诊断：pAMR 1（I +）。E. 具有明显 AMR 组织学证据（图 B）的患者的心内膜心肌活检冷冻切片 C4d 的 IF 染色。圆形毛细管轮廓显示强染色（IF 染色，10×）。诊断：pAMR 2。F. 心内膜心肌活检（同一患者，图 C）显示纤维蛋白强染色，肿胀的毛细血管轮廓，并延伸到邻近的间质（IF 染色，20×）。诊断：pAMR 3。G. 基于 AMR 的既往病史，怀疑患有 AMR 的患者的 C4d 的免疫组织化学（IHC）染色。使用先前在福尔马林中固定的组织，显示毛细血管的强棕色轮廓。在对照活检中发现相似强度的染色［免疫过氧化物酶（IP）染色，10×］。诊断：pAMR 1（I+）。H. CD68 的 IHC 染色以突出显示图 G 所示活检中的巨噬细胞。强染色的棕色巨噬细胞散布在毛细血管中（IP 染色，20×）。诊断：pAMR 1（I+）；I. 活化内皮细胞和血小板标记物 CD34 的 IHC 染色。毛细血管具有参差不齐的轮廓，延伸到间质间隙，提示有新生血管形成。患者在移植后第一年曾有 3 次 AMR 发作（IP 染色，10×）。诊断：pAMR 1（I+）

　　最近在肾移植患者中也报道了一项使用血浆蛋白质组学的初步研究，证明血浆中的蛋白质浓度可能为活检证实的急性排斥反应的发生提供相关测量方法，并为免疫监测提供潜在的工具[83]。

　　在获得这些不同过程的标记物之前，我们将不得不依赖供者之间细微的临床病理相关性。希望基于离散转录本集和蛋白质组学监测的分子表达谱分析最终解决这一难题。

五、心脏 AMR 的临床特征

（一）发病率/患病率

　　在缺乏无症状患者的常规筛查的情况下，心

脏 AMR 的真实发生率尚未得到充分记载。因此可能在 2011 年之前的数据报告不足。大部分文献反而描述了症状性 AMR 的患病率。孤立性症状性 AMR 的患病率为 10% ～ 15%，而常规监测（症状性和无症状）或同时诊断为急性细胞排斥反应（混合排斥）时 AMR 的患病率可能超过 40%[10, 84-86]。这一普遍患病率是缺乏先前的标准化诊断标准，以及研究其对 AMR 易感群体的多样性造成的。

（二）发生的时间

观察性研究表明，心脏 AMR 在移植后早期趋于明显[2, 3, 77, 84, 87]。此外，在移植后的前 3 个月内有三次或更多次 AMR 发作的心脏移植受者的复发风险更高，并且 AMR 的重复发作通常在第一次发作后很快出现。AMR 可在心脏移植晚期发生，但不太常见，并且通常与新生 DSA 和不良结局相关[67, 88]。由于大多数有关晚期症状性 AMR 的报告早期未常规筛查无症状移植患者，因此有时难以将早期 AMR 与晚期 AMR 区分开来。

（三）表现

大多数心脏 AMR 发作严重程度较轻，甚至可能无症状[87]。临床表现方面，没有 AMR 特有的体征或症状。相反，患者通常表现出充血（呼吸短促、劳力性呼吸困难、咳嗽）或低流量灌注（疲劳、运动不耐受）症状，这些症状是任何原因引起的明显心力衰竭的常见症状。体格检查的体征将会因患者的特异性，以及是否涉及单个或两个心室而变化。血压低于正常值、中心静脉压升高或新出现 S3 奔马律都是警告标志，需要立即关注和进一步的诊断调查，并且最好在医院进行。在一名病情稳定的门诊患者中，体征和症状可能是轻微的，在患有心源性休克的患者中，体征和症状可能是危重的。与急性细胞排斥反应不同，AMR 患者更容易出现同种异体移植物功能障碍、血流动力学受损或心力衰竭[1, 2, 4, 6, 13, 14, 89, 90]。

在超声心动图上，除了收缩功能障碍外，AMR 还可能与舒张功能异常（图 22-3）、左心室质量增加[91] 有关。12 导联心电图的发现也是非特异性的，但我们发现弥漫性低 QRS 电压表现总是与致命的急性 AMR 相关。血液检查异常通常与患者的其他并发症和循环稳定性有关。包括用于检测排斥反应的生物标志物在内的非有创性方法可能在急性 AMR 中是异常的，但是迄今为止没有一种方法可以专门用于可靠地诊断或排除排斥反应。因此，心脏 AMR 仍然是基于心内膜心肌活检的病理来诊断。

（四）结局

未经治疗时无症状性心脏 AMR 病理消退的可能性与其移植后的严重程度和发生时间有关（图 22-4）。随访活检显示较轻微的 AMR 发作，以及发作在移植后 12 个月以上的更有可能消退或改善[87]。

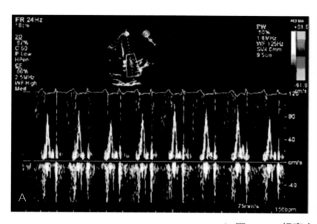
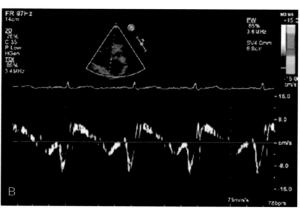

▲ 图 22-3　超声心动图的舒张期异常

A. 急性 AMR 患者二尖瓣流入的脉搏波多普勒。E/A 比值升高。二尖瓣减速时间为 61ms；B. 二尖瓣间隔环的组织多普勒显示 e' 速度降低和 e' / a' 比值逆转

即便如此，无症状性心脏 AMR 往往会复发，并且与 CAV 的高风险[18]和心血管疾病死亡率[92]相关（图 22-5）。

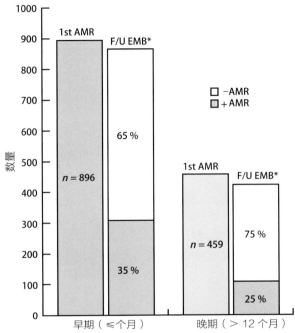

▲ 图 22-4 随访时初始抗体介导的排斥反应（AMR）的结果

（F/U）心内膜心肌活检（EMB）（经 Elsevier 许可，转载自 Kfoury 等[87]）

*. 在一些随访 EMB 中没有检查或报告 AMR 状态，因此总体差异很小

鉴于经验有限且缺乏标准化方法，急性心脏 AMR 的确切治疗成功率难以衡量。高的恢复率可能与及时和积极的干预有关。获得特异性针对体液免疫应答的不同步骤的新型药物的问世使多靶点方案成为可能，这将更有效和更安全。

除了急性 AMR 带来的直接临床挑战外，发生重复 AMR 模式的患者发生心脏移植血管病变、慢性心功能不全和死亡的风险也高出许多倍[3, 7, 9, 17, 68, 89]。数周内弥漫性冠状动脉疾病加速发展与 AMR 有关，预示非常差的结局[93]。微观 AMR 和宏观 CAV 之间机制联系的性质仍有待充分阐明。也可以想象，AMR 和 CAV 是一个病理 - 临床连续体的一部分。

六、心脏 AMR 的治疗

AMR 的诊断是通过病理学结果做出的。结合考虑患者的临床表现、活检分级、同种异体移植物功能以及供者特异性抗体的存在来决定是否需要治疗，以及应采用何种方法来治疗（图 22-6）。ISHLT 于 2010 年发布了治疗 AMR 的一般建议[94]。随着对 AMR 的病理生理学和结局的了解越来越多，正在尝试其他治疗策略。然而需要谨慎处理，因为同种抗体反应是复杂的，这些新疗法具有潜

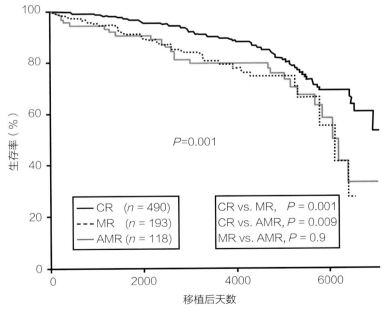

▲ 图 22-5 排斥模式的 Kaplan-Meier 生存曲线

CR. 细胞排斥反应；MR. 混合排斥反应；AMR. 抗体介导的排斥反应（经 Elsevier 许可，转载自 Kfoury 等[92]）

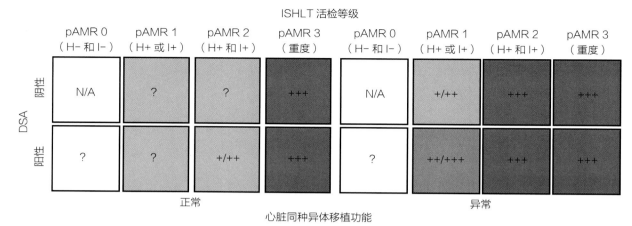

▲ 图 22-6　心脏 AMR 治疗可能性的决定因素 [87]。+. 可能；++. 更可能；+++. 是；ISHLT. 国际心肺移植学会；H. 组织病理学；I. 免疫病理学；DSA. 供者特异性抗体；N/A 不适用

在的毒性和对免疫反应调节作用的不利影响 [95]。最后，在预防和治疗 AMR 方面，需要进行进一步的随机对照试验。

ISHLT 指南（所有建议均为 C 级证据）[94]

1. Ⅱa 类

● 以下治疗可用于阻断 AMR 中同种异体移植心脏的免疫介导损伤：①高剂量静脉注射（Ⅳ）皮质类固醇；②细胞溶解免疫抑制治疗。

● 以下治疗可用于清除循环中的抗 HLA 抗体或降低其反应性：①血浆置换；②免疫血浆分离置换（免疫吸附）；③ IVIg。

● 以下治疗用于维持足够的心排血量和体循环血压：①静脉注射正性肌力药和血管加压药；②机械循环支持。

● 当怀疑 AMR 时，应扩大 EMB 检查范围，包括补体分裂产物和可能的抗体的免疫组化染色。

● 应筛选受者血清中抗供者（HLA）抗体的存在、数量和特异性。

● 应在开始治疗后 1～4 周进行随访 EMB，包括免疫组化检查。

● 可以考虑调整维持免疫抑制治疗。这可以包括增加当前免疫抑制药物的剂量、添加新的药物或转换成不同的药物。

2. Ⅱb 类

● 全身抗凝血可降低心脏同种异体移植物中

的血管内血栓形成。

● 如果上述措施不能恢复可接受的心脏同种异体移植物功能，则可考虑紧急再次移植，但这种情况下的预后并不理想。

七、治疗目标：当前和未来

（一）T 细胞抑制

B 细胞活性，包括活化、同种异型转换和抗体产生，都受到 T 细胞的严格调控，因此靶向 T 细胞活性的疗法是 AMR 治疗的一个重要方面。通过将兔或马免疫接种人胸腺（主要含有 T 细胞，但也含有 B 细胞、浆细胞和树突状细胞）来制备抗胸腺细胞球蛋白（ATG），从而产生多种抗淋巴细胞免疫球蛋白。可获得各种制剂，包括兔抗胸腺细胞球蛋白（rAThG）、兔抗 T 细胞球蛋白（rATcG）、马抗胸腺细胞球蛋白（eAThG）和马抗淋巴细胞球蛋白（eALG）。rAThG 是美国最常用的制剂。ATG 在杀死或调节 T 细胞方面非常有效，可用作诱导剂和治疗细胞排斥反应 [94, 96-100]。除 T 细胞靶标（CD3、CD4、CD8 和 T 细胞受体）外，ATG 还含有针对 B 细胞和浆细胞抗原的抗体，以及针对在 T 细胞和 B 细胞上均表达的抗原（包括 CD20、CD30、FcR、CD126 和 CD138）的抗体 [101-103]。因此，除了通过 B 细胞凋亡、阻断细胞因子受体和结合抑制性受体而抑制 T 细胞外，ATG 还可以有效治疗 AMR。它通常用于与移植物功能障碍和（或）血流动力学受损相关的中度至重度 AMR 病例。通常的疗程为 3 ～ 7d，CD3 计数指导策略可能导致较低的不良事件[103, 104]。

钙调磷酸酶抑制药（他克莫司、环孢素）的主要作用是抑制 T 细胞活化；没有确凿的证据表明它对 T 细胞非依赖性 B 细胞抗体产生有作用。有数据显示接受他克莫司 / 霉酚酸酯（MMF）治疗的患者比接受环孢素 / MMF 治疗的患者排斥反应更少，因此一些人主张在治疗 AMR 时将环孢素用他克莫司替代[105]。西罗莫司是一种 mTOR 抑制药，其通过阻断 IL-2 的转录来抑制 T 细胞活性。与 CNI 不同，西罗莫司还可通过 T 细胞非依赖性机制来抑制 B 细胞增殖和产生抗体[106, 107]。在临床研究中，西罗莫司与心脏同种异体移植物血管病变的发生率降低和进展缓慢有关[108–110]，这一过程可能与 AMR 介导的机制有关。在 AMR 患者中，将 MMF 换为西罗莫司或添加西罗莫司是一种合理的治疗策略。

（二）B 细胞耗竭 / 抑制

脾脏是体内最大的淋巴器官，包含产生抗体的记忆 B 细胞和浆细胞[111]。脾脏切除术已成功用于对标准治疗无效的难治性肾移植受者严重 AMR 的挽救治疗[112–114]，但其在心脏移植患者中的应用缺乏可靠数据。脾脏切除术通常与其他 B 细胞靶向治疗相结合，以达到最大的效果。

B 细胞耗竭也可以通过应用结合 B 细胞表面表达的抗原的抗体来实现。使用的药物包括抗 CD52 抗体阿仑单抗以及抗胸腺细胞球蛋白，这两种药物除耗竭 B 细胞外也会耗竭 T 细胞[100, 115–118]。近年来，抗 CD20 抗体利妥昔单抗的应用日益广泛。CD20 不存在于原 B 细胞或成熟浆细胞上，因此它能有效地清除外周 B 细胞，但不能阻止 B 细胞从前体细胞中再生，也不能直接降低免疫球蛋白水平。利妥昔单抗的研究和治疗兴趣在肾移植领域最为广泛[119–121]。一些病例报告描述了利妥昔单抗在心脏移植受者 AMR 治疗中的应用，其总是作为多疗法方案的一部分；因此很难确定利妥昔单抗的确切疗效[90, 122–125]。

为治疗淋巴瘤和自身免疫疾病而开发的其他 B 细胞耗竭药物可用于移植，包括抗 CD20 抗体 Ofatumumab 和 Ocrelizumab，其可能更有效，免疫原性风险更低，补体激活更少[126–130]。CD22 是一种抑制性受体，在 B 细胞成熟和 CD20 表达丧失后仍然存在。Epratuzumab 是一种抗 CD22 抗体，可降低 B 细胞数量并抑制其活化和增殖[131]。抗 CD19 抗体正在开发，并具有对抗 B 细胞和浆细胞的额外优势[132]。

靶向 B 细胞表面上的共刺激受体的药物也可在 AMR 中具有治疗作用。BAFF 是一种对 B 细胞分化、存活和扩增至关重要的共刺激因子；特别是幼稚 B 细胞对 BAFF 消耗敏感。Belimumab 和 Atacicept 靶向 BAFF，对系统性红斑狼疮有治疗作用[133, 134]。存在于 T 细胞和 B 细胞上的共刺激配体 - 受体（如 CD40-CD154）是激活所必需的。抗 CD154 抗体很有前景，但由于其血栓形成的并发症而不能广泛应用于临床[135–137]。与 CD154 不同，CD40 不在血小板上表达，可能没有相同的血栓形成风险。抗 CD40 抗体正在自身免疫性疾病和移植中进行试验[137]。

B 细胞耗竭可能会有不良反应[95]。调节性 B 细胞抑制效应 T 细胞，并促进调节性 T 细胞的扩增，从而有可能促进耐受性。靶向 B 细胞的疗法也可能耗尽这些重要的调节性 B 细胞。需要进一步研究来确定最佳药物和给药时间，以平衡 B 细胞耗竭对排斥反应和移植物存活的影响。

（三）浆细胞耗竭

浆细胞产生大量 IgG，其中一部分将被错误折叠并且需要蛋白酶体降解。硼替佐米（Bortezomib）作为一种蛋白酶体抑制药，会导致错误折叠的蛋白质的积累和浆细胞的凋亡。硼替佐米是为治疗多发性骨髓瘤而开发的，已被用于治疗移植受者的 AMR，并且可能通过优先靶向产生同种抗体的细胞而特别有效[138–142]。硼替佐米的毒性已被报道，在广泛采用之前需要进行随机对照试验来正式评估该疗法。

（四）抗体去除

免疫吸附（IA）、血浆置换（PP）和治疗性血浆置换（TPE）可快速有效地去除循环抗体，并已用于 AMR 的脱敏和治疗[14, 56, 143–145]。用 PP 或 TPE 单次交换一个单位的血浆可去除血浆中约 3/2 的溶质；因此，需要多次治疗才能完全去除抗体。根据 ISHLT 指南，常用方案包括每周 1 ～ 5 次 PP，持续 1 ～ 4 周[94]。血浆通常用白蛋白或新鲜冷冻血浆代替。IA 使用可再生吸附剂，能够处理大量血浆并通过亲和吸附去除抗体。它在抗体去除方面更为有效和具有特异性，通常 2 个疗程后抗体减少超过 90%，但不能去除循环中的细胞因子。较少引起血流动力学不稳定，然而并不广泛应用。针对抗体活性或产生的其他靶向疗法应与这些抗体去除方法相结合，以尽量减少治疗后发生的抗体滴度的快速反弹。

（五）抗体抑制

循环抗体的活性也可以被靶向抑制，最常见的是静脉内应用免疫球蛋白（IVIg）。IVIg 含有从混合血浆样品中获得的多克隆 IgG。IVIg 有效治疗 AMR 存在多种可能机制，包括调节性 T 细胞的扩增、B 细胞上抑制性 FcγRIIB 受体的上调，以及补体激活的抑制[146–148]。虽然探究 IVIg 在移植中应用的临床试验数据很少，但它通常用于脱敏和治疗排斥反应，往往与 PP 和（或）靶向抗体生成的药物如利妥昔单抗联合使用[149, 150]。IVIg 的未来应用可能包括已设计完成的对 MHC Ⅰ 类受体 FcRn 具有更大亲和力的 IgG，将与内源性 IgG 竞争性结合 MHC Ⅰ 类受体 FcRn 并导致 IgG 滴度降低[151]。

AMR 中的许多变化是通过补体级联介导的，最近人们越来越关注靶向该途径的药物。小动物研究表明，用抗 C5 单克隆抗体或 C5aR 拮抗药治疗后移植物存活率提高，AMR 发生率降低，并且炎症浸润减少[152–154]。依库珠单抗（Eculizumab）是一种针对补体成分 C5 的抗体，已成功用于治疗肾移植受者的 AMR[155–157]。在常规使用之前需要进一步的研究数据。

（六）其他措施

糖皮质激素与 T 细胞、抗原呈递细胞和内皮细胞上的糖皮质激素受体结合，并通过糖皮质激素反应元件修饰基因调控。免疫抑制作用包括减少多种促炎细胞因子的产生和干扰细胞因子

表 22-3　心脏 AMR 的药物和干预[94, 139–141, 156–158]

	剂 量	频 率	持续时间	不良反应
血浆置换（PP）[94]	1 ～ 2 次血浆交换	每天 1 次 隔天 1 次 每周 3 次 每周 1 次	3 ～ 5d 1 ～ 2 周 1 ～ 4 周 2 ～ 4 周	低血压、出血、血源性感染
IV 免疫球蛋白[94]	100 ～ 1000 mg/kg	每周 1 ～ 3 次，通常在 PP 后	1 ～ 4 周	头痛、发热、寒战、血栓形成、容量超负荷、无菌性脑膜炎、急性肾衰竭
利妥昔单抗[94]	375 mg/m²	每周 1 次	1 ～ 4 周	发热、荨麻疹、寒战、白细胞减少、感染、恶心
硼替佐米[139–141]	1.3 mg/m²	每 3 ～ 5 天 1 次	4 次剂量（2 ～ 4 周）	胃肠道毒性、血小板减少、中性粒细胞减少、周围神经病变
依库珠单抗[156–159] 皮质类固醇	600 ～ 900 mg	每周 1 次	1 ～ 4 周	胃肠道毒性、鼻咽炎、贫血、头痛、白细胞减少
甲泼尼龙	250 ～ 1000 mg	每天 1 次	3d	液体潴留、高血糖、骨质疏松症、高血压
泼尼松	1 ～ 3 mg/kg	每天 1 次	3 ～ 5d	
抗胸腺细胞球蛋白（兔）	0.75 ～ 1.5 mg/kg	每天或隔天 1 次	5 ～ 14d	发热、寒战、低血压、呼吸困难、血小板减少

受体信号[159-161]。对于与血流动力学异常相关的 AMR，应使用高剂量皮质类固醇（甲泼尼龙每日 1 000 mg，连续 3d 静脉注射）。在病情较轻的情况下，可以使用口服丸剂。表 22-3 总结了用于心脏 AMR 的各种药物 / 干预措施的剂量、频率、持续时间和最常见的不良反应。

在 AMR 中，血小板和凝血级联反应的其他组分被激活，在同种异体移植物的小血管中可能形成微血栓，从而导致缺血和进一步的移植物功能障碍[32, 89]。当治疗 AMR 患者时，进行全身抗凝血治疗以降低血管内血栓形成的风险是合理的[94]。

未来治疗 AMR 具有潜力的疗法包括抗白介素、抑制补体级联反应的更有效的药物，以及旨在诱导耐受的方案[162-165]。

（七）脱敏

移植前致敏的患者移植等待时间增加，排斥反应增加，心脏移植物血管病变发生率增加，并且移植后存活率降低[3, 166-168]。通过采用许多与治疗 AMR 相同的疗法可以进行脱敏治疗，以使这些风险降到最低[169]。移植中心的治疗方案各不相同，也可针对每位患者进行个性化治疗。2009 年，ISHLT 发表了一份关于致敏患者管理的共识会议报告，其中包括 6 个移植中心脱敏方案的描述说明[170]。大多数方案治疗移植前 PRA > 50％的患者，并使用了血浆置换、IVIg 和利妥昔单抗的组合。如果初始治疗未能充分降低 PRA 水平，也可应用硼替佐米[171, 172]。围绕脱敏和预防方案需要组织进行一系列的临床试验。

八、AMR 的动物模型

使用动物模型实验在理解和治疗心脏移植中排斥反应方面取得了进展。早期研究强调了 T 细胞在排斥反应中的重要作用。在这些研究中，将抗体移植到啮齿类动物同种异体移植受者体内并未加剧排斥反应，而致敏淋巴细胞的转移导致排斥反应的迅速发生[173-176]。后来证明早期抗体转移并未引起排斥反应是由于缺乏移植物灌注[177-179]，然而，多年来研究方向都是偏离抗体在排斥反应中的作用，而是侧重于 T 细胞和细胞排斥反应在移植物存活中的重要性。

两项重要发现再次引发了对 AMR 的兴趣：识别移植物微血管中 C4d 沉积的能力，以及认识到 C4d 通常与循环供者特异性抗体相关[179, 180]。从那时起，使用小动物模型的试验已经引起了对急性和慢性 AMR 的深入研究，但是迫切需要更好的动物模型来填补我们对 AMR 治疗知识和治疗能力方面的现有空白。

（一）急性 AMR

急性 AMR 的病理特征在于内皮激活、炎性浸润和实质损伤。在小鼠排斥反应模型中，C3d 和 C4d 的沉积与循环同种异体抗体有关；缺乏同种异体抗体的免疫球蛋白敲除小鼠移植后未显示 C3d 和 C4d 的沉积和早期内皮损伤[181-183]。补体激活抗体被动转移到这些敲除小鼠内会导致补体沉积和同种异体移植排斥反应[184, 185]。足够的抗体滴度是产生 AMR 病理变化的必要条件[186]。未来在转移实验中操纵抗体滴度可能使亚临床 AMR 模型的建立成为可能[187]。

补体激活可导致分裂产物产生，如 C5a 和 C5b，它们是趋化巨噬细胞、中性粒细胞和血小板的促炎蛋白。在给予 C5 单克隆抗体或 C5a 受体拮抗药的同种异体移植小鼠模型中，趋化因子上调且巨噬细胞浸润受到抑制[152-154]。这些模型使我们有机会了解补体在 AMR 中的作用，并测试新的治疗靶点。

非补体介导的途径也能促进急性 AMR 的发生。在缺乏补体和白细胞的情况下，抗体与内皮细胞上的 MHC Ⅰ类抗原结合，导致生长因子和细胞因子的释放以及细胞增殖[188, 189]。与内皮细胞和波形蛋白结合的抗体刺激 P- 选择素的表达，从而导致白细胞和血小板的黏附，并加速排斥反应[190-192]。诸如此类的发现可能有助于解释和描述在没有 C4d 沉积的情况下有时可见的 AMR 的变化。

（二）慢性 AMR

慢性 AMR 是 AMR 累积性和重复性发作的基

本结果，其在心脏同种异体移植物中最常见的特征是血管病变。Colvin 等证明将供者特异性抗体被动转移到缺乏 T 细胞和 B 细胞的敲除小鼠可诱导慢性动脉病[193]。即使在清除抗体和 C4d 沉积后，动脉病仍能持续并且进展。类似地，将多克隆抗体转移到移植的 SCID 小鼠会导致广泛的移植物动脉病。足够的抗体滴度是引起血管病变所必需的[194]。

Reed 及其同事已经证明抗体与内皮细胞表面分子的结合导致促炎和促增殖途径的信号转导的变化。例如当结合抗 HLA 抗体后，雷帕霉素复合物 1 的哺乳动物靶标（mTORC1）介导的细胞存活和增殖信号通路的激活[189]。这些发现为使用西罗莫司（一种 mTORC1 抑制药）预防或阻止血管病变进展提供了理论依据[195]。抗 HLA 抗体结合也被证明可刺激 Rho 及其靶蛋白 Rho 激酶，从而启动细胞增殖途径[196]。Rho 激酶抑制药治疗可抑制小鼠模型中的血管病变[197]。需要更多的动物模型来进一步阐明连接抗体结合、信号级联和慢性排斥反应的途径，并测试潜在的新疗法。

（三）适应和耐受

适应是指移植物对移植物特异性抗体和补体结合作用的抵抗[198, 199]。完全抑制补体激活是心脏异种移植物中显示适应性的一种潜在机制[200]。这些移植物显示 C4d 和 C3d 的沉积，而不是补体级联的晚期组分如 C5b 和 MAC。其他适应的异种移植模型显示具有抗细胞凋亡活性的细胞保护蛋白的表达增加[201-204]。

暴露于低水平的供者特异性抗体可能导致适应[203]。在一个模型中，重复注射低剂量供者特异性抗体导致补体调节蛋白（如衰变加速因子）的表达增加[204]。Reed 及其同事已经证明调节适应与细胞增殖的信号事件取决于抗体的特异性和浓度[205]。

需要更好地理解的是，长期暴露于供者特异性抗体，即使是低水平，最终是否会导致慢性排斥反应，或者适应是否持续存在。Colvin 认为，适应可能不是一种全有或全无的现象，而是存在一段范围，在抗体结合后依次可以产生急性排斥反应、适应和慢性排斥反应[206]。动物模型为我们了解适应的机制和自然史提供了机会，这可能导致新的治疗策略。

第23章
心脏移植后感染
Infections After Cardiac Transplantation

Robin K. Avery 著

徐 蔓 译

一、概述

近年来，针对心脏移植患者术后感染的预防和治疗有了诸多进展。概括地说，预防和治疗策略正日益向积极主动的方向发展。例如随着分子诊断的出现，病毒感染可被早期发现，特别在是针对巨细胞病毒（CMV）感染的预防策略上，无论是预防性治疗还是早期优先治疗，或两者的结合，均降低了出现 CMV 感染症状和组织侵袭[1]的可能。对植入心室辅助装置（VAD）患者[2]和心脏移植受者[3]感染定义的标准化可促进中心之间比较和指南的建立[4-6]。然而，这一领域仍然存在挑战。在过去的 10 年中，多重耐药菌[7-9]和一种[10]毒性更强的艰难棱菌菌株使部分患者的治疗过程变得复杂。关于低水平或亚临床病毒感染对移植物功能影响的最新认识[11,12]使我们注意到无症状病毒血症在某些情况下的重要性。移植后较长的生存期会导致环境因素（职业、居住、娱乐、旅游等）相关的感染风险增加。未来的研究方向应包括研究新的免疫抑制药对移植相关感染的影响，改进评估病原体特异性免疫功能的诊断技术，以及继续改进移植前筛查和移植后感染的预防和监测。

二、移植前筛查、免疫接种和与 VAD 相关的感染

像所有的实体器官移植候选者一样，心脏移植候选者应该接受严格的移植前评估，包括评估患者显性和隐性感染史。通过仔细查阅病史和彻底检查，以及既往的微生物学检查记录（如果有的话），并充分评估可能的活动性感染的任何症状、体征或放射学指征。其目的是通过在移植前采取预防措施，对已发感染进行治疗，并根据现行指南[13]对潜在感染采取预防措施，使移植更加安全。

下文将介绍如何筛选捐献者和预防捐献者传播感染。

晚期心力衰竭患者进行移植存在多种感染风险，包括肺炎、鼻窦炎、尿路感染、血液感染和皮肤、软组织感染。特别常见的是蜂窝织炎，有时是周围水肿时下肢溃疡，以及与静脉导管（主要是中心静脉）相关的感染。这些导管用于长期服用正性肌力药或短期用于急性失代偿性心力衰竭患者的住院治疗。除此之外，其他血管内设备相关的感染也很常见，包括主动脉内球囊泵、起搏器或植入式除颤器相关感染。通过心室辅助装置桥接移植的患者尤其容易受到原发于传动系部位的感染，其范围包括局部传动系部位感染、囊袋感染、菌血症、念珠菌血症和 VAD 心内膜炎[2,14,15]。半数桥接移植的 VAD 患者存在移植后血流感染，其中葡萄球菌是最常见的微生物，其次是念珠菌、假单胞菌和肠球菌[15]。

移植前对活动性感染的治疗是非常必要的，但在移植前不可能完全根除感染，特别是在依靠机械循环支持的患者中，想要彻底根除感染，必须在移植术中摘除 VAD。然而，不涉及机械循环支持装置的感染应尽可能得到充分治疗（表 23-1 为移植前阶段推荐感染治疗的时间）。也就是说，在可能的情况下，肺炎应根据严重程度、机体以

及社区获得性或与医疗相关的指南进行规范治疗（表 23-1）。理想情况下，这一治疗期应能有效地解决症状和消除影像学表现（尽管在某些情况下，放射学检查结果可能会在感染根除后持续一段时间，但这一结果可以个体化分析）。涉及血管通路装置的感染应根据标准指南进行治疗（表 23-1），并应在计划的抗生素治疗疗程结束后至少几天重复进行血液培养，以"证明治愈"。尿路感染（UTI）除了菌培养指导的抗微生物疗法之外，还应该通过去除或更换导尿管来治疗，UTI 治疗的持续时间可以从女性门诊单纯性 UTI 的短程（3d）治疗到男性的前列腺炎治疗的 6 周或更长时间，但最常见是 7~10d（表 23-1）[16-23]。停用抗生素后患者应重复进行尿液培养和尿常规检查，以证实脓尿的消退。如果脓尿持续存在，则需要进行额外的评估，其中可能包括专门针对真菌的尿液培养（光滑念珠菌在标准尿液培养物中可能生长不良，但在多

系统疾病患者中越来越多地被视为病原体）。对于伴有下肢水肿患者，蜂窝织炎的治疗持续时间以红斑缓慢消退和肿胀是否持续存在为判断依据，但最常见的是 7～14d。在一系列反复感染（如蜂窝织炎）后使用口服抑制药是一种选择，但考虑到艰难梭菌相关性腹泻等并发症的风险，应仔细权衡这个选择，并与患者充分讨论风险和益处。

对于已经感染的 VAD 患者，最近的指南对治疗时间和长期抑制的决策很有帮助[2,4]。病原微生物最常见的是葡萄球菌，但革兰阴性杆菌如假单胞菌和其他革兰阳性菌如肠球菌和真菌感染也可能会发生[14,15]。有文献报道了 7 例 VAD 患者并发真菌血症（5 例患有念珠菌血症，2 例患有曲霉菌病），装置引发的真菌血症罹患率为每 10 000d 有 1 例感染[24]。大多数 VAD 相关感染的患者可以安全地进行移植，前提是他们的血流感染在移植时得到控制，并在移植后和移植前使用适当

表 23-1　常见移植前感染的治疗持续时间 [16-23]

感　染	治疗持续时间	指　南
肺炎（社区获得性）	至少 5d，无发热 48～72h，稳定	IDSA 指南 [16]
肺炎（医院获得性，呼吸机相关性和医疗相关性）	8d（如有效用）；铜绿假单胞菌例外（14～21d）	ATS / IDSA 指南 [17]
心脏植入装置感染		（AHA 指南）[18]
囊袋感染	移除设备后 10～14d	
血流感染	移除设备后至少 14d	
复杂感染	至少 4～6 周	AHA 指南 [18]
菌血症（导管相关，无其他植入设备）	2～6 周，取决于微生物和临床情况	（IDSA 指南）[19]
感染性心内膜炎	4～6 周（取决于类型和病原体，虽然已经描述了某些机体的 2 周治疗方案，移植候选者应该接受更长的治疗持续时间）	（AHA / IDSA 指南）[20]
尿路感染		
女性单纯性膀胱炎	3～7d	（IDSA / ESMID 指南）[21]
女性单纯性肾盂肾炎	7～14d（取决于使用的抗生素）	（IDSA / ESMID 指南）[21]
导管相关性 UTI	如果迅速起效使用 7d；如果延迟起效，则为 10～14d	IDSA 指南 [22]
蜂窝织炎（非坏死性）	7～10d 或更长时间（因微生物和临床过程而异）	IDSA 指南 [23]

IDSA. 美国感染病学会；ATS. 美国胸科学会；AHA. 美国心脏学会；ESMID. 欧洲微生物与感染学会

的抗生素以消除残留病灶。在某些情况下，由于装置的持续存在，在移植前不能控制菌血症或念珠菌血症。在这种情况下，可以进行移植，但要明确感染持续或复发的风险以及移植后需要长时间抗微生物治疗。一般来说，血管内感染的原则是确定性治疗通常涉及移除导管、起搏器、ICD 等装置，但是使用 VAD 时，由于难以移除或更换装置，情况更为复杂，只能在极端情况下考虑移除 VAD。因此，控制感染和（在某些情况下）对先前的病原微生物进行持续抑制，这些都是在移植之前可以做到的。不幸的是，和其他与医疗相关的感染一样，多重耐药性细菌的出现使治疗变得复杂，有时需要借助更新的抗生素，如达托霉素[25]。

作为移植前评估的一部分，受试者接受血清学筛查，可以帮助进行风险分层和移植后预防（表 23-2）[13]。这通常至少包括 HIV、HBV、HCV、梅毒、CMV、EBV 和 VZV 的血清学检测。HCV 抗体筛查阳性的患者应进行 HCV RNA 筛查，如果 HCV RNA 阳性，则应接受肝病专家的评估。抗 HBc 和抗 HBs 阳性但 HBsAg 阴性的患者是过去曾患过 HBV 且已经治愈的患者，不需要进一步的治疗。HBsAg 阳性的患者有活动性 HBV 感染，应该由肝病专家评估。只有抗 HBs 阳性（HBsAg 阴性和抗 HBc 阴性）的患者已有效接种疫苗，不需要进一步的治疗。抗 HBc 阳性、HBsAg 阴性和抗 HBs 阴性的患者要么是已经解决感染的患者（抗 HBs 下降到可检测水平以下），要么是在"窗口期"（在这种情况下，抗 HBc IgM 是阳性的）早期活动性感染的患者，要么是假阳性抗 HBc 的患者，需要对这些患者的 HBV DNA 和抗 HBc IgM 进一步评估。

梅毒非螺旋体血清学检查（如 RPR）阳性的患者应进行螺旋体检查以确认（如 FTA-ABS 或 MHATP）。如果密螺旋体试验为阴性，则 RPR 很可能是生物学假阳性，并不是移植的禁忌证。如果密螺旋体试验阳性，应评估患者是否患有活动性梅毒并按照标准指南进行治疗。强烈建议传染病专家参与。经治疗的梅毒不是移植的禁忌证。治疗后，RPR 滴度可能需要数月至数年才能消退，因此在进行移植前，梅毒治疗后不需要 RPR 呈阴性。

VZV 血清学主要用于检测不常见的血清阴性移植候选者，并帮助处理移植后 VZV 暴露。在大多数地区，只有不到 10% 的成年人为 VZV 血清阴性。然而，VZV 血清阴性个体如果在移植后暴露则存在严重原发性水痘的风险。如果尚未进行免疫抑制治疗，且预计在 4 周内不进行移植，则应在移植前接受水痘疫苗接种（如果他们确实在移植前接受水痘疫苗接种，然后在 4 周内获得供体，可先接受移植，但移植后需立即开始使用阿昔洛韦或更昔洛韦治疗）。VZV 血清阴性候选者在移植前不能接受水痘免疫接种（由于受到免疫抑制治疗或移植时间太近），应全面评估移植后感染水痘的风险，并鼓励他们立即报告任何暴露，以便可以进行预防性

表 23-2　供体和受体的移植前检测[37]

OPTN / HRSA 对死者捐献者感染测试的最低要求（美国）
美国 FDA 许可的抗 HIV-1 和抗 HIV-2 血清学筛查试验
肝炎筛查血清学检测，包括 HBsAg、HBcAb 和抗 HCV
VDRL 或 RPR
Anti-CMV
EBV 血清学检测
血液和尿液培养；在交叉钳夹前 24 小时内进行尿液分析 http://optn.transplant.hrsa.gov/PoliciesandBylaws2/policies/pdfs/policy_2.pdf [37]
其他捐助者检查（在特定情况下）
用于 HCV，HBV，HIV 的 NAT（核酸扩增测试）
受体移植前测试
血清学检测：HIV，HBV，HCV（抗 HCV 和 HCV RNA），梅毒（RPR 或梅毒 IgG），CMV（CMV IgG），EBV（VCA IgG），弓形虫 IgG，如上所述
血清学监测：VZV、甲型肝炎、±HSV
检测潜伏性结核感染（干扰素 -γ 释放试验或结核菌素皮肤试验）
对于那些可能接触过的人：类圆线虫、Chagas 病、血吸虫病的血清学
如果临床表现，进行血液、尿液、痰液、粪便微生物诊断检测
胸部 X 线；如果有临床表现，CT 扫描和其他影像学检查

抗病毒治疗。

CMV 和 EBV 的血清学检查应主要用于确定与供体的 CMV 和 EBV 血清学相关的风险状态（见下文）。相关血清学指标是 CMV IgG 和 EBV VCA IgG。在这两种情况下，风险最高的状态都是供者血清阳性，受体血清阴性（D+/R-），这通常需要进行特殊监测，在某些 CMV 病例中需要延长预防时间[1,6]。

艾滋病毒一度被认为是移植的禁忌证，但近年来，通过多中心研究报道了 HIV 阳性肾脏和肝脏受者的成功移植，并已成为广泛接受的做法[26]。HIV 阳性患者接受胸部移植并不常见，但有过报道[27,28]，并且基于腹部移植经验的增加，以及大量艾滋病患者的病毒载量得到更好的控制，患有包括心脏病在内的慢性疾病患者生存期延长等客观情况，未来 HIV 阳性患者胸部移植的案例预计会增加。HIV 阳性受者的移植需要药剂师仔细监测药代动力学，并且知道各类药物的相互作用，特别是蛋白酶药制药和钙调磷酸酶抑制药之间的相互作用[29]。

对 HIV 阳性患者的评估应包括对患者 HIV-RNA 病毒载量和 CD4 细胞计数的评估，以及对过去任何机会性感染的评估，包括任何可能在移植后持续或复发感染可能性的评估。移植候选者应接受干扰素 -γ 释放试验（IGRA）血液检测或 PPD 皮肤试验进行潜伏性结核杆菌感染检测，如果这些测试中的任何一项为阳性，应考虑用异烟肼进行潜伏性 TB 治疗（见下文）[13,30]。

关于潜伏性结核杆菌感染管理[30]以及移植前非结核分枝杆菌感染[31]的进一步建议见下文。

移植前评估也是更新免疫接种的重要时机，在移植前进行免疫接种比移植后更有效[13,32]。美国移植协会（AST）发布了移植物捐献者和移植物受者的免疫接种指南[32]。由于这些建议的详细程度，读者可参考 AST 指南以获取更多信息[32]。对于儿科候选人，应尽可能在移植前完成标准免疫接种[32]。对于成年候选人，应根据成人免疫接种的建议进行免疫接种，但只有在患者未处于免疫抑制状态且 4 周内未预期移植时才可接种活病毒疫苗（如水痘疫苗、带状疱疹疫苗）。患者应每年接受流感疫苗注

射制剂，而不是减毒活疫苗[33]。移植候选人的家庭成员也应接受流感疫苗免疫接种，以在患者周围形成一个"保护圈"[33]。如果在 5 年内没有接种肺炎球菌疫苗，并且如果患者尚未接种 2 次终身剂量疫苗，则应该给予肺炎球菌疫苗接种。3 剂量乙肝疫苗适用于任何血清抗 HBs 阴性的候选人。虽然通常在 0 个月、1 个月和 6 个月时给药，但对于那些预期很快就要进行移植的患者，可以加快疗程（如 0 个月、1 个月和 2 个月）。（虽然乙肝疫苗可以在移植后接种，但在免疫抑制的情况下，接种效果较差。）如果尚未接种破伤风－白喉－无细胞百日咳（Tdap）疫苗，则应接种（虽然重复接种破伤风疫苗的标准时间间隔为 10 年，但如果最后一次破伤风疫苗是 2 年前接种的，则可以接种 Tdap 疫苗）。Tdap 的优点是对百日咳有额外的保护作用，而百日咳可导致免疫功能受损的患者长期感染。

HPV 疫苗应提供给年龄在 11—26 岁的男女患者。尽管移植前 HPV 疫苗在预防移植后 HPV 方面的有效性尚不清楚，但对于长期存活的移植患者来说，HPV 是一个重要的问题。对于未接受免疫抑制且预计在 4 周内不会接受移植的 60 岁及以上候选人，应提供带状疱疹疫苗。它也可以提供给符合上述标准的 50 ~ 59 岁的患者（经 FDA 批准适用于该年龄组，但 ACIP 未推荐。）

三、早期移植后感染

根据 Rubin[34] 最初提出的范例，移植后感染风险有 3 个不同的时间段：第 1 个月、第 2 ~ 6 个月和 6 个月后。在任何阶段，感染的风险都是"免疫抑制的净状态"和患者特定的环境暴露[34]的组合。在移植后的第 1 个月，尽管免疫抑制药物以高剂量给药，但免疫抑制的全部效果尚未对免疫系统产生影响，绝大多数感染不是机会性感染，而是那些可以在任何重大外科手术后发生的感染，包括导管相关感染、尿路感染、肺炎、脓胸、胸骨伤口感染和纵隔炎。这些感染的风险因素包括长期的重症监护室停留、机械通气的长期需求、原发移植物功能障碍、手术的技术并发症、再次手术的需要（如血肿的探查和清除）、肾功能障碍

和肾脏替代治疗的需要、多器官功能障碍、年龄较大和糖尿病。

与移植药物（如更昔洛韦、缬更昔洛韦、霉酚酸酯和硫唑嘌呤）相关的中性粒细胞减少症也可能导致感染风险。如下所述，越来越多的多重耐药菌出现，特别是在移植前和移植后广泛的抗生素暴露史的患者中[7-9]。

虽然大多数上述感染可发生在任何实体器官移植受者中，但对心脏移植受者更常见胸内感染（包括纵隔炎）。胸骨伤口感染可能发生在任何心脏手术后，但在移植受者中可能比非移植的心脏手术患者更常见。西班牙大型数据库（RESITRA 数据库）的一项研究报告显示，心脏接受者的切口手术部位感染的发生率为 4.8%，其中葡萄球菌是最常见的病原体，但也发现还有多种其他微生物感染，包括革兰阴性杆菌（变形杆菌、产生超广谱 β- 内酰胺酶的大肠埃希菌）和酵母菌（白色念珠菌和光滑念珠菌）[35]。既往存在 VAD 相关感染的患者，如果不进行长期的(4～6周)针对病原体的移植后治疗，那么就有可能因之前的感染而患上纵隔炎。

其他常见的术后第 1 个月的感染包括念珠菌病（尤其是口咽鹅口疮）和单纯疱疹病毒（HSV）再激活。预防口咽念珠菌病的方法几乎是通用的，可以使用制霉菌素口服混悬液（漱口后咽下）或克霉唑片（clotrimazole）。口咽和食管 HSV 感染可由 HSV-1 的再激活引起，而生殖器和肛周 HSV 感染可由 HSV-2 的再激活引起。因此，大多数未接受更昔洛韦或缬昔洛韦预防 CMV 的患者应接受阿昔洛韦或伐昔洛韦预防 HSV（和 VZV）。在移植前免疫抑制或过度的环境暴露的情况下，第一个月可能会出现机会性感染，如巨细胞病毒或曲霉菌病。

四、捐赠者传播的感染

据报道，多种微生物（细菌、真菌、病毒）通过实体器官移植传播[36]。有些但不是全部可以通过移植前筛查来预防[13]。与预期移植接受者一样，即将死亡的捐赠者也需要经过严格的筛查过程，包括血清学检测，医疗记录审查，详细的病史和社会历史调查（在这种情况下来自捐赠者的

家庭成员）。此外还需要血液培养、尿液培养、常规胸部 X 线检查等，尽管直到移植完成后才能获得培养结果。标准已故供体检查的详细信息可以在表 23-2 和 OPTN / HRSA 网站（http://optn.transplant.hrsa.gov/PoliciesandBylaws2/policies/pdfs/policy_2.pdf）[37] 中找到。

对已故捐献者进行的血清学评估与接受者相似，主要有 3 个功能。首先，在美国某些血清学评估结果可作为捐赠的排除标准，包括 HIV 阳性、预示 HBV 感染活跃的 HBsAg 阳性等，尽管在世界其他地区这些标准可能不会取消所有捐赠者的资格。最近，正在通过 HOPE 法案[38] 探讨可能使用艾滋病毒阳性捐献者的情况。其次，血清学结果可将供体限制在特定受体亚组（例如 HCV 阳性供体限制供给 HCV 阳性受体，见下文）。最后，血清学筛查有助于确定移植后的风险分层和预防方案，与 CMV 和 EBV 一样，其中最高风险组是血清阳性供体和血清阴性受体（D⁺/R⁻）。梅毒阳性的供体不是移植的禁忌证，但移植受体应该接受治疗。由于检测要求在可培养活细胞的实验室中进行，采用干扰素 -γ 释放试验（IGRA）对潜伏性 TB 感染的供体血液进行测试，要求较高，因此尚未普及。

直到最近，血清学指标的大多数要素都是血清抗体（IgG），以表明过去某个时间的暴露。在捐赠者的"窗口期"（血清抗体转化之前）被报告 HIV 和 HCV 等病毒感染的传播后，使用血清抗体检测的方法正逐渐发生变化[39,40]。死亡供体的时间期限一般来讲不足以进行直接检测病毒基因组存在的试验，需要一种比血清抗体转化更早期地检测感染的方式来缩短"窗口期"。最近，随着 NAT（"核酸扩增"）快速分子检测的发展，大多数器官获取组织（OPO）有可能在已故的供体时间期限之内进行 NAT 测试[41]。随后的全国性讨论提出了是否应对所有潜在捐赠者进行 NAT 检测，或者是否应将其限制在 CDC 定义的高风险行为（包括注射吸毒、性滥交和监禁）[40]。美国公共卫生署最近的指南建议对所有捐赠者进行 HCVNAT 检测，并对高危患者进行 HIVNAT 检测[41]。有关心脏移植受者中 HCV 和 HBV 感染风险的进一步

讨论，请参阅下面的"其他病毒"部分。

通常使潜在供体丧失资格的其他感染包括有毒力微生物引起的菌血症，如 MRSA、VRE 或多重耐药革兰阴性菌，以及活动性侵袭性真菌感染或活动性肺结核。一个被细菌污染的器官，即使以前没有怀疑感染，也可能会导致感染传播给移植受体[42]。然而，如果在移植后给予移植受体适当的抗生素，那么不能将社区获得性微生物（如肺炎球菌）引起的细菌性脑膜炎视为移植的禁忌证[43,44]。最近，加州大学洛杉矶分校的一项研究报道了安全移植患有细菌性脓毒症的捐献者心脏[45]。值得注意的是，这是指社区获得性病菌感染的败血症，而不是医院内多重耐药病菌引起的。此外，对于脑脊液检查结果异常但细菌培养未呈现阳性的潜在捐献者也应谨慎，因为可能导致致病介质的传播，如西尼罗病毒、狂犬病、淋巴细胞脉络丛脑膜炎病毒，甚至淋巴瘤[36]。如果要使用细菌性脑膜炎供体，证明细菌感染与供体脑脊液病原体培养阳性是必要的。

OPTN / UNOS 组建的疾病传播咨询委员会（DTAC）是一项重大进展，旨在用更有力的证据来理解捐赠者传播感染的性质、风险和结果[46]。自 2005 年以来，该小组已经审查了所有报告的可能感染或恶性肿瘤传播，并根据统一标准对这些感染、传播进行了证实或等级评分[46]。强烈建议移植中心和临床医生通过这种机制报告任何可疑的供体来源的感染，这将有助于扩充整个移植机构知识库，还有助于向使用源自同一捐献者器官的其他移植中心发送通知以及相互沟通。

五、巨细胞病毒

巨细胞病毒（CMV）仍然是最重要的移植后感染之一，尽管预防性治疗和早期治疗策略降低了其发病率和严重程度[1,5,6]。在预防之前，40%～80%的移植受者出现了 CMV 病相关症状。最高风险组是供体血清阳性,受体血清阴性（CMV D+/R−）组，其中受体没有先前的 CMV 特异性免疫，但从供体获得 CMV 病毒载量。那些已经检查为血清阳性的 CMV (R+) 受者可以在免疫抑制的影响下发生 CMV 再激活，特别是在移植排斥反应治疗后；而 D+/R+ 组中移植受者可以重新激活自体既往的 CMV，或者可以与供体的 CMV 发生双重感染。有症状的 CMV 最常出现在移植后 1～4 个月，但采取预防措施后，第一次 CMV 发作可能发生在移植半年后甚至更晚[1]（图 23-1）。

CMV 感染的临床表现分为 3 类：无症状病毒血症、"CMV 综合征"和组织侵袭性 CMV，以上 3 个类别总称为"CMV 感染"，后两个类别被称为"有症状的 CMV"或"CMV 病"。无症状的病毒血症通常与低血病毒载量（通常＜10 000 拷贝 / ml）作为早期监测计划的一部分而被发现。"CMV 综合征"，与病毒载量的中度升高有关（如10 000～100 000 拷贝 / 毫升），是一种类流感疾病，伴有发烧、发冷、不适、肌痛，并且常常出现白细胞减少症、血小板减少症和肝功能检查轻度异常。组织有创性 CMV（通常与高病毒载量，100 000 拷贝 / 毫升以上相关）是临床上最严重的表现，是指通过组织病理学和（或）组织免疫染色可在组织中检测到 CMV 的情况。最常见的器官是肺（CMV 肺炎）、肝脏（CMV 肝炎）、胃肠道（CMV 食管炎、

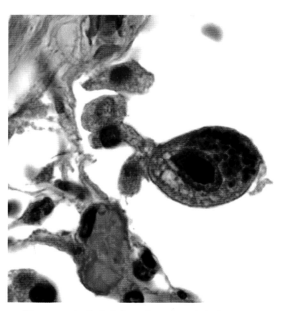

▲ 图 23-1 免疫功能低下的 CMV 肺炎患者 2 型肺细胞中的巨细胞病毒包涵体
该细胞含有嗜酸性核包涵体和多个较小的嗜碱性胞质包涵体，可遮盖大部分细胞核，1000×（图片由 Dr Carol Farver, Pathology Department, Cleveland Clinic 提供）

胃炎、肠炎、结肠炎），较少累及眼睛（CMV 视网膜炎）和中枢神经系统（CMV 脑膜脑炎）。对于肺和肝移植受者，植入器官是组织侵袭性 CMV 最常见的部位，但在心脏移植受者中，CMV 心肌炎并不常见，胃肠道表现更常见。组织侵袭性 CMV 通常与衰弱、多器官功能障碍和恢复期的延长相关。CMV 初始期病毒载量峰值较高与高复发风险、组织浸润性疾病和更昔洛韦耐药性的发展有关。

CMV 的检测最初是通过外周血的组织培养进行的，但这是耗时又费力的。病毒离心培养法将时间缩短至 48h，但在低病毒载量下敏感性较低。pp65 抗原血症试验提供了 CMV 载量的半定量测量，但是如果样品是从远处寄出的，不仅费力还会造成灵敏度降低。大多数中心现在使用一些分子诊断技术，最常见的是定量 CMV PCR，其以拷贝 / 毫升表示病毒载量。然而，由于实验室间差异和大量各自实验室设计检测方法的多样性，各中心之间的比较会变得更加复杂。WHO 最新标准（U / ml）以及首个 FDA 批准的定量 PCR 检测方法的出现应该有助于标准化这些不同的结果[47]。

鉴于移植早期 CMV 的严重性，需要很大的投入来开发预防系统。两种主要策略，称为"预防"和"早期治疗"，已被证明可降低 CMV 发病率和严重程度。

"预防"是指向整个组使用抗病毒药物。在心脏移植中，这种方法是由 Merigan 等开创的。1992 年，进行了为期 4 周的静脉注射更昔洛韦治疗的安慰剂对照随机试验[48]。该方案显著降低了受者血清阳性（R+）亚组中症状性 CMV 的发生率（从 46% 降至 9%），但在高危 D+/R- 亚组中没有显著降低症状性 CMV 的发生率[48]。如今，大多数中心使用缬更昔洛韦预防，它是静脉注射更昔洛韦的类似物口服药，但其生物利用度>口服更昔洛韦的旧配方。PV16000 研究比较了肾脏、心脏、胰腺和肝脏移植受者使用口服缬更昔洛韦与更昔洛韦预防治疗 100d 的情况，发现口服缬更昔洛韦能更有效地预防病毒血症的发生，以及更少更昔洛韦耐药性的发生，但 1 年后病毒血症和症状性 CMV 病的发病率相在两组之间相差不大[49]。在 D+/R- 肾[50]

和所有肺移植受者[51] 中，最近的随机试验报道了预防疗程延长对于减少 CMV 事件是有益的（分别为 6 个月和 12 个月），但这是否对 D+/R- 心脏移植受者有效仍有待证明。CMV 超免疫球蛋白（CMVIg）加入 D+/R- 受者的预防方案是曾经常用的策略[52]，由于这种治疗的高成本和缬更昔洛韦的有效性，现在使用较少。然而，最近对大型数据库的研究分析表明，使用 CMVIg 以及抗病毒药物预防可以改善心脏移植的预后[53,54]。

CMV 预防的另一个主要策略是"早期治疗"，它将抗 CMV 药物的使用仅限于那些在敏感的早期检测试验（通常是定量 CMV PCR 或 pp65 抗原血症）中发现 CMV 感染证据的患者。这需要监测所有高风险的患者。早期疗法的倡导者指出，使用较少的抗病毒药物可以降低成本、降低毒性，还可能降低抗病毒药物的耐药性[55]。他们还指出，"晚期 CMV"可以在停止预防后发生，并且可能出现严重症状[56]。然而，随着时间的推移，许多研究已经显示出预防的总体疗效[57]。有了早期的治疗方案，有序的组织工作就至关重要，因为一旦缺失了一个样本，可能导致患者在检测前出现高病毒载量和明显的 CMV 疾病。预防也可提供其他好处，包括兼顾预防其他疱疹病毒，如 EB 病毒[58] 和人类疱疹病毒 -6（HHV-6）。大多数中心现在使用缬更昔洛韦预防，至少用于 D+/R- 受者（至少 3 个月），但也可以选择预防或早期治疗低风险（R+）受者。一些中心选择使用预防和早期治疗的综合策略，以检测预防后发生的仍处于低水平的病毒载量的"晚期 CMV"，尽管该策略尚未进行随机试验。应该注意缬更昔洛韦引起中性粒细胞减少症和血小板减少症，并且应该在延长的缬更昔洛韦疗程中仔细监测具有差异的 CBC（至少每 1～2 周，优选每周 1 次）。CMV D+/R- 受者不需要抗 CMV 预防，但通常以阿昔洛韦或伐昔洛韦的形式接受单纯疱疹病毒（HSV）和水痘 - 带状疱疹病毒（VZV）的预防，至少在移植后 1～3 月使用。

CMV 对同种异体移植物功能的影响，尤其是心脏同种异体移植物血管病变的影响，已成为研究热点[12,59,60]。早期研究表明，症状性 CMV 的发展，或处于高风险 D+/R− 亚组，与同种异体移植物功能障碍和 CAV 发展的风险增加有关[61]。然而，并非所有研究结果都一致[62,63]。Valantine 等在 1992 年心脏移植静脉注射更昔洛韦预防研究中[48]评估了移植患者的晚期结果，他们被随机分到更昔洛韦预防组或没有更昔洛韦预防组[64]。她发现更昔洛韦的预防（尤其是未接受钙通道阻滞药的患者）与 CAV 风险显著降低有关[64]。还有一种观点认为，长期低水平的 CMV 病毒血症可能比短期高水平病毒血症对同种异体移植物更有害[65,66]。Tu 等在一项研究中报告了亚临床 CMV 的影响，该研究显示 CMV 特异性 CD4 细胞活性与更好地控制 CMV 病毒血症和降低同种异体移植血管病变及排斥反应的风险相关[67]。在同一组的另一项研究中，积极预防（针对高风险 D+/R− 组）与较低剂量预防（对于风险较低的 R+ 组）相比具有更好的抗 CMV 结果，表明预期的发现随预防强度的增加而逆转[11]。Potena 等的一项非随机研究报道，与早期治疗相比，预防措施更能减少症状性 CMV 疾病的发生，减少最大内膜厚度的变化[68]。然而，这项研究比较的是同一个中心在不同时期的 CMV 预防，因此该研究结果还需要通过更大规模并且更有随机性的研究来进一步确认。

不同的免疫抑制药可对患 CMV 风险产生不同影响。目前已知，在这种治疗后的几周内，给予抗淋巴细胞治疗排斥反应将显著增加症状性 CMV 的风险[69]，并且通过在抗排斥治疗期间和之后使用更昔洛韦衍生物进行抗病毒预防可以抵消增加的风险[70]。此外，在一项大型随机试验中，mTOR 抑制药依维莫司显著降低了 CMV 的风险，该试验比较了含有两种剂量依维莫司和无依维莫司的治疗方案[71]，发现依维莫司组 CAV 风险较低[71]。未来对新型免疫抑制药的研究应该包括评估这些药物对当前 CMV 感染和疾病发病率的影响。

六、EB 病毒（EBV）和移植后淋巴细胞增生性疾病（PTLD）

EB 病毒是一种嗜淋巴性和致癌性病毒，潜伏在感染者的淋巴细胞中，在免疫抑制的影响下可

重新激活[72]。移植免疫抑制降低 EBV 特异性免疫功能，允许 EBV 在受感染的淋巴细胞中复制不受控制，首先导致多克隆淋巴增殖综合征，并在某些情况下进展为成熟的单克隆 B 细胞淋巴瘤。超过 90% 的成年人在过去的某个时间曾患有 EBV，在移植时会表现 EBV VCA IgG 血清学阳性。因此，几乎所有成年捐赠者也是 EBV 血清反应阳性。不常见的 EBV D+/R− 组从供体获得的原发性 EBV 和转化为 PTLD / 淋巴瘤的风险很高[72]。小儿移植受者比成人更可能是 EBV D+/ R−（因为他们可能还没有时间获得 EBV 感染），因此，PTLD 的风险很高[73]。此外，EBV R+ 受者可能会出现症状性 EBV / PTLD，特别是在强化免疫抑制排斥反应后，例如抗淋巴细胞治疗[74]。EBV 感染可能是无症状病毒血症、未分化的发热性疾病、单核细胞增多症样综合征或单克隆淋巴瘤（PTLD）的形式，可影响任何器官，包括同种异体移植物，但在肺、胃肠道、中枢神经系统和肝脏中尤为常见。可不存在外周淋巴结病。对于胃肠道病变，可能会有突然的胃肠道出血或穿孔。尽管来自 PTLD 的显性淋巴瘤通常与 EBV 的高血液病毒载量相关，但是存在 PTLD 发生且具有低或甚至不可检测的血液病毒载量的例外[72]。此类病例可以是 EBV 阴性 PTLD，或者当通过原位杂交（EBER）在组织中检测到 EBV 阳性。

PTLD 的治疗尽可能减少免疫抑制。对于心脏接受者，这种选择受到排斥风险的限制，而肾脏接受者如果失去同种异体移植物则可以重新进行透析。免疫抑制的减少通常在 EBV 病毒血症发生在明显的淋巴瘤发展之前的情况下效果最好，但即使在经过活检证实的淋巴瘤被确诊后仍然值得尝试。如果免疫抑制的减少不能逆转该过程，则完整 PTLD 的治疗通常包括基于利妥昔单抗的治疗方案（单独使用利妥昔单抗，或与化疗方案如 R-CHOP 联合使用）。对于局部疾病，可以选择手术或放射治疗。在利妥昔单抗时代之前，PTLD 的预后很差，但通过添加利妥昔单抗治疗预后已得到改善[72]。

预防 PTLD 涉及在高危患者中谨慎使用免疫

抑制药，并随着时间推移采用定量 EBV PCR 监测 EBV D⁺/R⁻ 患者[73,75]。与 CMV 的早期治疗一样，这种方法在 EBV PCR 转为阳性时尽早干预免疫抑制提供了机会，希望避免进展为高病毒载量和 PTLD[73,75]。抗病毒治疗在预防 PTLD 方面的效用一直存在争议，但一系列间接证据表明更昔洛韦衍生物在这方面具有潜在作用[58,73,76]。

七、其他病毒感染

疱疹病毒家族中的其他病毒与 CMV 和 EBV 都具有终生潜伏期的特征。单纯疱疹病毒（HSV）在一般人群中很常见，特别是 HSV-1（HSV 的口咽病毒株）。如果不进行预防，则以口腔溃疡和食管炎的形式在移植后早期再激活。对 HSV-2 呈血清反应阳性的患者可在生殖器 / 肛周区域恢复活化。罕见的是，HSV 可引起其他更严重的感染，如肝炎、肺炎和脑膜脑炎。由于广泛使用抗病毒预防（更昔洛韦衍生物及阿昔洛韦和伐昔洛韦预防 HSV 和 VZV），以上感染性疾病现在已不常见。

水痘 - 带状疱疹病毒（VZV）再激活也很常见，超过 90% 的成人是 VZV 血清阳性。大多数带状疱疹再激活是带状疱疹的形式，延伸超过一到两个或偶尔几个皮区。在严重免疫抑制的患者中，可发生播散性带状疱疹，包括皮肤和内脏传播（累及肺、肝、中枢神经系统，有时还有其他器官）。偶尔出现"无皮疹"的带状疱疹，可以是有皮肤症状但无皮疹或仅内脏表现。中枢神经系统中 HSV 或 VZV 的诊断依赖于对这些病毒的 CSF PCR 检测。

除 HSV、VZV、CMV 和 EBV 外，疱疹病毒科还包括人疱疹病毒（HHV）6、7 和 8。HHV-6 和 7 可引发婴儿玫瑰疹，血清阳性在成人中几乎普遍存在。HHV-6 的再激活在移植后很常见，可能比 CMV 更早发生[77]。它可表现为无症状病毒血症、发热性疾病、全血细胞减少症或组织定位于肺、肝或中枢神经系统（脑膜脑炎）中。HHV-7 产生了类似的感染，尽管移植后检测的感染比 HHV-6 少。HHV-8 可引发卡波西肉瘤，也可能在移植后重新激活，尽管这在美国似乎并不常见，在中东和欧洲的某些移植中心更常见[78]。

社区呼吸道病毒是移植后的重要病原体，因为可能导致低氧血症和严重且持久的呼吸道疾病，有时需要机械通气[79,80]。鉴于 RSV 感染在儿科心脏病患者和移植受者中可能特别严重，美国一项调查中近一半的儿科移植中心使用帕利珠单抗预防 RSV，患者大多数不到 24 月龄[81]。此外，在肺移植受者中，在解决呼吸道病毒感染后 3～6 个月可导致严重的同种异体移植物功能障碍[82]。用于诊断呼吸道病毒感染的多重病毒组检测可在鼻咽病毒拭子或支气管肺泡灌洗标本上进行[83]。这些病毒组检测通常包括用于流感、副流感病毒（1、2、3）、腺病毒、呼吸道合胞病毒（RSV）、人偏肺病毒（HMPV）及其他病毒的 PCR。流感的早期诊断和 48 小时内的治疗可以降低 ICU 入院和严重并发症的风险[79]。流感中的抗病毒耐药性可能每年都有所不同，应每年参考疾病控制和预防中心（CDC）的最新建议[84]。有症状的 RSV、副流感或 HMPV 感染的患者可能是吸入或口服利巴韦林治疗的候选者，以防止下呼吸道疾病恶化（和肺移植受者的同种异体移植物功能障碍）[85,86]。腺病毒特别值得一提，因为它是 Shirali 等在小儿心脏移植中心肌活检检测到的最常见的病毒基因组，其中心肌病毒基因组的检测与同种异体移植物功能障碍和不良事件有关[87]。在这项研究中，它在心肌活检中比 CMV 更常见[87]。然而，腺病毒感染在成人中可能不太常见。

细小病毒 B19 可能在免疫功能低下的患者中重新激活，并且在没有失血的情况下最常出现严重的贫血[88]。典型的面部红斑通常比较少见。通过血液细小病毒 PCR 和（或）显示特征性变化的骨髓活组织检查进行诊断。静脉注射免疫球蛋白治疗是因为目前没有适合的靶向细小病毒特异性活性的抗病毒药物[88]。

胃肠道病毒（包括诺如病毒和轮状病毒）在一般人群中非常常见，通过粪 - 口传播或食源性疾病获得。尽管健康人群中的感染通常是短暂且自限性的，但这些病毒可导致移植受者长期慢性腹泻综合征[89]，并应特别针对不明原因腹泻的患者（艰难梭菌、细菌性肠道病原体、粪便卵子和寄生虫检查等结果为阴性）。

乙型肝炎（HBV）和丙型肝炎（HCV）可能会对心脏移植受者产生各种影响，具体取决于实际情况。在美国通常不使用乙型肝炎表面抗原（HBsAg）阳性的供体，尽管来自台湾的文献证明了在流行地区进行强化预防的这些供体可安全移植[90]。另一方面，"核心阳性"供体（HBsAg 阴性，抗 HBc 阳性）传播 HBV 传播的风险低得多（1/30 或 1/60），这可能通过有效的移植前免疫和预防乙肝病毒血清阴性受者得以实现[91,92]。丙型肝炎从血清阳性供体向血清阳性受者的传播效率很高（在不同的研究中，其传播率高达 75%），在一项研究中有增加同种异体心脏血管病变的风险[93]，而另一项研究显示总体预后较差[94]。尽管丙型肝炎阳性供体有时针对 HCV+ 受者和（或）老年受者，Gasink 等的后续研究显示，这些人群的结果也不太成功[94]。在使用 HCV 阳性供体时应非常谨慎，并且只有在严格知情同意的情况下才可使用，最好是在危及生命的情况下，因为在这种情况下很难找到其他供体。

八、细菌感染：耐甲氧西林金黄色葡萄球菌、VRE 和多药耐药革兰阴性细菌

现如今，一些革兰阳性菌和革兰阴性菌对广谱抗生素的耐药性日益增强。耐甲氧西林金黄色葡萄球菌（MRSA）在普通社区和医疗相关感染中常见[7,25]。万古霉素耐药肠球菌（VRE）也已成为胃肠道常见的定植菌群，尤其是长期住院和广泛使用抗生素的患者[9]。最近，产生广谱 β- 内酰胺酶（ESBL）的革兰阴性杆菌（如大肠埃希菌和肺炎克雷伯菌）越来越常见，这些菌株对除碳青霉烯类（亚胺培南、美罗培南、厄他培南）以外的所有 β- 内酰胺相关抗生素都有耐药性[8]。由于喹诺酮类药物在普通人群中广泛用于呼吸道和尿路感染，对喹诺酮类药物的耐药性也在上升。不能再假设发烧和脓尿患者对喹诺酮类药物的敏感。最令人担忧的是碳青霉烯类耐药微生物的兴起，如 KPC 可对除了阿米卡星、黏菌素和替吉环素外的所有抗生素都产生耐药性[8]。前两种药物对肾脏有毒性，而替吉环素对细菌性感染的活性

不高。针对这些多重耐药的革兰阴性菌开发更有效、毒性更小的抗生素是一个很重要的研究发展方向。了解受试者过去定植或感染这些抗药性微生物的情况，可以在等待培养结果的同时，为移植后发热性疾病选择经验性治疗的决策提供依据。这样的微生物感染或定植是否会使受者丧失移植的资格还存在争议。如果以前的 MRSA、VRE 或 ESBL 革兰阴性感染已经得到治疗，并且不再活跃，大多数临床医生不会认为这些是移植的禁忌证。鉴于难以彻底根除 KPC 这类高度耐药病原菌，以及现有可用的抗生素治疗的局限性，既往感染的患者可能会丧失移植资格。目前正在进行这方面的研究，以便提供更多循证风险评估。

九、细菌感染：艰难梭菌

2005 年，随着一种新的、更具毒力的菌株的出现，艰难梭菌的感染显得更加突出，该菌株引起了感染的激增以及发病率和死亡率的增加[10]。这可能是医院获得的，或者是由抗生素的使用引起的，它改变了肠道内正常菌群的平衡，从而使艰难梭菌繁殖。艰难梭菌产生毒素，引起结肠黏膜的炎症和假膜，临床表现为严重腹泻，可伴有发热、白细胞增多和腹痛。当艰难梭菌出现在肠梗阻部位时，随着腹胀和疼痛而不是腹泻的增加，并发症结肠扩张和穿孔的风险显著。暴发性感染可能需要结肠切除术进行控制。移植受者中的感染很常见，部分原因是他们频繁和长期住院，部分原因是在这一人群中广泛使用抗生素，包括移植前和移植后[10,95]。采用聚合酶链反应（PCR）检测艰难梭菌毒素的敏感性＞以往的酶联免疫分析，口服甲硝唑仍是首选的初步治疗方法，但严重感染一般采用口服万古霉素。如果口服甲硝唑没有改善，可以用口服万古霉素替代。当出现肠梗阻时，静脉注射甲硝唑，有时联合万古霉素直肠灌肠或经鼻胃管肠内万古霉素灌输。新药非达米星似乎与艰难梭菌复发风险的降低有关[96]，但价格昂贵。它在移植受者中的应用目前正在研究中。艰难梭菌相关性腹泻的复发可能发生在移植受者中。由于艰难梭菌芽孢的持续存在，并且这

些芽孢不受针对性抗生素治疗的影响，随后芽孢成熟可引起感染的复发。还有这一人群频繁使用抗生素也有利于复发。另一个有争议的领域是，在等待名单上的接受者出现艰难梭菌感染事件后，在重新激活他们的移植候选资格之前要等待多长时间。进一步研究艰难梭菌的最佳治疗、持续时间和预防措施将有助于移植人群。

十、细菌感染：诺卡氏菌、军团菌、李斯特菌、沙门菌、结核、非结核分枝杆菌

某些细菌感染主要见于免疫功能低下的患者，有些则在免疫功能低下的患者中表现更为严重（如沙门菌病、分枝杆菌感染）。诺卡菌病的发生，就像真菌感染，可能与免疫抑制状态下的环境暴露有关[97]。最常见的表现包括肺结节和结节状炎症，偶有中枢神经系统受累（包括占位性脑脓肿），以及皮肤和软组织感染。甲氧苄啶-磺胺甲基异噁唑预防（用于预防肺孢子虫病）提供了部分保护。

军团菌肺炎发生在社区，特别是老年人或患有慢性肺病的人群，但在免疫功能低下的人群可能特别严重、多叶性并迅速进展[98,99]。它与水源有关，包括患者家中的漏水，以及一些中心的医院供水。军团菌病的特征包括早期的影像学表现和多形核白细胞的存在，但在痰液革兰染色中没有发现常规的生物。这很可能是移植受者的一种未被认识的感染[98,99]。军团菌的培养或 PCR 可作为免疫功能低下的支气管肺泡灌洗检查的一部分进行，而将大环内酯类药（如阿奇霉素）作为肺炎经验性治疗的一部分，可提供军团菌在内的治疗范围。尿液抗原检测仅检测嗜肺军团菌 1 型，但检测到种类（如米克戴德军团菌和长滩军团菌）可引起免疫功能低下的宿主肺炎，故尿抗原检测不能排除军团菌[100]。除军团菌外，在鉴别诊断重症肺炎时，还应考虑其他"非典型"微生物，如肺炎支原体和肺炎衣原体。这些微生物的聚合酶链反应检测可以确诊，它们对阿奇霉素、多西环素或呼吸道喹诺酮类药物（如莫西沙星和左氧氟沙星）有反应。

单核细胞性李斯特菌可引起脑膜炎、菌血症，偶尔还会引起婴儿、老年人、孕妇和免疫功

能低下患者的其他感染[101,102]。心脏移植受者的心肌炎偶尔被报道[103]。它是一种食源性疾病，与未经巴氏消毒的乳制品和软奶酪、熟食店肉类、包括火鸡肉在内的法兰克福香肠以及其他食品有关。2012 年的一次大规模疫情暴发可追溯到受污染的哈密瓜。其他食源性病原体在移植受者中可能有持久或异常严重的表现，包括沙门菌，它更有可能在这一群体中引起菌血症和转移传播。鸡蛋和家禽要彻底煮熟，餐具和砧板要彻底清洗。

结核病是流行地区移植计划的一个主要问题[104]。除了典型的肺结核表现外，肺外和非典型表现在移植受者中也很常见[104-106]。大多数移植后结核是通过再次激活受者的潜伏结核感染而发生的，但大约 4% 是由捐赠者引起的[105]。在过去，结核病感染的检测依赖于 PPD 皮肤试验，但在慢性疾病或免疫功能低下的患者中，PPD 皮肤试验无反应导致了一些移植候选人和受者的假阴性结果。在最近几年中，干扰素 -γ 释放试验（IGRA）已经成为可用来检测患者的淋巴细胞对结核抗原的反应性的方法[30]。这种测试的优点是它能区分结核分枝杆菌感染（阳性）和卡介苗接种（阴性），并且可以一次性完成，而不是像皮肤试验那样需要在48h 内重新评估。然而，由于干扰素 -γ 释放试验检测依赖于细胞免疫功能，因此在免疫功能低下的个体中 IGRA 的结果可能仍然是假阴性。此外，必须立即将样本运送到实验室并立即处理，否则可能会收到"不确定"的结果。

移植后活动性肺结核的发展与高肺外和播散性感染、高发病率和死亡率有关。利福平是最有效的抗结核药物之一，在联合治疗方案中使用利福平与钙调磷酸酶抑制药疗效降低有关，从而导致发生排斥反应的风险。即使增加环孢素或他克莫司的剂量，也很难达到足够的水平。通过检测和治疗潜伏结核病感染来预防活动性结核病要安全得多，如果可能的话，最好是在移植前阶段开始，并在移植后完成 9 个月的异烟肼疗程。在这些潜伏性结核感染治疗过程中应监测肝功能，但异烟肼肝毒性在移植候选人和接受者中似乎并不像先前认为的那样常见[107-109]。在异烟肼的基础上每日

服用 50mg 吡哆醇（维生素 B_6）可预防异烟肼的不良反应——神经疾病的发生。

到目前为止，捐献者死亡的时间框架通常不允许对捐献者进行潜伏性结核感染的检测，因此移植临床医生应警惕患者病史或临床表现中的风险因素（如无家可归、酗酒、监禁、在流行区居住或原国籍、高度疑似的放射学异常，如顶端瘢痕或肺门钙化结节，或多重"培养阴性"肺部感染）。

非结核分枝杆菌感染通常与环境接触（土壤、园艺、湖水或池塘水、热水浴缸或按摩浴缸）有关 [31,110]。最常见的表现为慢性肺结节和结节状炎症，伴有或不伴有空洞。支气管肺泡灌洗通常是必要的诊断措施，并将其与诺卡菌病、结核病、真菌感染和其他疾病区分开。如果痰液用于诊断，则应根据现行指南获得两份显示同一病原菌的样本进行确认。单一的痰培养不一定是治疗的指征。胸部 CT 扫描有助于确定实质病变的性质和范围，而胸部 X 线片只在某些情况下可以评估实质病变的性质和范围。

在这一人群中，最常见的非结核分枝杆菌（NTM）感染是由鸟分枝杆菌复合群（MAC，也称为 MAI）引起的。虽然上述肺部表现最常见，但严重免疫缺陷患者的播散性感染可表现为发热、全血细胞减少、腹泻和肝功能升高。其他非结核分枝杆菌感染包括堪萨斯分枝杆菌（它可以产生类似结核病的表现）和快速生长分枝杆菌，包括偶发分枝杆菌、龟分枝杆菌和脓肿分枝杆菌 [31,110]。这些可能是高度耐药的，特别是脓肿分枝杆菌。这些微生物可能导致胸骨伤口感染和软组织感染及肺部感染。治疗这些非结核分枝杆菌感染中的任何一种通常需要长时间的联合治疗（通常至少 12 个月，至少使用 3 种药物），并且与胃肠不耐受和抗菌疗法的其他不良反应有关，因此，关于治疗的决定应该在经过彻底的诊断过程和仔细考虑之后做出。

十一、真菌感染：念珠菌病

念珠菌是口咽部、肠道和皮肤的正常菌群的成员。在类固醇和其他免疫抑制药应用，并合用抗生素的情况下，念珠菌可过度生长并引起黏膜和其他感染，这是非常常见的 [111]。口咽部念珠菌病和不常见的食管念珠菌病可以发生在移植后早期，尤其是在免疫抑制增强的后期。在治疗第一个月和随后风险增加的时期口服制霉菌素混悬液或克霉唑片剂通常是有效的预防措施。念珠菌在尿道中的定植也可能发生，特别是在长时间导尿的情况下。治疗方法包括拔除或更换膀胱导管，在某些情况下还需要抗真菌疗法（通常是氟康唑）。

虽然许多念珠菌，包括大多数白色念珠菌、热带念珠菌、近平滑念珠菌对氟康唑敏感，偶尔也会出现对氟康唑的耐药，还应注意到某些念珠菌，包括克柔念珠菌和许多光滑念珠菌对氟康唑耐药。棘白菌素类抗真菌药物如米卡芬净、卡泊芬净或阿尼芬净经常用于这些生物的感染，但对泌尿道感染来说治疗效果不佳，因为泌尿道的血药浓度最低。标准两性霉素 B 在移植人群中肾毒性很强，通常当需要两性霉素时，以肾毒性较小的脂质制剂（脂质体两性霉素或两性霉素 B 脂质复合物）的形式使用，但这些制剂仍可能造成肾脏不良反应、电解质耗竭和输液相关反应。

最近使用大型多中心数据库进行了侵袭性真菌感染的流行病学描述。在美国 17 家医院的前瞻性注册研究中，在实体器官移植患者中发现了 515 例经证实或可能的侵袭性真菌感染，其中 59% 是由念珠菌引起的。在心脏受者中，几乎一半的感染发生在移植后的第一个 100d[112]。死亡的预测因素包括器官功能差、中性粒细胞减少和类固醇[112]。念珠菌（Candida spp.）是意大利胸部移植受者侵袭性真菌感染的第二大常见原因（仅次于曲霉菌）[113]。然而，斯坦福大学的一项单中心研究发现，在 24 年的时间里，胸部移植患者中侵袭性念珠菌病的发病率和归因死亡率正在下降[114]。侵袭性念珠菌感染包括念珠菌病，主要是导管相关的血液感染，但偶尔也可能来自泌尿道或其他来源。手术部位（胸骨伤口和纵隔）可能发生深部念珠菌感染[115]，特别是在移植前有念珠菌感染或念珠菌病的 VAD 桥接移植患者中。移植后 6 周内应给予适当的抗真菌治疗，以治疗或预防这种并发症。与保留的心外膜导联相关的念珠菌性心包炎已有报道[116]。

念珠菌性脓胸在肺或心肺移植受者中更为常见，但也可能发生在心脏单独移植受者中，特别是长时间的胸管引流和再次手术。在心脏 / 肺移植受者中描述了升主动脉霉菌性破裂[117]。接受心脏 / 腹部器官联合移植的患者，特别是心脏 - 肝脏或心脏 - 胰腺移植的患者，可能在腹部有念珠菌感染。

十二、真菌感染：曲霉菌病和其他霉菌感染

曲霉菌病是传统上最令人恐惧的移植后感染之一，因为它在前唑醇时代具有很高的死亡率。随着伏立康唑的使用和联合治疗（伏立康唑联合棘白菌素），预后明显改善[118]，但一些患者，特别是那些合并有播散性或中枢神经系统感染的患者，可能仍有较差的预后[119]。

曲霉菌的定植感染通常是环境暴露的结果，特别是户外（园艺、耕作、美化景观）或涉及住宅或医院的建筑活动[119]。过去，医院暴发感染与医院建设有关，应仔细设计涉及免疫功能低下患者的病房建设计划，并采取措施限制粉尘和气溶胶孢子的传播。吸食大麻也会增加对曲霉菌孢子的接触[120]。所有移植的候选人和接受者都应该被建议避免吸食大麻。曲霉菌病和其他霉菌感染的另一个危险因素是中性粒细胞减少症，这可能是药物引起的，如缬更昔洛韦、更昔洛韦、霉酚酸酯和硫唑嘌呤。在上述来自美国 17 个移植中心的大型前瞻性研究中，曲霉菌病是实体器官移植患者中侵袭性真菌感染（IFI）的第二大常见原因，经证实或可能的侵袭性真菌感染中占 1/4，最常见的是肺移植患者[112]。在意大利对上述胸部（主要是心脏）移植受者的研究中，曲霉菌病占侵袭性真菌感染的 2/3[113]。

在移植人群中，曲霉菌病的临床表现最常见的是肺或窦肺，有结节和经常空腔的肺结节，有或没有晕征和相关的炎症[119]。有时，曲霉菌可以定植在肺部原有的空腔内。播散性曲霉菌病可见于任何器官，包括脑和脑膜、脊髓、腹部器官和皮肤软组织。迟发曲霉菌病已有报道，现在多达一半的患者可能发生移植后曲霉病[121]。迟发性疾病预后较差，在一项使用西罗莫司和他克莫司治疗难治性排斥反应或心脏移植血管病变[121]的研究中证实了这点。

曲霉菌病在肺和心肺受者中比单独心脏移植受者更常见，这是由于肺移植受者暴露于外界环境，以及移植前感染曲霉菌的高比例，特别是囊性纤维化患者。肺和心肺受者可能会发展为独特的气道曲霉菌病综合征，特别是在支架和（或）狭窄存在的情况下[122]。因此，大多数肺移植方案实施抗真菌药物预防［伏立康唑、伊曲康唑和（或）吸入两性霉素制剂］，而大多数心脏移植方案则不这么做。

近年来非曲霉菌感染呈上升趋势，在唑醇类药物时代，非曲霉菌感染更可能累及中枢神经系统，预后较曲霉菌病本身差[123,124]。有人担心，广泛使用伏立康唑预防肺和骨髓移植患者可能导致接合菌感染，包括毛霉菌和根霉菌，并伴随高死亡率。唑类抗真菌泊沙康唑具有广泛的抗菌谱，包括接合菌和曲霉菌，但每一剂量吸收需要摄取含脂肪的食物，因此血药浓度可能难以维持。较新的缓释制剂可达到更好的吸收水平。

十三、真菌感染：隐球菌病

隐球菌病是一种在免疫功能低下的宿主中常见的真菌感染[125]。隐球菌感染最常见的形式是隐球菌性脑膜炎，尽管结节状的肺部表现并不少见。其他定位包括大脑中的肿块样病变（隐球菌病）、蜂窝织炎和腹膜隐球菌病（特别是在肝移植候选患者中）。一个大型多中心注册研究已经探索了实体器官移植受者隐球菌病的各种特征和危险因素。尽管大多数隐球菌感染是由新型隐球菌引起的，但最近发现的一种格特隐球菌已经越来越被人们所认识，特别是在美国西北部[126]。

在实体器官移植人群中，隐球菌病的治疗一般采用脂质体两性霉素制剂作为诱导疗法，特别是如果感染涉及中枢神经系统、弥散性或真菌感染[127]。当病情稳定后，许多患者转到氟康唑维持方案。对于临床上仅限于肺部的轻度疾病或感染的患者，可以尝试使用大剂量的氟康唑进行初始治疗。在多中心队列中，维持治疗的时间中位数

为 6 个月，复发率为 1.3%[127]。在隐球菌性脑膜炎患者中，应进行连续腰椎穿刺和脑脊液隐球菌抗原滴度测定。然而，对于其他非脑膜隐球菌病，血液隐球菌抗原滴度作为疾病活动的一个指标是不可靠的。大约 5% 的患者在治疗开始后不久出现免疫重建炎症综合征（IRIS）[128]，原因是在移植受者中治疗严重的真菌感染通常还包括减少免疫抑制。IRIS 的特征包括以前注意到的感染部位出现体征或症状的暴发，但培养结果阴性或微生物存在减少（如脑脊液中的隐球菌抗原）。

十四、真菌感染：地方性真菌病

在地域性真菌病中，移植后最容易见到的两种真菌病是组织胞质菌病和球孢子菌病[129-133]。播散性芽生菌病在心脏移植后有发现但不常见[134]。组织胞质菌病是美国中西部的地方病，许多居住在该地区的人在生命早期就受到感染，特别是接触过农场、鸡或其他鸟类者。隐匿性组织胞质菌病的特征包括钙化的肉芽肿、脾脏内肉芽肿。在大多数尚未重新激活的组织胞质菌既往患者中，尿液抗原和血液抗体水平均为阴性。然而，尿液组织胞质菌抗原检测对移植后发热或其他并发病的患者非常有用，组织胞质菌病是一种诊断考虑因素[130]。对于有过去组织胞质菌病影像学证据的心脏移植受者，目前尚无预防组织胞质菌病的具体建议，但重要的是提高临床认识和对发热性疾病的患者进行积极的诊断。血液真菌分离物和支气管肺泡灌洗（BAL）真菌培养物（如果有肺部表现）都应该送到医院检测。组织胞质培养可能需要 4 周的时间才能生长，因此，如果尿液抗原或经支气管活检或支气管灌洗标本的初始真菌染色未检测到异常，在诊断前可能有必要进行经验性治疗（脂质体两性霉素或氮唑）。播散性组织胞质菌病可表现为不明原因的发热和全血细胞减少，伴或不伴腹泻，肝功能试验升高，肺部或中枢神经系统受累，有任何此类表现均应怀疑，因为诊断常常被推迟。

球孢子菌病在美国西南部特别是亚利桑那州、新墨西哥州、南加州和得克萨斯州部分地区流行。这种微生物是在沙漠中发现的，在免疫抑制开始后，与潜在的肺部、中枢神经系统或播散性感染的重新激活有关。当感染涉及中枢神经系统时，特别难以根除，因此预防是最重要的。对于过去有球孢子菌病病史的患者，建议终身进行移植后预防[131]。在 100 例既往感染球孢子菌病的移植受者中，所有未接受抗真菌预防的患者中有 6% 的患者均再次激活球孢子菌病；94 例接受预防性治疗的受者中只有 5 人再次激活了这种感染[131]。对于那些在移植前患有活动性球孢子菌病的患者，如果可能的话，充分治疗和解决先前的感染。

十五、真菌感染：肺孢子虫肺炎

耶氏肺孢子虫（*Pneumocystis jiroveci*）曾被认为是一种寄生虫，但已被发现与真菌的关系更密切。肺孢子虫可导致弥漫性肺炎（PCP），表现为双侧间质性炎症、严重低氧血症、LDH 升高、肺功能障碍，有时还可形成气泡和自发性气胸[135]。这种感染的恢复阶段是非常漫长的，持续的肺功能障碍是常见的。在广泛应用甲氧苄啶磺胺预防器官移植前，PCP 的发生率较高。预防 PCP 应适用于任何非磺胺过敏的心脏移植受者，最好至少在第一年应用（或在免疫抑制增强的情况下更长时间）。对于磺胺过敏患者，替代品包括氨苯砜、雾化喷他脒或阿托伐醌。在服用氨苯砜之前，应对患者进行 G6PD 防护检查。如果使用非磺胺类药物，磺胺的不良反应就会丧失（包括诺卡氏菌、李斯特菌、弓形虫及一些呼吸道和泌尿系细菌病原体的预防）。预防停止后的晚期 PCP 有时会发生，特别是在免疫抑制增强的情况下。对于肺和心 - 肺接受者，应终生实施 PCP 预防，因为这些患者患 PCP 的风险持续存在，而且在第一年后不会减少[136]。

十六、寄生虫感染：弓形虫病、粪类圆线虫病、Chagas 病、血吸虫病

自心脏移植发展早期以来，人们就认识到弓形虫病是心脏受者的一个特殊问题，因为弓形虫易在包括心肌细胞在内的肌细胞中形成包膜[137]。发

生活动性弓形虫病的最高风险是弓形虫 D⁺/R⁻ 患者，其寄生虫负荷是通过供体心脏获得的 [137]。在 Papworth 医院成功地应用了乙胺嘧啶预防，在他们的项目中描述了第一批 7 名弓形虫 D⁺/R⁻ 心脏受者中的 4 名原发性弓形虫感染。弓形虫病的临床表现包括最常见的单发或多发脑脓肿，偶有肺结节和炎症、脑膜炎和其他局部感染。在许多情况下，以磺胺类药物为基础的预防 PCP 也足以预防弓形虫病 [139,140]，但患有弓形虫 D⁺/R⁻ 的磺胺过敏患者尤其危险，应至少在移植后第一年接受替代弓形虫治疗，例如使用乙胺嘧啶。此外，亦应劝导患者避免进食未煮熟或生肉，并避免接触猫砂纸盒，因为这些亦是移植后感染弓形虫病的途径。

粪类圆线虫（Strongyloidesstercoralis）是一种分布于热带和亚热带地区（包括美国东南部）的世界性寄生虫。作为在肠道中不常见的寄生虫，它有一个自我感染的周期，可以使寄生虫在肠道中的生命周期永久化，甚至在离开流行区后的几年到几十年内也是如此。在免疫抑制的作用下，可发生过度感染和传播，导致较高的死亡率 [141-143]。播散性粪类圆线虫病的临床表现可能涉及革兰阴性菌血症或脑膜炎，因为迁移性粪类圆线虫携带肠道细菌，因为它们通过肺部和中枢神经系统广泛迁移。鉴于这种疾病的严重性，任何居住在流行区的人都需要接受移植前筛查。如果试验呈阳性，可通过粪类圆线虫 IgG 血清学试验和诊断性治疗来完成筛查，如果该试验呈阳性，则采用相对简单的口服伊维菌素方案（例如 0.2mg/kg·dose，每剂量 2 次，间隔 1 周）。这种在移植前实施的干预措施可以有效地预防移植后最具破坏性的感染之一。

Chagas 病（锥虫病）是中美洲和南美洲流行区，以及一些非流行区的主要问题，在这些地区，许多人的原国籍是地方病流行国家 [144,145]。Chagas 病可以通过移植由捐赠者传播 [146]，也可以在血清阳性的受者体内重新激活 [147]。Chagas 型心肌病可能是导致心脏移植需求的潜在疾病 [148,149]。对于有重新激活 Chagas 病风险的患者，目前的建议包括最大限度地减少免疫抑制，以及在 PCR 阳性个体中使用苯并硝唑等抗寄生虫药进行一些预防性治疗，同时进行寄生虫血症的 PCR 监测 [149-151]。

其他寄生虫感染可能与特定的地理区域或活动有关。由曼氏血吸虫、日本血吸虫、埃及血吸虫病和其他物种引起的血吸虫病在多个热带国家都有发生。对于来自流行区的患者或居住在流行区的患者，建议对血清学阳性的患者进行血吸虫血清学筛查，并用吡喹酮治疗。

十七、抗菌药物的相互作用及不良反应

许多药物与钙调磷酸酶抑制药（他克莫司和环孢霉素）和 mTOR 抑制药（西罗莫司和依维莫司）相互作用 [152]。AST ID 指南提供了一个全面的列表 [152]。在抗生素中，最常见的提高这些水平的药物类别包括大环内酯类和唑类抗真菌药物。在大环内酯类药物中，克拉霉素和红霉素的效果最为显著，而阿奇霉素的影响最小，甚至可以忽略不计，因此阿奇霉素是移植候选人群的首选大环内酯类药物。在必须给予克拉霉素或红霉素的特殊情况下，有必要密切监测和调整钙调磷酸酶抑制药或 mTOR 抑制药的水平和剂量，无论是在治疗开始时还是在停止治疗后。

唑类抗真菌药在移植受者中经常用于预防或治疗。唑类抗真菌药物也提高了移植的水平。上述免疫抑制药物，在某些情况下，联合用药是一般禁忌（如西罗莫司和伏立康唑）。然而，在大多数情况下，钙调磷酸酶抑制药或 mTOR 抑制药的水平可以通过减少剂量和密切监测药来管理，但在某些情况下，这种方法难度较大，可以采用替代疗法。就像大环内酯类药物一样，在唑类治疗刚开始和停药后监测水平（当水平下降，如果不及时调整剂量就有排斥反应的风险时）尤为重要。

如前所述，艾滋病毒蛋白酶抑制药和钙调磷酸酶抑制药之间存在着微妙的相互作用 [153]，导致他克莫司的剂量减少多达 50 倍，给药频率比通常剂量低得多，例如，一些患者每 1 ～ 2 周只服用 1 剂。HIV 阳性的移植受者应该由一位有经验的药剂师持续监测他们的药物清单，特别是在每次新住院期间，在这种情况下，最有可能改变医疗方案。

减少钙调磷酸酶抑制药和 mTOR 抑制药水平的抗菌药物数量较少。引起这种相互作用的最常见的抗菌药物是利福平，这导致钙调磷酸酶抑制药的水平极低，即使在剂量增加和水平被监测的情况下也是如此。在这一人群中最好避免使用利福平，除非是活动性肺结核（即使在此情况下，有时也提倡利福平治疗），以及在难治性 MRSA 感染的情况下，使用利福平作为辅助治疗可能会挽救患者生命。然而，可能不得不暂时进行免疫抑制替代。

移植受者、主治医师和当地（非移植）心脏病学家必须接受有关向心脏移植小组报告每一种新的处方药或非处方药以供审查的教育。有很多相关病例，例如，一名心脏移植患者因支气管炎在急救中心接受克拉霉素治疗，结果因环孢素水平过高而因急性肾衰竭入院。这一点特别重要，因为接受移植的人活得更久，有时会回到遥远的家乡，而且他们的护理越来越多地委托给当地医生，特别是在移植后期阶段。

十八、免疫接种与安全生活策略

移植的一个主要目标是使受者有一个长期功能良好的同种异体移植器官，并能够回到他或她希望从事的活动。在某些方面，移植越成功，长期移植幸存者在工作（如果他们选择重返工作岗位）或在家庭或娱乐环境中可能遇到的潜在感染风险就越多[154]。虽然移植后第一年的总免疫抑制负担可能会减少，但患者仍面临各种感染的风险增加。此外，移植受者可（不论是否通知他们的协调员）逐渐恢复以前被认为有风险的活动，因为他们远离移植经验，感觉更健康和更安全。读者请参阅美国移植学会（AST）ID 指南中关于"安全生活的策略"部分，以获得有关食物、水、户外、宠物、职业和其他暴露的详细建议[154]。尽管不同中心给出的建议在细节上可能有所不同，但多年来向移植受者提供的此类建议的原则是取其中共有的部分，其基础是对传播方式、病例报告和病例系列的了解，以及汇集多名临床医生的临床经验。应在移植前和移植后的初期教学中纳入这一建议，也应在移植后第一年的某个时候审查和更新受者的知识，并评估他们的理解程度。

移植后患者的免疫接种也很重要。对于移植前和移植后的免疫以及打算出国旅行的患者，也可以在 AST ID 指南[32]中找到详细的建议。对于打算旅行的患者来说，至少在计划旅行前 2～3 个月，前往有移植受者经验的旅行诊所就诊尤为重要，因为可以个性化的方式完成额外的免疫接种、目的地特异性咨询、疟疾和旅行者腹泻的预防以及额外的感染预防措施。

一般来说，移植后只接种非活疫苗。常规的移植后免疫应该包括每年一次的流感疫苗（非活的）的季节性注射[32,33]。流感减毒活疫苗不应用于移植受者。由于流感疫苗对免疫功能低下的患者提供的保护可能低于 100%，所有与患者密切接触的家庭成员以及所有医护人员都应接种疫苗，以便在患者周围形成一个"茧"或保护圈[33]。流感疫苗对移植受者来说是安全的，尽管有些个案病例报告和小型病例系列与之相反，但在任何大型研究中都没有发现它会导致排斥反应或移植功能障碍[33,155]。事实上，一项针对有医疗保险的肾移植患者的大型数据库研究发现，接受流感疫苗接种比不接种流感疫苗的移植肾功能更好[156]。流感本身对移植患者的发病率和死亡率具有很高的风险[79]。应该担心的是流感本身，而不是流感疫苗。

肺炎球菌疫苗（23 价肺炎球菌多糖疫苗）如果在过去 5 年内没有接种，应重复接种 2 次终生剂量。最近，免疫实践咨询委员会（ACIP）宣布了一项新的建议，为免疫功能低下的患者接种 PCV-13 结合疫苗，随后在 8 周或更长的时间里，又推出了 23 价肺炎球菌疫苗（如果在过去 5 年内没有接种，最多可接种 2 次终生剂量）[157]。然而，以往对 PCV-7 结合疫苗的研究未能在证明其在肾移植受者中免疫原性或保护持久性方面优于标准肺炎球菌疫苗[158]，而在肝移植受者中先接种 PCV-7 后再接种 23 价肺炎球菌疫苗并不能增强免疫原性[159]。

如果破伤风 - 白喉 - 无细胞百日咳（Tdap）疫苗在 10 年内未接种，或任何参与保健或婴儿护理的个人（如祖父母也是移植受者）认识到百日咳可引起成人和儿童的严重呼吸道感染，则应接种 Tdap 疫苗。一般来说，Tdap 疫苗会在移植前接种，但如果在移植前没有接种，也可以在移植后接种。甲肝和乙型肝炎疫苗可以在移植后接种一系列疫苗，但其免疫原性可能低于移植前接种的疫苗。

包括水痘疫苗、麻疹 - 腮腺炎 - 风疹活疫苗（MMR）、带状疱疹疫苗、流感减毒活疫苗、黄热病疫苗、口服伤寒疫苗、口服脊髓灰质炎疫苗和天花疫苗在内的活疫苗在移植受者中被禁止使用 [32]，尽管有些病例报告已证明在一些儿童受者中安全地使用了 MMR 和水痘疫苗 [160,161]。口服脊髓灰质炎疫苗在美国不再使用。天花疫苗只给选定的军人接种，而不给一般公众接种。可向"被要求"接受 MMR 疫苗（学校或就业）或黄热病疫苗（前往有此要求的特定国家）的移植接受者提供免责通知书。

移植受者家庭中的婴儿和儿童可以接受目前在美国获得许可并在特定年龄的免疫指南中推荐的任何疫苗。即使在一些儿科医生中间，也有一个普遍的误解，即如果家庭中有一个移植接受者，就必须禁止孩子接种活疫苗。这只适用于口服脊髓灰质炎疫苗，这种疫苗在美国不再使用。MMR 疫苗没有被证明在家庭中传播；轮状病毒疫苗也没有造成传播问题，而野生型轮状病毒将对移植接受者构成更大的威胁。对于移植受者来说，最好的方法是保持良好的手部卫生，避免换尿布。水痘疫苗是一种减毒活疫苗，在家中传播给血清阴性的移植受者的机会很小，但小于 10% 的成人水痘血清阴性，如果孩子获得天然水痘，将会构成更大的风险，因此仍然建议孩子接种水痘疫苗。如果接种疫苗的孩子出现皮疹，而家庭中的移植受者 VZV 呈阴性，一些临床医生将使用抗病毒治疗（阿昔洛韦）3 周。

十九、结论

尽管目前对预防、早期发现和快速治疗的重视减少了移植后感染风险，但心脏移植后感染的风险仍然存在。对于在 VAD 上移植的移植候选者有特殊的考虑因素，但是 VAD 相关的感染经常可以被有效地抑制，直到移植并随后根除。移植前评估为更新免疫接种提供了绝佳机会，教育患者预防感染，并确保解决任何既往感染。上文概述了 CMV、EBV/PTLD 和其他微生物的移植后预防和管理策略。感染对同种异体移植物的影响，特别是病毒感染，是一个积极研究的领域。多重耐药细菌和艰难梭菌感染的增加提供了持续的挑战，并且针对这些微生物的有效预防计划主要依赖于医院感染控制。任何新的免疫抑制药物都应彻底研究其对感染发生率和类型的影响。最后，对免疫接种、药物注射和安全生活策略的综合管控，有助于最大限度地减少移植并发症，并最大限度地提高患者的移植后健康状况。

第 24 章
移植后并发症：高血压、肾功能障碍、糖尿病、恶性肿瘤、心律失常、骨质疏松症、性功能障碍

Post-transplant Complications: Hypertension, Renal Dysfunction, Diabetes Mellitus, Malignancy, Arrhythmias, Osteoporosis, Sexual Dysfunction

Jose Nativi Nicolau　Josef Stehlik　著

卞洲艳　译

一、概述

除了与同种异体移植相关的发病率之外，心脏移植后的并发症通常还与长期使用免疫抑制治疗有关。另外，移植后发病率也可能首先与需要心脏移植的医疗条件有关。在本章中，我们将回顾主要的移植后并发症的发生率、易出现临床症状的危险因素以及预防和治疗这些并发症的方法。

二、高血压

（一）流行病学

高血压是心脏移植受者的常见并发症。近一半的成年心脏受者在移植时被诊断为高血压[1]。此外，心脏移植后许多因素导致血压进一步升高。在心脏移植后的前几周到几个月，收缩压可逐渐增加 12～15 mmHg，舒张压可逐渐增加 15～18 mmHg[2]。这种上升并没有伴随着在原发性高血压中观察到的典型夜间血压下降，并且通常需要多种抗高血压治疗[2]。基于环孢素的免疫抑制、男性、年龄＞20 岁、既往心血管疾病史是高血压心脏移植受者的共同特征；而心脏捐赠者的特征与移植后高血压没有关联[3]。早期免疫抑制治疗方案内包括类固醇和硫唑嘌呤的患者，约 20％ 发展为高血压[4]。随着环孢素的引入，治疗高血压

的比率移植后第一年增加至 73％，移植后 5 年增加至 92.6％[1]。然而移植后出现高血压与生存率降低无关，这可能是由于对这些患者的密切监测和早期进行抗高血压治疗[1,5]。

（二）病理生理学

心脏移植后系统性高血压的病理生理学最初主要归因于钙调磷酸酶抑制药（CNI）的作用。后来证实无 CNI 免疫抑制的患者也有发展为高血压的趋势，并提出了几种其他的机制（表 24-1）。

表 24-1　移植后高血压原因

1. 钙调磷酸酶抑制药

   增加系膜细胞对钙的渗透性

   增加平滑肌细胞中游离钙

   降低肾小球超滤和肾衰竭

   增加交感神经活性

   增加缩血管神经激素的分泌（内皮素）

2. 类固醇

   水钠潴留

3. 细胞外容量增加

   外科去神经支配可中断肾素 - 血管紧张素系统的反应，抑制利尿和排钠

1. 钙调磷酸酶抑制药

与 CNI 相关的许多机制与移植后高血压的发展有关。已知环孢素可增强肾小球系膜细胞对钙的通透性，并导致血管紧张素 II 诱导的平滑肌细胞中游离钙的增加[6,7]。在动物模型中，环孢素的使用导致肾小球系膜细胞面积和肾小球超滤减少[8]。观察接受环孢素治疗的患者，这些机制可能导致肾血管阻力增加、蛋白尿、肾功能不全和系统性高血压[9]。此外，心脏移植受者用环孢素治疗后，与未接受环孢素治疗的移植受者及原发性高血压患者相比，全身交感神经活性增加接近 3 倍[10]。像内皮素一类的神经激素在环孢素治疗的移植患者中水平升高，而且内皮素的强效收缩血管特性可能在系统性血管收缩和高血压中起重要作用[11-13]。

他克莫司在结构上与环孢素不同，并且发现其与高血压发病率的下降有关[14-16]。Talor 等在多中心随机对照试验中比较他克莫司和环孢素对全身血压的影响。在心脏移植后 12 个月，与环孢素组（71%）相比，他克莫司组高血压的发病率显著降低（48%）[16]。

2. 类固醇

类固醇会导致钠和水的潴留，并与血压升高有关。无类固醇的免疫抑制治疗是否可以降低高血压发病率已经过测试。然而，类固醇和无类固醇方案的两项研究未显示显著的高血压差异[17,18]。此外，更多的无类固醇治疗患者出现急性排斥反应并需要重新引入类固醇治疗。

3. 细胞外容量增加

在心脏移植受者中血浆容量的增加很常见。Braith 等证实，与健康对照组甚至其他实体器官移植受者相比，心脏移植受者细胞外容量增加 14%，并且心房钠尿肽显著增加[19]。有趣的是，这种血容量增加并未导致血浆血管紧张素原、醛固酮和血管紧张素转化酶活性改变[19,20]。这种异常的容量增加归因于肾素 - 血管紧张素 - 醛固酮系统和心房机械感受器之间相互作用的中断。在移植的心脏中，这些受体对于肾素 - 血管紧张素 - 醛固酮系统负反馈的利钠反应性丧失[21-24]。动物模型证实，心房和心室机械感受器的传入纤维去神经支配，导致预期利尿和排钠的减少，引起容量增加[25,26]。

（三）治疗

1. 钙离子通道阻滞药

基于环孢素增加钙离子的通透性，已经在心脏移植后高血压中测试了钙通道阻滞药。非二氢吡啶类钙通道阻滞药地尔硫卓作为单药治疗在随机对照试验中与赖诺普利进行了比较。这些药物均没有达到足够的血压控制，分别只有 38% 和 46% 的满意效果[27]。一些研究显示地尔硫卓与心脏移植受者肾小球滤过率降低和肌酐水平升高有关[28,29]。Leenen 等在双盲安慰剂对照试验中测试了二氢吡啶类药氨氯地平。氨氯地平以 2.5mg 开始，并在心脏移植后数周内上调至 10gm。12 个月的平均日剂量为 6.8mg。与安慰剂组相比，在心脏移植 12 个月后，氨氯地平使得收缩压降低 15 ～ 20mmHg，舒张压降低 7 ～ 10mmHg[30]。

2. 血管紧张素转化酶抑制药

在上面提到的心脏移植受者中地尔硫卓与赖诺普利作为单药治疗的试验中，平均每日给予 18mg 赖诺普利治疗，只有 48% 的患者得到了充分的血压控制[27]。在高血压心脏移植受者中开展的一个小型前瞻性研究，联合应用依那普利（平均剂量 11mg/d）和呋塞米（平均剂量 62mg/d）成功控制了收缩压和舒张压且不影响肾功能[31]。有研究报道联合应用依那普利（平均剂量 20mg/d）加呋塞米（平均剂量 40mg/d）或维拉帕米（平均剂量 168mg/d）也得到类似结果[32]。在 15 例应用福辛普利治疗的心脏移植受者中进行的一项前瞻性研究表明，患者的收缩压和舒张压〔基础〔基线（160 ± 11）/（98 ± 8）mmHg〕在治疗后 12 个月显著降低〔(137 ± 12)/(84 ± 9) mmHg〕〕[33]。

关于移植后的容量增加，Braith 等在交叉设计中发现，应用高剂量卡托普利（225mg/d）抑制肾素 - 血管紧张素 - 醛固酮系统，在心脏移植受者中产生了正常血容量状态，但这种结果是否与正常血压状态有关尚不清楚[34]。

3. 低盐饮食

心脏移植受者的血压对盐摄入量敏感。Singer 等报道，接受 5d 低钠摄入量（10 mmol/d）的心脏移植受者血压低于接受高钠摄入量（350 mmol/d）的患者，分别为 137/（94 ± 8）/4 mmHg 和 148/（97 ± 5）/3 mmHg[35]。

国际心肺移植学会在心脏移植受者护理指南（ISHLT 指南）中对心脏移植后高血压患者推荐与原发性高血压患者相同的血压目标值。鼓励改变生活方式（低盐饮食、减肥和运动）和控制危险因素（糖尿病、高脂血症）。首先考虑钙通道阻滞药，尤其是非二氢吡啶类治疗方法，其次是血管紧张素转化酶抑制药或血管紧张素受体阻滞药[36]。

三、肾功能障碍

（一）流行病学

肾功能障碍是实体器官移植中主要的并发症之一。从 1990 年至 2000 年在美国接受心脏移植的患者中，移植后 10 年 20% 患有晚期肾功能障碍 [肾小球滤过率 < 29 ml/（min·1.73m²）] 或正在接受肾脏替代治疗[37]。通常，在移植后的第一年，肾小球滤过率（GFR）急剧下降，随后肾脏功能持续缓慢下降。心脏移植后肾功能障碍的病因是多因素的。移植后可能对肾功能产生不良影响的关键因素综述如下。

（二）病理生理学

1. 钙调磷酸酶抑制药

在心脏移植后几乎普遍使用的钙调磷酸酶抑制药（CNI），具有肾毒性，并且是移植后肾功能下降的主要因素之一。CNI 治疗的启动导致入球小动脉的血管收缩和肾小球的 GFR 降低。虽然这种急性"血流动力学"效应通常是可逆的，但持续使用 CNI 也会导致不容易逆转的慢性肾毒性。其中一些慢性影响归因于 CNI 介导的肾素 - 血管紧张素 - 醛固酮轴的激活和内皮素水平的增加[38,39]。组织学上，CNI 肾毒性表现为间质纤维化，肾小管萎缩，小动脉透明样变性和肾小球硬化[40]。

同时静脉内给予环孢素和他克莫司时，CNI 的急性效应似乎更明显，并且与这些药物的血清浓度有关。因此，如果需要静脉注射 CNI，则推荐每日 2 次超过 6h 以上输液给药，或持续输注直到可以进行胃肠外给药。因为肠外 CNI 制剂的生物利用度仅为 20%～35%，因此重要的是相应地调整静脉注射剂量，以避免血清 CNI 水平过高和导致肾毒性。CNI 的长期肾毒性作用也和 CNI 血清水平相关[41]。

减少 CNI 肾毒性作用的多种方法已经被提出。许多临床研究检测了钙通道阻滞药、血管紧张素转化酶抑制药和血管紧张素受体阻滞药减轻 CNI 肾毒性的作用[30,42-44]。虽然结果不一致，但在心脏移植并伴有高血压的受者中优先使用此类药物似乎是明智的[45]。

降低目标 CNI 水平（或 CNI 最小化）是另一种降低肾毒性的方法，而且包括降低被认为肾功能障碍风险特别高的患者目标血清 CNI 水平。霉酚酸酯，其抗排斥作用比以前使用过的细胞周期抑制药硫唑嘌呤更有效，尤其是用于降低 CNI 水平而不显著增加移植排斥反应风险[46,47]。虽然早期应用最小化的 CNI 已被证实可以保护肾脏功能，但在已有明确肾功能障碍的移植后患者中应用这种方案，其疗效尚不清楚[48,49]。最后，有研究检测了不给予 CNI 的方案在心脏移植后肾损伤的预防或逆转中的作用。该研究中应用西罗莫司（mTOR 抑制药）、西罗莫司或依维莫司替代环孢素或他克莫司，治疗移植后肾功能障碍的患者。大多数单中心研究表明停止使用 CNI，使用 mTOR 抑制药与细胞周期抑制药尤其在数年后可以改善心脏移植后的肾功能，而且这种策略是安全的[50-53]。一个最近的多中心研究随机将移植后平均 3.9 年的 116 名患者分配到两组，一组为继续 CNI 治疗方案，一组将 CNI 改为西罗莫司。随机分组后一年，分配到给予西罗莫司组的患者明显有更高的肌酐清除率（δ 值中 4.4 ml/min·1.73 m²），但他们也有更高的急性排斥反应发生率，以及 1/3 的患者由于显著的不良反应不得不停用西罗莫司[54]。在多中心随机对照 STN- 心脏试验中，验证了在心脏移植初期中不使用 CNI 的治疗方案。这种方法在西罗莫司 / 霉酚酸酯组出现超出预期的急性排斥反应高发生率,导致该试验结果提前终止。总之,大多数心脏移植受者目前仍在使用 CNI。除了上述方法,迄今为止,最佳的肾功能结果还需要通过仔细地长期监测 CNI 血清水平,避免药物代谢不稳定所致的过量 CNI 血清浓度,并注意其他肾毒性因子来实现。

2. 高血压

心脏移植后高血压的影响在本章节的前面已详细描述。

心脏移植前的高血压是移植后肾功能障碍的危险因素。没有高血压病史的心脏移植受者在移植后可能发生高血压。CNI、mTOR 抑制药、霉酚酸酯和皮质类固醇都可以促进高血压的发展。移植后 1 年,72% 的成人心脏移植受者接受高血压治疗,这个比例在移植后 5 年增加到 > 90% [1]。有高血压和肾功能障碍的移植受者应该进行严格的血压控制 [55]。ACEI 和 ARB 应被视为一线治疗。钙通道阻滞药在这个患者群体中可能也有特定的优势 [45]。

3. 肾功能障碍前期

移植前肾功能异常是移植后发展为严重肾功能障碍的危险因素(图 24-1)。在患者评估心脏移植时应该收集 24h 尿液获得肌酐清除率结果。肾功能异常的患者,应该明确肾功能障碍的病因。当心肾综合征的患者移植后有机会改善和维

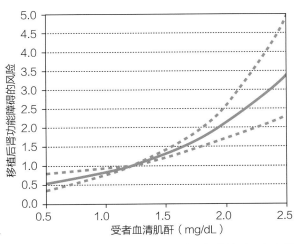

▲ 图 24-1　接受者移植时血清肌酐水平与移植后 5 年内严重肾功能障碍的相关风险。

患者移植时无严重肾功能障碍,移植于 2001 年至 2006 年 6 月(经国际心肺移植学会许可转载 [1],©2012)

持肾功能时,其他原因引起的肾功能障碍可能会进一步促进病情发展,并且为临床管理心脏移植受者带来挑战。因此,不可逆的肾功能障碍,评估 GFR < 40 ml/min 时应被视为心脏移植的相对禁忌证 [56]。患有心脏病和肾脏疾病的受体候选人,可能会影响心脏移植后的生存率,在没有其他并发症的情况下,经过仔细筛选,可以考虑联合心脏和肾脏移植。

4. 糖尿病

有糖尿病史的接受者更容易发生心脏移植后肾功能障碍。患糖尿病和有蛋白尿的患者严格控制血糖水平,ACEI 或 ARB 治疗可以降低该患者队列中进行性肾功能损害的风险。

5. 受者年龄

老年患者在移植后更可能发生肾功能障碍,这与他们在移植时的基础肾功能或其他的相关并发症无关 [1]。

6.BK 病毒感染

心脏移植受者中的 BK 多瘤病毒感染相对罕见 [57]。然而对于无法解释的肾功能恶化患者,这个诊断应该被排除。减少免疫抑制可能清除 BK 病毒和改善肾功能。

7. 其他风险因素

表 24-2 列出了心脏移植后肾功能障碍的其他预测因子。肾功能障碍是心脏移植后导致短期和长期死亡的潜在危险因素 [1]。应通过积极探索所有可改变的风险因素来控制肾病的进展。当肾脏疾病或者未预期的肾功能障碍恶化的病因尚不确定时,应考虑进行肾活检 [58]。移植后严重肾衰竭的发生率逐渐下降。这归因于目标血清 CNI 水平的减少(部分通过引入霉酚酸酯实现),以及实施上述肾脏保护策略。尽管如此,有些心脏移植受者也将发展为终末期肾病。这些患者将采用肾脏替代疗法,包括符合条件的心脏移植受者将给予肾移植。

四、糖尿病

(一)流行病学

大约 25% 的心脏移植受者在移植时诊断为

表 24-2　心脏移植后肾功能障碍的危险因素

1．接受者并发症

　　肾功能障碍

　　高血压

　　糖尿病

　　在移植过程中出现感染史且需要静脉注射抗生素治疗

　　急性移植排斥反应

2．受者年龄

3．CNI 疗法

　　环孢素

　　他克莫司

4．CNI 和 mTOR 抑制药的组合使用 a

CNI. 钙调磷酸酶抑制药，mTOR. 雷帕霉素靶蛋白
a. 如果 CNI 暴露减少时可能被避免

糖尿病，并且这种比例在心脏移植后 5 年增加到 40%[1]。移植后糖尿病患者患病率增加是免疫抑制疗法的常见不良反应。

移植后糖尿病发展的风险因素包括移植前高血糖、糖尿病家族史、术后需要使用胰岛素、高龄、非白种人、体重指数 > 25、吸烟、在出院时使用类固醇和他克莫司及移植后更强烈的排斥反应[59-62]。与移植前口服葡萄糖耐量试验或与 HLA Ⅰ Ⅱ 型表型相关的 1 型糖尿病没有直接关系[63]。

移植前和移植后的糖尿病对生存率有不同的影响。虽然移植前糖尿病已被证明对移植后生存率有负面影响[1,64-66]，有人认为这种风险主要适用于患有导致终末器官并发症的严重疾病的患者，如移植前肾病、视网膜病变或神经病变。另外，移植后糖尿病与移植后 2 年[67]或 5 年[65]存活率并没有相关性。与没有糖尿病的心脏移植受者相比，移植后糖尿病同样没有显示出更高的心脏同种异体移植血管病变风险[61,68]或感染风险[67]。这是否与这种疾病的不同病理生理学，或长期监测移植受者更好地控制血糖有关目前尚不清楚。

（二）病理生理学

移植后糖尿病的发生与使用皮质类固醇和钙调磷酸酶抑制药有关（表 24-3）。类固醇诱发的糖尿病是由胰岛素抵抗增加导致葡萄糖代谢异常引起[69]。CNI 还可以通过减少胰岛素分泌，增加胰岛素抵抗和对胰腺 B 细胞的直接毒性作用导致移植后糖尿病[70]。虽然环孢素和他克莫司都可能导致糖尿病，但在他克莫司治疗的患者中，高血糖的发病通常更为突然。与环孢素相比，是否使用他克莫司会有更高的移植后糖尿病风险仍不明确。器官共享联合网络（UNOS）的数据库分析显示，相比环孢素治疗的患者，接受他克莫司治疗的患者发生移植后糖尿病的风险相对高出 85%[61]，但在其他几项研究中没有观察到这种趋势[71,72]。在一项关于环孢素和他克莫司的多中心随机试验中，心脏移植受者接受糖尿病治疗的比例类似，即在 12 个月时分别为 12% 和 14%[16]。

表 24-3　移植后糖尿病的病因和机制

1．皮质类固醇

　　胰岛素抵抗

2．钙调磷酸酶抑制药

　　胰岛素分泌减少

　　胰岛素抵抗增加

　　对胰岛细胞的毒性作用

（三）治疗

降低移植后糖尿病的发病率的重点是免疫抑制方案的调整。Lizak 等探讨了心脏移植受者中早期（12 个月内）与晚期（12 个月后）停用类固醇的影响。意想不到的是，移植后 5 年，与晚期停药的患者相比，早期停用类固醇患者糖尿病的发病率更高（80% vs. 51%，$P=0.018$）[73]。

ISHLT 指南推荐常规筛查，以便早期发现心脏移植后糖尿病。应鼓励患有糖尿病的心脏移植受者改变生活方式，包括控制体重、低碳水化合物 - 脂质饮食和经常运动。使用口服降糖药和胰岛素药物治疗的目标和没有移植史的患者是相似的[36]。

五、恶性肿瘤

（一）流行病学

移植后 5 年，成人心脏移植受者死亡中恶性肿瘤约占 20％；并且更多的心脏移植接受者会死于恶性肿瘤而不是心脏同种异体移植血管病变[1]。在移植接受者中，3 种临床情况可以导致恶性肿瘤：新发的、供体来源以及受者先前治疗的癌症的复发。一般来说，癌症的发病机制受遗传、免疫机制和环境因素的影响。在移植受者中，长期接触免疫抑制药被认为会削弱癌症发生发展的天然屏障，并导致更高的恶性肿瘤风险。

（二）病理生理学

1. 新发的恶性肿瘤

在健康的个体中，T 淋巴细胞、自然杀伤细胞和各种细胞因子被认为参与了癌症的免疫监视——保护宿主避免新形成的肿瘤[74]。免疫抑制药物会影响患者的宿主免疫系统清除肿瘤细胞的能力。然而，最近更多的研究表明，免疫抑制药物（例如 CNI 和硫唑嘌呤）对肿瘤发生位点的直接作用也可能起作用，增加了细胞诱变并加速肿瘤生长[75]。这解释了为什么某些恶性肿瘤，例如皮肤癌或与病毒感染相关的癌症在移植接受者是较常见的。有趣的是，mTOR 抑制药对癌症风险的作用可能是有利的。西罗莫司对 TGF-β 和血管生成的影响是与 CNI 相反的，西罗莫司抑制 TGF-β 并降低血管生成[76]。作为这些实验结果的延伸，有几项临床研究提示，使用 mTOR 抑制药可能与器官移植后的皮肤恶性肿瘤较低的发病率有关[77,78]。

皮肤癌是心脏移植后最常见的恶性肿瘤。一项多中心美国注册研究的分析表明，移植后 10 年，11％的患者患有鳞状细胞皮肤癌，8％发展为基底细胞癌和 1％的患者患有黑色素瘤[79]。皮肤癌发展的危险因素包括皮肤较薄、年龄较大、移植前皮肤癌的历史和居住于更高剂量紫外线暴露的地区。接受较高剂量环孢素、硫唑嘌呤和霉酚酸酯的患者也被证明有更高的皮肤癌发病率。相比年

龄和性别匹配的一般人群，不同类型的皮肤癌的发病率提高了 30 倍，皮肤癌的诊断与较高死亡率有关[79]。

与一般人群相比，心脏移植后非皮肤恶性肿瘤的发病率也有所增加。对加拿大器官替代治疗登记处、加拿大死亡率数据库和加拿大癌症注册研究的数据分析表明，在 1703 例心脏移植受者中除外鳞状基底细胞皮肤癌，所有癌症的 15 年累积发病率占 17％。与预期的 59 种相比，在这些患者中发生了一共有 160 种癌症。包括特异性的肿瘤，淋巴瘤、肺癌、口腔癌和多发性骨髓瘤的发病率有统计学意义的升高，并且一些其他的恶性肿瘤，包括肾癌、前列腺癌、胰腺癌等发病率较高[80]。一项包括澳大利亚大量移植接受者的研究表明与匹配的一般人群相比，心脏移植受者患 12 种癌症的风险更高[81]。其他一些报道也证实，实体器官受者非皮肤癌的发病率增加（图 24-2）[1,82-84]。

除了皮肤癌，与一般人群相比实体器官移植后的血液恶性肿瘤发病率增加最多。移植后淋巴组织增生性疾病（PTLD）代表了大部分血液系统恶性肿瘤。心脏移植后 1 年和 5 年，它在儿童中的发病率约为 1.5％ 和 6％，在成人约为 0.3％ 和 0.7％[85]。EB 病毒（EBV）在 PTLD 发病机制中起关键作用。EBV 是一种疱疹病毒，在 5 岁年龄的儿童，血清阳性率约为 50％，在成人超

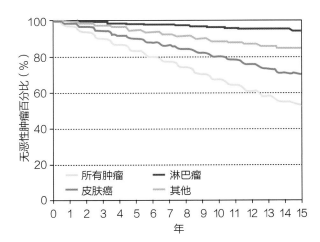

▲ 图 24-2 心脏移植后癌症发病率
1994 年 4 月至 2011 年 6 月的成年移植患者癌症发生的类型和发病率（经国际心肺移植学会许可转载[1]，©2012）

过 90％[86]。在免疫抑制的受者中缺乏有效 T 细胞应答，机体控制 EBV 复制的能力下降，并导致 EBV 感染的淋巴细胞的多克隆或单克隆复制无法控制，即 PTLD。原发性 EBV 感染后发展为 PTLD 的风险尤为严重。因此，小儿科心脏移植受者发生 PTLD 的风险大于成人，并且大多数儿童心脏移植后确诊的癌症是 PTLD[87]。在小儿心脏移植人群中，1—10 岁的儿童风险最高，该年龄组中有 25％的患者为移植时血清阴性而发展为 PTLD[88]。除了年轻和 EBV 血清阴性，使用某些免疫抑制药也与 PTLD 的风险增加相关联——OKT3、抗淋巴细胞球蛋白和最近使用的贝拉西普[89,90]。

EBV 阳性的 PTLD 通常在移植后早期发生。EBV 阴性的 PTLD 的似乎与 EBV 感染无关，可在儿童和成人心脏移植接受者中均发生，并且通常在移植后晚些时候（数年）出现[91]。

PTLD 的表现可能有些是非特异性的。患者在血液中有较高的 EB 病毒，伴有咽炎、扁桃体增大、淋巴结肿大、肝大或脾大时，应该考虑这个诊断。胃肠道症状包括消化不良，腹泻和腹痛可能存在，因为淋巴细胞增殖通常发生在丰富的肠道淋巴组织中。当中枢神经系统参与时，可以表现出神经症状，这提示预后更差。也可以表现为 EBV 相关的淋巴瘤病灶，淋巴瘤可能浸润到任何器官。对于疑似 PTLD 完整的诊断流程在已在表 24-4 概述[92]。

PTLD 的治疗包括积极减少免疫抑制，旨在恢复受者产生细胞毒性淋巴细胞的能力并且控制 EBV 感染的淋巴细胞增殖。仅减少免疫抑制可导致高达 40％的 EBV 阳性的 PTLD 患者缓解[93]。其他药物治疗包括使用抗病毒药物阿昔洛韦和更昔洛韦、抗 CD-20 抗体利妥昔单抗、环磷酰胺和泼尼松化疗。静脉注射免疫球蛋白和干扰素的疗效尚未明确。蛋白酶体抑制药硼替佐米的用途也被检测。在已经进行了放射治疗的选择性病例中可能需要进行外科切除，尤其是当中枢神经系统受累时[92]。

在一些心脏移植项目中已经在移植时 EBV 血

表 24-4　诊断可疑的移植后淋巴组织增生性疾病

1. 常规检查

　　全血细胞计数，分化，血小板计数

　　血清电解质，钙，血尿素氮，肌酐

　　肝功能检查

　　尿酸

　　乳酸脱氢酶

　　定量免疫球蛋白

　　EB 病毒血清学（抗 EBNA、VCA 和 EA）

　　来自外周血的 EBV 病毒载量

　　隐匿性出血的大便

　　胸部 X 线片

　　颈部 / 胸部 / 腹部 / 骨盆的 CT 扫描

　　病灶穿刺或切除活组织检查

　　淋巴细胞的流式细胞术

　　EBER，病理样本的 CD20 组织化学研究

2. 选定患者的测试结果

　　胃肠镜检查

　　骨扫描

　　骨髓活检

　　脑计算机断层扫描 / 磁共振成像

　　腰椎穿刺

EBER.EBV 编码的 RNA ；EBNA.Epstein-Barr 核抗原；EA. 早期抗原；VCA. 病毒衣壳抗原。（经 John Wiley and Sons 许可，转载自 Green 和 Michaels[92]，Table3，©2013）

清反应阴性的受者中使用阿昔洛韦进行长期化学预防，特别是如果捐赠者是 EBV 血清反应阳性者。目的是在这一高风险患者队列中降低发生 PTLD 的可能性，但数据评估这种方法的作用有限。特别是在儿科方案中，监测 EBV 载量和提前减少免疫抑制治疗是一种可以替代使用的方法。该策略已被证明在小儿肾脏和肝脏移植中可以降低 PTLD 的发病率[55,94]。

据报道，PTLD 诊断后的 1 年生存率为 55％～75％，5 年生存率为 40％～60％[7,12-14]。与成人相比，儿童的生存率普遍更好一些，并且 EBV 阳性的 PTLD 患者存活率比 EBV 阴性者更好。PTLD

的预后最近正在改善，这可能是 EBV 监测早期诊断、提前使用的减少免疫抑制治疗和引入利妥昔单抗治疗的综合结果[92]。

移植后恶性肿瘤的预防开始于心脏移植接受者的评估。所有移植候选者都应接受适龄的癌症筛查，包括结肠镜检查、乳房 X 线检查和 PAP 宫颈涂片检查。还应该进行皮肤检查，如果有任何可疑的皮肤病变，应该得到确定的皮肤科咨询意见。如果在癌症筛查期间发现癌前病变，治疗应立即开始。移植后，癌症筛查应该继续。应指导患者通过适当的衣服、头套和皮肤防晒霜保护皮肤免受紫外线辐射。皮肤科皮肤癌筛查应每 6~12 个月进行一次。对于腺病或异常肿块应做年度体检，并继续进行适龄的结肠癌、乳腺癌和宫颈癌筛查。尽管有关其效用的数据有限，胸部 X 线片通常每年进行一次，血清前列腺特异性抗原（PSA）水平也是如此。对患有 PTLD 高危风险的患者，应该进行 EBV 载量监测或抗病毒药物的化学预防。所有患者应鼓励报告任何异常发现或症状。在心脏移植候选者有恶性肿瘤的风险或病史时，建议在安全可行的情况下，使用最小剂量的免疫抑制药治疗[45]。

2. 捐赠者所致的恶性肿瘤

虽然供体来源的恶性肿瘤相对罕见，但这种事件的后果可能是毁灭性的[95,96]。在捐赠器官获取时应从供体家庭了解详细的个人医疗病史，特别是询问有关肿瘤诊断或治疗的病史。对捐赠者进行仔细的身体检查，专注于排除可通过体检检测到的恶性肿瘤，例如皮肤癌。在捐赠者评估期间获得的影像学研究结果也可以进行审查以排除可能的癌症诊断。这应该特别适用于年龄较大的捐赠者，以及死因为颅内出血的捐赠者或死因可能无法完全解释的捐赠者。

在有肿瘤病史的供体中，供体相关恶性肿瘤传播的风险需要评估，并且需要与移植使用特定器官的获益进行平衡。2011 年，器官获取和移植网络 / 器官共享联合网络（OPTN/UNOS）的疾病传播咨询委员会（DTAC）发表了一份报告，指出了具体的各种肿瘤传播给接受者的风险水平（表 24-5）[97]。良性肿瘤对接受者没有重大风险，并且存在良性肿瘤不应该改变器官分配决定。最小风险类别表示具有 < 0.1% 的传播风险的肿瘤。患有良性肿瘤不应该是供者捐献心脏的禁忌证。患有较低传播风险（0.1%~1%）肿瘤的捐赠者器官应评估供体的具体情况，以及在特定移植接受者中传播风险与获益的权重比。恶性肿瘤传播风险超过 1% 的捐赠者进行同种异体心脏移植应该仅在特殊情况下考虑实施。

表 24-5　供体来源的肿瘤传播的危险分层

危险分层（传播风险%）	肿瘤类型
无重大风险	排除恶性肿瘤的良性肿瘤
极低风险（< 0.1%）	皮肤基底细胞癌
	皮肤鳞状细胞癌，无转移
	皮肤原位癌（非黑色素瘤）
	原位宫颈癌
	原位声带癌
	膀胱浅表（非有创性）乳头状癌（TNM 分期 $T_0N_0M_0$）
	孤立性乳头状甲状腺癌 ≤ 0.5cm
	甲状腺微创滤泡癌 ≤ 1.0cm
	切除孤立性肾细胞癌 ≤ 1.0cm，分化良好

（续　表）

危险分层（传播风险%）	肿瘤类型
低风险（0.1%～1%）	切除孤立性肾细胞癌，＞1.0cm，≤2.5cm，分化良好
	低级 CNS 肿瘤（WHO Ⅰ级或Ⅱ级）
	原发性中枢神经系统成熟畸胎瘤
	孤立性乳头状甲状腺癌，0.5～2.0cm
	甲状腺微创滤泡癌，1.0～2.0cm
	有已经治疗的99%治愈率的非中枢神经系统恶性肿瘤（≥5年前）的病史
中风险（1%～10%）	乳腺原位癌（0期）
	结肠原位癌（0期）
	切除的孤立性肾细胞癌 T_1b（4～7cm）分化良好的Ⅰ期
	有已经治疗的治愈率在90%～99%的非中枢神经系统恶性肿瘤（≥5年前）病史
高风险（＞10%）	恶性黑色素瘤
	乳腺癌＞0期
	结肠癌＞0期
	绒毛膜癌
	任何 CNS 肿瘤伴有脑室腹膜或脑室心房分流术、手术、放疗或 CNS 外转移
	CNS 肿瘤 WHO Ⅲ级或Ⅳ级
	白血病或淋巴瘤
	黑色素瘤、白血病或淋巴瘤、小细胞肺 / 神经内分泌癌病史
	经治疗的非中枢神经系统恶性肿瘤的任何其他病史①不足以随访至预测行为，②被视为无法治愈或③治愈概率＜90%
	转移癌
	肉瘤
	肺癌（Ⅰ～Ⅳ期）
	肾细胞癌＞7cm 或Ⅱ～Ⅳ期
	小细胞 / 神经内分泌癌，任何起源部位
	未列入其他地方的活动性癌症

经 John Wiley 和 Sons 许可，转载自 Nalesnik 等[97]，Table2，©2011

3. 恶性肿瘤的个人史

既往有恶性肿瘤病史是心脏移植的相对禁忌证。一般而言，在安排移植之前应该达到无癌症期，确保可能足够低的癌症复发风险。根据肿瘤类型、对治疗的反应性和阴性转移性检查判断肿瘤复发率低时可考虑心脏移植[56]。这种方法对有恶性肿瘤史的移植受者有利[98,99]，然而胸部移植前的无癌生存期较短与恶性肿瘤复发率较高有关，癌症治疗后＜12个月移植有更高的移植后死亡率[100]。

患有晚期心力衰竭和恶性肿瘤史的患者人数持续升高，因为新的肿瘤治疗方案以增加心脏毒性风险为代价，显著提高了生存率[101]。经常使用化疗药物与心脏毒性有关，包括蒽环类药物、环磷酰胺、5- 氟尿嘧啶，以及最近的曲妥珠单抗和酪氨酸激酶抑制药[102-105]。对 2000—2008 年 232 例化疗诱发心肌病的移植患者进行队列研究分析发现，与没有恶性肿瘤病史的患者相比，存活率相似。该组化疗诱导的心肌患者在移植后感染率下降 8%（$P= 0.004$）[106]。因此，如果可行，在这组患者中降低免疫抑制水平似乎是合理的。最后，持久的左心室辅助装置已成为桥接患有严重心力衰竭和近期恶性肿瘤患者到可进行心脏移植的有效工具。

总之，癌症是移植后的主要并发症，并且仍然是移植后死亡的主要原因。然而，最近癌症监测的进展、治疗的优化以及心脏移植后的免疫抑制的应用已降低了心脏移植后恶性肿瘤的发生率[1]。

六、心律失常

在大多数情况下，移植后的心律失常起源于供体心脏。当使用双侧吻合技术时，接受者的左右心房组织与供体心脏吻合，移植后接受者和供体窦房结均在体内。体表心电图将显示两组 p 波，但是由接受者窦房结冲动驱动的心房去极化会被缝合线中断，只有供体窦房结冲动才能传达到心室。在双腔吻合术中，捐献者的右心房是切除的，仅保留左心房。

在器官采集时冷冻保存供体同种异体移植物导致缺血性心肌损伤，其严重程度取决于缺血时间的长短、供体年龄、存在心肌肥大和其他因素。缺血性损伤以及手术创伤可能导致窦房结功能障碍；当进行电生理学研究时，多达 50％的患者出现这种情况，并且这种功能障碍通常是暂时的[107,108]。导致的节律是明显的窦性心动过缓或慢性交界性逸搏心律。在一个刚刚移植的限制性充盈的心脏，心动过缓可能导致心排血量减少，因此有必要恢复更高的心率维持心排血量。可以用异丙肾上腺素注入或临时心房起搏来实现。也可以使用茶碱，但这种治疗方法是否使窦房结活性更快恢复尚未确定[109]。当窦性心动过缓持续超过

2 或 3 周时，永久性心房起搏器是治疗的首选。

值得注意的是，阿托品对去神经支配的移植心脏的副交感神经作用无效。同样，在没有窦房结功能障碍的情况下，心脏移植后的基础心率会升高（通常为 90 ～ 110 次 / 分），因为去神经移植心脏的静息心率不再被迷走神经张力所调节。这种长期升高的静息心率是否有任何负面影响尚不清楚。伊伐布雷定是一种具有强负性变时性的 I_f 通道抑制药，研究表明其对心力衰竭患者有益，最近在这一研究领域产生了兴趣，并且一些研究提示移植后心率较高的患者可能有更高的死亡风险。这种关系是否存在因果关系仍有待进一步研究[110-113]。

心脏移植后最常见的一组心律失常是室上性心律失常。大多数是来源于捐赠者的，但也有可能是接受者和供体心房组织之间的电传导延迟造成的，而且当接受者来源的房性心律失常传导到供体心房组织时，临床表现变得很明显[114,115]。心房扑动是最常见的房性心律失常，其次是心房颤动和起源于旁路或房室结双径导致的室上性心律失常[115]。通常发生在移植围术期的心房颤动是手术过程心包刺激的结果。快速电复律通常可使患者转为窦性心律，并且通常不需要延长抗心律失常或抗凝血治疗。移植后发生心房颤动可见于急性排斥或心脏同种异体移植的血管病变，在这些情况下应考虑这些诊断。否则，治疗心脏移植受者的室上性心律失常类似于自然心脏病患者的治疗。值得注意的是腺苷的使用。移植的心脏对腺苷的作用有高反应性，并且静脉推注给药可导致持续几十秒到几分钟的房室传导阻滞[116]。心脏移植后心律失常可以使用射频消融术；移植心脏的解剖学和生理学知识和供体心房组织的可能作用在这种治疗过程中应该考虑到[117]。

正常运作的心脏同种异体移植物中的恶性室性心律失常较罕见。当由于心脏同种异体移植血管病变或由于其他病因的心肌损伤而发生心室收缩功能障碍时，室性心律失常的风险增加，但在临床情况下因心律失常突发心脏猝死风险的准确数据尚缺乏。ICD 已被用于这些患者心脏性猝死

的一级预防，并作为有记录的室性心动过速或原因不明的晕厥患者的二级预防[118]。

七、骨质疏松

骨质疏松症是一种代谢性骨病，其特征是骨量低，骨组织的微结构恶化导致骨脆性增强并随之增加骨折风险[119]。临床上，骨量的评估通过使用双 X 射线吸收测定法（DXA）测量骨矿物质密度（BMD）。BMD 为绝对 BMD（g/cm^2），通常用正常均值（T 值）的标准差（SD）数表示。世界卫生组织基于 T 值制订了骨质疏松症临床诊断标准。BMD 的正常值在年轻成人参考均值的 1 个 SD 范围内。骨质减少的 BMD 值低于年轻成年人参考值的 1 个 SD 到 2.5 个 SD。骨质疏松症定义为 BMD 值低于 2.5 个 SD 或更低于年轻成人平均值[119]。

（一）流行病学

心脏移植后几乎所有患者的骨密度均下降[120]。在心脏移植后的前 6 个月内，这种衰退发生得更快，之后即使使用中度维持剂量的皮质类固醇，也会缓慢衰退[121,122]。更高的骨丢失见于接受皮质类固醇激素治疗患者、血清维生素 D 代谢物含量降低的患者、吸收标志物水平升高的患者以及睾酮水平降低的男性[122]。椎骨骨折很常见（35% ～ 44%），通常发生在心脏移植后前 6 个月[123-125]。移植前评估骨密度或测定矿物质代谢的生化指标（1,25- 二羟维生素 D 或完整的 PTH）与心脏移植后骨折风险增加无明显相关[125]。

（二）病理生理学

心脏移植后骨丢失的原因是多因素的（表 24-6）。免疫抑制药诱发的移植前骨量减少并伴有快速骨丢失是主要的原因。慢性心力衰竭患者伴有降低的 BMD，很有可能是体力活动下降以及利用襻利尿药导致继发的 PTH 增加[126]。

1. 皮质类固醇

皮质类固醇激素对骨代谢的主要影响是通过减少成骨细胞的数量和功能以及随之而来的骨质形成的显著减少。通过刺激破骨细胞生成也增加

表 24-6　移植后骨丢失的病因和机制

1. 移植前骨量减少
2. 皮质类固醇
   骨生成减少（主要机制）
   骨吸收增加
3. 钙调磷酸酶抑制药
   骨吸收增加

了骨吸收[127]。在心脏移植受者中，糖皮质激素引起的骨质减少最早在移植后 2 个月就可观察到[128]。

2. 钙调磷酸酶抑制药

动物研究表明环孢素可以导致快速严重的骨丢失，并且严重程度取决于治疗的剂量和持续时间。环孢素引起骨吸收并刺激骨形成[129-131]。这种对骨形成的影响有可能抵消糖皮质激素对成骨细胞的抑制作用[132]。他克莫司刺激骨吸收的机制类似于环孢素[133]。

（三）治疗

移植后骨质疏松症的治疗包括运动、钙和维生素 D 补充剂，降钙素和双膦酸盐干预。

1. 运动

动物研究表明，运动产生机械负荷导致小骨变形。这些变形刺激旁分泌和自分泌因子促进骨形成[134,135]。胰岛素样生长因子（IGF-1）表达在机械刺激的椎骨[136] 并与骨合成和胶原蛋白生成的标志物相关[137]。在心脏移植受者的一个小型随机对照试验中，6 个月的腰背和阻力训练使股骨颈和腰椎的 BMD 恢复到移植前水平[138]。

2. 钙元素 + 维生素 D

骨形成需要钙，维生素 D 增加钙的肠道吸收。钙与维生素 D 的联合治疗降低了骨质疏松症女性的骨折发生率。在心脏移植受者中，尽管有补充钙，但仍有骨密度降低[128]，然而钙和维生素 D 的联合应用已经表明可以降低皮质类固醇治疗期间的骨丢失率[139]。

3. 维生素 D 的活性代谢物

骨化二醇，也称为 25- 羟基维生素 D，是一

种在肾脏转化为骨化三醇的激素原，后者是维生素 D 的活性形式。钙与 α- 骨化二醇联合应用降低但不能完全预防心脏移植后出现的早期骨丢失[140]。Smabrook 等也表明了骨化三醇与钙的联合应用可防止移植后骨丢失[141,142]。

4. 降钙素

降钙素是甲状腺中产生的一种激素，可降低血清钙水平并抑制破骨细胞的再吸收活性。作为单一疗法，它会缓解骨骼密度的降低[128]。Braith 等比较心脏移植后降钙素与降钙素联合阻力运动治疗效果。降钙素作为单一疗法减少全身和股骨颈的骨丢失，但对腰椎骨丢失作用不大。降钙素和运动成功减少了全身、股骨颈和腰椎骨质中的骨丢失[143]。

5. 双膦酸盐

双膦酸盐对骨代谢的影响是抑制破骨细胞介导的骨吸收。阿仑膦酸盐（alendronate）和利塞膦酸盐（risedronate）已获得 FDA 批准用于治疗糖皮质激素诱导的骨质疏松症。虽然有些数据表明阿仑膦酸盐与骨化三醇相比预防心脏移植后骨质流失的效果更好，其他研究已显示出其对 BMD 的显著效果[144]。至于治疗不良反应，胃肠道不良事件的发生率在两组之间相似，而接受骨化三醇的患者出现更多的高钙血症（8% vs. 1%）和高钙尿症（27% vs. 7%）[145]。

ISHLT 指南建议在心脏移植之前和移植后 12 个月筛查骨质疏松症。应该鼓励负重和肌肉强化定期锻炼。钙（1000 ～ 1500mg/d）和维生素 D（400 ～ 1000U/d）的治疗应在心脏移植之前启动并在心脏移植后继续进行。在移植后的 12 个月成年患者应先用双膦酸盐治疗，如果 DXA 扫描没有骨质减少或骨质疏松症的证据，可以停止使用。因此，建议每年进行一次 DXA 扫描，如果有骨丢失的证据，则重新启动双膦酸盐治疗。维生素 D

的活性代谢产物（骨化二醇、阿法骨化醇和骨化三醇）不应该是一线治疗；如果使用，应该监测血钙和尿钙。降钙素不推荐用于心脏移植后的骨丢失治疗[36]。

八、性功能障碍

关于心脏移植受者性功能障碍是在 1978 年由 Christian Barnard 首次报道的[146]。性功能是生活质量的重要组成部分。心脏移植改善了整体生活质量[147]，比如体力、家庭和社会关系，但与这些因素相比，性生活的满意度出现明显降低[148]。虽然之前的报道表明心脏移植后性功能有所改善[149]，更客观的评估如国际勃起功能障碍指数和女性性功能指数显示 78% 的男性和 50% 的女性在心脏移植后 6 个月存在性功能障碍，症状包括阳痿、射精问题、性欲变化和不孕[150-153]。

（一）病理生理学

心脏移植后性功能障碍的原因尚不清楚，但可能与免疫抑制和身体健康下降有关。慢性糖皮质激素治疗可降低血清睾酮水平[154]。环孢素改变性欲，且霉酚酸盐与阳痿有关。西罗莫司抑制药的靶标可抑制精原细胞[155]。在有和没有性功能障碍的心脏移植受者中，心理健康与抑郁症的评估结果是相似的，这表明心理因素与移植后性功能障碍没有明显联系[150]。

（二）治疗

心脏移植受者的勃起功能障碍目前诊断和治疗尚不足。在这个患者群体中已成功地使用磷酸二酯酶抑制药干预、海绵体内注射、真空收缩装置、补充睾酮和阴茎假体等方式，且没有出现明显并发症[156]。

第 25 章
患者的选择
Patient Selection

Sharven Taghavi　Abeel A. Mangi　著

卞洲艳　译

一、概述

心力衰竭仍然是全球范围内持续严重化的问题[1-2]，在西方国家尤为明显，据估计其发病率为 1% ~ 2%[1,3-6]。对于严重心力衰竭的患者，生活质量差且死亡率高，仅一次住院后，其 1 年内死亡率就可高达 50%[1,3-6]。心脏移植仍是终末期心力衰竭治疗的最佳选择。通过心脏移植，患者生活质量可得到改善且 10 年生存率可达 60%[7]。然而，器官供体的短缺以及等待移植时间的延长使许多等待移植的患者最终无法得到供体心脏[7]。此外，由于各种禁忌证限制，许多终末期心力衰竭患者无法进行心脏移植[8]。

左心室辅助装置（left ventricular assist device，LVAD）治疗使终末期心力衰竭患者的生活质量及生存率都得到了改善[9-14]。新一代持续灌流 LVAD 与第一代脉动灌流设备相比，效果更好且并发症更少[15,16]。据研究估计，美国有多达 20 万的患者可以从这一治疗中获益[17,18]。因此，为了 LVAD 植入后能有良好的获益，谨慎的患者筛选仍是最重要的一步。

二、LVAD 的适应证

2006 年，国际心肺移植学会发布了《心脏移植候选患者护理指南》，指南推荐惯例性使用机械辅助循环装置（mechanical circulatory support，MCS）[19]。指南中建议，尽管已经进行了最大限度的药物治疗和（或）主动脉内球囊泵支持治疗，

当患者的心脏难以维持终末器官功能提供足够的氧气时，应当考虑 MCS 治疗[19]。当时，植入 LVAD 的血流动力学标准包括收缩压＜ 80mmHg、平均动脉压（mean arterial pressure，MAP）＜ 65mmHg 或体循环阻力（systemic vascular resistance，SVR）＞ 2100（dyn·s）/cm[19]。然而，随着 MCS 使用经验的增加，LVAD 在心脏移植中的适应证也更完善。REMATCH 试验的结果使得医疗保险和医疗救助服务中心（the Centers for Medicare and Medicaid Services，CMS）涵盖纳入了达到标准后的 HM-2 植入。这一标准包括符合纽约心脏学会分级（New York Heart Association Class，NYHA）心功能 Ⅳ 级且在之前的 60d 内至少有 45d 对最优化治疗无好转、左心室射血分数＜ 25% 且峰值耗氧量 ≤ 14ml/（kg·min），但不包括球囊泵或正性肌力药依赖的患者[20,21]。

三、LVAD 的禁忌证及其他注意事项

除血流动力学参数外，要确定一位患者是否适合接受 LVAD 治疗还需要评估许多其他因素[19]。年龄并不是植入 LVAD 的绝对禁忌证，ISHLT 指南推荐了一种针对 60 岁以上患者其他临床风险因素全面评估的方法[19]。此外，指南推荐患者的体表面积最好＞ 1.5m2[19]。

对终末器官功能的综合评估也是筛选 LVAD 移植对象所必不可少的[19]。慢性心力衰竭（chronic heart failure，CHF）的患者大多患有一定程度的肾功能障碍，因此肾衰竭是 LVAD 植入后患者预后较

差的影响因素[22,23]。血肌酐＞3.0mg/dl 及需要透析都是 LVAD 植入的禁忌证。然而，据证实，LVAD 的植入可以改善心力衰竭患者的肾功能[12,24,25]。因此，肾功能障碍的可逆性评估是患者筛选过程中不可或缺的一环。同样，也必须对肝功能障碍以及其功能恢复的潜在可能性进行评估[19]。肝功能障碍是植入 LVAD 者预后较差的一个标志物[26]。ISHLT 指南推荐要关注谷丙转氨酶（alanine aminotransferase, ALT）或谷草转氨酶（aspartate aminotransferase, AST）较正常值升高 3 倍以上或 INR 超过 2.5 的患者[19]。研究表明，胆红素值的升高也预示着 LVAD 植入后的预后较差[26]。在植入 LVAD 后肝脏功能会得到改善[12,25,27,28]，并且在评估肝脏功能时，必须考虑到这一因素。

肺功能应该通过 1 秒用力呼气容积（1 s forced expiratory volume, FEV₁）来评估，若 FEV₁ 小于 1 则视为 LVAD 植入的禁忌证[19]。机械通气装置的应用也是 LVAD 植入后预后较差的一个危险因素[29,30]。LVAD 移植者必须同时进行感染的临床证据评估，因为败血症是 MCS 后患者死亡的常见原因[29-32]，同时，白细胞计数的升高也被证实是植入 LVAD 后患者死亡的一个危险因素[33]。

神经和心理评估也是患者选择的一个重要方面。任何脑卒中后的运动障碍都应该被识别以确定患者身体上是否上能够适应 LVAD。神经功能障碍可影响 LVAD 植入后的结果[29,30,32]。还应评估精神病史和（或）药物滥用的情况。患者有精神病史或有关症状应在器械植入前转诊至精神科医生评估[19]。

其他应当考虑的因素包括患者的营养状况以及活动性的恶性肿瘤存在与否。一项研究表明，前白蛋白的水平低于 15mg/dl 将导致患者死亡率的上升[34]。恶病质状态也是 LVAD 的严格禁忌证。尽管活动性恶性肿瘤是 LVAD 植入的禁忌证，MCS 的应用在某些情况下可以治疗恶性肿瘤而延长生命，从而为后续的移植或替代疗法提供可能。

四、整体结果的评估

合理的患者筛选仍是实行 MCS 前最重要的一环，因为植入前，身体状况较好的患者其预后结果也较好[36]。为帮助内科医生评估 MCS 对患者的风险，许多风险评分系统已经问世。大多数风险评分系统都建立在上一代脉动式 LVAD 的基础上，其用于新一代常规灌注 LVAD 上的有效性仍有待验证。而且，这些评分系统都是建立在对小样本量、单机构的研究之上的回顾性分析[37]。但这些评分系统对于预测植入 MCS 的风险仍是有价值的工具。

美国国立卫生研究院（The National Institutes of Health, NIH）赞助完成了机械辅助循环装置跨机构注册（Interagency Registry for Mechanically Assisted Circulatory Support, INTERMACS）量表，用以优化患者的筛选及改善预后[6]。INTERMACS 量表将患者按其 LVAD 植入前的血流动力学状态分为 7 级。表 25-1 展示了 INTERMACS 评分表的总结内容[38]。INTERMACS 量表的实效性在先前的一项单机构研究中得到了证实[39]，然而，INTERMACS 量表并没有以前瞻性的方法得到过检测或有效性评估。目前，INTERMACS 仍是用于 MCS 患者整个临床评估的有用工具。

哥伦比亚大学 /Cleveland 诊所危险因素筛选评分表（the Columbia University/Cleveland Clinic risk factor selection scale, RFSS）是第一个评估 MCS 风险的评分系统。这一研究对 56 位患者安装了心脏辅助（HeartMate, HM）可植入气囊（implantable pneumatic, IP）以及通气电动（vented electric, VE）装置。尽管该研究规模较小，难以进行多变量分析，但本研究确立了 5 个致死的危险因素：少尿、呼吸机依赖、高中心静脉压（central venous pressure, CVP）、延长的凝血酶原时间（prothrombin time, PT）以及再次手术[40]。基于 130 位安装了 HMVE 患者的数据，这一评分系统在之后经历了一次修改。表 25-2 总结了修订后的评分系统（the revised scoring system, RSS）。机械通气的使用、中心静脉压的升高以及凝血时间的延长仍是危险评分系统的一部分，而心脏切开术后休克以及术前 LVAD 植入也被发现为重要因素。若评分＞5 分，则其手术死亡率风险为 46%[41]。

Liez 等检测了接受替代疗法（destination

表 25-1　INTERMACS 分级法摘要

情况简介	描　述	1 年生存率（%）	干预时间点
情况 1：严重心源性休克	尽管迅速进行了正性肌力药支持，但仍存在威胁生命的低血压。严重的器官低灌注，表现为恶化的酸中毒以及高乳酸水平	65	数小时内
情况 2：功能下降	尽管迅速进行了正性肌力药支持，但器官功能仍在下降。或可表现为肝肾功能恶化	72	数天之内
情况 3：情况稳定但正性肌力药依赖性	在正性肌力药支持治疗下，血流动力学水平及器官功能均稳定，但难以脱离正性肌力药支持	82	几周或几月后选择性干预
情况 4：休息时即有症状	血流动力学稳定，但在休息或日常生活活动中有日常症状。通常需要大剂量利尿药	75	几周或几月后选择性干预
情况 5：运动不耐受	休息或日常活动中无症状，但无法进行其他活动	72	不定，取决于营养状况、器官功能及症状和活动的维持程度
情况 6：运动受限	休息或日常活动中无症状，可进行其他户外活动，但一段时间后就感到疲乏	72	不定，取决于营养状况、器官功能及症状和活动的维持程度
情况 7：NYHA Ⅲ 级晚期	稳定，没有当前或最近出现的不稳定血流平衡	73	当前不考虑 LVAD 植入

therapy, DT）患者的 45 项基准实验室、血流动力学和临床参数及预后，并发明了一套将患者分为低、中、高三种危险等级的评分系统。这一系统中，低危、中危、高危和极高危分级患者的一年预估存活率分别为 81.2%、62.4%、27.8% 及 10.7%。值得注意的是，此项研究并未纳入需要机械通气或主动脉内球囊泵（intra-aortic balloon pump, IABP）的患者。此外，在持续灌流式 LVAD 植入者中测试这一风险评分系统时，结果显示，其对接受心脏移植前过渡治疗（bridge to transplant, BTT）者的死亡率预测功能较差，且对接受 DR 治疗者评估效果一般[37]。明斯特大学医学中心的 Klotz 等通过一项对 241 位使用不同设备的患者的分析研究，发现了一些术前影响死亡率的危险因素预测指标。通过运用一个加权危险因素评分表，这一研究将患者分为低危、中危、高危三组[42]。表 25-2 展示了此项研究中预测 LVAD 植入者死亡的危险因素。

Holman 等利用 INTERMACS 数据库来对使用 MCS 患者的死亡率预测标志进行确定[43]。死亡的预测指标包括患者年龄较高、发生过 INTERMACS 1 级中所描述的存在血流动力学改变的心源性休克，以及右心室衰竭的临床指标，例如腹水、高胆红素血症等。

五、右心室功能的评估

右心室（right ventricular, RV）功能衰竭在充血性心力衰竭中十分常见[44]。LVAD 的植入使得心排血量以及静脉回心血量都有所增加，这会使原本严重的右心室衰竭恶化[45]。同时，随着左心室负荷增加，室间隔将会向左偏移，从而减弱房间隔在左心室射血中的作用[46,47]。多达 20% ～ 35% 的 LVAD 植入者将会发展成严重的左心室衰竭，从而直接增加了患者的死亡风险[48]。使用 MCS 后，左心室衰竭的进展会进一步加快，其发病率和死亡率都会升高且移植后的效果也较差[28,49-51]。因此，LVAD 植入前右心室功能的评价极为重要。

对于右心室功能的评估应包括超声心动图及有创性血流动力学检测[19]。伴有右心房压升高及低右心室每搏输出量的低右心室收缩压标志着严重的右心室损伤以及康复可能性的降低[52]。超声心动图参数可有助于预测 LVAD 植入后右心室衰竭的发生，其具体表现为，三尖瓣环收缩期位移（tricuspid annular plane systolic excursion, TAPSE）

表 25-2 LVAD 植入患者整体预后的评估 [37,40-42]

评分系统	患者数量	研究设备	死亡率预测指标（危险因素评分）	评分体系
哥伦比亚大学 /Cleveland 诊所危险因素筛选评分系统（RFSS）[37]	56	HM XVE HM IP	尿量＜ 30ml/h（1） CVP 升高（1） 机械通气（1） PT 延长（1） 二次开胸术（1）	＞ 5 分：手术死亡率为 67%
哥伦比亚大学 /Cleveland 诊所修正筛选评分系统（RSS）[40]	130	HM VE	机械通气（3） 心源性休克（2） 术前植入 LVAD（2） CVP 升高（2） PT 延长（1）	1 年生存率： ≤ 5 分：46% ＞ 5 分：12%
Lietz-Miller 终极风险评分系统（DTRS）[41]	222	HM XVE	血小板计数≤ 148 000/μl（7） 白蛋白≤ 3.3g/dl（5） INR ＞ 1.1（4） 血管舒张治疗（4） 平均肺动脉压≤ 25mmHg（3） 血尿素氮＞ 51U/dl（2） 未静脉注射正性肌力药（2） 红细胞比容≤ 34 %（2） 谷草转氨酶＞ 45 U/ml（2）	1 年生存率： 0 ～ 8 分：81% 9 ～ 16 分：62% 17 ～ 19 分：28% ＞ 19 分：11%
明斯特大学医学中心 [42]	241	不固定	术前输注＞ 10 单位红细胞和（或）10 单位 FFP（6） 正性肌力药（5） 乳酸 ＞ 3 mg/dl（5） LDH ＞ 500 和（或）CK ＞ 200 和（或）肌钙蛋白 I ＞ 20 ng/ml（5） CRP ＞ 8 和（或）白细胞＞ 13（4） 二次开胸术（4） 术前机械通气（3） 血肌酐＞ 1.5 mg/dl 和（或）BUN ＞ 40 和（或）CVVH（d）（3） 急诊植入（3） 术前 CPR（2） 缺血性因素（2） 心率＞ 100 次 / 分（1） 血红蛋白＜ 12 g/dl 和（或）红细胞比容＜ 35%（1） 年龄＞ 50 岁	ICU 死亡率： ≥ 15 分：15.8 % 16 ～ 30 分：48.2 % ＞ 30 分：65.2%

＜ 1.5cm，右向左心室舒张末期直径＞ 0.72，以及右心室每搏输出量指数 [53]。必须牢记，超声心动图上显示为无功能的右心室可能仍然能产生较高的肺动脉压，因此，有创性血流动力学检测是 RV 功能评估的重要组成部分。当肺动脉收缩压＜ 50mmHg 时，右心室衰竭发生率较高 [48]。同时，右心室的每搏做功指数（RV stroke work index, RVs.WI）＜ 450（mmHg · ml）/m² 对右心室衰竭有预示作用 [48]。对于右心功能处于边界值者，在 ICU 中使用 Swan-Ganz 导管以延长对病情的评估

期或可帮助确定患者是否可以单独植入 LVAD[48]。

如表 25-3 所示，风险评分表有助于对右心力衰竭的风险进行量化。宾夕法尼亚大学的 Fitzpatrick 等发现了几种提示需要右心室辅助装置（right ventricular assist device, RVAD）支持的危险因素。其中，独立的预测因素包括心脏指数小于 2.2L/m²、RVs.WI 小于 250（mmHg·ml）/m²、严重的右心室衰竭、血肌酐值＞ 1.9 mg/dl、经历过心脏手术以及收缩压≤ 96mmHg。但这一研究存在的一个重要局限是，其研究对象中仅有少数患者（少于 4%）植入的是持续灌注式 LVAD[54]。密西根大学风险评分表也找出了几种右心力衰竭的危险因素。然而，此项研究中，仅有 15% 的植入装置为持续灌流式，其中，右心力衰竭的危险因素包括血管升压药的使用需要、AST ＞ 80U/L、胆红素＞ 2.0 mg/dl 以及血肌酐＞ 2.3 mg/dl[48]。

Kormos 等进行了迄今为止规模最大的持续灌流式 LVAD 植入后右心室衰竭的检测研究。这一研究对大量临床、超声心动图及血流动力学参数进行了评估。密西根大学右心室衰竭评分系统也进行了检测。在研究中将接受心脏辅助装置 - Ⅱ（Heartmate- Ⅱ，HM- Ⅱ）作为过渡移植的 484 名患者中，6% 的患者需要进行 RAVD 植入，7% 需要长时间的正性肌力药物支持，7% 需要较晚开始正性肌力药物支持。这些给予多元化分析的用于右心力衰竭预测的参数包括了机械通气、中心静脉压与楔压比＞ 0.63 以及血尿素氮（blood urea nitrogen, BUN）＞ 39mg/ml[55]。

六、移植的时机

MCS 治疗曾专为 NYHA Ⅳ级的患者所保留，以对抗其随时可能发生的心源性休克[29,56]，针对轻症患者进行 MCS 植入疗法的优势在逐渐显现。在器官功能受损及右心力衰竭发生前的早期植入装置可改善预后。然而，当对轻症患者进行移植术时，还必须考虑到 5%～ 10% 的术中死亡率[11,57]。例如，一位临床状态良好且预估移植等待时间短的患者或可从等待移植的过程中获益。然而，对于形成正性肌力药依赖性的 DT 治疗者，LVAD 应尽快植入，不宜等待[58]。

LVAD 植入的两大常用指征为心源性休克（INTERMACS 1 级）以及正性肌力药依赖患者恶化症状的出现（INTERMACS 2 级），这两类患者占 MCS 使用者的 60%[10]。对于情况稳定但依赖正性肌力药的患者（INTERMACS 3 级），应通过撤除正性肌力药的试验来确定患者是否真正为正性肌力药依赖。一旦确认患者确实为正性肌力药依赖，就应考虑对其进行 LVAD 植入，因为研究显示，这些患者从 LVAD 的植入中获益最多[58,59]。

对于达到 INTERMACS 4 ～ 6 级的患者，LVAD 植入的时机仍然具有争议。REMATCH 实验中的亚组分析显示，非正性肌力药依赖患者中

表 25-3　LVAD 植入术后右心室衰竭预测评分分级表 [48,54,55]

评分系统	患者数量	研究设备	死亡率预测指标（危险因素评分）	评分体系
宾夕法尼亚大学右心室衰竭风险分级表[54]	266	不固定	心脏指数≤ 2.2 L/（min·m²）(18) RVs.WI ≤ 250（mmHg·ml）/m² (18) 严重右心功能障碍（17） 心脏手术史（16） 收缩压＜ 96 mmHg（13）	需要右心室支持： ＜ 30 分：4 % ≥ 65 分：89 %
密西根大学风险分级表[48]	197	不固定	需要血管加压（4） AST ≥ 80 U/L（2） 胆红素≥ 2 mg/dl（2.5） 血肌酐≥ 2.3 mg/dl（3）	右心室衰竭发生率 ≤ 3 分：0.49 4 ～ 5 分：2.8 ≥ 7 分：6
Kormos 等[55] 的系统	484	HM Ⅱ	CVP/PCWP ＞ 0.63（相对危险度：2.3） 机械通气（相对危险度：5.5） 尿素氮＞ 39 mg/dl（相对危险度：2.1）	右心室衰竭相对风险

LVAD 的植入对改善生存率作用不大。然而，所有临床因素都应纳入考虑范围，因为 40% 以上的非卧床心脏移植候选者的病情将会恶化并需要升级为高度紧急状态或需要紧急 MCS[60]。对于这些非正性肌力药依赖患者，心肺功能检测被认为是长期效果预测的最好指征 [61,62] 并且或许是决定患者是否可以在无 LVAD 支持下有较好的预后结果的最优指标。其他的危险因素评分表包括心力衰竭存活评分表 [63] 或西雅图心力衰竭风险评分表 [64]，这些附属评分表或同样实用。

七、全人工心脏

全人工心脏（the total artificial heart, TAH）提供了双心室支持且在原位替代了患者原有心室及全部瓣膜。大部分植入 LVAD 的患者都会继续发展为右心力衰竭，TAH 可维持这部分患者的生命并完成对其衰竭的心脏的替换。TAH 还具有其他优势，可以用于对 LVAD 及 BIVAD 有禁忌证的患者，诸如存在主动脉瓣反流、心律失常、左心室血栓以及主动脉移植物或存在室间隔缺损的患者 [65,66]。

目前为止关于使用 TAH 最大型的研究证实，对于难以逆转的双心室衰竭患者，植入 TAH 可以改善其生存率。TAH 植入通过提供即时血流动力学复原及终末器官功能的恢复显著改善了移植结果，这使得更多的患者可进行心脏移植手术 [65,66]。随着 TAH 应用的经验不断增加，移植结果也得到了改善 [66]。进一步的研究进展及设备改进将使移植结果得到改善并减少不良事件的发生。

八、总结

对于充血性心力衰竭患者，LVAD 的植入可使其生存质量更佳并使其生存率得到提高 [9-14]。然而，由于术中及术后死亡率仍然较高，合适患者的筛选仍是实现设备植入成功的最关键步骤 [11,57]。应对患者行彻底的临床检查来确定其是否具有 LVAD 植入的适应证，这些检查包括超声心动图和侵入型血流动力学检查。现已有许多用于评估患者危险程度分级的危险因素，应在判断患者治疗方式时对其考虑并应用。同时，由于 LVAD 的植入会引起右心功能障碍并发展为严重的右心室衰竭，因此，需要制订一个用于评估患者右心室功能，以及对 RVAD 植入指标的系统。最后，医生务必准确把握设备植入的最佳时机。对于某些患者，由于其血流动力学参数不稳定，急需进行 LVAD 植入术。然而，其他患者或可从优化性医疗及选择性移植中获益。

第26章
急性机械循环支持
Acute Mechanical Circulatory Support

Michael M. Koerner　　Aly El-Banayosy　著
邓　伟　译

缩略语		
ACCF	American College of Cardiology Foundation	美国心脏病学会基金会
ACLS	Advanced Cardiovascular Life Support	高级心血管生命支持
AHA	American Heart Association	美国心脏协会
BVAD	Biventricular Assist Device	双心室辅助装置
CPR	Cardiopulmonary Resuscitation	心肺复苏术
CS	Cardiogenic Shock	心源性休克
ECMO	Extra Corporeal Membrane Oxygenation	体外膜肺氧合
IABP	Intra-aortic Balloon Pump	主动脉内球囊泵
LVAD	Left Ventricular Assist Device	左心室辅助装置
MI	Myocardial Infarction	心肌梗死
pVAD	Percutaneous Ventricular Assist Device	经皮心室辅助装置
ROSC	Return of Spontaneous Circulation	自主循环恢复
RVAD	Right Ventricular Assist Device	右心室辅助装置
SCAI	Society for Cardiovascular Angiography and Intervention	心血管造影与介入学会
STEMI	ST-Elevation Myocardial Infarction	ST 段抬高型心肌梗死
VAD	Ventricular Assist Device	心室辅助装置

一、概述

本章主要概述由急性心肌梗死（AMI）引起的心脏骤停（CA）和心源性休克（CS）等临床危重事件，同时评估实施常规治疗但未予以主动脉内球囊泵（IABP）治疗患者的预后情况。传统治疗敏感性低的患者对其他治疗方式的选择也有限，这导致心源性休克的死亡率持续增高[1]。近年来，随着机械循环支持装置的优化，晚期心源性休克的患者也有更好的生存机会[2]，尤其是急性机械循环支持装置（aMCS），该装置可以跨学科使用并且通常不需要外科手术干预或在导管室实施有创介入治疗。体外膜肺氧合（ECMO）的一些理念，目前可以通过急诊一线应用急性机械循环支持装置得以实现，在院内患者床边即可实施经皮置入，而不仅仅是特定的时间和地点（如导管室或手术室），同时急性机械循环支持装置可大大缩短仪器搬运的时间，也不需要手术切开或胸廓切开的中央性置入。当危重症患者需要应用 IABP 或不能及时提供 IABP 时，可将 aMCS 经皮外周股动脉 - 静脉 - 动脉（pVA-ECMO）置入作为维持患者基础生命体征的装置，为进一步的抢救赢得时间。动脉造口术患者通常需要转移到另一个位置或有成像装置（如透视、经食管超声心动图）的导管室或手术室时，才能建立足够的血流动力学从而保证重要器官的有效灌注；而亚急性机械循环支持装置（sMCS）可发挥及时有效的生命体征维持作用，为胸骨切开术或胸廓切开术的实施赢得时间。一项临床研究显示，在心脏骤停和治疗难治性心源性休克等急性危及生命的情况下使用 aMCS 确保重新建立足够的器官灌注能最大限度地降低患者死亡率。此外，sMCS 的相关不良反应和潜在的 sMCS 特异性并发症仍然需要引起注意。pVA-ECMO 装置作为经皮心肺机械支持在大多数患者中均可应用，在 pVA-ECMO 支持下恢复心肺循环用于维持脑和重要器官灌注后，患者的左心室射血功能并不能完全恢复。因此，特定的 aMCS 必须遵循个体化原则。目前，一些 aMCS 已经被陆续投入临床应用，这些 aMCS 的作用区域不仅局限在手术室、导管室或重症监护病房，重要的是能在患者床旁实施干预。同时，aMCS 的置入不需要大面积创伤性干预，心脏骤停和难治性心源性休克的患者就能在没有恢复自主循环的条件下维持重要器官的持续灌注。

院外发生心脏骤停的死亡率高达 92%[3]，对于院内的急性心肌梗死患者，心源性休克是死亡的最主要原因[4]，尽管目前再灌注治疗取得了一定的进展，但心肌梗死患者的死亡率仍然很高（50%～70%）[5-8]。

心源性休克是由左、右或双心室心肌损伤引起的终末器官低灌注的一个复杂且持续恶化的病理过程。在外周血容量和左心室充盈压力仍正常时，收缩和（或）舒张心肌泵的功能出现异常，冠状动脉血流减少，导致多器官功能障碍的持续性恶化；当心脏不能维持足够的静息血管压力后，最终导致全身血液淤滞和重要器官的大面积缺血[4, 9-14]。心源性休克可由以下几种类型的心功能障碍引起：收缩或舒张功能障碍导致的急性冠状动脉功能不全、瓣膜功能障碍、心律失常、急性或慢性冠状动脉疾病、代谢或机械性并发症等（主要病理情况见表 26-1）[15-18]。这些心脏病变引起重度心源性休克，继而很快发展为不可逆转的脑和重要器官缺血损伤，若不立即逆转，最终造成同心脏骤停相似的极高死亡率。常规治疗对重度的心源性休克和心脏骤停的效果一般，必须提供及时的心肺支持来稳定患者的循环和组织氧合作用，争取时间就是"争取更多的存活组织"。aMCS 的应用能够维持心肺循环和组织氧合作用，缩短组织发生缺血的时间，维持重要器官的灌注，从而降低患者死亡率；待危重患者生命体征稳定之后，可以安全地转运到导管室或手术室以进行进一步的诊断和治疗措施。表 26-2 列出了股动脉置管作为治疗心源性休克和心脏性猝死的方案应用于外周经皮 aMCS VA-ECMO 的主要禁忌证。

二、心源性休克的预后

最近一项研究分析了 10 年内心源性休克的发病率和治疗情况[19]，同时揭示了急性心肌梗死和急性冠状动脉综合征患者与心源性休克相关的程度、管理和医院死亡率的 30 年趋势[20-22]。尽管多数患者存在动脉栓塞风险，但收缩压、肌酐清除率和血管紧张素水平是急性心肌梗死后心源性休克患者死亡的重要预测指标[23]。这些预后指标可用于心源性休克风险分层并引导患者进一步实施其他治疗措施。此外，一些促炎和抗炎标志物如白细胞介素 6、7、8 和 10 对预测急性心肌梗死并发心源性休克也具有重要意义[24]。

虽然心源性休克具有高死亡率，但如果主动积极地干预，患者可以完全康复[13,22]。VA-ECMO 能够使心肺循环获得快速复苏，稳定基础生命体征并为随后的治疗措施争取时间[25]。长期的治疗策略主要指心脏恢复或心脏置换（心脏移植、全人工心脏或双心室辅助装置）或 LVAD 神经系统恢复，但无法逆转心力衰竭或恢复至停药及器官捐献的心功能水平[26]。

主动脉内球囊泵在心源性休克 II（IABP-SHOCK II）试验中的结果显示，在接受血运重建

表 26-1 晚期心源性休克的病因：同心脏骤停一样，若不能尽快逆转重要器官的缺血状态，将会危及生命。"时间就是组织"：对传统药物治疗、IAPB 或复苏不敏感或对 ACLS 无反应（< 30min）的心源性休克和心脏骤停患者，则应考虑实施经皮 VA-ECMO[15–18]

低排血量综合征：
心脏骤停和心源性休克；既往慢性心力衰竭的急性失代偿；非缺血性；先天性、铁超载、淀粉样变、病毒感染、代谢性或缺血性心肌病、VAD 衰竭（机械、电、泵血栓）
急性心肌梗死伴右、左或双心室泵衰竭
急性心肌梗死伴心脏骤停和晚期心源性休克的机械并发症在诊断和治疗前可以确定：压塞、乳头肌破裂、严重二尖瓣反流引起的晕眩、梗死后室间隔缺损、左心室游离壁破裂。
药物和电疗法无法治疗的心律失常：室颤、心动过速、顽固性房颤伴室上性心动过速
起搏器难治性电机械离解：心肌梗死后、中毒、电解质失衡、严重体温过低
严重失代偿性主动脉瓣狭窄，进入导管室或手术室前发生心室流出道受阻
假体瓣膜失效：骨折、血栓形成、瓣膜侧漏
心室充盈受限：限制性心包炎、黏液瘤
瓣膜反流：心内膜炎、风湿、外伤、先天性
心脏压塞：创伤后：刺伤或枪击伤、自身免疫性疾病、感染、肿瘤、预期寿命 1 年
急性重症心肌炎 / 坏死：病毒性、一氧化碳中毒、结节病；自身免疫性：产后、狼疮、巨细胞心肌炎
延长心肺转流术，心脏切开术后综合征（早期、晚期）
中毒：医源性、意外或自杀相关：β 受体拮抗药、可卡因、化疗、吸烟
细胞因子风暴（脑损伤、脓毒症免疫反应综合征、化疗）
心脏或心肺移植后移植物衰竭：供体相关病因、保存不足、排斥相关衰竭（早期、晚期）
低温
低氧血症
溺水
高血压
嗜铬细胞瘤 [16]
Takotsubo 综合征 [17,18]
肺动脉高压
肺栓塞导致的急性右心 / 双心室衰竭

经 Lippincott Williams & Wilkins, Koerner 和 Jahanyar [15] 许可转载

的急性心肌梗死和血流动力学受损患者中，常规使用 IABP 与标准疗法相比并不能提高生存率 [27]。根据 IABP-SHOCK Ⅱ 试验的结果，30d 死亡率为 40% 的心血管疾病仍然是诱发心源性休克的主要疾病。根据其他研究报告的结果显示，心源性休克患者的 6 个月总体死亡率仍为 50% [28,29]，如果 PCI 血运重建不成功，死亡率可高达 85% [30]。对于 STEMI 伴心源性休克的患者，及时应用 aMCS 可能与血运重建同样重要。此外，这些患者的急救可能从发病到 PCI 的时间重新定义为发病到足够的循环支持时间，但仍需要进一步的临床证据支持。有研究表明，二尖瓣反流是 ST 段抬高心肌

表 26-2　外周经皮 aMCS VA-ECMO 支持股动脉置管治疗心源性休克和（或）心脏骤停的主要禁忌证

高心排血量综合征：败血症、甲状腺毒症、贫血、分流综合征

主动脉夹层

严重的主动脉瓣关闭不全

严重的已知外周血管闭塞性疾病

对抗凝血药不耐受（包括：脑出血、活动性胃肠道出血）

未进行复苏

预期死亡率＞ 95%（包括：不可恢复的心脏 / 肺部疾病，但尚未被确定为移植或 VAD 候选者）

梗死患者入院时出现心源性休克 1 年内死亡率的独立预测因子[31]。对于心脏外科手术后的心力衰竭患者，目前临床上应用的肾和肝衰竭指标已经不适用于预测体外生命支持植入前急性期的死亡率[32]。

三、发展历史

基于 Gibbon 开发的第一台心脏直视手术心肺机的开创性工作[34]，Dennis 在 10 年后报道了无须胸廓切开术的左心导管套管的临床应用[35]，随后 1966 年[36]，Kennedy 首次报道了使用机械泵，通过"股静脉 - 股动脉插管"的氧合器治疗心力衰竭，之后 Hill 在 1968 年开始进行首次辅助体外静脉 - 动脉和静脉 - 静脉循环患者的临床实验[37,38]。随后 Mattox 在 39 名患者体内应用了电池供电的便携式体外循环，但这些患者的病情迅速恶化，仍然无法维持到进入导管室或手术室作进一步的治疗措施[39]。1976 年，Dembitsky 使用便携式 ECMO 设备对心源性休克患者实施紧急复苏，并培训了一支内部人员团队，提高紧急救治的效率，应用临时体外循环辅助支持[40]。

2011 年 ACCF/AHA/SCAI 指南首次提出了对循环支持的建议："对于 STEMI 后心源性休克而不能通过药物治疗迅速稳定的患者[41]，建议使用血流动力学支持装置。"（证据水平 B）[13,29,42-44]。2013 年的针对 ST 段抬高心肌梗死的 ACCF/AHA 指南正式将体外循环辅助支持治疗作为心源性休克推荐治疗：

"使用 IABP 反搏可能对 STEMI 后不能通过药物治疗迅速稳定的心源性休克患者有用，循环支持的替代 LVAD 可用于难治性心源性休克的患者"，并且作为 Ⅱ a 类推荐（证据水平 C）。

四、aMCS 的适应证

一般的保守治疗包括容量负荷、正性肌力药和 IABP 对心源性休克的作用有限，而 aMCS（不含 ROSC 的时间不超过 20min）能有效治疗心脏骤停及难治性心源性休克。左心室辅助装置（LVAD）（包括 pVAD 以及手术 VAD）主要作用是缓解心脏泵功能的障碍，使心排血量正常化，从而维持重要器官的生理性灌注，通过实现这一点来为心脏骤停和（或）心源性休克的急重症患者赢得抢救时间[15,46-48]。有些 pVAD 只能在医院内放置，或者需要其他的成像仪器的辅助支持，甚至需要在导管室中实施干预，因此它们在这里被称为 sMCS（亚急性心脏机械辅助装置）而不是 aMCS[49-50]。心脏骤停或心源性休克的患者可通过外源性 VA-ECMO 显著提高心肌梗死后的存活率[51-57]。

五、指南

对于长期专注于急救护理心脏病学的专家而言，重要的理论支持是 2011 年的 ACCF/AHA/SCAI 指南[58] 提出的急性机械循环支持的直接建议："对于 STEMI 患者不能通过药物治疗快速稳定，建议使用血流动力学支持装置[41]。"（证据水平 B）[13,29,42-44] 和 2013 年针对 ST 段抬高型心肌梗死的 ACCF/AHA 指南提出将体外循环支持治疗作为心源性休克的 Ⅱ a 类推荐治疗措施（证据水平 B）："使用 IABP 反搏可使 STEMI 后心源性休克患者缓解，但不能迅速稳定。"和 Ⅱ b 类推荐（证据水平 C）："难治性心源性休克患者可考虑使用替代的 LVAD 进行循环支持。"

置入 aMCS 具有以下优势：易于组装，快速应用，简单，有效，以及时空局限性较小，在 KISS 原则（"KISS"原则：保持简单、没有故障、没有导管室）中能够实施[45]。

六、心脏骤停

据估计，美国每年约有 300 000 例心脏骤停患者，其中 50% 发生在医院外 [3,59]。Goldberger 进行的观察性研究的结果表明，系统地增加心脏复苏持续时间可以提高高风险患者的生存率 [60]，建议有院内心脏骤停风险的患者和未达到 ROSC 的患者床旁备有体外循环支持装置。基于高级心血管生命支持（ACLS）的高质量 CPR 应始终配合有成熟的 ECMO 团队，以便在没有 ECMO 禁忌证的情况下及时放置经皮 VA-ECMO 装置。

七、院外心脏骤停：预后方面

在美国，院外心脏骤停的患者死亡率高达 92%[3]。系统评价和 Meta 分析评估了院外心脏骤停患者的生存分析 [61]。ECMO 被认为是长期心脏骤停且对传统 CPR 无反应患者的终极救治措施 [51-57,62,63]，但 ECMO 在院外心脏骤停中的有效性仍有争议 [64,65]。在院外心脏骤停中终止 CPR 已被前瞻性地验证，为高级和基本生命支持提供者获得普遍的院前终止复苏临床预测规则提供了证据 [66]，但 Morrison 并未报道在终止复苏或送往医院之前的任何时候，一些心脏骤停患者使用 aMCS（如经皮 VA-ECMO）被视为一种有效的治疗选择 [67]。

长期全身缺血后的 ROSC 是实施 CPR 后产生的一种病理生理状态 [68,69]。与神经元特异性烯醇化酶相比，循环 microRNAs 似乎是心脏骤停后患者神经结局和死亡率的适度但重要的预测因子 [70]。此外，降钙素原可能是诱导低温治疗心脏骤停后结局预测的辅助标志物 [71-73]。院内死亡率的临床预测因素是 ECMO 引入前的不成功的血管成形术、心搏停止或脉搏较少的电活动，以及 ECMO 相关并发症 [8]。

通过 VA-ECMO 这样的临时 aMCS 进行体外循环治疗为心源性急救提供了一种最终的治疗选择，在一段长时间的心脏骤停后，患者可以获得良好的治疗效果 [63]。

在马拉松运动员或者溺水者的心脏骤停急救中，难治性心脏骤停期间的院外经皮 VA-ECMO 植入具有巨大的临床潜力，可考虑用于基于此方案的前瞻性多中心研究 [46-47,74]（图 26-1）。

ECMO 植入用于院外心脏骤停患者的结局不是很好，表明对于院外心脏骤停患者，植入和 ECMO 的使用更加受限 [75]。SpvO$_2$ 可用于医院内外难治性心脏骤停患者的生命体征监测，也可用于评估 ECMO 对维持难治性心脏骤停患者的效果，而无须依赖微循环毛细血管监测和多器官衰竭的

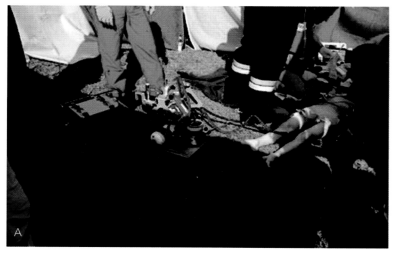
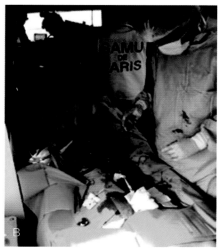

▲ 图 26-1　aMCS 用于医院外急救

采用像 VA-ECMO 这样的临时 aMCS 对心脏骤停一段时间的患者进行体外循环抢救是一种终极治疗选择，疗效良好 [63]。院外经皮 VA-ECMO 植入成功抢救溺水后难治性心脏骤停患者（A）或无脉搏心脏骤停的半程马拉松运动员（B）证明了其临床潜力，可考虑进行基于方案的前瞻性多中心研究 [74]（图 A 经 Elsevier 许可，转载自 Arltet 等 [47]，© 2011；图 B 经 Elsevier 许可，转载自 Lebreton 等 [46]，© 2011）

神经系统评估[76]。心脏骤停后 48 小时的乳酸水平是死亡率和神经系统功能恢复的独立预测因子[77]。48 小时内持续升高的乳酸常提示预后不良，但仍然建议使用心脏骤停后多模式方式对患者的神经系统功能预后进行评估[78]。医院外使用 aMCS（如经皮 VA-ECMO）的伦理问题仍存在争议，尤其是 aMCS 能使心脏骤停和心源性休克患者完全康复，同时还可能增加器官捐献的可能性。个别患者可能会变成脑死亡状态，所以需要进一步讨论循环停止后的捐赠问题和医疗资源管理问题[79-81]。

八、伴有心源性休克的急性缺血性心肌梗死

左主干冠状动脉经桡动脉经皮冠状动脉介入治疗急性心肌梗死并发心源性休克可应用 Impella® 心室机械支持[82]，同时适用于晚期心力衰竭和难治性心源性休克。

（一）右心衰竭

作为 aMCS 经皮离心泵或作为 sMCS，Tandem Heart®[83]或 FDA 批准销售 Impella RPRV® 支持系统（Abiomed，Danvers，MA，USA）[84-86]。

（二）心脏同种异体移植物衰竭

经皮机械循环支持治疗严重的同种异体移植物衰竭[87-90]。

（三）肺栓塞

经皮 VA-ECMO 可改善患有大量肺栓塞的血流动力学不稳定患者的预后[91]，并且此类治疗基于导管的血管再通[92]。

（四）外伤

严重创伤患者的体外生命支持是顽固性临床环境的首选治疗策略[93,94]。

（五）中毒诱导的心脏骤停和难治性心源性休克

ECMO 可以改善心脏骤停和重症心源性休克中毒患者的生存率[63,95-96]。

（六）围产期和产后

经皮 aMCS VA-ECMO 在围产期和产后心脏骤停和心源性休克中也是重要急救策略[97-98]。

九、急性和亚急性机械循环支持装置

（一）主动脉内球囊泵（IABP）

IABP 于 1968 年引入临床[99]，长期以来一直是治疗梗死相关心脏骤停机械治疗的主要方式[13,99-105]，能够显著降低急性血流动力学紊乱患者的死亡率[44]，但在随机 IABP SHOCK 试验中，IABP 并没有降低 IL-6 水平，对心肌梗死后不良心血管事件并没有改善作用[102]。此外，急性心肌梗死前置入主动脉内球囊反搏减少梗死面积（CRISP AMI）的研究结果证实[106]，在没有心源性休克的高风险患者中，实施经皮冠状动脉介入治疗的有效性仍存在争议[27,105,107,108]。

表 26-3 中列出了用作 aMCS 和 sMCS 及其某些细节的装置，例如：

● 离心泵 离心泵如 Revolution Centrifugal Blood Pump®（Sorin Group Italia S.r.l.TM，Milano，Italy），Biomedicus®（Medtronic Inc.，Minneapolis，Minnesota, USA)[40,46,55,109-112]，Rotaflow® 泵（Maquet，Wayne，NJ，USA）或 Sarns Delphin® 泵（Terumo Inc.，Ann Arbor，MI）等救生装置[22,63,90,8]，可以节省 VA 套管的经皮放置时间，在医院外或在导管实验室外建立必要的循环支持。

● 便携式移动 aMCS ECMO 系统 目前有两种经 FDA 批准的便携式移动 aMCS ECMO 系统可用于经皮治疗[113]：CardioHelp System®（Maquet，Wayne，NJ，USA）和 LifeBridge B2T®（Lifebridge North America Inc.，San Antonio，TX）。

● CentriMag® CentriMag® ECMO 设备：CentriMag®（Thoratec Inc.，Pleasanton，CA，USA）ECMO 设备由一次性离心泵、电机、控制台和流量探头组成。低压降 Quadrox D® 氧合器（Maquet，Wayne，NJ，USA）安装在回路中[2,114,115]。在一项多中心试验中[116]，对使用该装置的 CS 患者的短期支持证明了与装置相关的并发症发生率低且没有装置

表 26-3　经皮可放置的 aMCD 和 sMCD 用于治疗难治性心源性休克和心脏骤停

设　备	泵	泵定位	流动类型（L/min）	辅助心室	描　述	持续时间
Impella LP 2.5® Impella 5.0®	轴向流动	经胸主动脉瓣通往左心室	无脉动（2～5）	LVAD（可能用作 RVAD）	TEE，精确定位溶血，高血糖	数天
TandemHeart®	离心	经股动脉置入股骨静脉，经中隔插入左心房	无脉动（2～4）	LVAD（可能用作 RVAD）	导管实验室，左心房穿孔 / 压塞	数天
Biomedicus®	离心	可以在股血管上进行体外锻造	无脉动（5～10）	LVAD（可能用作 RVAD）	便携式，溶血性	数天
CentriMags®	离心	可以在股血管上进行体外锻造	无脉动（4～9）	LVAD（可能用作 RVAD）	便携式	数周
Rotaflow®	离心	可以在股血管上进行体外锻造	无脉动（4～5）	VA-ECMO	便携式	数周
CardioHelp®	离心	可以在股血管上进行体外锻造	无脉动（4～5）	VA-ECMO	便携式	数天
LifeBridge®	离心	可以在股管上进行体外锻造	无脉动（4～5）	VA-ECMO	便携式	数天

故障。它也可以用作 pLVAD[97] 或经皮 RVAD 的 aMCS[83]。

（二）设备（sMCS）

● Impella®　Impella LV® 支持设备（Abiomed Inc.，Danvers，MA，USA）使用小型轴流泵，可单独使用[117-119]，也可与 IABP[120-121] 或其他心室辅助设备联合使用[83,122]。Impella RPRV® 支持系统设计基于 Impella 5.0®，可用作经皮 RVAD。

● Tandem Heart®　Tandem Heart（Cardiac Assist Inc.，Pittsburgh，PA，USA）是院内患者在导管室或手术室中实施急救的有效措施[123,124]。sMCS pLVAD 是心肌炎急性发作的重要辅助装置，经皮 aMCS VA-ECMO 无须行置管造口术就能维持足够的左心室负荷[125]，并且患者不会出现难治性心源性休克和穿孔等相关不良反应。但在治疗中应注意脆性心肌的急性炎症性变化引起的动脉粥样硬化[125]。研究表明，TandemHeart® 装置的多部位植入可能成为治疗新思路，例如 pLVAD 与 pRVAD 组合的 Impella 2.5® 经皮装置应用于左心室功能障碍能在一定程度上使患者获益[89,126]。

十、未来的趋势

aMCS 已经在全球范围内获得成功，其中包括外周经皮植入 VA-ECMO 的技术，主要用于救治心脏骤停和难治性心源性休克的患者，在院外情况下也有实施的可能。aMCS 在最近 5 年内进展迅速，在临床应用上具有广阔的前景[15,40]。

根据 Karimova 最近公布的方案，包裹了中空纤维膜氧合器的湿式电子 ECMO 回路能够在植入 2 周内持续发挥作用[127]。基于此研究，aMCS 有望快速得到推广，例如对院内或救护车中心脏骤停和心源性休克的患者实施经皮 VA-ECMO 辅助支持可能为进一步的抢救措施赢得时间。

ECMO 团队在心脏辅助装置实施中必不可少，成熟的 ECMO 团队需要经过以下一系列的培训才能上岗：在特定区域中能够全方位评估并区分患者的医疗指征，能经皮行股动脉插管以建立置管通道[128]，在院内或者开放条件下能够及时启动循环支持救治方案（图 26-1）[47]，同时调整呼吸器设置并能通过静脉给予药物[46]。

aMCS（如经皮 VA-ECMO）在循环支持中的作用对于恢复充足的全身灌注具有重要意义[129]，

为脑和其他重要器官血液灌注争取了时间，同时有利于长期 VAD、TAH、心脏移植、停止护理和捐赠器官保存[130,131]。为了使大脑和器官灌注在短时间内能重建并尽可能多地维持神经系统恢复概率，心脏疾病重症患者需要安全地运输至特定的 ECMO 中心实施经皮 VA-ECMO 辅助支持[40,110,132,133]。在海洋和大陆上进行重症转运的患者在 VA-ECMO 的辅助支持下仍然可保持血流动力学稳定。若出现左心室射血功能无法维持或在 VA-ECMO 等 aMCS 支持下仍合并难治性肺充血和水肿，此时可以行经皮球囊扩张术[134]。对于 VA-ECMO 置入后可能出现可逆性心脏功能障碍并伴有难治性肺水肿的患者，需要快速有效地使用微创技术来减轻左心负荷[134]。未经 FDA 批准，但已经在欧洲临床使用的脉冲式体外辅助装置 iVAC®（PulseCath，Groningen，The Netherlands）与循环 VA-ECMO 支持装置联合用于缓解左心室充盈压，该装置主要通过右腋动脉植入的方式减轻左心室的手术外伤应激[135,136]。

十一、决策

使用 aMCS 如经皮 VA-ECMO 的目的是防止低氧血症和器官灌注不足的发生，只要存在缓解脑和其他重要器官功能障碍的机会就应考虑应用体外循环支持[137]。aMCS 能够重建和保证心肺功能，并作为难治性急性心源性休克和心脏骤停患者救治的关键策略，只要存在心脏康复的可能，心脏替代治疗（LVAD、BVAD、TAH、HTx）就是有必要的[26,130,131,138]。此外，科学合理的护理措施也有利于维持器官功能，为合理的医疗选择争取了时间，但仍缺乏重症监护病房的随机对照试验的研究证据[139]，这类患者需要进一步考虑其他可能的治疗方案[74]。

第 27 章
机械循环支持作为心脏移植的桥梁
Mechanical Circulatory Support as a Bridge to Heart Transplantation

Antoine H. Chaanine　Sean P. Pinney　著
邓　伟　译

一、概述

心力衰竭（Heart failure，HF）是一种全球性疾病。美国心脏病协会对心脏病和脑卒中的 2011 年更新的调查结果显示，全美约 570 万 HF 患者，并且每年新增 ≥ 45 岁 HF 患者 670 000 例[1]。据估计，HF 影响全球超过 2300 万人[2]。心肌重塑的过程与 HF 密切相关，该过程主要涉及心肌不良细胞、心肌结构和功能的变化。血流动力学主要表现为心室逐渐增大，收缩性降低，心室充盈压力增加[3]。由于收缩性降低，心排血量减少，导致 HF 的一系列综合征。心肌重构过程通常在心肌损伤后开始，例如，心肌梗死或长期未控制的高血压，并且和左心室质量增加、LV 舒张末期和收缩末期容量增加相关[3]。细胞水平的变化主要包括心肌细胞肥大[4,5]，心肌细胞收缩性降低[6]，间质纤维化增加，心肌纤维延长和心肌细胞凋亡[7-9]。心肌重塑过程的启动机制仍未完全被了解。血管紧张素转化酶抑制药（ACEI），β 受体拮抗药[10-13]，醛固酮拮抗药[14,15] 和血管紧张素受体阻滞药（ARB）[16,17] 的药物治疗可显著改善 HF 患者的发病率和死亡率。约 10% 的晚期 HF 患者生活质量降低，同时导致住院率持续增高，以及每年高达 50% 的死亡率。左心室辅助装置（LVAD）通常依赖于正性肌力药，1 年死亡率超过 75%[18-20]。

难治性 HF 的传统治疗方法是心脏移植。尽管 HF 患者发病率持续增加，但全美心脏移植的总数基本保持不变（每年约 2200 例移植）。此外，

由于存在高龄以及多种并发症，许多晚期 HF 患者不符合心脏移植的条件。近年来，HF 治疗的一个重大突破是 LVAD 的出现，LVAD 既是移植的桥梁（心脏移植过渡支持治疗），也是替代治疗，LVAD 的出现提高了严重 HF 患者的治疗期望。1962 年，Michael DeBakey 首次应用心室辅助装置支持患者进行心脏切开术。在随后的几十年内，美国国立卫生研究院人工心脏计划的支持使 LVAD 被扩展为心脏移植过渡支持治疗。事实上，植入式 LVAD 被美国食品药品管理局（FDA）批准的原始适应证是心脏移植过渡支持治疗，然而，由于器械相关并发症的发生率很高，直到 2001 年"机械辅助治疗充血性心力衰竭的 REMATCH 试验随机评价"的 REMATCH 试验发表后，作为心脏移植过渡支持治疗的 LVAD 才开始广泛应用于终末期心力衰竭患者一般治疗[18]。

本章主要概述 LVAD 的医疗发展，LVAD 的适应证和 LVAD 的临床预后评估，以及该技术的优势和未来的临床应用潜力。

二、设备的分类说明

机械循环支持泵可以在体外或体内定位为双心室辅助装置（biventricular assist device，BiVAD）、右心室辅助装置（right ventricular assist device，RVAD），或更一般的 LVAD。此外，根据泵的不同特性可进一步将其分为脉动或非脉动装置。下面描述了三代不同的 LVAD（图 27-1）。

FDA 批准用于心脏移植过渡支持治疗的 LVAD 在表 27-1 中突出显示。

（一）第一代 LVAD

第一代可植入设备为脉动型泵。第一代泵的主要产品包括 HeartMate XVE®（Thoratec Corp.，Pleasanton，CA），Thoratec PVAD TM（Thoratec Corp.，Pleasanton，CA）和 Novacor N100（World Heart，Inc.，Oakland，CA）。第一代心脏辅助装置具有较大的组织和血液接触面积以及多个运动部件[21]。这种装置的植入需要实施正中胸骨切开术，分别在左心室尖端和升主动脉处的流入道和流出道插管。由于第一代 LVAD 的尺寸较大，机械泵可位于腹部或腹膜前部，经皮传动系统离

表 27-1　FDA 批准用于心脏移植过渡支持治疗的 LVAD

LVAD	生产厂家	代	便携式
Thoratec PVAD	Thoratec	第一代	是
Novacor	World Heart	第一代	是
HeartMate XVE	Thoratec	第一代	是
HeartMate II	Thoratec	第二代	是
HeartWare HVAD	HeartWare	第三代	是

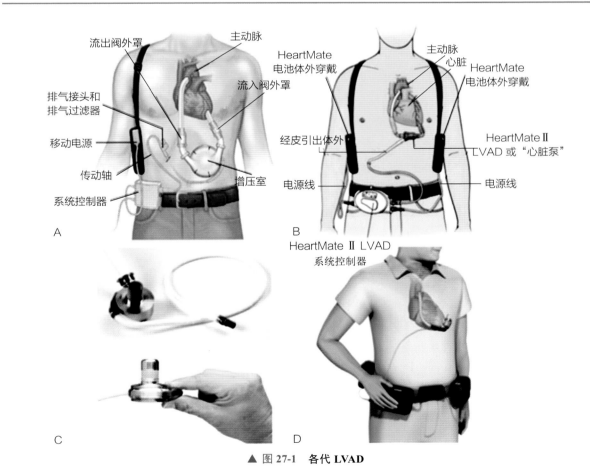

▲ 图 27-1　各代 LVAD

A. 第一代植入式 LVAD HeartMate XVE 的示意图；B. 第二代植入式 LVAD HeartMate II 的示意图；C. 第三代 LVAD：上图为 HeartMate III，下图为 HeartWare HVAD；D. 植入式 HeartWare HVAD 的示意图（图 A 经 Elsevier 的许可，经 Wilson 等许可转载[21]，©2009；图 B 和图 C 上经 Thoratec 公司许可转载；图 D 和图 C 下经 HeartWare 公司许可转载）

开腹壁。第一代心脏辅助泵的主要缺点是实用性较差，持续支持约 18 个月后流入阀失效。此外，LVAD 疗法长期支持的患者出现机械辅助装置的主要并发症比如感染、血栓形成和手术创伤的风险较高。

（二）第二代 LVAD

第二代 LVAD 是持续流动型（Continuous flow，CF）设备，尺寸较小，效率更高，实用性＞第一代泵。第二代 LVAD 的主要产品包括 HeartMate Ⅱ®（Thoratec Corp.，Pleasanton，CA），Jarvik 2000（Jarvik Heart，Inc.，New York，NY）和 Micromed DeBakey®（MicroMed Cardiovascular，Inc.，Houston，TX）。目前，这些 CF-LVAD 是否可以用于长期支持终末器官功能仍需要更多的研究证据。有研究表明，脉动性血流主要发生在大动脉处，而毛细血管中脉动性血流明显减少，此外，毛细血管中的血流平均速度是主动脉的平均速度的千分之一[22]。随后，大型动物研究证明 CF-LVAD 能持续维持终末器官灌注[23,24]。CF-LVAD 与第一代 LVAD 装置的主要差异是无阀轴流泵的引入，并且旋转电机是该装置中唯一的运动部件[25]。CF-LVAD 装置的运转主要通过血流式轴承悬挂的轴向流动路径中的内转子来实现的，这种设计的主要优点是减少了血栓形成并最大限度地降低了多个运动部件的磨损。此外，该装置还通过消除储存室和流入 / 流出阀，进一步提高了泵血效率。同时，血液接触表面的纹理钛也有抗血栓形成的作用。

该装置目前的配置包括置于左心室内的入口插管和通过 Dacron 移植物与主动脉吻合的流出插管。单个动力传动系统从肋缘下方的腹壁引出，叶轮叶片主要由电磁马达提供动力，该马达由类似于第一代设备的外部电池供能驱动。第二代 LVAD 设计主要用于维持心排血量，旋转速度为 8000 至最高 15 000 rpm。目前，第二代 LVAD 的机械寿命约为 5 年，也有实验证明存在更长的作用时间，但仍需要长期抗凝血，并强调不同患者的需求差异。

（三）第三代 LVAD

第二代和第三代 LVAD 之间的主要区别在于后者利用非接触式轴承来维持其推动力，从而减少旋转过程中的仪器磨损。第三代装置的目标是进一步减少血栓形成等并发症，同时提高效率和实用性[26]。第三代设备的产品包括 DuraHeart™（Terumo Heart，Inc.，Ann Arbor，MI）、HeartWare HVAD®（HeartWare International，Inc.，Framingham MA）、Incor®（Berlin Heart，Inc.，Berlin，Germany）、Levacor®（World Heart Inc.，Salt Lake City，UT）和 HeartMate Ⅲ（Thoratec Corp.，Pleasanton，CA）[27]。第三代 LVAD 也是 CF 泵，可以大致区分如下：①第三代 LVAD 主要包括离心泵与轴流泵②第三代 LVAD 由磁悬浮叶轮伴或不伴有流体动力驱动[27]。离心泵和轴流泵之间的主要区别在于其旋转元件的设计：离心泵的旋转元件主要作为旋转盘，可以看作是"喷射器"，接触流体后能切向地从叶片尖端抛出；相比之下，轴流泵的旋转原理更像阿基米德螺旋，可以看作是"推动器"。离心泵的优点包括较低的转速，较高的效率和进一步优化的解剖学设计。Moazami 等详细描述了轴向和离心 CF 泵之间泵力学的差异及其在临床实践中的转化[28]。Incor 是目前唯一一款正在进行临床研究的第三代轴流泵。与 Levacor 相比，DuraHeart 采用双流体动力和磁力系统进行悬浮，而 Levacor 装置则为完全磁悬浮。2012 年 11 月 FDA 批准 HeartWare 可用于心脏移植过渡支持治疗，该泵的尺寸较小，植入装置完全在心包内，无须腹部造瘘[29]。在生存率方面，有研究指出，植入第三代设备的患者长期死亡率明显低于既往装置。一项欧洲单中心研究报告了 68 例植入 DuraHeart 的患者的长期预后情况：3、6、12 和 24 个月的总生存率分别为 87%、81%、77% 和 61%[30]。HeartWare 心室辅助装置（HeartWare ventricular assist device，HVAD）心脏移植过渡支持治疗 ADVANCE 试验以非随机方式随访了 140 名接受 HVAD 研究泵的患者和 499 名接受普通泵植入的患者，大多数接受了 HeartMate Ⅱ LVAD 的患者长期预后较好。该研究表明，HVAD 患者的全因死亡率无异于商用泵。此外，接受 HVAD 的患者的生存率在 6 个月时为 91%、在 1 年时为 84%。在 HVAD 植入后 6 个月，患者的生活质量评分显著改善，不良事件发生率显著降低，6 分钟步行距离中位数改善了 128.5 米，几乎提高了 3 倍[31-33]。心脏再同步治疗（CRT）COMPANION 试验纳入了 NYHA Ⅳ 级患者[34]，结果显示同一装置与欧洲心脏移植过渡支持治疗试验相比置入后的感染、右心衰竭、器械置换、脑卒中、肾功能障碍、溶血和心律失常率发生率均得到一定程度的改善[35]。与之前报道的 HeartMate Ⅱ 类似，其中两名患者发生了 HVAD 和植入式除颤器之间的电磁干扰，因此建议在出院前评估电磁干扰情况。目前，大多数第三代设备还处于临床试验阶段或正在开发中，而且绝大部分仅在欧洲得到应用。

三、LVAD 植入术后的分子变化及其与临床预后的相关性

慢性晚期 HF 的患者心肌结构显著异常，而在心室功能完全丧失后接受 LVAD 支持可引起心肌逆向重构。然而，逆向重构并不意味着临床预后较好。尽管大多数患者在一段时间的支持治疗后心肌重构发生逆转，但仅有小部分患者的心肌功能得到改善。当心肌功能出现显著改善才能移除左心室辅助装置，称为心肌恢复。近年来，有学者探讨了 LVAD 支持后发生的分子变化，包括桥接移植的患者和已经恢复足够心肌功能的患者[36]。逆向重构主要是由于重构或新途径的产生中发生的病理机制引起的逆转。LVAD 移除后心肌细胞面积减少，这不一定与改善的心肌功能相关[37,38]，但 LVAD 支持后心肌细胞和基质的一些分子水平的变化与心肌功能恢复相关。在心肌细胞中，细胞骨架蛋白的增加和 Ca^{2+} 处理能力的改善与心肌功能恢复密切相关[39]。此外，细胞外基质的变化是复杂的，但是过度的瘢痕形成限制了心肌功能的恢复，此时植入 LVAD 后心肌组织的纤维化程度可以作为预测心功能恢复的指标之一[40-42]。然而，心脏结构逆转至可移除辅助装置的标准仍然不确定。在 Dandel 的研究中，32 例非缺血性患者在器

械移植后 5 年内存活率为 78%，3 年内临床 HF 复发率为 31.3%，其中 2 例死亡。最近，该研究证据公布了可能与 LVAD 移植成功后长期存活相关的参数。研究证据表明，舒张末期直径 < 55 mm 时左心室射血分数 > 45%，5 年心脏功能稳定性的预测值为 87.5%。心肌炎、围产期心肌病和心脏手术后发生 HF 的患者接受 LVAD 植入后显著获益，并得到持续的心功能恢复[43]。Birks 等在 15 名非缺血性心肌病 HF 的患者中植入了 LVAD，用赖诺普利、卡维地洛、螺内酯和氯沙坦治疗患者以增强逆向重构、减缓左心室的扩大，应用 β_2 肾上腺素能受体激动药克仑特罗预防 LVAD 移除后心肌萎缩。该研究发现，在 15 名患者中，11 名患者在植入装置后 10 个月出现不同程度的心肌功能恢复，其中 1 例患者在移植后 24h 死于顽固性心律失常，另一例在移植后 27 个月死于肺癌。存活患者的植入后 1 年和 4 年脱离复发性 HF 概率分别为 100% 和 88.9%[44]。该研究表明，心脏辅助装置植入患者给予药物支持可以促进心肌功能恢复，但缺乏对照组排除四联疗法的确切作用的证据，尤其是对药物克仑特罗的确切疗效仍存在争议。因此，这些数据还需要在随机对照试验中进一步确认。

四、患者选择和 LVAD 的临床结果

植入 LVAD 后能否获得最佳效果取决于患者的原发疾病、潜在的并发症和器械植入的时间。更重要的是，患者需要在患病期间的正确时间进行手术。

HF 生存评分和西雅图 HF 模型（Seattle heart failure model，SHFM）可用于评估 HF 患者在置入 LVAD 后 1～2 年内的预期生存率，同时评估接受 LVAD 支持治疗的高死亡风险患者的长期预后。在考虑进行 LVAD 植入之前，应在专门的医疗机构对患者进行综合评估，患者需要接受针对晚期心脏病的积极医疗管理。若这些患者仍然难以耐受标准治疗，则应对其进行教育，并评估合格后再列入心脏移植的适合患者。评估时间延长的患者，尤其是对体外循环支持具有依赖性的患

者，应考虑将 LVAD 植入作为心脏移植过渡支持治疗，因为移植的延迟死亡率远远超过 LVAD 置入的死亡率 [45]。LVAD 植入的其他适应证包括需要临时循环支持的患者，并且预期在心脏损伤后恢复可能性较大或需要长期支持且不合并心脏移植的相对或绝对禁忌证的患者。80％～90％的 LVAD 植入移植候选者预计在移植前死亡风险极高，或者移植全身状况不佳或者合并有可逆性移植禁忌证 [46]。相反，17％的 LVAD 支持患者可进行心脏移植，但也存在一些心脏移植过渡支持治疗患者随后不适合进行心脏移植 [47]。尽管已经实施了机械循环支持的相关建议，但患者选择通常依赖于某些标准，例如患者临床状态、正性肌力药依

赖性和有创性血流动力学参数等综合评估 [48]。值得注意的是，随着临床状况恶化，患者对 LVAD 的依赖性增加，围术期风险也增加，因此寻求最佳手术时机变得困难。

LVAD 植入的另一个需要考虑的关键因素是心脏移植的预期等待时间，这个阶段在不同区域之间差异很大，并且与患者体型、血型和组织特异性相关。LVAD 治疗的主要目标是改善患者的症状、生活质量和患者的长期预后，同时稳定或逆转器官功能障碍和降低肺血管阻力。表 27-2 显示了 LVAD 植入的适应证和禁忌证。

与 LVAD 植入后效果不佳相关的患者主要风险因素包括营养状况、凝血功能异常、肝肾功

表 27-2　LVAD 植入的适应证和禁忌证

适应证

NYHA Ⅳ级症状，并且在过去 60d 内至少 45d 未对 OMT（Optimal medical therapy，最佳治疗药物）做出反应

慢性正性肌力药依赖和预期寿命＜2 年（1 年死亡率超过 50％）

左心室射血分数＜25％

峰值耗氧量≤12ml/（kg·min），具有明显的心脏限制

难治性心源性休克或衰竭（SBP≤80～90mmHg，PCWP≥20mmHg，CI≤2.2L/（min·m²））或肾或右心室功能下降

在无法治疗的心律失常的情况下出现复发性持续性室性心动过速

体表面积＞1.5m²

心脏移植或 PVR 的禁忌证＞5 Woods 单位或 GFR＜25～30 ml/（min·1.73 m²），在 LVAD 植入后可能会有所改善

相对禁忌证

年龄＞65 岁，除非极少或没有其他风险因素

慢性肾病，Cr＞3 mg/dl

严重慢性营养不良（男性 BMI＜21 kg/m²，女性 BMI＜19.21 kg/m²）

病态肥胖（BMI＞40.21 kg/m²）

机械通气

严重的二尖瓣狭窄或中度至重度主动脉瓣关闭不全或无法矫正的二尖瓣反流

绝对禁忌证

潜在的可逆性心力衰竭原因或成功植入的高手术风险

神经功能缺陷损害机体管理的能力或缺乏心理社会支持或新发展的脑卒中

严重的多器官衰竭、严重的肺动脉高压和严重的 RV 功能下降

活动性全身感染或终末期疾病（如转移癌和肝硬化）

不能耐受系统性抗凝血和肝素诱导的血小板减少

即将发生的肾或肝衰竭或严重的肺功能障碍（FEV₁＜1 L）

能不全、右心室功能障碍、肺心病，以及神经精神和心理因素的缺陷等[48-50]。患者风险因素的临床评估方法（图 27-2），根据血流动力学参数和终末器官功能的评估设计了各种复合风险评分标准，帮助识别存活率的预测因子并指导患者选择合适的治疗方案。这些风险评分的例子包括哥伦比亚大学 /Cleveland 诊所危险因素选择量表（Risk factor selection scale，RFSS）[51]，哥伦比亚大学 /Cleveland 诊所修订的筛查量表（Revised screening scale，RSS）[52]，Lietz-Miller 目标治疗风险评分（Destination therapy risk score，DTRS）[47] 以及最近提出的 HeartMate II 风险评分（HeartMate II risk score，HMRS）[53]。尽管这些风险评估策略在临床决策中有一定意义，但除了 HMRS 之外，其他风险评分均没有进行前瞻性验证。此外，这些评估量表多来自小的选定人群，仅限于特定的机械设备。HMRS 已经初步通过了前瞻性验证，包括 1122 名接受 HeartMate II 作为心脏移植过渡支持治疗或心脏移植的患者。HMRS 的局限性在于纳入的临床试验患者群体不代表多数患者[67]。此外，HMRS 对正在植入其他类型心力衰竭装置的患者的适用性还有待进一步探讨。

机械辅助循环支持（Interagency registry for mechanically assisted circulatory Support，INTERMACS）注册研究定义了患者围术期的一般状况类型，可区分晚期心力衰竭患者中的各种风险类别[54]。表 27-3 中，风险水平范围从 1 ～ 7 级，一般 1 ～ 5 级属于 NYHA IV 级，1 级被归类为最差状态，称为心源性休克或"崩溃状态"。6 ～ 7 级患者是晚期 NYHA III 级亚组的患者，可被视为风险相对较低的患者。接受植入式 LVAD 的患者经常需要处于 1 和 2 级，并且评估后具备相对低的围术期死亡率。随着技术的不断优化，植入式 LVAD 的适应证扩大为 3 ～ 4 级的 HF 患者。第二次 INTERMACS 报告分析了 1092 个 LVAD 植入患者，包括 48％动脉血流受阻和 52％ CF 泵功能障碍的患者，分析结果显示，长期正性肌力药支持治疗之前是否需要植入 LVAD 成为新的挑战[55]。目前，接受 LVAD 植入的绝大多数患者都是依赖于正性肌力药的。正性肌力药依赖性患者在植入 LVAD 后 6 个月时死亡率超过 50%[56]，而 REMATCH[18] 和 INTrEPID[19] 的治疗组在 1 年内的死亡率分别为 76％和 89％。另外，在右心室和多器官衰竭之前早期移植会有更好的预后，这是心脏移植的最好策略。同时，药物治疗和反复住院治疗后，患者需求的提高以及终末器官功能障碍的耐受性是 LVAD 的血流动力学参数的更综合的评估标准。一般而言，进入手术阶段的稳定患者的预后优于无手术指针的患者。

LVAD 支持作为心脏移植过渡支持治疗对心脏

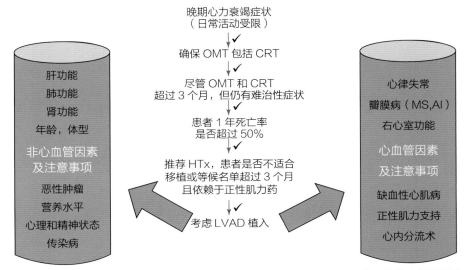

▲ 图 27-2　启动机械循环支持的临床算法和确定 LVAD 植入结果和所涉及的临床评估因素
OMT. 最佳药物治疗；CRT. 心脏再同步治疗；HTx. 心脏移植；MS. 二尖瓣狭窄；AI. 主动脉瓣关闭不全

表 27-3 INTERMACS 临床特征的机构评估分级表 [54]

水平	定　义	说　明
1	严重心源性休克	"崩溃状态"。尽管正性肌力增强支持导致严重器官灌注不足，但心源性休克患者需要在几小时内进行明确干预
2	渐进式下降	"快速下滑"。尽管正在进行正性肌力药治疗或无法耐受正性肌力药治疗，临床状况恶化，需要几天内的明确干预
3	稳定但正性肌力药物依赖	"依赖性稳定"。临床状态（血压、器官功能）稳定且持续静脉正性肌力支持或临时支持装置但无法脱离的患者。在数周至数月的期间进行明确的干预
4	静息症状	"静息症状"。患者休息时无症状并且每天需要高剂量利尿药，确定性干预选择在几周到几个月的时间内。
5	无法耐受运动	"足不出户"。患者休息时无症状但无法从事任何其他活动，可能考虑进行左心室辅助装置植入
6	运动受限	"行走受限"。患者没有体液超负荷的证据，并且在休息和日常生活活动中感到舒适，但在任何有意义的活动的最初几分钟内都会感到疲劳，可考虑进行 LVAD 植入
7	重度 NYHA Ⅲ级	"重度 NYHA Ⅲ级"。没有体液超负荷证据的患者，生活舒适，可以进行有意义的活动，但仅限于轻度体力活动。晚期 HF 疗法目前可能不会被推荐

经 Elsevier 许可，改编自 Stevenson 等 [54]，©2009

移植结果的影响在不同的试验中出现了相互矛盾的结论。在 ISHLT 注册研究中，LVAD 患者心脏移植后的患者心脏功能情况相较于单纯性心脏移植患者更糟，但该研究分析未考虑选择偏倚、植入的时期、患者心脏病特征和其他混杂因素 [57]。但是，其他研究表明 LVAD 对心脏移植患者有中性或有利的效果。此外，已经表明，与正性肌力药物疗法和其他机械辅助装置治疗相比，HeartMate Ⅱ ® 装置降低了终末期 HF 患者死亡率并提高了移植后存活率 [58-60]；与常规移植相比，HeartMate Ⅱ LVAD 的支持持续时间不影响早期和长期移植后存活率 [61,62]。然而，LVAD 支持治疗期间输血需求的增加与移植后 1 年和 10 年的存活率显著减少密切相关 [61,62]。LVAD 支持期间经常输血可能引起 HLA 抗原致敏，这可能影响心脏移植后的免疫排斥反应。但是，除了上述的并发症其他并发症对 HeartMate Ⅱ 试验中的移植后存活率并没有显著影响 [61]。

REMATCH 试验是一项多中心研究，旨在比较长期植入 LVAD 与顽固性 HF 患者的最佳医疗措施，以评估不适合移植的患者的目标治疗策略 [18]。该试验表明，与最佳药物治疗相比，植入 LVAD 患者的平均寿命延长 8 个月，其中院内生存周期延长 3 个月。该试验表明，当患者选择适当的治疗策略时，即使是极重度的 HF 患者也可以获益。然而，非心室机械支持治疗的患者发生不良事件的可能性是机械辅助治疗组的 2 倍以上，并且反复住院的中位数更高。因此，在 LVAD 植入后 2 年内，心室辅助装置组存活率为 23%，而医疗组只有 8%。此外，该装置植入后感染的概率为 28%、出血发生率为 42%、设备故障发生率为 35%，此时需要及时更换设备。由于多数患者担心治疗成本，同时装置的耐用性不高以及与感染和血栓栓塞相关的并发症并未得到解决，因此，LVAD 相关的早期临床验证试验并没有得到积极开展。

到目前为止，唯一批准用于心脏移植过渡支持治疗和心脏移植的 CF-LVAD 是 HeartMate Ⅱ。HeartMate Ⅱ 心脏移植过渡支持治疗临床试验是一项前瞻性多中心随机对照研究，其中包括 133 例终末期 HF 患者正在等待心脏移植。主要的结果是桥接移植的患者数量仍在不断增多，在 LVAD 植入后 180d，心肌功能显著恢复或心脏射血功能继续得到维持是 LVAD 植入后的主要评价标准。研究结果发现，在 100 名患者中，支持持续时间中位数为 126d，在 6 个月和 12 个月时，存活率分别为 75% 和 68%。同时，该研究表明，LVAD

植入后 3 个月的心肌功能状态和生活质量显著改善，主要不良事件包括术后出血、脑卒中、右心衰竭和经皮切口感染，其中两名患者发生泵血栓形成。2008 年 4 月 FDA 批准 HeartMate Ⅱ 作为心脏移植过渡支持治疗进行临床应用[63]。使用 HeartMate Ⅱ 进行的关键性心脏移植试验是心脏支持疗法目前公布的最大的随机临床试验。该研究于 2005 年 3 月至 2007 年 5 月期间进行，主要评估了第二代 HF 轴流泵 HeartMate Ⅱ 的使用状况，并在美国 38 家医院招募了 200 名不符合心脏移植资格的晚期 HF 患者，试验入选标准与 REMATCH 试验的标准相似。该研究以 2∶1 的比例将纳入的患者随机分组，其中 134 名患者接受了心力衰竭 HeartMate Ⅱ 轴流装置植入，66 名患者接受了第一代脉动装置 HeartMate XVE[64]。该研究表明，与 XVE 相比，HeartMate Ⅱ 患者在 2 年内达到生存的主要终点，没有致残性脑卒中，且 2 年内泵更换再次手术的患者比例明显更低，HeartMate Ⅱ 患者 1 年和 2 年的存活率分别为 68% 和 58%，而 HeartMate XVE 的存活率分别为 55% 和 24%（图 27-3）。基于该研究结果，FDA 于 2010 年 1 月正式批准 HeartMate Ⅱ® 用于重度 HF 患者的机械辅助治疗。

五、LVAD 植入术后 LVAD 利用现状及生活质量

辅助支持设备的选择在很大程度上取决于其适应证和预期的辅助支持持续时间。LVAD 的最主要适应证是 HF 患者（心脏移植过渡支持治疗、心脏移植或作为候选资格的过渡）、心源性休克（心脏切开术后或心肌梗死后或心肌炎）和顽固性室性心律失常的患者。根据最新的 INTERMACS 年度报告，98% 的 LVAD 植入是第二代[65]。此外，2009 年 1 月至 2010 年 6 月期间器械植入主要应用于心脏移植过渡支持治疗（41%）、心脏移植供体维持（43%）、心脏移植（13.8%）、心脏移植后恢复（1.0%）、抢救治疗（0.5%）和其他（0.5%）。在过去 2 年，装置植入增加了心脏移植治疗，这一趋势是部分因为 HeartMate Ⅱ® 于 2010 年 1 月获得批准，不符合移植条件的患者在 HeartMate Ⅱ 装置上市后也成为目标治疗设备的候选者。接受心脏移植过渡支持治疗植入术的患者中有近 30% 在第 2 年仍处于机械支持状态，经过 2 年的机械支持后，43% 的患者不再被列入移植手术候选者[88]。INTERMACS 研究证据的另一个结果是 LVAD 植入的总体存活率持续改善。最新

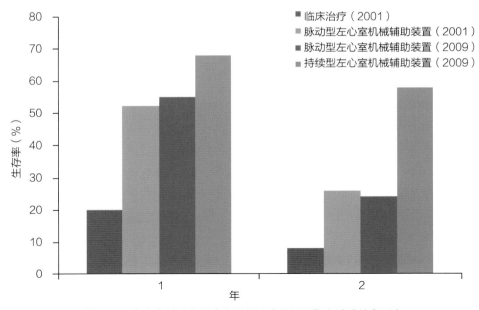

▲ 图 27-3 左心室辅助装置作为目标治疗的两项临床试验的存活率
标记为 2009 的条形图代表 Slaughter 等报道的数据[60]。标记为 2001 的条形图代表 REMATCH 试验中报告的数据[18]

报道的所有接受 LVAD 支持的患者在 1 年存活率为 79%，2 年存活率为 66%，存活率得到非常显著的改善，但这些患者的药物治疗预后不佳。数据的亚组分析显示，接受 CF 支持泵的 HF 患者，尤其是 HeartMate II LVAD 患者预后的效果更好，1 年存活率接近 80%，而且心脏移植治疗的比例比心脏移植过渡支持治疗略高[65,66]。当对每组中的风险因子患病率进行再次分析时，发现预测的 1 年存活率差异约为 5%。在存在器械相关并发症的情况下，这些生存差异可能与一些心脏移植过渡支持治疗患者的移植适应能力有关[67]。然而，值得注意的是，INTERMACS 1 级患者的死亡率仍然很高。

尽管存在潜在的并发症，但 LVAD 显著改善了晚期 HF 患者的生活质量（Quality of life，QOL）和射血功能。处于疾病状态的生活质量是一个多维度概念，包括身体，心理和社会功能的各个方面。明尼苏达州 HF 生活问卷（Minnesota living with heart failure questionnaire，MlHFQ）和堪萨斯城心肌病问卷（Kansas City cardiomyopathy questionnaire，KCCQ）是针对 HF 患者特有的可靠且经过验证的健康状况和生活质量的调查问卷[68,69]。LVAD 患者在接受有关改变生活方式的调查时，以能够开车、锻炼、旅行、重返工作或上学并从事爱好活动作为评价标准[70]。植入 LVAD 后 1～3 个月 QOL 得到明显改善，并且 LVAD 持续辅助支持期间，QOL 改善率超过了晚期 HF 患者辅助药物或心脏再同步治疗[71,72]。最近，在心脏移植过渡支持治疗和心脏移植患者中，HeartMate II HF 支持设备使多个 QOL 的评价指标上调，例如 MlHFQ 和 KCCQ[18,63]。与 LVAD 植入后 3 个月相比，HeartMate II LVAD 患者在 6 个月时具有显著增高的 VO₂ 峰值[73]。此外，患者在 HeartMate II 植入后基线（43 m）和 3 个月内（292m）6 分钟行走的距离显著增加[63]。这些心功能改善的积极信号能够长期维持，并在 2 年的随访期间没有显著降低[35]。但是，迄今为止，尚未在临床试验中直接比较不同装置对 QOL 的影响。据推测，新设备的 QOL 改善能力可能更强大，因为它

们的体积更小，效率更高，耐用性更强，并且相关的并发症更少。随着机械循环支持装置的发展，QOL 结果评估已成为 LVAD 的所有临床试验和疗效评价的主要组成部分。

另一个方面是 LVAD 植入的捐赠者心脏分配问题。根据美国器官共享网络（united network of organ sharing，UNOS），重症患者（IA 级）无法接受心脏移植而最终将 LVAD 植入物作为移植过渡的治疗策略，仍然被列为 IA 类推荐。该措施的主要弊端是接受 LVAD 支持的患者随着时间的推移，这些患者仍然处于 LVAD 失效的高风险中。然而，当配合脉动型装置时，可降低故障发生率且增加存活率，即使连续应用 LVAD，这种优化作用仍然存在。正因为如此，有一种观点认为，稳定捐赠者的心脏能够"领先于救治其他更重症的患者"。这同时也引起了关于 UNOS 捐献者心脏分配系统在其目前配置中是否确实公平的担忧和争论[74]。然而，主要的问题是临床稳定的 LVAD 患者是否应该继续优先接受供体心脏，或者是否应该由于功利原因优先考虑稳定的 LVAD 患者，因为与其他 IA 类和 IB 类亚组相比，该类人群的移植效果更显著的提高[75]。在欧洲移植器官库系统中，稳定的 LVAD 患者没有优先次序，除非他们发生器械性并发症[76]。该问题主要通过调整类似于终末期肝病分配的心脏分配评分权衡心脏移植的排序来解决。另一个解决办法是通过匹配个人风险概况扩大优先级类别的数量[74]。

六、LVAD 患者的最佳抗凝血方案

轴流式 LVAD 的患者的血栓形成和血小板功能障碍风险显著增高，这在移除装置后可逆转，并且可能是造成非手术出血事件的原因[77-79]。其中，与普通肝素或低分子量肝素相比，华法林降低血栓栓塞风险的效果更佳[80]。有报道表明，一些轴流式 LVAD 患者不进行抗凝血治疗，例如在大出血事件之后。然而，这些统计数据很大程度上受到发表偏倚的影响，因为研究过程不太可能报告不良结果[81,82]。抗血小板和抗凝血治疗必须尽早开始，但必须在术后出血稳定控制之后再开

始。使用华法林［国际标准化比值（international normalized ratio，INR）目标 2 ～ 3］与阿司匹林联合应用，剂量为 81 ～ 325mg/d，或使用即时检测滴定的抗血小板治疗抑制 70％ 的血小板聚集。虽然 HeartWare 的目标是更高的 INR，但新型 HF 支持设备的目标 INR 在 1.5 ～ 2.5，超过此范围，血栓形成和出血的风险就会升高[49,83]。这是因为胃肠道出血（Gastrointestinal bleeding，GIB）在新型 CF 泵中更常见[84]。虽然这种情况的确切原因尚不确定，有学者认为，由于动静脉畸形（Arteriovenous malformation，AVM）的发生率增加，导致这些装置的剪切应力增加，脉动力降低，从而引起获得性 von Willebrand 因子（von Willebrand factor，vWf）缺乏。Heyde 综合征的表现类似，即主动脉瓣狭窄伴有获得性 vWF 缺陷和 AVM 的患者，GIB 的发生率在 18％ ～ 30％ 之间，更重要的是，这些不良反应的发生率明显＞接受阿司匹林和华法林治疗的机械瓣膜假体患者[85]。此外，第一次事件后的复发性出血发生率在 21％ ～ 44％。然而，现有数据表明 GIB 比率的增加与低死亡率相关（＜ 1％）[86,87]。在多变量分析中发现，GIB 患者的年龄、INR 和血小板计数可作为 GIB 的独立预测因子，应全面评

估减少或停止抗凝血治疗的风险，并与患者积极沟通。通过降低装置功率来降低剪切应力也许可以减少这种出血事件的发生，但仍需证明这项治疗措施的可行性。对于房颤患者、既往发生血栓栓塞事件的患者、心房或心室血栓存在的患者以及预计低辅助装置流速小于 3 L/min 的患者，必须针对性实施更高程度的抗凝血治疗[88]。LVAD 植入后发生肝素诱导的血小板减少症的患者，若通过 5- 羟色胺释放试验证实具有血栓栓塞的高风险，应该用直接凝血酶抑制药治疗，比伐卢定是优选的药物，该药物不依赖于肾或肝功能代谢，患者在植入 LVAD 时肾功能和肝功能经常受损[88]。

七、不良事件对 LVAD 结局的影响

近些年来，LVAD 取得了重大进展，但即使是最新一代的 LVAD 也会受到严重的长期不良事件影响。这些不良事件逐渐对 LVAD 的临床应用提出了挑战，特别是目前 LVAD 更常被用作心脏移植前的辅助支持治疗，死亡风险高[89]。只有 30％ 的 CF-LVAD 接受者在第一年存活而没有出现重大不良事件（图 27-4）。以下为最常见或致死性不良事件的潜在原因和未来影响的简要概述。

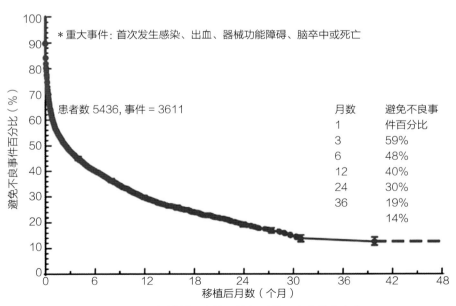

▲ 图 27-4　机械循环支持泵植入后的不良事件发生率
图示在 2006 年 6 月至 2012 年 6 月期间成年患者植入 CF LVAD 和 BiVAD，作为心脏移植桥接治疗和替代治疗，统计无不良预后事件。误差线表示 ± 标准误差（经 Elsevier 许可，改编自 Kirklin 等[67]，©2013）

（一）右心室衰竭

LVAD 植入后的右心室衰竭（Right ventricular failure，RVF）与发病率和死亡率的改善密切相关。INTERMACS 将严重 RVF 分类为需要放置 RVAD、需要延长使用的正性肌力药物支持或肺血管扩张药干预的 RVF。LVAD 后的 RVF 也可根据其发生的时间段进行分类，特别是 RVAD 植入的早期或晚期（＞14d）[90]。INTERMACS 制订了一系列标准，以帮助标准化 LVAD 植入后 RVF 的诊断，主要包括在不具有左心房压力升高＞18mmHg 以及术后正性肌力药支持需要超过 14d，吸入一氧化氮超过 48h 的情况下，升高的中心静脉压（central venous pressure，CVP）＞18mmHg 伴随心脏指数＜2.2 L/（min·m²）[91]。同时，许多复杂的因素可在 LVAD 术后早期导致 RVF，其中包括心排血量突然增加导致静脉回流和 RV 前负荷增加，LV 减压造成室间隔向 LV 移位和 LV 功能丧失引起的"吸吮"效应，这些血流动力学因素最终均会增加 RV 壁应力；同时在体外循环、输血和炎症环境中增加肺血管反应性导致 RV 后负荷增加[92]。临床上，RVF 可导致肾和肝功能障碍以及腹水和下肢水肿的形成[93,94]。右心室每搏输出量的减少可能使左心室不能承受"吸吮"效应，导致室性心律失常和心源性休克的发生，在合并右心室衰竭的情况下，心脏移植围术期死亡率从 19% 增加到 43%。

目前仍没有一项标准能明确哪些患者在 LVAD 植入后对右心室衰竭易感，这仍然是近年来研究的热点。有研究证据显示，术前机械性心脏支持的患者术后右心室衰竭风险增加，CVP 和 CVP/ 肺毛细血管楔压（Pulmonary capillary wedge pressure，PCWP）比值均升高、心脏指数降低≤2.2L/（min·m²）、低右心室做功指数≤0.25mm Hg L/m² 或高肺血管阻力（Pulmonary vascular resistamce，PVR）均为心脏移植术后右心室衰竭的潜在危险因素[95]。多器官功能障碍的患者也有更高的右心室衰竭风险。Alturi 等已经确定了术前预测 RVF 的术前风险评分以及对 BiVAD 的需求。通过多元回归分析，结果显示 CVP＞15mmHg、严重 RVF、术前插管、严重三尖瓣关

闭不全和心率＞100 次/分的心动过速的 OR 值分别为 2、3.7、4.3、4.1 和 2。基于这些数据，可以初步制订高度敏感且易于使用的风险评分标准，以确定是否需要双心室支持[96]。右心室衰竭风险评分（RVF risk score，RVFRS）也是一种敏感的风险评分，可用于预测 LVAD 植入后的右心室衰竭和死亡发生率。RVFRS 中主要危险因素包括：血管加压素需要量（4 分），天冬氨酸氨基转移酶≥80U/L（2 分），胆红素≥2mg/dl（2.5 分）和肌酐≥2.3mg/dl（3 分），RVFRS≤3、4～5 和≥5.5 患者的右心室衰竭 OR 值分别为 0.49、2.8 和 7.6，180d 存活率分别为 90%、80% 和 66%[94]。右心室衰竭发生后通常需要通过辅助性正性肌力药支持治疗并且降低 LVAD 的泵出功率以防止室间隔的过度吸入压，当这些措施仍无法稳定右心室血流动力学时，可能需要重新开始临时或永久性 RVAD 支持。

（二）设备故障

INTERMACS 将设备故障分类为泵故障和非泵故障。泵故障包括装置的任何血液接触部分的功能障碍，非泵故障包括其他装置部件的功能障碍。泵血栓形成是一种相对罕见但可能致命的 LVAD 并发症。对泵血栓形成进行临床诊断仍没有统一的标准，可能是由于泵控制台的异常读数（功率逐渐或突然持续增加以维持预设速度）、血液溶血实验［乳酸脱氢酶（LDH）和血浆游离血红蛋白］、多普勒超声心动图、CT 成像和血流动力学等均能早期评估泵血栓的风险[97-98]。泵血栓的护理没有标准化的方法。近年来，各种策略治疗用于可疑的泵血栓并避免装置更换，例如使用糖蛋白Ⅱb/Ⅲa 抑制药、直接凝血酶抑制药、全身溶栓治疗和直接脑室内递送溶栓药。在没有急性血流动力学障碍的情况下，这些保守的非手术措施的初步尝试能使患者获益，因为血栓发生装置更换预后更糟。Starling 最近的一项多机构研究发现，与批准前的临床试验结果和临床干预措施相比，HeartMateⅡ 装置血栓形成率有所增加：移植后 3 个月确诊的泵血栓形成的发生率从 2011 年

的 2.4% 增加到 2013 年 1 月 1 日的 8.4%。植入后 3 个月 LDH 水平升高反映了器械血栓形成的风险增加。在泵血栓形成后的 6 个月内，患有血栓形成且未进行心脏移植或泵置换的患者的死亡率为 48.2%[99]。

（三）脑卒中

INTERMACS 将脑卒中定义为任何新发的、暂时的或永久性的、局灶性或广泛性神经功能缺损。Heartware 心脏移植过渡支持治疗试验采用改良 Rankin 量表评估脑卒中患者的发病风险。在 Rankin 量表评估研究中，脑卒中的发生率为，缺血性脑卒中 4%～8%，出血性脑卒中 2%～11%，短暂性脑缺血发作（Transient ischemic attacks, TIA）2%～4%，致残性脑卒中 3.6%～11%，以及脑卒中死亡 3.6%～8.5%。缺血性脑卒中被认为是来自泵的血栓栓塞事件，出血性脑卒中可能是由于先前脑血管出血或先前血栓栓塞事件的出血性转换所致。最近研究报道了 LVAD 相关血流感染与脑卒中之间存在一定的关联，一组 LVAD 患者的连续血流风险评估证明血流感染患者的出血性脑卒中风险增加了 20 倍[100]。这些都对 LVAD 相关性脑卒中的管理提出了新的挑战，怀疑患有血栓栓塞的患者必须及时通过抗凝血降低出血性转换的风险。同时，出血性脑卒中的抗凝血治疗前必须评估泵血栓的风险。INTERMACS 数据将为未来的最佳抗凝血方案和血压控制提供指导，这对于预防脑卒中至关重要。

（四）感染

INTERMACS 区分感染为与装置无直接关系的感染、与泵本身相关的感染、经皮部位感染（percutaneous site infection, PSI）、囊袋感染和败血症。在试验中，各类感染率分别为：PSI（12%～32%）、泵袋感染（2%～9%）和全身感染（11%～36%）[101]。最近一项研究对 593 名进入 INTERMACS 数据库的患者进行了分析，研究结果表明细菌病原体以近 9∶1 的比例控制真菌生物的侵入形成交叉感染。此外，感染最常见于外周血（32%）或动力传动元件（21%）。在 18 个月时，每个患者感染近 2.5 次，但大多数发生在围术期的 3 个月内（P < 0.0001）。真菌感染通常对治疗具有抗性并且导致高死亡率[102]。INTERMACS 1 级、年龄＞ 60 岁、高血尿素氮浓度、糖尿病、肥胖和双心室支持需求是感染的主要预测因子。有研究者将复发性血液感染的问题描述为"VADitis"，并强调需终生应用抗生素。因此，预防器械相关感染仍然是 LVAD 的主要关注点。一般策略包括实施手术最佳实践原则，以防止手术部位污染，以及在 LVAD 植入之前常规给予抗生素预防感染。此外，将感染风险降至最低的策略还包括在侧泵的动力传动系统内延长皮下干预过程，目的是使细菌从动力传动系统出口部位到泵袋的路径中产生更大的屏障。显然，固定在皮肤上小型灵活的传动系统和消除腹壁内的泵袋都有助于进一步降低感染发生率。完全植入系统利用先进的经皮能量转移系统将用于辅助装置植入患者降低感染风险，但最重要的单一干预措施是伤口护理和创伤预防，并进行充分的出院前患者教育。在抗生素给药后仍未明确菌血症的患者可考虑为辅助支持器械相关感染，唯一有效的治疗方法是器械置换或心脏移植。

（五）主动脉瓣关闭不全

主动脉瓣关闭不全（aortic insufficienc, AI）可能损害泵功能并且导致存活率降低。AI 在 CF 泵中比在脉动流动泵中更常见，而且 AI 的患病率可能会随着时间的推移而增加[103]。在多变量分析中，结果显示 LVAD 后主动脉根部大小的增加与 AI 的发生发展显著相关[104]。在连续血流循环中，跨瓣压力的大小和持续时间增加，并且这些血流动力学变化在瓣膜的扩增、病理性重塑和连合融合中增加[105]。随着 AI 的发展形成闭合的循环回路，其中升主动脉中的一部分 LVAD 输出返回到辅助支持装置中。在这种情况下，尽管泵流量升高，但前向系统流量相对减少。连续超声心动图结果表明 AI 随着时间的推移而进展[104]。在 LVAD 支持期间 AI 的临床表现从 LVAD 流量升高的无症状到需要更紧急干预的明显 HF 阶段发生了显著改变。有学者建议，由于手术时间较短，并且生物人工瓣膜有退化风险，因此瓣膜修复可能是最有效的措施。最近的研究揭示了在 CF-LVAD 支持期间，各种经皮微创技术控制 AI 发展，包括闭塞装置和经导管主动脉瓣植入术等。

八、结论和展望

LVAD 逐渐成为 HF 治疗的新思路，并且该技术将不断发展。目前主要通过经皮植入驱动的 LVAD，今后可能出现非皮肤源性的传动系统，从而降低 LVAD 植入后的感染风险。此外，随着泵技术的进一步发展，出血和血栓栓塞风险应该会有很大的改善。随着 LVAD 的临床应用增加，临床工作者必须做好准备来应对和处理 LVAD 植入后的多种并发症。此外，更好的设备选择需要与更好的患者选择相结合，多学科团队方法需要和专业的医护人员相结合才能产生更好的结果和更少的并发症，从而改善患者的健康状况和生活质量。在过去十年中，晚期 HF 的治疗进展取得了巨大的进步，但 HF 的防控形势仍不理想，因此开发新的治疗方式和方法具有广阔的临床前景。

第28章
慢性机械循环支持患者的医疗管理
Medical Management of the Patient with Chronic Mechanical Circulatory Support

Sunu S. Thomas Ulrich P. Jorde 著

周 恒 译

一、概述

连续流动左心室辅助装置（continuous flow ventricular assist device, CF-LVAD）已成为公认的治疗终末期心脏病患者的方案之一。对于药物治疗难以改善症状和血流动力学状态的患者，无论是作为心脏移植前的过渡支持（bridge to transplant, BTT）或作为不适合心脏移植患者的永久替代治疗（bestination therapy, DT），机械循环均能够改善生存率，并提高生活质量。CF-LVAD 植入术后 1 年和 2 年的存活率分别为 80% 和 70%，良好的治疗效果使植入装置的数量以及装置植入中心的数量迅速增加。在过去的 5 年里，美国已经完成了 5300 多台 CF-LVAD 装置的植入[1]。

目前获得美国食品药品管理局（FDA）批准的 CF-LVAD 类型包括 Thoratec HeartMate Ⅱ（Pleasanton, CA）和 Heartware HVAD（Framinghman, MA）（图 28-1 和图 28-2）。这两种装置都通过一个流入导管从左心室泵血，并由一个与升主动脉相连的流出道移植物将血液输送至系统循环。两者具有相似的设计，由外部系统控制器作为患者装置界面，通过经皮驱动导线与体内的泵相连接。两种装置都使用可充电电池供电。两者在相对尺寸、泵

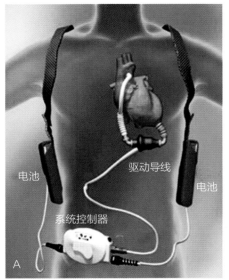
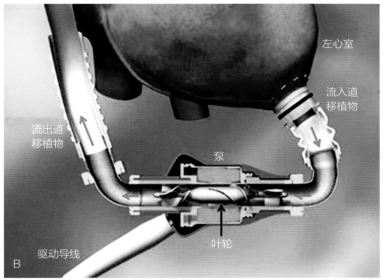

▲ 图 28-1　**Thoratec HeartMate Ⅱ 左心室辅助装置**

A.LVAD 系统通过经皮驱动导线与外部控制器连接，电源输入来自于悬挂在皮套中的电池。泵位于腹膜外间隙内；B. 叶轮产生的单向轴向流动力（箭所示）。图片由 Thoratec（Pleasanton, CA）提供

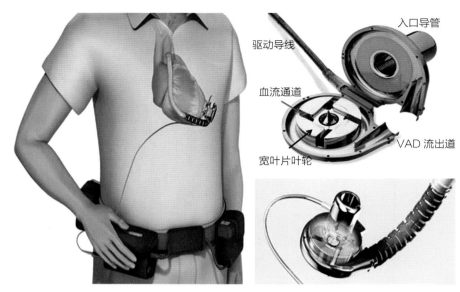

▲ 图 28-2 **Heartware HVAD 左心室辅助装置**

左：HVAD，系统控制器和电池组固定在患者皮带上。HVAD 放置于心包间隙内，与左心室心尖部直接相对。右上：HVAD 组件。右下：HVAD 产生的单向离心流动力。图片由 Heartware（Framinghman, MA）提供

的位置和产生连续流动的机制等方面具有一定差异（表 28-1）。HeartMate Ⅱ 重 342g，通过手术放置在腹膜外囊袋内，它的叶轮由泵壳内的进、出定子稳定，从而提供轴向流动力。HVAD 是一个较小的装置，重约 160g，可以通过手术植入心包内。与 HeartMate Ⅱ 不同，它的叶轮在血流动力和磁力的相互作用下自由悬浮在泵内，产生离心连续流动力。

HeartMate Ⅱ 装置已成为治疗难治性心力衰竭患者的主要 CF-LVAD[5,6]。关键的临床试验证实，等待心脏移植的患者植入 HeartMate Ⅱ 后 6 ～ 12 个 月 的 生 存 率 分 别 为 75% 和 68%[2]，因此美国食品药品管理局（FDA）于 2008 年批准其作为心脏移植前的 BTT 治疗。HeartMate Ⅱ DT 试验[3] 进一步发现，植入 CF-LVAD 患者的 2 年生存率为 58%，并且与第一代脉动式 LVAD 相比，在致残性脑卒中、再手术或装置更换方面结果更优，因此 FDA 于 2010 年批准 HeartMate Ⅱ 用于难治性心力衰竭患者的永久替代治疗。

基于 ADVANCE 试验的结果[4]，Heartware HVAD 在 2012 年获得了 FDA 的批准，用于心脏移植前的过渡支持治疗。与主要使用 HeartMate Ⅱ LVAD 的 INTERMACS 对照组相比，Heartware

表 28-1　美国食品与药品监督管理局批准的连续流动左心室辅助装置[2-4]

	HeartMate Ⅱ	HVAD
生产商	Thoratec	Heartware
FDA 批准情况	心脏移植前的过渡支持（2008 年）	心脏移植前的过渡支持（2012 年）
	永久替代治疗（2010 年）	
临床实验	HeartMate Ⅱ BTT trial [2]	ADVANCE BTT trial [4]
	HeartMate Ⅱ DT trial [3]	
重量	342 g	160 g
转速范围	6 000 ～ 15 000 rpm	1800 ～ 4000 rpm
流动力机制	轴向	离心
流量估算	不太可靠	较为可靠

HVAD 对主要终点（包括 180d 的生存率、心脏移植或因心肌恢复而移除装置）的影响均不劣于对照组。此外，Heartware HVAD 能够改善患者的功能状态和总体生活质量[4]。

但是，LVAD 所带来的持续改善效果部分被装置相关并发症所抵消。INTERMACS 注册研究

报告显示，出血、感染和心律失常相关的不良事件发生率显著[1]，往往导致患者住院率和发病率增加[7]。在尽量提高患者生存率、改善生活质量和降低再入院率的需求之下，优化 LVAD 门诊管理已成为必要和优先事项。本章将概述目前对于使用 CF-LVAD 治疗的门诊患者的医疗管理方法。

二、门诊患者管理目标

在出院之前，使用 LVAD 的患者需为院外生存进行大量的准备工作[8]。需要多学科团队的参与，确保患者的安全和教育。该医疗团队包括心脏外科医生、擅长心力衰竭的心脏病学专家、专业护士、医师助理、躯体和职业治疗师、营养师和药剂师。具体学习目标包括识别装置警报、经皮导线和腹部伤口的护理，以及安全的装置操作（包括更换电源线和电池）。还要教育患者知晓心室辅助器械（ventricular assist device，VAD）相关并发症的潜在症状和体征，并加强对安装装置前针对心力衰竭标准管理的依从性，包括药物治疗和健康生活方式。只有遵循教育计划，并完成相关检查，患者才能被认为安全出院，无论后续治疗是在家中还是在康复中心。

三、门诊临床评估与管理

定期门诊随访可明确患者状态的纵向评估、合适装置功能的评价、VAD 相关并发症的筛查以及药物治疗的优化。其他检查包括 6 分钟步行试验、心肺运动试验、超声心动图和右心导管检查，可提供进一步的功能状态和总体心肌功能指标。总之，临床评估可分为对患者和对装置的全面检查。

（一）以 LVAD 为中心的病史采集

临床病史可提示容积超负荷的体征和症状，包括疲劳、呼吸困难、端坐呼吸、阵发性夜间呼吸困难、下肢水肿和腹围增加。潜在的 LVAD 相关并发症可能包括发热、黄疸、尿液颜色异常、暂时性神经功能缺损、出血、除颤器放电及 LVAD 警报等情况。其他病史可能集中在药物使

用与患者依从性、饮食情况、生活质量和护理者疲劳等方面。

（二）体格检查

体格检查首先应检测基线与体位性生命体征。因为机械性去负荷程度、主动脉瓣开放度和自身心肌收缩力等情况，安装 CF-LVAD 的患者不一定存在可触及脉搏。因此，心率和心律测量需依靠传统的心电图。在没有脉搏的情况下，使用血压计听诊测量血压也很困难。对于这些患者，多普勒探查可以用来检测血压信号。使用多普勒定位肱动脉后，向血压计袖带充气，直到信号消失，随后将袖带放气，在信号重新出现时记录血压。然而，对于有脉搏的 LVAD 患者必须谨慎，因为多普勒记录的结果可能代表收缩压，而不是所认为的平均动脉压[9]。

检查颈静脉扩张、C-V 波或 Kussmaul 征可提示由于右心室功能障碍或容积过大而导致的右心充盈压升高。

心前区听诊可闻及持续的 LVAD 嗡嗡声，伴有叠加的第一心音（S_1）和第二心音（S_2），后者主要由肺动脉瓣关闭引起，而主动脉瓣在其中的作用取决于开放的频率和程度。低频心音包括 S3 或 S4，可能会对通过 LVAD 嗡嗡声的听诊造成一定影响。下肢的相对温暖度可用于评估全身灌注状态。

呼吸检查包括外周血氧饱和度的测量和对胸部潜在附加音的听诊。腹部检查是否存在腹水、肝大或黄疸，以提示肝淤血或溶血。如果临床病史提示存在黑粪或直肠出血，可能需要进行直肠检查。腹部检查的关键部分是对经皮导线的评估，包括其位置、安全性和出口部位的愈合情况。渗出、脓液或经皮导线腹内段有明显的触痛，应该高度怀疑出现感染。

神经检查可能会提示是否存在脑出血或栓塞事件，这些都是 LVAD 患者的易感疾病。体重指数（Body mass index，BMI）的评估可以作为营养状况和能否进行心脏移植的指标。

（三）LVAD 检查：Thoratec HeartMate Ⅱ

患者将系统控制器连接到控制基本单元（Power base unit，PBU）后，即可评估 LVAD 参数。PBU 初始显示提供按时间顺序记录的参数读数表（图 28-3）。装置警报和 LVAD 流量、脉动指数（Pulsatility index，PI）及泵功率的时间趋势可为装置功能和患者临床状态提供重要线索。

LVAD 可直接测量装置功率，即施加在电机上的电压和电流乘积。HeartMate Ⅱ LVAD 的正常功率范围为 5 ~ 7W。较高的读数可能反映了装置速度较快，需要较大功率支持。然而，在基线速度下功率峰值持续超过 10 ~ 12W，可能提示正在形成的装置血栓对血流的间歇性阻挡。

流量是根据装置速度和消耗功率得出的估计值。因此，较高的流量值可能会与功率需求增加而并非泵流量增大的状态（如装置血栓形成）所

混淆。

控制模块上显示的 PI 代表每隔 15s 的流量脉冲的平均幅度。低 PI（＜ 3.0）可能与左心室前负荷较低有关，包括装置加速后过度去负荷、低血容量、功能性二尖瓣狭窄、严重的肺动脉高压、右心衰竭或心脏压塞。相比之下，较高的 PI 值可能反映心肌收缩力增强、心肌恢复，也可能与容量负荷过重或装置速度较慢导致机械去负荷不足所引起的左心室前负荷较高有关。

"PI 事件"是指泵流量脉动的突然变化，至少为之前 15 s 时间间隔内 PI 平均值的 45%。PI 事件可能是低血容量、血管扩张、心律失常所致心室前负荷不足而引起的显著直立性低血压所致。PI 事件也可能是由室间隔与流入导管的暂时性接触，或者由急性近端装置闭塞所致的"抽吸事件"而引起的。为应对 PI 事件并假定为抽吸事件，

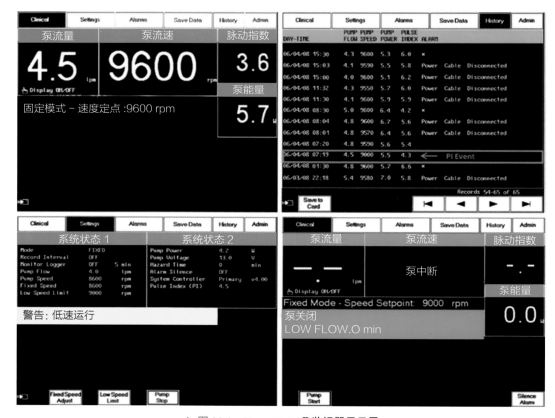

▲ 图 28-3　HeartMate Ⅱ 监视器显示屏

左上面板：控制基本单元（PBU）显示泵速、流量、功率和脉动指数（PI）的正常值；右上面板：PBU 按时间顺序显示详细的装置速度、功率和脉动指数。高亮度 PI 事件是指速度从 9600 rpm 显著下降至 9000 rpm 的低速限制；左下面板：如果装置以低于低速限制至少 200 rpm 的速度运行，则触发低速警报。在本图例中，尽管低速限制为 9000 rpm，LVAD 速度仍为 8600 rpm；右下面板：泵停止、低流量（＜ 2.5L/min）或经皮导线断开导致的红色心脏警报。由 Thoratec（Pleasanton，CA）提供及修改

HeartMate II 将自动减速至预设的较低速度以改善前负荷（图 28-3）。PI 事件的初步临床处理需要优化心室前负荷，以较慢的装置速度进行临床再评估，并通过超声心动图评估心室大小。

红色心脏警报提示泵流量极低和（或）泵停止，表明泵本身发生机械故障，或是更常见的经皮驱动导线与控制器电路故障或断开。若此类事件发生，应由 LVAD 制造商、包括心脏外科医生和心力衰竭专家在内的护理团队立即对装置进行全面评估。

（四）LVAD 检查：Heartware HVAD

Heartware HVAD 监视器同样显示泵的速度和功率（图 28-4）。系统使用了可计算患者当前红细胞比容的软件，能够非常精确地显示流量。另外，

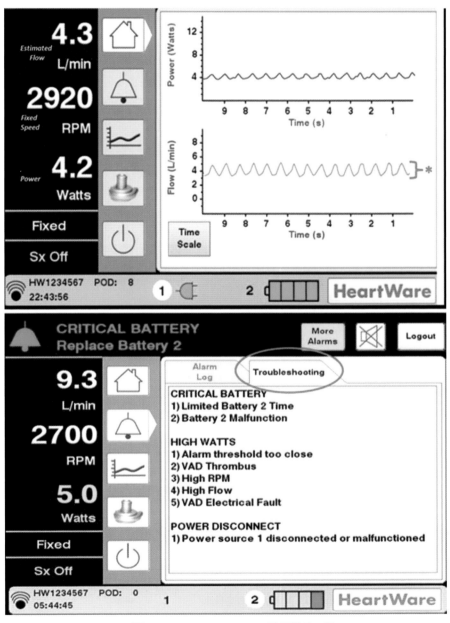

▲ 图 28-4　Heartware HVAD 监视器显示屏

上方：正常的 HVAD 控制基本单元（PBU）显示固定的泵速、估算的流量和装置功率。正常流量波形的波谷低，并且与波峰之差 > 2 L/min（*）。下方：HVAD PBU 显示屏显示由于重要电池问题导致的红色心脏警报。故障排除选项卡提供了鉴别诊断，提示三个潜在的红色心脏报警触发原因（重要电池问题、高功率和电源断开）。图片由 Heartware（Framingham, MA）提供并修改

流量以脉动波形来表示。HVAD 使用流量波形的峰谷差以测量脉动。最佳泵流量需要波谷较小并且计算出的脉动＞2 L/min。图 28-5 描述了装置速度、波形脉动的大小和模式及 LVAD 流量之间的关系。需要关注患者临床状态与装置功能之间的动态关系。如图所示，更快的装置速度导致更高的 LVAD 流量，并因此出现更大的机械性去负荷。然而，过快的 LVAD 装置速度可能会导致不适当的心室去负荷，进而降低脉动、减少心室大小，容易发生抽吸事件，并可能发生装置阻塞使血流完全中断。因此，了解 HVAD 波形分析有助于优化基于装置的患者护理。此外，HVAD 监视器可能会显示严重警报并为其潜在原因提供鉴别诊断。

（五）辅助检查

LVAD 门诊随诊的常规实验室检查包括红细胞压积、电解质、肌酐和血尿素氮（blood urea nitrogen，BUN）。抗凝血目标可根据装置情况和患者个体化的国际标准化比值（international normalized ratio，INR）目标值进行调整。血清乳酸脱氢酶（LDH）可作为诊断溶血的重要标志物。若临床疑诊装置血栓形成，应进一步检测血浆游离血红蛋白，尿血红蛋白、结合珠蛋白水平，以及网织红细胞计数[10]。心脏生物标志物如脑钠肽（brain natriuretic peptide，BNP）或肌钙蛋白异常，可能提示充盈压升高、机械性去负荷不足或心肌梗死。

胸部和腹部 X 线检查可提供 LVAD 流入导管位置、流出道移植物弯曲缓解状态和系统控制器导线完整性的重要线索。

在常规随访期间或临床状态发生任何变化时，应进行经胸超声心动图检查[11]。基线超声心动图可提供 LVAD 植入后心脏结构和血流动力学状态的关键信息。出院前通常需进行渐增（ramp）超声心动图，以评估在不同装置速度范围内左心室和右心室内径的变化，以及瓣膜反流的严重程度。尽管缺乏一种经过验证的预后评估办法，但公认的最佳装置速度需要确保左心室充分减压，同时保持室间隔在中间位置，减少二尖瓣反流，并维持右心室大小和功能。在临床随访中，超声心动图指标的对比或发现与装置相关的并发症（如血栓、主动脉瓣关闭不全），可以解释患者临床状态的变化，并提示是否需要进一步优化药物治疗或调整 LVAD 参数。

四、药物治疗

（一）心力衰竭

由于利尿不足、药物或饮食不规范、右心室衰竭或无效的机械性去负荷，LVAD 患者可能出现容量超负荷。治疗上需要检查并优化利尿药的使用和装置参数。目前认为，针对慢性心力衰竭

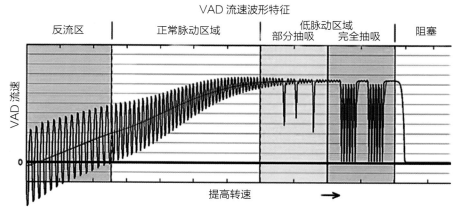

VAD 流速波形特征

▲ 图 28-5　**Heartware HVAD 流速、装置速度和脉动之间的关系**
较快的 HVAD 速度会导致较高的 LVAD 流速，并由于较强的机械性去负荷而出现较低的脉动。如果速度增加超过所允许的心室负荷范围，则可能出现部分和完全抽吸事件，其特点是波形反转及巨幅偏转，最终可导致装置阻塞而使泵流停止。图片由 Heartware（Framingham, MA）提供

的治疗，包括 β 受体拮抗药、血管紧张素转化酶抑制药（Angiotensin converting enzyme inhibitors，ACEI）或血管紧张素 Ⅱ 受体拮抗药和醛固酮拮抗药，在 LVAD 植入后应重新启用 [11]。虽然这些治疗是否能改善 LVAD 患者右心室或机械支持左心室的自然病程仍有待进一步阐明，但有证据表明，在非缺血性心肌病的年轻患者中，在机械支持下给予短期（＜ 3 个月）最大耐受剂量的神经体液抑制治疗能够促进心肌恢复 [12]。既往的研究报道，在安装不同类型 LVAD 装置并使用药物治疗的心力衰竭患者中，心肌恢复率为 1% ～ 13%[13-15]。

Harfield 方案 [12] 是首个强制实施两阶段策略的治疗措施，即对于非缺血性扩张型心肌患者，需严格遵守赖诺普利每天 40 mg、卡维地洛 25 mg 每天 3 次、螺内酯每天 25 mg、地高辛每天 125μg 和氯沙坦每天 100 mg 的药物治疗，以促进 HeartMate Ⅱ LVAD 植入后的心室重塑。患者维持此方案，直至在最低 LVAD 转速 6000 rpm 下 15min 后测得的左心室舒张末期内径小于 60 mm。随后在方案的第二阶段，给予患者克仑特罗，这是一种具有 β₂ 激动药特性的拟交感神经胺类药物，并使用 β₁ 受体拮抗药比索洛尔替代非选择性 β 受体拮抗药卡维地洛。有研究提示克仑特罗可促进生理性心肌肥大。采用这一策略，63% 的患者在平均 286d 的机械支持后恢复了正常的充盈压、射血分数并接受了 LVAD 移除术，在移除装置后 1 年和 3 年随访的存活率为 83% 并且无心力衰竭复发 [16]。

最近的 Montefiore 三阶段心脏恢复方案，通过超声心动图检查、心肺负荷试验和右心导管术评估，证实 24% 的 LVAD 患者心脏功能恢复正常化，设备移除率为 14%[17,18]。并且提示了心肌恢复不需要克仑特罗，而是通过神经体液拮抗和持续流量机械支持的联合作用实现的。

（二）血压管理

目前的共识建议 CF-LVAD 患者的平均血压应低于 80 mmHg [11]。心力衰竭治疗药物，如 β 受体拮抗药和肾素 - 血管紧张素 - 醛固酮系统（Renin-Angiotensin-Aldosterone System，RAAS）拮抗药

是实现稳定 LVAD 状态的首选药物 [11]。较高的系统血压与颅内出血倾向增加有关。但控制血压对长期预后的影响，尤其是在永久替代治疗患者中，尚需进一步研究。

（三）抗血栓治疗

CF-LVAD 需要进行抗凝血和抗血小板治疗，以降低装置血栓和其他血栓栓塞事件的风险。术后一旦止血，应启动华法林治疗。INR 目标值根据 LVAD 装置类型（HeartMate Ⅱ 为 2.0±0.5，Heartware 为 2.0～3.0)及其相对血栓风险而不同[10]。INR 目标范围的制订是根据显著的临床差异性，因为 HeartMate Ⅱ 患者中 INR ＜ 1.5 与血栓栓塞风险增加相关，而 INR ＞ 2.5 时出血事件发生率更高 [19]。然而，在临床实践中，INR 目标值的确定可能因机构经验和患者个体的出血和血栓形成病史而有所不同。

所有 LVAD 患者应每日服用阿司匹林（81 ～ 325 mg）。部分机构也可能在他们的抗血小板治疗方案中添加双嘧达莫 75 mg 每天 3 次。应使用 Verifynow（一种 P2Y12 抵抗测定法）对 Heartware HVAD 患者进行阿司匹林抵抗的评估。对于阿司匹林无反应者，联合氯吡格雷或双嘧达莫治疗可能是必要的。

（四）辅助药物治疗

部分患者由于其 VAD 相关并发症，可能需要特殊的药物治疗，包括抗心律失常药物治疗室性心律失常，长期抑菌抗生素治疗导线感染以及肺血管扩张药治疗右心室功能障碍。

五、LVAD 相关并发症

尽管装置治疗提高了生存率，LVAD 并发症仍然是患者发病率和医疗负担的重要来源[20]。本节将详细介绍与 CF-LVAD 相关的常见并发症及当前的管理策略。

（一）止血问题：出血和血栓形成

1. 出血

临床试验和注册资料均显示，出血是 CF-

LVAD 患者最重要的并发症。患者具有明显的出血风险，包括鼻出血、胃肠道出血以及致命的颅内出血。HeartMate Ⅱ BTT、DT 和 Heartware ADVANCE 试验中每名患者出血性脑卒中的年事件发生率高达 2% ～ 11%[2-4]。

绝大多数 CF-LVAD 的出血并发症是由胃肠道出血引起的。部分中心报告其 HeartMate Ⅱ 患者人群中胃肠道出血发生率为 19% ～ 23%，其独立预测因素包括血小板减少、INR 升高、高血压和既往胃肠道出血史[21-23]。HeartMate Ⅱ 患者的血栓和出血并发症分别占再入院原因的 9% 和 29%[7]。

CF-LVAD 患者易发生动静脉畸形（arteriovenous malformations，AVMs）[23,24]，其表现与 Heyde 综合征相似，表现为主动脉瓣狭窄并产生高剪切应力，伴有胃肠道血管发育不良，但是尚不能确定新出现的 AVM 或现有 AVM 出血是由于抗凝血治疗还是 CF-LVAD 所引起[25]。LVAD 泵的持续流动可能会减少 von Willebrand 因子的高分子量多聚体而导致获得性 Ⅱ a 型 von Willebrand 综合征[26-28]。该综合征在 CF-LVAD 植入后 1d 内的早期发生[27]，可能导致年龄依赖性增加的黏膜出血[28]。移除装置或心脏移植后 vWf 恢复表明该综合征具有可逆性[28,29]。然而，尽管 CF-LVAD 患者普遍存在 vWf 缺乏，但并非所有患者都会发生出血，因此需要前瞻性研究进一步明确那些能够通过小剂量抗凝血或不抗凝血即可避免血栓的患者。

出血的处理通常包括停止抗凝血和抗血小板治疗、必要时输血、启动质子泵抑制药和胃肠病专家会诊。辅助检查包括粪便隐血试验以明确是否存在黑粪，影像学检查如上消化道内镜、结肠镜、推进式小肠镜、肠系膜血管造影、标记红细胞扫描或胶囊内镜，以定位和治疗潜在出血源[23,30,31]。然而，尽管进行了详细的诊断，仍有一部分患者可能会发生非局灶性胃肠道出血，导致治疗困难。研究已经开始探索新的治疗方法，包括生长抑素类似物奥曲肽；使用腐殖酸 P 进行Ⅷ因子或 vWf 替代治疗；甚至使用肾上腺素增加脉率，以应对可能出现的持续流动相关风险[21,32,33]。

2. 装置血栓

泵内或流出道移植物血栓增加了系统性栓塞的风险，并可能导致心室去负荷不良或泵故障（图 28-6）。其发病率并不低，在 HeartMate BTT 和 DT 试验最初报告中分别为 2%[2] 和 4%[3]。值得注

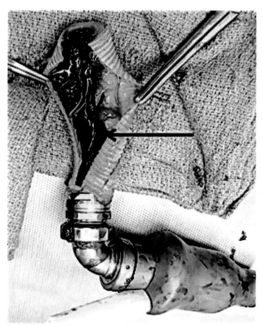
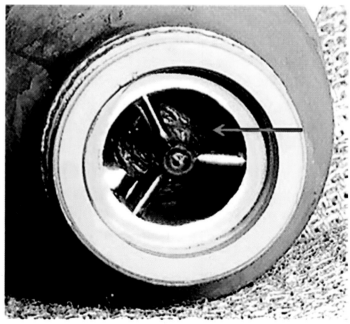

▲ 图 28-6　**VAD 相关血栓形成。流出道移植物血凝块（左；黑箭）。原位装置血栓（右；红箭）（图片由 Dr. Hiroo Takayama, Division of Cardiothoracic Surgery, Columbia University Medical Center 提供）**

意的是，装置血栓形成的标准在临床试验中相当严格，我们认为临床相关的装置血栓实际发生率可能高达 10%。近期来自 ADVANCE-CAP 研究的初步报告[34] 和 FDA 关于 Heartware HVAD 的批准报告支持这一论点。

泵血栓形成可能由多种因素引起，包括抗凝血不充分、流入导管位置不正、固有的高凝血状态、由心腔或叶轮缝隙吸入的残余血凝块等。主动脉瓣开闭频率和装置流量是泵血栓形成的危险因素[35]。以更快的速度关闭主动脉瓣可使血液从心室连续流入泵内，从而保证通过装置的最大流量。另外，在这种情况下，主动脉根部冲刷可能不理想。相反，当主动脉瓣打开时，尽管这种情况保证了最佳的主动脉根部冲刷，但血液可同时通过泵和左心室流出道流动，可能会降低 LVAD 流量。但这些假设必须进行前瞻性研究来证实。

装置血栓形成后可能出现或不出现由于机械去负荷不足而导致心力衰竭恶化的症状和体征。溶血的临床标志物包括黄疸，以及实验室检查发现高血浆游离血红蛋白、低结合珠蛋白或血红蛋白尿等，提示由于装置阻塞相关的非层流导致了红细胞溶解。此外，LDH ＞正常值 3 倍对装置血栓的诊断具有 90% 的特异性和 100% 的敏感性[36]。查询系统控制器可能进一步发现持续性功率峰值。若超声心动图显示无负荷心室，包括心肌收缩力增加、心室扩张、多普勒血流变化或二尖瓣反流恶化，也可能提示 LVAD 功能障碍[37]。在装置血栓形成可能性较高的情况下，如 LDH 大于正常值的 3 倍，可使用 Columbia Ramp 方案量化左心室内径随 LVAD 速度不同的相对变化（图 28-7）。两者关系的线性分析得到的斜率可用于无创识别装置血栓形成[36]。在这项研究中，每一名 ramp 检测阳性并有终末器官功能障碍（如肾衰竭）的患者，都进行了装置更换，并在术中确认了泵血栓的存在。

3. 装置血栓的处理

原位泵血栓形成的初始处理需要进行积极的抗凝血，通常为静脉注射肝素。使用 GP Ⅱ a/ Ⅲ b

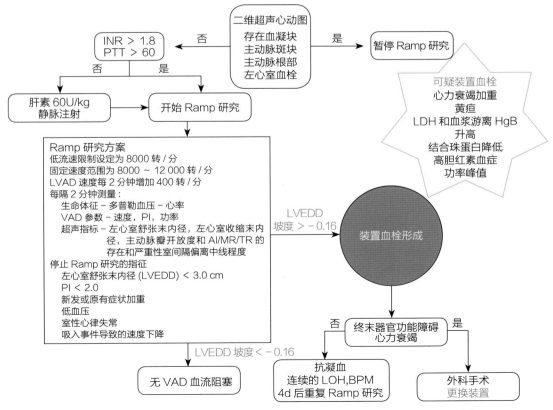

▲ 图 28-7　**Columbia Ramp 方案对于装置血栓的诊断流程（修改自 Uriel 等[36]）**

抑制药[38] 和心室内溶栓药[39] 有一定的治疗成功率，但常常由于潜在的致命出血并发症而受到限制。提高 LVAD 速度也可作为克服血流动力学阻塞性泵血栓形成的一种策略。然而，这种方案在理论上存在导致系统性 LVAD 血栓栓塞的风险。最终出现终末期器官功能障碍的严重症状和体征提示全身系统灌注不良后，往往需要再次手术进行装置更换。

2010 年 2 月至 2012 年 4 月期间植入 HeartMate Ⅱ LVAD 的一部分患者可能存在折弯止裂槽断开的风险[40,41]。折弯止裂槽指的是将泵近端流出道移植物包裹在其插入点的聚四氟乙烯管。折弯止裂槽分离使下方的流出道移植物易受扭结或原位血栓形成

的影响而发生畸形、损伤和潜在障碍。患者由于血流流出受损而可能表现出溶血特征和心力衰竭症状。据报道，在这段时间内，哥伦比亚大学 LVAD 植入医疗中心，折弯止裂槽完全和部分断开的发生率高达 11% 和 23%。前后位腹部 X 线检查有助于诊断，治疗上可能需要外科手术矫正（见图 28-8）。但 FDA 在 2012 年 4 月进行 1R 级召回后进行的设计修改应该能避免 HeartMate Ⅱ LVAD 在此日期后产生此类并发症。

（二）主动脉瓣关闭不全

新发生发展的自体主动脉瓣关闭不全（aortic insufficiency, AI）已被认为是一种长期使用装置

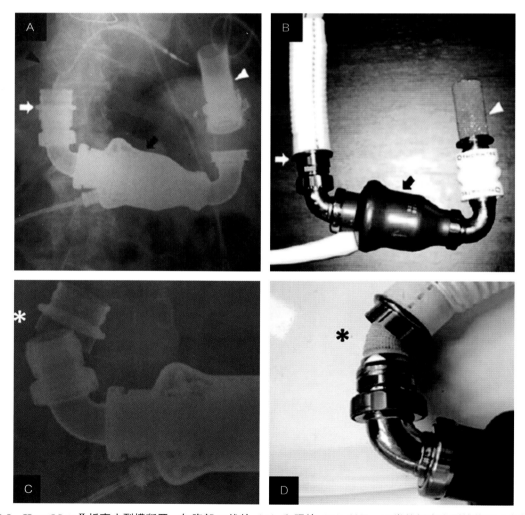

▲ 图 28-8　HeartMate Ⅱ 折弯止裂槽断开。如腹部 X 线片（A）和照片（B）所示，正常的折弯止裂槽位置（白箭头）位于流出道移植物（黑箭头）和 LVAD 泵（黑箭）之间的插入点。白色三角箭头标记的是流入导管。腹部 X 线片（C）和照片（D）显示完全断开的折弯止裂槽[40]

后的获得性并发症。据多个研究小组报告，轻到中度的 AI 在使用装置支持 1 年后的发病率为 25%[42-44]。在 AI 存在的情况下，由 LVAD 泵入升主动脉的血液会回流至左心室，导致装置无效。多种危险因素与 AI 的发生发展有关，包括患者年龄、LVAD 使用时间以及主动脉根部直径。此外，使用 LVAD 期间主动脉瓣未能开放也与 AI 及其进展有关[43-45]。主动脉瓣关闭引起的瓣叶停滞易发生交界融合，并导致瓣膜功能不全[46]。然而，如何进行理想的 LVAD 设置以确保适当的机械去负荷和主动脉瓣开放频率，尚缺乏共识，因为完成此操作所需的较低速度可能与较高的装置血栓形成风险有关。

AI 的临床严重程度可能表现为从无症状的心力衰竭到直接的心源性休克[47]。AI 严重性的诊断和定量通常需要依靠超声心动图。右心导管检查可提供有关失代偿程度的更多血流动力学数据，并帮助调整 LVAD 速度和制订正性肌力药、血管扩张药和利尿药的使用策略。然而，最终的决定性治疗可能需要对瓣膜进行有创性矫正，特别是对于不能进行心脏移植的 LVAD 永久替代性治疗患者。在最初植入 LVAD 的过程中，如果患者已经存在 AI，也可以考虑使用外科技术进行矫正。这些技术包括使用 "Park" 术修复中央主动脉瓣，或通过心包补片永久性封闭左心室流出道[48-52]。然而，如果消除了通过主动脉瓣的血流，患者的存活就只能依赖所植入装置产生的左心室射血，因此，可以考虑使用生物假体替换原有瓣膜[53,54]。近期有病例报告描述了使用 Amplatzer 间隔封堵器经皮关闭主动脉瓣[55,56]。虽然这种方法带来了一定希望，但由于结果并不是一致的使患者获益，因此有必要行进一步的临床研究。

（三）感染

CF-LVAD 患者感染的临床表现多样，可从无症状到发烧、疲劳和全身不适。经皮导线是主要的感染源，因为其与腹腔内的连通为病原体创造了一个重要入口[2-4]（图 28-9）。在 HeartMate II BTT 和 Heartware Advance 试验中，经皮导线感染

的发生率分别为 14.0% 和 12.1%[2,4]。虽然导线感染本身不是死亡的危险因素[57]，但它会促进患者多种疾病的发生，包括增加脑出血和脑卒中、再住院、长期抗生素治疗和重复手术以更换装置的风险[7,58,59]。对于 BTT LVAD 患者，活动性感染可能会对他们能否进行心脏移植产生负面影响，并导致移植后生存率下降[60]。

患者的一些并发症，包括肾衰竭、长期住院、肥胖和糖尿病会导致相对免疫功能低下状态和更高的感染风险[61]。在出院前，患者及其护理人员将接受有关使用无菌技术进行适当导线护理的指导，并了解固定导线的重要性。尽管不同机构实践可能有所差别，但通常每天都会更换导线敷料，直到出口部位产生适当的肉芽组织而愈合为止[62]。最近在一项多中心试验中发现抑郁是 LVAD 感染的一个重要危险因素，提示社会心理健康和自我保健能力，是决定 LVAD 预后的重要因素[63]。

LVAD 患者的感染可分为以下三类：① VAD 特异性感染；② VAD 相关感染或 ③ VAD 非相关感染[64]。VAD 特异性感染指装置是感染的主要参与者，包括导线、泵组件、流入导管、流出道移植物和泵囊袋。对于 HeartMate II，泵囊袋可被视为泵所在的腹膜外腔。而 Heartware HVAD 是通过手术植入心包内的，因此不需要囊袋。表 28-2 总结了 VAD 特异性感染的诊断标准，参考了经典的 Duke 感染性心内膜炎诊断标准，包括血培养阳性、超声心动图和有提示意义的临床表现[65]。VAD 相

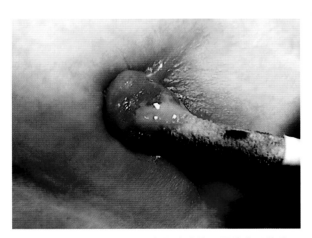

▲ 图 28-9　HeartMate II 经皮导线感染（图片由哥伦比亚大学医学中心心胸外科 Hiroo Takayama 医生提供）

表 28-2　心室辅助装置特异性感染诊断标准 [64]

主要标准

外周血培养阳性并符合：

　　间隔 ≥ 12 h 的 2 次以上培养出同种微生物，且无其他感染灶

　　或

　　3 次血培养阳性或 4 次以上血培养中大多数阳性（第 1 次与最后一次间隔 ≥ 1 h），且无其他感染灶

从中心静脉导管和外周静脉导管同时抽取到 ≥ 2 次的血培养阳性

超声心动图有 VAD 相关感染性心内膜炎的阳性发现，包括以下任何或所有证据：

　　与流入导管或湍流区任何部位相关的心内团块

　　植入材料上的赘生物

　　脓肿

　　出口导管新裂开或部分开裂

次要标准

发热 ≥ 38 ℃

血管病变

　　大动脉栓塞，败血性肺梗死

　　霉菌性动脉瘤

　　颅内、内脏或结膜出血

　　Janeway 损害

免疫反应

　　肾小球肾炎、Osler 结节、Roth 斑

不符合上述标准的血培养阳性

　　除外凝固酶阴性葡萄球菌或轮状葡萄球菌的单一阳性培养

关感染是指那些不直接涉及装置，但容易对其产生影响的，包括血源性感染、感染性心内膜炎和纵隔炎。非 VAD 相关感染是指其发生于独立于装置之外的系统，包括尿路感染、肺炎、胆囊炎和艰难梭菌腹泻。

临床检查可发现导线出口处有红斑或分泌物。沿着其腹内段的压痛提示相关的浅表组织感染，或者来源于更深层包括 LVAD 囊袋和装置本身。其他包括泌尿系、皮肤、口腔和呼吸系统感染，可能会通过血液途径播散，从而对 LVAD 造成二次感染。

血培养和导线出口部位细菌和真菌感染的拭子检测，是诊断和制订抗菌治疗策略的必要措施。实验室检查还包括完整的血细胞计数（CBC）、红细胞沉降率（ESR）和 C 反应蛋白（CRP）的检测。

若存在触诊波动感和腹部压痛，则应进一步通过超声检查或胸腹部的计算机断层扫描（CT）等影像学检查，以评估是否有更深层的组织受累、液体聚集和可能的囊袋感染。

大多数导线感染源于革兰阳性细菌的增殖。表皮葡萄球菌、金黄色葡萄球菌、肠球菌属、大肠埃希菌、粪肠杆菌、肺炎克雷伯菌和铜绿假单胞菌能够在导线定植并最终导致感染。在已知的病原微生物中，念珠菌感染导致的 LVAD 患者死亡率为最高。

如果导线感染扩展到邻近组织，应采用外科清创和（或）使用真空辅助关闭装置处理 [61]。但是，迁移到 LVAD 囊袋的感染会使装置受累。是否进行手术干预往往取决于病原体的毒力、患者的临床状况、手术风险和心脏移植候选资格 [66,67]。对

于永久替代治疗的 LVAD 患者，治疗可能涉及长期的抑制性抗生素治疗，需根据感染的发病率和再次感染新装置的可能性，考虑是否更换泵。另外，移植过渡期的 LVAD 患者可继续接受抗生素治疗，由于出现了装置并发症，应在移植等待名单上优先考虑[68]，前提是感染的紧急性和严重程度不影响其移植资格。

（四）室性心律失常

LVAD 患者对室性快速性心律失常（Ventricular tachyarrhythmias，VT）的耐受力较强，甚至有在心室颤动 12 小时后仍生存的病例报告[69-71]。但另一方面，持续性 VT 的潜在后果会导致右心室衰竭而使左心室流出量受损和心腔内血栓形成[72-74]。据报道，HeartMate Ⅱ 患者的 VT 负荷在术后早期最大，发病率为 13% ～ 39%[2,75,76]。然而，由于除颤器使用不一致以及用于监测心律失常事件的装置设置不标准，晚期室性心律失常的真实发生率可能被低估。

患者可无 VT 症状，仅仅在除颤器检查后才发现。可能出现的症状包括疲劳、呼吸困难、虚弱、恶心、水肿、头晕、晕厥和胸痛，并与心律失常持续时间及其对心室功能的影响相关[72]。

VT 的预测因素包括安装 LVAD 前的室性心律失常病史[72,77]、高龄[78]、β 受体拮抗药治疗率较低[79] 及使用 LVAD 作为永久替代性治疗[78]，同时需重视患者并发症对其 VT 倾向的影响。在多个搏动性和持续性流动装置的研究中，缺血性或非缺血性心肌病都与 VT 相关[80-82]。这可能是由于潜在心肌病的进展导致心肌本身易发生心律失常，也可能是患有易致心律失常的结构性心脏病如结节病或肥大性心肌病引起的。LVAD 手术可能导致 VT，尤其是在流入导管周围的心尖瘢痕处[80,83]。此外，VT 可能由"抽吸"事件诱发，后者发生于装置速度过快或左心室前负荷不足所导致的左心室过度减压时。室间隔会被这种情况产生的负压吸引向流入导管，两者的接触成为心律失常发生的原因[76,84]。抽吸事件通常较短暂，因为在 LVAD 中设置了强制减速以保证患者的安全。

然而，在不校正基线速度的情况下，抽吸所诱导的 VT 可能会从间歇性的室间隔接触发展为室间隔心肌组织对流入导管的严重机械性阻塞[85]。除血流动力学不稳定的抽吸事件外，VAD 相关的 VT 在其他方面不会出现急性失代偿。通常不需紧急处理，主要针对右心力衰竭和低排血量的体征和症状进行治疗。然而，如果 LVAD 患者发生的 VT 导致了血流动力学不稳定，可能需要通过电击进行体外除颤。抗心律失常治疗，包括静脉注射胺碘酮、利多卡因或普鲁卡因胺，对 LVAD 患者 VT 的疗效可能有限[72]。对于可逆的病因需要及时纠正，包括电解质失衡导致的 QTc 延长或特殊药物的影响。对于复发性或持续性室性心律失常的患者，有创性电生理学检查和消融治疗可能带来获益[83,86,87]。

VT 预防可从 β 受体拮抗药治疗开始，因为未应用 β 受体拮抗药可作为 LVAD 患者心律失常事件的预测因子，并且其应用会改善左心室重塑，促进潜在的心肌恢复[16,18]。胺碘酮或其他抗心律失常药物可考虑在已有使用历史的患者中继续应用。植入式心律转复除颤器（implantable cardioverter-defibrillators，ICD）在心脏性猝死一级预防和二级预防中的应用仍存在争议。目前的指南建议所有安装 LVAD 的患者植入 ICD，或在已有 ICD 的患者中重新启动抗心律失常治疗[11]。问题在于目前数据相对匮乏，还无法完全证实这些建议的合理性。有研究表明，ICD 可为 LVAD 患者（包括早期的脉冲装置）带来生存获益[77,79]。然而，在一项对 CF-LVAD 的研究中，对 44 名 Heartmate Ⅱ 患者和 17 名 Heartware 患者进行了平均预期随访时间为 365d 的观察，没有发现恶性室性心律失常造成的死亡[82]。在此研究中每名参与者均植入除颤器，可检测到针对室颤和单形、多形室性心动过速发作的适当 ICD 治疗率为 34%。类似的，对 23 名 Heartmate Ⅱ 患者的回顾性分析也未能发现与室性心律失常相关的死亡[76]。虽然没有针对这一问题进行的临床试验，但有学者主张由于植入 LVAD 后预期的室颤负荷及其对右心室功能的影响，所有 LVAD 患者都应接受

ICD[76,82,88]。我们认为是否植入 ICD 进行一级预防取决于患者术前 VT 的病史（图 28-10）。这是由于 LVAD 患者发生 VT 通常不会导致猝死，另外我们对 95 名 Heartmate II 患者的前瞻性研究表明，植入 LVAD 前没有室性心律失常的患者其 VT（血流动力学稳定）发生率仅为 4%[89]。

六、总结

持续流动左心室辅助装置为改善终末期心脏病患者的死亡率带来了前所未有的获益。早期的临床试验证实其可作为移植过渡和永久替代治疗，在

装置植入后 1 年和 2 年的存活率分别为 68%[2] 和 58%[3]。最近 INTERMACS 研究报告一致的证明了其 1～2 年的实际生存率分别＞ 80% 和 70%[1,5]，近似于目前心脏替代治疗金标准即心脏移植的预后[90]。虽然在患者筛选、手术技术和医疗护理等方面已经随着总体经验的发展而改进，但 LVAD 相关并发症仍对患者和医疗系统造成了负担。新的发现和研究有望改善 LVAD 患者的临床预后，深化我们对 LVAD 装置与心力衰竭病理生理的认识。这些进展无疑将扩大机械循环支持疗法的应用范围，满足更多患者的需要，使许多患者不必再进行心脏移植。

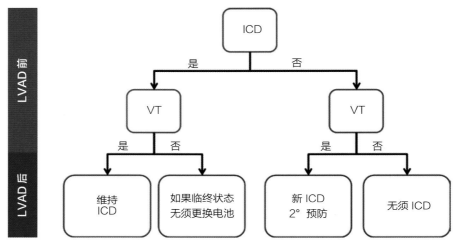

▲ 图 28-10 心室辅助装置植入后的除颤器治疗流程（修改自 Garan 等[89]）

第 29 章
全人工心脏
The Total Artificial Heart

Keyur B. Shah　Anit K. Mankad　Daniel G. Tang　Vigneshwar Kasirajan　著

王辉波　袁雨培　译

一、概述

美国国立卫生研究院（NIH）于 1964 年建立了人工心脏计划，以促进开发替代垂死心脏的设备。在四十多年后的 21 世纪，机械循环支持已经应用于晚期心力衰竭的治疗。随着技术的进步和左心室辅助装置（LVAD）对临床结果的改善，机械循环支持得到了较好的发展，但心脏替代技术的发展则较为缓慢。

尽管如此，全人工心脏（TAH）仍然是治疗双心室心力衰竭死亡患者晚期心力衰竭的有效手段。此外，该装置为严重休克和 LVAD 治疗的解剖禁忌证患者提供了一种挽救生命的选择。本章回顾了 TAH 的发展、技术考虑和患者选择。

二、历史

人工心脏的概念早已引起了人们的注意。早在 1812 年，工业革命时期的法国医生 M.Le Gallois 就指出："……如果心脏的位置可以是……人工形成的……那么生命可能会无限期地维持……"[1]。一个世纪后的 1929 年，O.S. Gibbs 报道了最早使用体外人工心脏来完全支持动物模型中的循环系统[2]。1952 年 Forrest DoDrill 使用左心旁路手术进行二尖瓣分流手术。John Gibbon 于 1953 年进行体外循环以关闭房间隔缺损，标志着现代心脏外科手术的开始[3,4]。1957 年，Willem Kolff 和 Tetsuzo Akutsu 开发了一种气动驱动的原位全人工心脏，成功地植入一只狗体内，并持续作用了 90min[5]。研究人员将继续在多个中心开展人工心

脏研究项目，他们的努力以达到人类植入为最终目的。

1964 年，NIH 建立的美国人工心脏计划，可以与美国太空计划相提并论，该项目的最初目标是在 10 年内开发一种完全植入式原子动力人工心脏供临床使用。就在这个时候，媒体大张旗鼓地报道了南非进行的第一次心脏移植，然而，由于术后生存率很差，很快挫伤了人们的热情，类似的经历也在之后的人工心脏研究中重复出现。

1969 年 Denton Cooley 和 Domingo Liotta 在一位 47 岁的患有严重缺血性心肌病的老年男性患者身上植入了第一颗人工心脏。该患者正在接受心室重塑手术，因无法脱离体外循环，因此植入由 Liotta 设计的实验气动人工心脏。人工心脏成功地提供了血流动力学支持，但患者很快出现溶血和进行性肾衰竭。在供体心脏找到后，该患者在 64h 的循环支持后接受了心脏移植，不幸的是，最终患者在术后 32h 后死于脓毒血症[6,7]。这一事件引发了巨大争议，因为 Cooley 和 Liotta 在没有事先经过合适的机构或联邦批准的情况下执行实验程序而受到批评。患者的家人以疏忽、缺乏知情同意和不适当的实验为由起诉（并向美国最高法院上诉），但未获成功[8]。Cooley 从贝勒医学院辞职，Liotta 被停职，随后返回阿根廷。知识剽窃的指控最终成了 Cooley 和 Michael DeBakey 之间最臭名昭著的职业纠纷[9]。

十年之后，人类才又进一步尝试使用 TAH。1981 年，Cooley 为一名 36 岁冠状动脉搭桥手术后

不久心脏骤停的男子植入了另一颗气动人工心脏（由 Akutsu 设计）。患者在病程中发生了明显的肾衰竭和左肺静脉阻塞所致的严重缺氧，需要静脉 - 静脉体外膜氧合，并在 55h 的 TAH 支持后接受了心脏移植，但是患者 1 周后死于严重的脓毒症[10]。

1982 年，在联邦政府和机构的批准下，William DeVries 将广为宣传的 Jarvik-7 TAH 永久植入 Barney Clark 体内作为终末治疗[11]。Barney Clark 博士并不是心脏移植的候选人，但他依靠该装置的大型气动控制台驱动器存活了 112d。他的术后病程很痛苦，并发反复的呼吸衰竭，需要气管插管，人工二尖瓣腱索断裂需行人工左心室置换术，同时存在发热、脑脑卒中、癫痫、精神错乱、间歇性肾衰竭，以及与抗凝血相关的出血等并发症，最终死于假膜性结肠炎。Barney Clark 博士多次表示，他自愿参加这项实验，是为了科学的进步；然而，他也同样多次要求死亡，他的故事引发了人们对极端人体实验伦理问题的讨论。

DeVries 继续进行了 3 次植入永久性 TAH 治疗，生存期为 10 ～ 620d，结果均导致严重的并发症。由于治疗费用高，生存率低，生活质量差，导致人们对 TAH 治疗效果的热情渐渐丧失。最终，人工心脏不允许再作为终末治疗，研究的重点转移到使用心室辅助装置的部分循环支持的发展上。

尽管如此，人工心脏作为移植过渡期的经验仍在少数几个医疗研究中心积累。1985 年，Copeland 运用 Jarvik-7 TAH 进行了第一次成功的心脏移植[12]，该装置最终更名为 CardioWest TAH（Syncardia，Tuscon，AZ），稍作设计更改，并于 2004 年被批准作为心脏移植的过渡治疗。

另一种 TAH 治疗的人体试验于 2001 年开始。Abiomed AbioCor 植入式置换心脏（IRH）（AbioMed，Danvers，MA）完全植入式，利用经皮能量传递（TET）线圈给电池充电，并使用电动液压泵驱动心室。2004 年首次报告了 7 名植入患者的结果，均出现了明显的并发症[13]。一例死于术中出血，另一例术后数小时死于抑肽酶反应。其余 5 例术后病程不佳，仅有 2 例患者存活至出院。最终有 14 例患者被植入，存活时间最长为 512d。

2006 年，该设备获得了 FDA 的治疗批准，但到目前为止，尚无制造商销售该设备。

三、设备设计

CardioWest TAH 源自犹他州大学开发的 Jarvik-7，最初被称为 Jarvik TAH，有 100ml 的填充体积，于 1982 年第一次完成人类植入。Jarvik TAH 连接到心房，替换了整个心室心肌和所有四个瓣膜。1984 年，Jarvik-7 被改进，每个心室的填充容积为 70ml。该设备于 1993 年被 FDA 批准用于研究，一条涂有涤纶丝绒的新驱动线被用于 CardioWest TAH。

CardioWest TAH 由两个单独的脉动和聚氨酯内衬血泵构成，总重量 160g，总体积 400ml。每个泵都有一个气动驱动器，该驱动器将 4 层聚氨酯隔膜向下拉，使血液进入心室，然后使用精确校准的空气脉冲将血液挤出心室（图 29-1）。每个心室单元都有两个 Bjork-Shiley 斜盘阀（放置在

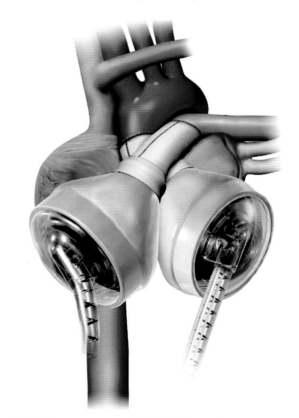

▲ 图 29-1　**CardioWest 全人工心脏（TAH）**
TAH 由 2 个气动脉动泵组成，取代心室和 4 个心脏瓣膜。该设备与心房袖和大血管相连

流入和流出端口中），以确保血流单向通过设备。操作者对装置设置（心率和驱动压力）进行优化，以实现每个心室的独立跳动（最大限度地减少淤血和血栓形成的风险），并将装置内的血液完全排出。该泵能够产生高达 9.5L/min 通过每个心室的血流。植入后，患者被固定在一个重达 400 磅的外部驱动控制台上，该控制台包含支持驱动压力和控制心率和收缩持续时间的活塞（图 29-2A）。欧洲开发便携式 EXCOR 驱动程序和自由驱动程序（欧洲批准的 CE 标志，美国正在进行临床试验）已使 TAH 患者获益（图 29-2B）。是否可以在院外治疗一直是这项技术得到更广泛应用的主要限制因素，使用便携式驱动程序可以提高部分选择的患者出院率。

AbioCor IRH 装置取代了心脏的心室，并有一种独特的充电机制，使它可以摆脱经皮传动系统[14]。AbiCor IRH 具有 4 个内部组件和 4 个外部组件。内部组件包括 AbioCor 胸腔单元、锂离子电池、控制器和 Tet 线圈（图 29-3）。AbioCor 胸腔单元由 1 个能量转换器、2 个泵室（左心室和右心室）和 4 个 24 mm 三排阀，以及 1 个液压泵系统组成，能量转换器位于腔室之间，包含由无刷直流电机驱动的离心泵。离心泵对低黏度液压油加压，该液压油利用一个 2 位切换阀交替泵送入右心室和左心室，将液体置换到一个心室会在另一个心室

产生负压，导致左心室和右心室交替泵送。开关阀的频率可以设定在每分钟 75 ～ 150 次，流量为每分钟 4 ～ 8L。血液接触面是由聚醚氨基甲酸酯制成的，内部控制器通过射频传输将液压波形和电池状态设备性能等数据传输到床边控制台，实现感应耦合的过程，内部 Tet 线圈接受通过皮肤从外部 Tet 线圈（用黏合剂固定在内部 Tet 线圈上)传输的高频功率。外部组件包括外部 Tet 线圈、便携式 Tet 模块（移动使用）、床边控制台和电池。

2006 年 9 月，美国食品药品管理局首次批准了 AbioCor IRH 作为人道主义使用装置。然而，该泵目前已不再生产，因此本章的其余部分将重点放在 CardioWest TAH 上。

四、临床试验

截至目前，发表关于 CardioWest TAH 的大部分研究来自北美和欧洲（表 29-1 中总结的数据）。目前还没有随机对照试验将 TAH 与其他的双心室支持或替换形式进行比较。

1990 年，Jarvik-7 在美国被禁止使用，直到 1993 年 FDA 批准该器械可用于美国五个医学中心的研究。Jack Copeland 博士和他的同事发表了他们十年的研究，评估现已更名的 CardioWest TAH 作为心脏移植的桥梁的安全性和有效性[19]。这项研究纳入 95 名患者，其中 81 名符合该方案纳入

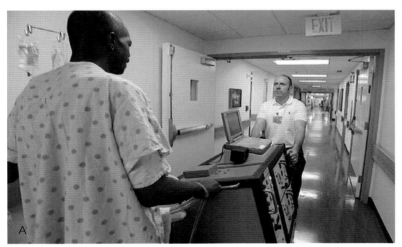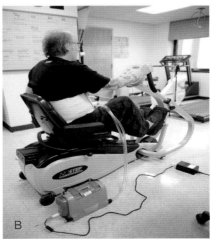

▲ 图 29-2　CardioWest 全人工心脏（TAH）的气动驱动装置

设备植入后的患者连接到 400 磅的住院驱动器。A. 便携式自由驱动器；B. 正在接受临床试验，将允许心脏病患者携带 TAH 出院回家（图片由弗吉尼亚联邦大学 Joe Kuttenkuler 提供）

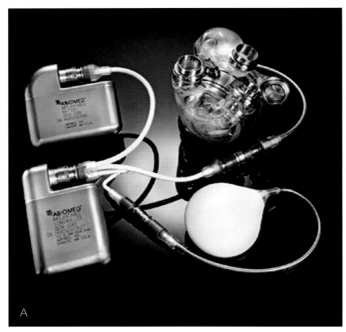
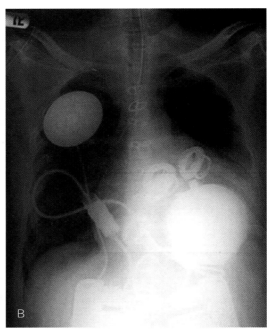

▲ 图 29-3　完全植入式 AbioCor 不可置换心脏（IRH）

装置显示在面板（A）中，所有可植入的内部组件包括 Abiocor 胸部装置、锂离子电池、控制器和 TET 线圈；胸部 X 线片（B）显示了患者体内设备的组成部分（经 Abiomed 许可转载）

标准。该方案组的存活率分析是 FDA 最终在美国批准该装置的基础。其中 14 名患者被排除在核心分析之外，因为他们未能满足协议纳入标准或其他原因，包括缺乏满足纳入标准的文献支持[4]、可以使用 LVAD[3]、透析患者[2]、未列入移植候选名单[2]、已安装不能共存的装置或不能进行同种异体移植[1]。

研究人员证实，该装置维持终末器官的功能和血流动力学稳定性，从而通过心脏移植以 79% 的成功率，有效地挽救了垂死的患者，成功率在所有设备中最高。此外，患者在移植后的存活率与公布的数据相当（1 年生存率为 86%，5 年生存率为 64%）。该装置失败率极低（1 例膈肌破裂），大多数装置相关的并发症与植入过程中的并发症（2 例死亡）和上肢中心静脉导管卡压（3 例死亡）有关。

与美国不同的是，自 20 世纪 80 年代以来，欧洲对 Jarvik-7/CardioWest TAH 的使用一直没有中断。法国和德国的报告描述了许多重症患者的结果，包括术前心脏骤停、血液透析和机械通气的高发病率。Leprince 发表了法国 15 年来对

127 名患者的研究结果[15]。大多数死亡与多器官功能衰竭有关，主要发生在装置植入后的 2 周内（12±9d）。德国专家 El Banayosy 报道，42 名植入 TAH 的患者病情极为严重，其中许多人被排除在美国试验的标准之外。这个研究报告 TAH 的死亡率为 52%，大多数患者死于植入前不可逆的器官功能衰竭[16]。德国研究的结果突出了 TAH 在慢性或严重肝肾功能损伤方面的局限性。

五、患者选择

目前 TAH 的应用是将双心室衰竭的患者过渡到心脏移植。美国临床试验的纳入标准包括 4 项内容：①心脏移植资格；② NYHA Ⅳ 级；③足够的胸腔大小；④血流动力学损害［心脏指数≤ 2.0L/（min·m²），全身低血压或高中心静脉压＞ 18mmHg，或需要多种血管活性药物 / 主动脉内球囊泵 / 体外循环治疗］[19]。该设备的使用弥补了不适于使用 LVED 的一些适应证：包括心肌壁破裂、广泛的腔内血栓形成、心脏移植失败、难治性心律失常、机械瓣膜、复杂的先天性心脏病、限制型心肌病、肥大性心肌病、近端主动脉疾病、

LVAD 治疗失败和急性暴发性心源性休克。

LVAD 患者的右心室衰竭预示着不良结局[20]。然而，确定右心室功能不全的患者将受益于双心室支持 / 置换，而不是用于心脏移植的左心室辅助装置。尽管右心室衰竭的风险测量方法已被确定，但在实际中，这些措施的一致性在患者中往往是不明确的。表 29-2 列出了各种超声心动图、血流动力学、临床和实验室研究[20-24]。此外，选择双心室治疗在临床上具有争议性。在回顾性的研究报告中，与 TAH 相比，双心室辅助装置（Bi-VAD）的结果通常是次优的，并缺乏有意义的前瞻性研究[25,26]。一般来说，双心室的安装有可能使其心脏功能得以改善的患者应该考虑使用双心室辅助装置；而那些有难治性休克或预计需要长期维持生命的患者可以从 TAH 中受益。

CardioWest TAH 的使用在解剖上有一定的限制性，因为该装置可能导致心脏较小患者的静脉回流受阻。在临床研究中，满足体表面积为 1.7 ～ 2.5 m² 或在 CT 成像上从前椎体到第 10 胸椎内板前后距离 > 10 cm 才能放置设备[19]。虽然胸廓前后径及横径已作为判断体型的指南，但心脏轮廓的大小可能是 TAH 正确植入的决定因素。El Banayosy 等报道了许多植入的并发症和胸部闭合困难问题，特别是对于急性心肌梗死后出现心源性休克的患者，此时心室尚未恢复到像慢性心肌病那样的扩张状态[16]。对于心脏较小的患者，成功植入装置也是可行的，因为可以在心室切除术后为装置留出足够的空间；此外，对于心脏较小的患者，可以考虑将 TAH 泵向左方向位移，以防止心脏受到挤压。利用这一策略，Leprince 和他的同事报道了该设备在心脏较小患者中的成功植入，这些患者的临床结果很好，且少有植入后并发症的出现[27]。目前，一个更小的 TAH（50ml CardioWest TAH）正在开发中，并有可能用于儿童和心脏较小的成人身上。

TAH 的临床危险因素与 LVAD 植入的公认危险因素不同，并且缺乏用于患者的可靠数据。对符合美国 Pirotal 研究资格的患者进行的一项特别分析显示：通过多因素分析发现，只有吸烟史与设备植入后的死亡风险相关，而血流动力学参数和终末器官功能的测量不是预测因素[28]。在欧洲和美国的研究中，因心脏移植失败而植入 TAH 的患者预后较差[15,16,29]。不可逆的终末器官（肾、肝）损害、明显升高的肺血管阻力和不可改变的心脏移植禁忌证（仅限美国）应被排除在候选名单之外。

六、手术技巧及注意事项

这个装置是通过胸骨正中切口植入的，与 LVAD 的植入技术类似，取下左膈肌，形成一个小的腹膜前间隙。当患者开始进行体外循环时，切除左心室和右心室，在二尖瓣和三尖瓣环下留下 1cm 的肌肉边缘。切口穿过右心室和左心室流出道，主动脉和肺动脉刚好在主动脉和肺动脉瓣上方横断。切除二尖瓣和三尖瓣小叶，留下瓣环。然后将心房快速连接和移植到大动脉入口，修剪并缝合到各自的接口处。为了最大化的降低血栓和缠结的风险，外科医生应该使用于连接心房切口的合成材料及主动脉和肺移植的长度最小化。

心包内衬有一层薄薄的聚四氟乙烯（PTFE），以便于随后的胸骨再次移植[30]。动力传动系统通过腹壁，人工心室与各自的孔相连。装置周围的心包炎性挛缩会限制供者同种异体移植的可用空间。除了用聚四氟乙烯减少装置引起的炎症，还可以将填充 200ml 生理盐水的乳房假体放置在心脏顶端的位置。关闭该系统，然后移除主动脉夹。人工心脏设置稳定增加，停止患者的体外循环。

在已发表的研究中，TAH 植入物术后早期出血频繁，手术再探查率高（表 29-1）。一些机构延迟胸骨闭合，使胸腔开放几天，直到术后出血稳定。在胸部闭合期间，右心房静脉回流和左心房静脉回流都会受到装置的压迫，并可能导致心脏瓣膜容积和心排血量的突然下降。虽然术中经食管超声心动图不能清晰地显示泵的位置，但它可帮助辨认右心房静脉和左心房静脉的流入。右侧泵（腔静脉和右侧肺静脉）的压缩更常见，通常可以通过向左和向下移位装置来治疗。

表 29-1　CardioWest 全人工心脏主要临床研究总结 [15–18]

	Copeland 等 [17]		Leprince 等 [15]，n=127	El-Banayosy 等 [16]，n=42	Roussel 等 [18] n=42
	协议 n=81	例外 n=14			
术前特征					
年龄（均值 ± 标准差）	51± 10	NR	38± 13	51± 13	46 ± 10
男性比例（%）	86 %	NR	85 %	88%	95%
主动脉内球囊泵（%）	36 %	NR	NR	67%	33%
多重 / 无机压缩（%）	100 %	NR	NR	100%	NR
机械通气（%）	42 %	NR	NR	74%	14%
术前透析率（%）	0 %	NR	NR	52%	7%
术前心脏骤停（%）	37 %	NR	NR	45%	14%
未能脱离 CPB（%）	19 %	NR	NR	26%	NR
移植存活率（%）	79 %	50%	＜ 1993，43%；1993－1997，55%；1997－2001，74%	26% 移植；22% 带设备存活	72%
使用天数（均值 ± 标准差）	79 ± 84	NR	NR	86 ± 89	101 ± 86
设备故障					
隔膜破裂（%）	1%		1 %	2 %	0 %
导管夹持率（%）	3%		NR	2 %	2 %
拟合并发症（%）	5%		NR	19%	5 %
并发症					
有出血（%）	44%		26%	21%	NR
需再次手术的出血（%）	21%		NR	19%	52%
泵 / 纵隔感染（%）	5%	NR	3%	5%	5%
传动系感染率（%）	21%	NR	NR	7%	14%
任何感染（%）	77%		NR	NR	83%
任何神经事件（%）	27%		0.016 事件 / 月	9.6 %	
脑卒中（%）	12 %	NR	0 %	NR	8 %
血液透析率（%）	27 %			在基线正常的人中占15%	64 %
预后					
移植存活率（%）	79 %	50%	＜ 1993，43%；1993－1997，55%；1997－2001，74%	26% 移植；22% 带设备存活	72 %
移植后 1 年生存率（%）	86%	NR	NR	NR	90%

CPB. 体外循环；NR. 未报告

表 29-2　左心室辅助装置置入后用于预测右心室衰竭的各种临床参数汇总[20-24]

	非右心室功能衰竭	右心室功能衰竭	P	研究者
血流动力学参数				
RVSWI（mmHg·ml）/m²	368 ± 245	151 ± 75（RVAD）	0.01	Fukamachi 等[24]
	556 ± 298	391 ± 226（RVAD） 541 ± 344（正性肌力药 > 14d） 560 ± 335（晚期 RVF）	0.04	Kormos 等[20]
	463 ± 180	330 ± 160（RVAD, 吸入 NO > 14d, 正性肌力药 > 14d）	0.002	Kato 等[23]
心排血量（L/min）	3.5 ± 0.9	2.8 ± 0.5（RVAD）	0.02	Fukamachi 等[24]
心脏指数［L/（min·m²）］	2.5（IQR 1.2 ～ 4.3）	2.1（IQR 1.5 ～ 3.1）（RVAD, 吸入 NO, 低血压）	0.04	Potapov[21]
肺动脉收缩压（mmHg）	38 ± 11	31 ± 5（RVAD）	0.015	Fukamachi 等[24]
	52 ± 11	62 ± 11（正性肌力药 > 14d）	0.03	Puwanant 等[22]
中心静脉压（mmHg）	12 ± 6.4	16 ± 6（RVAD） 15 ± 7（正性肌力药 > 14d） 13 ± 8（晚期 RVF）	0.01	Kormos 等[20]
超声心动图参数				
TAPSE（mm）	15 ± 6	8 ± 4（正性肌力药 > 14d）	< 0.01	Puwanant 等[22]
RV 收缩压（mmHg）	46 ± 11	60 ± 14（正性肌力药 > 14d）	0.02	Puwanant 等[22]
LVEDd（mm）	75（IQR 53 ～ 102）	68（IQR 64 ～ 75）（RVAD, 吸入 NO, 低血压）	0.03	Potapov[21]
	73 ± 13	63 ± 10（RVAD, 吸入 NO, 正性肌力药 > 14d）	< 0.001	Kato 等[23]
LA/LVEDd	0.8 ± 0.2	0.7 ± 0.1（RVAD, 吸入 NO, 正性肌力药 > 14d）	0.004	Kato 等[23]
实验室参数				
谷草转氨酶（mg/dl）	74 ± 201	236 ± 557（RVAD） 78 ± 236（正性肌力药 > 14d） 89 ± 164（晚期 RVF）	0.02	Kormos 等[20]
	146 ± 189	637 ± 1519（RVAD）	0.006	Fukamachi 等[24]
白蛋白（mg/dl）	3.4 ± 0.6	3.7 ± 0.6（RVAD, 吸入 NO, 正性肌力药 > 14d）	0.028	Kato 等[23]
总胆红素（mg/dl）	1.6 ± 0.8	2.1 ± 1.6（RVAD, 吸入 NO, 正性肌力药 > 14d）	0.018	Kato 等[23]
血尿素氮（mg/dl）	30 ± 17	36 ± 17（RVAD） 32 ± 14（正性肌力药 > 14d） 33 ± 20（晚期 RVF）	0.05	Kormos 等[20]
国际标准化比值	1.4（IQR 1.1 ～ 5.0）	1.64（IQR 1.2 ～ 3.0）（RVAD, 吸入 NO, 低血压）	0.046	Potapov 等[21]
NT-proBNP（pg/ml）	4699（IQR 925 ～ 10 433）	13 026（IQR 8800 ～ 17 566）（RVAD, 吸入 NO, 低血压）	0.046	Potapov 等[21]
C 反应蛋白	1.8（IQR 0.3 ～ 20）	4.3（IQR 1.3 ～ 30）（RVAD, 吸入 NO, 低血压）	0.02	Potapov 等[21]

（续　表）

	非右心室功能衰竭	右心室功能衰竭	*P*	研究者
临床特点				
通气支持	21（5%）	11（37%）（RVAD） 5（14%）（正性肌力药 > 14d） 3（9%）（晚期 RVF）	< 0.001	Kormos 等[20]
心肌炎	0	3（27%）（RVAD）	< 0.001	Fukamachi 等[24]
体表面积（m²）	2 ± 0.2	1.7 ± 0.2（RVAD）	< 0.001	Fukamachi 等[24]

LA/LVEDd. 左心房内径 / 左心室舒张末期内径；LVEDd. 左心室舒张末期内径；NO. 一氧化氮；RV. 右心室；RVAD. 右心室辅助装置；RVSWI. 右心室做功指数；RVF. 右心室功能衰竭；TAPSE. 三尖瓣环收缩期位移；TR 三尖瓣反流分级：一级，反流至右心房中部；二级，反流至右心房顶部；三级，反流至腔静脉；四级，肝、颈静脉搏动

七、管理注意事项

（一）泵优化

CardioWest TAH 在心室中的最佳位置需保持每个心室全部射血，同时仅部分充满，从而允许静脉回流流量的调节。控制台具有一个计算机显示器，可以显示每个泵在收缩期和舒张期的波形，由传动系统中置换的空气估计冲程容积和心脏排血量。用户可以操纵各种参数来调节泵的性能，包括喷射速率、增加充注、排出压力和每个泵在收缩期所占周期的百分比。所显示的参数的变化可以反映出生理变化或与设备相关的故障的信号。容积和泵输出的减少是低血容量症的表现。装置植入早期，泵输出量减少提示应对出血、心房压塞或静脉回流压迫的情况进行紧急评估。如果优化了射出参数，泵仍持续全速运转，则应评估静脉充血情况并考虑利尿。临床医生还应调查传动系中的空气泄漏或绞缠，以了解参数的任何突然变化，特别是在设备植入后。

（二）抗凝血

尽管不同医疗中心的抗凝血治疗和监测有所不同，但 CardioWest TAH 血栓栓塞并发症的发生率较低。一旦胸腔闭合，胸腔内有引流管，患者将接受肝素或比伐卢定及阿司匹林（81mg/d）和双嘧达莫（50mg/ 日，tid）的抗血小板治疗[31,32]。一旦患者能够行走并耐受饮食，需接受华法林治疗并使国际标准化比率（INR）维持在 2.0 ～ 3.0。许多中心实施了多目标监测方法，以指导抗凝血[31,33,34]。抗血小板药物通过光学聚合计量学滴定至正常功能的 20% ～ 40%，并采用血栓弹性成像技术指导植入后早期的抗凝血。

（三）肾衰竭与利尿钠肽

TAH 植入后透析依赖性急性肾衰竭的发生率很高，目前尚不清楚这些损害是患者植入前的状况还是设备本身造成的。在以前的研究[17,18]中，肾衰竭（根据血清肌酐浓度 ≥ 5 mg/dl 或需要透析而定）的发生率为 19% ～ 64%。ElBanayosy 等表明，即使在手术前选择了肾功能正常的患者也是如此，在植入 TAH 后仍观察到 15% 的患者必须实施肾脏替代治疗[16]。

我们和其他人均注意到，围术期应用小剂量奈西利肽替代治疗可改善肾功能（通过尿量和肾小球滤过率来衡量），临床上一旦患者达到充足的血容量，就可以逐渐地放弃使用奈西利肽[35,36]。心室切除后，BNP 的血液浓度在手术后数小时内降至正常水平，BNP 内源性产物的丢失可能增加 TAH 植入后发生肾衰竭的风险。BNP 的突然降低可能通过改变肾血流动力学和神经激素平衡而对肾功能产生不利影响，奈西立肽的使用对长期结果的影响并未得到证实。

（四）贫血症

严重贫血的发生在 TAH 支持期间很普遍，心脏移植后贫血情况会逆转，其病因尚不清楚，但

似乎是多因素共同作用的结果，包括四个机械瓣膜的低度溶血和炎症继发的红细胞渗出[37]。尽管发生了贫血（血红蛋白浓度低至 6 ～ 8g/dl），但 TAH 支持治疗的患者仍表现出充足的运动耐力和较少的并发症。然而，需要输血支持的明显溶血的发生在 TAH 的早期很常见，但这些问题可以通过降低空气输送的 Δp/Δt 得到改善[38]，避免输血造成的过敏，除非患者有症状或有其他的末梢器官灌注受限。

（五）运动与康复

植入 TAH 患者的物理治疗和康复是可行的。在 Kohli 的一项研究中，患者在第一周安全地接受物理治疗，并在植入后第三周在跑步机上行走[39]。考虑到设备参数和输出是固定的，并且不会随活动而改变，研究中观察到患者接受中等水平的活动后血压会发生变化。因此，在治疗前应合理地增加装置射血率以适应氧耗增加的需求。

八、未来的方向和设备

虽然已经批准在欧洲使用，但在美国，CardioWest TAH 的便携驱动程序正在研究用于家庭治疗，如果便携式驱动程序获得批准，那些曾经在医院等待心脏移植的患者便可以出院在家中接受治疗。此外，患者的家庭治疗将需要根据 TAH 的治疗进行再次评估。考虑到轴向流动 LVAD 的耐久性和临床可行性，目前正在研究开发一种拥有连续流动性的 TAH。Frazier 等开发了一种技术，其中两个 HeartMate Ⅱ LVAD（Thoratic Corporation，Pleasonton，California）通过用钛适配器代替流入和流出的移植物来代替切除的心室[40]。该条件包括两个独立泵的控制器，他们能够在跑步机上运动时演示泵流动的变化，这表明这些静息泵可以适应流动压力的静脉回流的变化。作者还报告了一例有严重系统性淀粉样蛋白患者的 TAH 植入，该患者在 TAH 植入后心血管系统暂时得以稳定，但在 5 周后因淀粉样蛋白引起的肝衰竭而死亡[41]。

Cleveland 诊所的连续流量全人工心脏

（CFTAH，Cleveland，Chio）有一个单一的直流电机和旋转组件固定在两个离心泵，其速度可以调节，以保持脉动（图 29-4）[24]。CFTAH 有被动自我调节的设计，装置中的单个磁铁在左心房或右心房压力的升高时分别向右或向左移动。因此，随着左心房压力的生理性升高，磁体的向右移动减小了右泵孔的大小使其得以维持稳定状态。在系统血管阻力升高的情况下，自动速度控制模式用于减少泵流量，从而减弱系统血压升高对 TAH 功能的影响，该装置目前正在进行体内研究和人体试验[42-44]。

法国研究人员正在利用生物修复材料来设计一种减少抗凝血需求的 TAH。Carmat TAH（Carmat；Paris，France）植入型、电液驱动的脉动装置，其包含四个生物人工瓣膜[45]。泵的表面由经过处理的心包组织和聚四氟乙烯（EPTFE）组成，可减少抗凝血作用。Carmat TAH 包含 2 个心室，每个心室都有一个血液室和一个液体室，由一个脉动混合膜隔开（图 29-5），该膜在液体接触表面具有聚氨酯层，在血液接触表面上具有心包组织，并覆盖有 ePTFE。电液泵通过移动硅油和展开混合膜来产生收缩和舒张时相。每搏输出量（30 ～ 65 ml）和心率（35 ～ 150 次 / 分）会自动适应装置内压力感受器检测到的前负荷变化，由此产生的脉动血流速度为 2 ～ 9 L/min，右侧有流动调节，以纠正支气管分流。假体部分

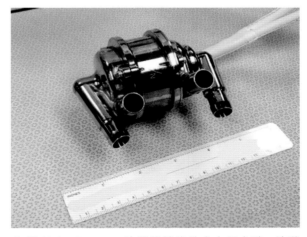

▲ 图 29-4 Cleveland 诊所连续流动全人工心脏。该装置由两台离心泵组成，目前正在实验室研究中（图片由 Cleveland 诊所医学博士 Leonard Golding 提供）

被灵活的顺应性心包所包围，该装置目前处于临床前阶段。

全心脏置换加上机械心脏已被证明是挽救严重心力衰竭患者生命的有效疗法。随着设备变得更加便携、耐用和生物集成，人工心脏将挑战心脏移植作为终末期心力衰竭的治疗方法。

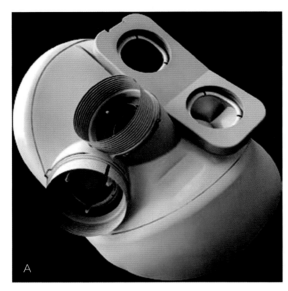 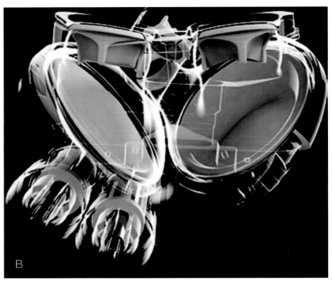

▲ 图 29-5　**Carmat** 全人工心脏。**TAH** 的外部（**A**）和内部（**B**）显示了一个带有 **4** 个生物瓣膜的电液驱动脉冲流装置（图像经过 **Carmat** 许可转载）

第 30 章
干细胞生理学
Physiology of Stem Cells

Jos Domen　Kimberly Gandy　著

吴海明　芦　茜　译

一、干细胞：历史

从概念上讲，哺乳动物的生命从受孕时的一个受精卵开始，这个受精卵可分化形成机体的各种细胞（以及胚外组织）。根据定义，这个是一个多能干细胞，它能够决定所有细胞的命运。长期以来，人们一直认为某些组织，如血液、皮肤和肠道上皮组织，在整个生命周期中都具有很高的更新率，需要不断地从祖细胞或干细胞中补充。但对成人干细胞的需求了解得很少，直到最近，干细胞在细胞更新速度并不快的成熟组织中的潜能才被发现。

干细胞研究的一个主要动力源于第二次世界大战中原子弹的爆炸。很明显，暴露在辐射下时，身体更新血细胞的能力会受到严重影响，如果剂量稍高，可能会破坏肠道再生的能力。两种情况都会导致死亡。小鼠实验证实了辐射的致命后果，并证明只要保护小鼠一侧肢体不受辐射的影响，就可以使其维持产生血细胞的能力[1]。随后，同样重要的研究发现，将未受到辐射照射小鼠的骨髓细胞移植到辐射小鼠，可以恢复其产生血细胞的能力[2]。之后的研究发现辐射后骨髓移植可使脾脏内出现髓样细胞和红细胞集落，集落内的所有细胞均来自一个细胞[3]。造血干细胞是脾脏集落形成细胞的一小部分，脾脏集落形成细胞既可产生次级集落，也可产生淋巴样细胞[4,5]。此后发展起来的特定标记方法和重组分析方法极大地提高了我们研究这些细胞的能力[6,7]。

在过去的 50 年里，人们不仅对这些造血干细胞有了大量的了解，而且将其广泛地应用到临床中。模仿最初的观察结果，骨髓可以挽救受致命辐射照射者的造血系统，对于接受高剂量化疗和（或）放疗的癌症患者，或患有造血系统恶性肿瘤的患者，骨髓移植已成为其标准的治疗手段。全世界每年有 5 万多人接受骨髓移植[8]，大约 21 000 例是同种异体移植，其余是自体移植。动员外周血或脐带血常被用作移植来源。

在血液系统以外的其他系统中，干细胞的特性不太明显，而且干细胞直到最近才被发现存在于成体内，临床应用最多限于临床试验。

二、干细胞：定义

干细胞是指在单个细胞水平上既具有自我更新能力（自我复制），又具有分化为机体的一种、多种或所有细胞的能力（图 30-1）。干细胞通常很少见，并且处于静息状态。

增殖和分化能力

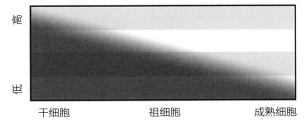

▲ 图 30-1　由增殖和分化能力定义的干细胞和祖细胞
上图描述了细胞成熟过程中增殖潜能和分化潜能逐渐降低。值得注意的是，这些差异不是绝对的，一些成熟细胞，如淋巴细胞，仍可以广泛增殖，且一些成熟细胞保留进一步分化的潜力，B 细胞类别转换就是一个例子

严格意义上的细胞自我更新意味着无限的增殖能力，因为子代与亲代细胞是相同的，但至少在没有无限资金和时间的情况下，这是不可能通过实验来验证的。一个更现实的定义是，干细胞拥有在生物体正常寿命之外发挥作用和产生细胞的能力。例如小鼠造血干细胞可以连续移植，并重新植入新的宿主至少 5 次[9-11]。虽然这不是无限的，但显然对动物来说已经足够了，即使是对于受伤严重、失血过多等对细胞的需求比正常水平更高的情况。此外，值得注意的是，增殖受限很可能是实验条件引起的（在辐射环境中反复移植），并不一定代表干细胞本身真正受限。

接近无限增殖能力的细胞是可以在培养基中维持活性的，如胚胎干细胞。许多小鼠胚胎干细胞系已经培养了超过 20 年，并被许多不同的实验室广泛使用和扩增，保持了多能干细胞的功能，同时又不丧失再生小鼠的能力。

分化能力的差异是区别不同类型干细胞的主要特征。多能干细胞，如胚胎干细胞和诱导多能干细胞，能够在体内生成所有不同的细胞（并能形成整个生物体）。这些细胞称为生殖系干细胞，能够使生命代代相传。成体内其他类型的干细胞（有时称为"成体干细胞"）受到更多的限制；它们可以在其来源的胚层内分化为许多（多能）或少数（寡能）细胞谱系。例如，间充质干细胞和造血干细胞可以形成成熟中胚层细胞的亚群。干细胞产生其他胚层细胞的能力在十年前引起了激烈的争论，这场争论被称为干细胞可塑性争论。例如，有人认为血细胞可以分化成脑细胞或肝细胞[12,13]。然而，更广泛的分析表明，这种表面可塑性很大程度上是由实验假象所致，如细胞融合。可塑性或转分化为一个不属于干细胞正常功能的谱系，在正常条件下似乎很少发生[14-16]。有趣的是，自这场争论以来出现的更多是细胞（即使是没有干细胞能力的普通体细胞）重编程为多能干细胞（即所谓的诱导多能干细胞）的能力，这些细胞能够从内胚层、中胚层和外胚层产生细胞[17-21]。

一旦干细胞开始分化并离开干细胞池，它们通常会经历一个被称为祖细胞的中间阶段（图 30-2）。在一些系统中，这些细胞还有其他名称，例如，在皮肤中，它们被称为过渡 - 扩增细胞。实际上，干细胞和祖细胞之间很难区分。祖细胞仍有可能产生几种不同类型的成熟细胞。祖细胞通常具有广泛的增殖能力，可将稀有干细胞的后代扩增成皮肤、血液和肠道上皮等组织中所需的许多成熟细胞，而这一过程所需的大部分扩增发生在祖细胞水平。然而，祖细胞不能自我更新。随着细胞的每一次分裂，它们都向成熟状态靠近。任何给定的祖细胞产生的新细胞会在相对较短的时间内生成，而干细胞可能在整个生命周期内产生新细胞。然而，当成熟细胞存活时间较长时，很难区分新生成的细胞和较早存在的细胞。

图 30-2 所示的树形图通常将祖细胞描述为非常独特的实体，通过分化步骤将它们从更原始的祖细胞分化为不那么原始、限制更严格的祖细胞，最终形成成熟的细胞。这些实体的分析基于依赖于不同的纯化方法，如流式细胞术（FACS）或集落分析。具有特定潜力的祖细胞的纯化、研究和使用能力是非常有用的，然而，细胞本身可以被认为是一个连续体，从一种表型逐渐转变成另一种表型，逐渐限制了它们的分化潜能。

三、干细胞：干细胞微环境和调控

显然，鉴于干细胞的增殖潜能，干细胞需

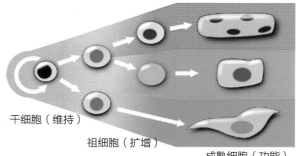

▲ 图 30-2 经典干细胞分化模式

这适用于造血细胞分化，但也适用于其他细胞类型，如皮肤[22]。干细胞的自我更新维持了干细胞的功能。在祖细胞水平发生大量增殖以获得所需数量的成熟细胞。祖细胞最初可以是寡能的（可能分化成多种细胞），也可以是单一的结果。祖细胞完全进入一个更受限制的新阶段可能需要几天时间。成熟细胞，取决于类型，可能保留广泛增殖的能力（如淋巴细胞），或完全无法分裂（如红细胞、肌肉细胞）

干细胞（维持）
祖细胞（扩增）
成熟细胞（功能）

要广泛的调控。虽然一些干细胞，如神经元干细胞，在正常情况下大多处于休眠状态，很少产生后代。但其他干细胞必须不断产生大量成熟细胞，例如，在造血系统中，每天需要产生超过 1×10^{11} 个成熟细胞[23-25]。为了控制这种扩增并防止其失控，干细胞通常需要特定的信号来维持其干细胞的潜能。在缺乏这些信号的情况下，细胞沿着默认的途径分化，或者发生凋亡。然而，干细胞数量的维持也是至关重要的。例如，结肠或造血干细胞的丢失会在数天至数周内导致死亡。干细胞稳态（图 30-3）要求在稳定状态下，干细胞分裂成两个细胞后，一个子细胞保持干细胞的特性，而另一个细胞进行分化，或者进行凋亡。干细胞接收这些信号的地方通常被称为干细胞微环境（图 30-4），这是一个非常明确的物理环境。图 30-4 显示了两个干细胞微环境的例子。在果蝇精原细胞中，产生精子的干细胞的位置是明确的，它们位于性腺的顶端，与被称为中心细胞的细胞直接接触。这些中心细胞为干细胞保持干细胞状态提供必要的信号。一旦干细胞开始分裂，其分裂的方向如下：一个子细胞与中心细胞保持接触，另一个子细胞失去接触。失去接触的子细胞会发生分化，导致非对称的细胞分裂。在整个分化过程中，围绕生殖细胞的包囊细胞也发生了类似的不对称分裂。中心细胞通过 JAK /

STAT 通路提供的关键信号 Unpaired（Upd），它是受体 Domeless（Dome）的配体，和 JAK 激酶 Hopscotch（Hop）相关。与 Upd 结合后，受体被 Hop 磷酸化，接着与 Stat 结合、磷酸化、二聚化并转位到细胞核。包囊细胞中，过表达配体 Upd 的突变体不会形成功能性精子。相反，精原细胞中充满干细胞。没有功能性 STAT 的突变体不能维持为干细胞，但在早期有一段持续的生精过程[26, 27]。

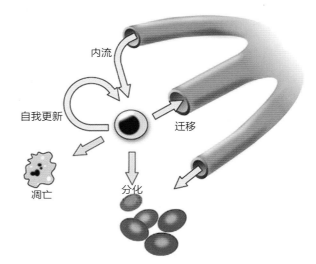

▲ 图 30-3 干细胞稳态

干细胞池大小在不同的水平上受到调节。对称的自我更新分裂（两个子细胞仍然是干细胞）是干细胞扩增的主要机制，而分化和凋亡是干细胞池的主要结局。迁移可能使这一过程复杂化，表现为干细胞微环境的重新定位或通过分化或凋亡退出干细胞池

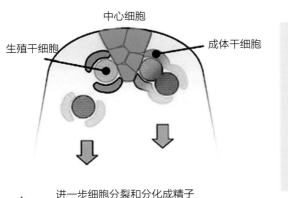

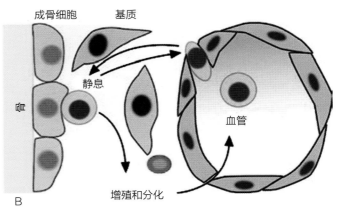

▲ 图 30-4 干细胞微环境的概念

上图所示为两个干细胞微环境的例子，果蝇精原细胞和哺乳动物造血干细胞。A. 在这个微环境概念中，睾丸顶端直接与中心细胞接触的生殖细胞和体细胞仍然是干细胞。一旦这种接触消失，通过定向细胞分裂，细胞开始向精子分化，这需要许多步骤和更多的细胞分裂。B. 在造血系统中，组织更灵活，因为造血干细胞有能力从靠近骨骼的静息位移动到血管系统。这两种环境差异很大，例如氧气水平。大多数分化（包括伴随的增殖）也发生在骨髓中。由此产生的成熟细胞进入血液，离开骨髓

在哺乳动物骨髓中，造血干细胞的位置一直不太清楚。其中一个原因是，骨髓通常在从骨髓腔中取出后制成细胞悬液，通过流式细胞术和集落或重组分析，而不是通过原位组织学来研究。此外，造血干细胞的调控机制更为复杂，因为造血干细胞可以离开它们在骨髓中的干细胞微环境，并通过血管系统到达脾和肝等新位置。在发育过程中，造血干细胞以一种受调控的方式多次重复这一过程[28]，但在成人体内仍旧保持 CXCR4 / SDF-1α 信号介导的针对各种刺激的反应性迁移的能力[29,30]。在临床中，不是直接采集骨髓，而是对供者使用粒细胞集落刺激因子（G-CSF）和环磷酰胺化疗后，通过白细胞分离获得动员外周血（MPB）的方式采集造血干细胞。尽管如此，近年来人们对干细胞微环境中的重要细胞以及控制干细胞行为的信号学已经有了很多了解。本文仅对造血干细胞简要阐述，许多综述可以作为进一步探究的起点，详见以下文章[31-36]。已有多种细胞被报道是这个干细胞微环境的一部分，包括成骨细胞[37-39]、窦状内皮细胞[40]、表达 CXCL12 的网状细胞[41]、脂肪细胞[42]和间充质干细胞[43]。许多调节因子被推测参与了干细胞微环境的维持，包括 Wnt 蛋白[44-47]、Notch 通路[48-50]、胰岛素样生长因子（IGF-2）和血管生成素样蛋白[51-53]。细胞周期进程的重要调控因子包括 $p16^{Ink4a}$-Cdk4/6Rb 和 $p19^{Arf}$-P53-P21^{Cip1} 信号通路[54,55]。干细胞的另一个重要作用是在连续的细胞分裂过程中维持端粒的长度。为了达到这个目的，干细胞表达端粒酶。端粒酶的缺失会限制干细胞在连续移植[56]和衰老[57]过程中的自我更新。最近有报道显示端粒酶活性受干细胞中 Wnt/β-catenin 的调节[58]。尽管在描述造血干细胞的调控方面已经取得了一定的进展，但目前还没有明确的条件可使这些细胞在体外大量繁殖[59]，这对拓宽干细胞的治疗潜力有很大意义。同时，这也说明我们对造血干细胞的自我更新及其分子机制的认识还很欠缺。

其他类型的干细胞，特别是胚胎干细胞，能够利用特定的条件在体外广泛扩增，而不会降低其多能性，即分化为身体所有组织的能力。关于其控制无限自我更新和发展潜力的因素已经有很多研究[55,60-62]。核心成分包括转录因子 Oct4、Sox2 和 Nanog。这些转录因子相互作用，形成一个精细调控的网络，其干扰可导致多能性的丧失。其他的蛋白质如锌指 DNA 结合蛋白 Ronin 也参与其中，可以阻止分化[63]。此外，在表观遗传水平上也存在调控，其中 Polycomp 复合物起着重要作用[62]。最终证明这些通路的重要性在于使用其中一些蛋白质的高表达将体细胞转化为多能干细胞的能力[61]（参阅下面的 iPSC 部分）。

总的来说，这些例子表明，干细胞微环境是重要性和特异性，它们的存在可以限制和调节干细胞的存在。这种调节对于持续产生大量成熟细胞尤其重要。增殖失控会导致增生性疾病，甚至是癌症的发生。

四、干细胞：临床应用

心脏中干细胞的具体应用在本书的其他章节也有讨论，本节将仅限于对当前及潜在的干细胞在医学上的应用进行更全面的概述。如前所述，造血干细胞的移植目前正广泛使用，尽管移植的是包含细胞制剂的干细胞并非高度纯化的造血干细胞。最主要的原因就是，这种细胞使用的主要适应证是恶性肿瘤的治疗。若使用自体移植，患者在接受自己在强化化疗前获取的细胞时，有可能同时获得患者原有癌细胞。利用高度纯化的自体造血干细胞进行的小规模研究表明，高水平的纯化确实能改善结果[64,65]。在同种异体移植中，患者接受来自不同个体的细胞，不存在这种风险，但是，特定于造血干细胞移植，可能导致移植物中的适应性免疫细胞对宿主身体做出反应。这被称为移植物抗宿主病，是同种异体造血细胞移植潜在的致命并发症[66-68]。

造血干细胞具有增殖潜力，并开始被用于许多其他治疗[69]，包括自身免疫性疾病的治疗[70]、遗传性代谢性疾病的治疗[71]和诱导实体器官移植耐受[69,72-74]。

皮肤是另一种在临床常规应用中被移植的组

织，其功能依赖于移植的干细胞[75-77]。皮肤和血液一样，不断地从干细胞中再生。旧细胞脱落并被丢弃。自体移植，即在身体的一个部位采集皮肤，然后移植到另一个部位，例如覆盖烧伤创口，从而获得持久的移植。异体皮肤移植通常是从已故捐赠者那里获得的，由于会被免疫系统排斥，所以被用作临时的保护层。

其他类型的干细胞，特别是间充质干细胞，正在进行各种临床试验[78-80]，包括治疗心力衰竭的试验[81-83]，但尚未投入常规使用。间充质干细胞可以相对容易地从各种来源获得，包括骨髓和脂肪组织，可在培养过程中不断扩增，并且可分化为骨、脂肪、肌原性细胞和肝细胞等多种组织[84]。此外，间充质干细胞还可以调节免疫反应[78,80]。神经干细胞也正在进行初步临床试验[85-87]。包括胚胎干细胞[88,89]和诱导性多能干细胞[21,90～93]在内的其他干细胞的基础研究和临床实验正在开展中，最终可能用于临床。

五、干细胞与癌症

干细胞具有在循环过程中长时间持续存在的能力，即使是缓慢的，它也是收集必要突变的主要候选者，以使其脱离正常控制并发生转化。与正常的非转化的干细胞一样，癌症干细胞可能仍然依赖于干细胞微环境来获得某些调控（促有丝分裂）信号[35,94]，即使它们可能失去了正常调控网络的其他部分，比如阻止这些细胞增殖的重要抑癌基因被抑制[55,95]。

有趣的是，最近人们已经认识到癌症实际上发生于癌症干细胞的分化，这些干细胞可能只占肿瘤的一小部分，肿瘤的大部分细胞来自于这些干细胞，类似于正常组织中的分化细胞[96-101]。在这个模型中，肿瘤干细胞是维持肿瘤的必要条件，如果不能完全根除，治疗后肿瘤可能会再生（复发）。

六、诱导性多能干细胞（IPSC）

在过去 10 年中，干细胞生物学最令人兴奋的发展之一是发现干细胞表型，甚至是多能干细胞表型，可以在体细胞中通过有限的一组基因转导

而诱导。在最初的标志性研究中，用 *Oct4*、*Sox2*、*Klf4* 和 *c-Myc* 转导的小鼠成纤维细胞被重编程为与胚胎干细胞非常相似的细胞[19]。这些结果很快在人类细胞中得到了证实，并且发现了一个稍微不同的基因组合（*Oct4*、*Sox2*、*Nanog* 和 *Lin28*）[18,20]。许多不同类型的细胞都可以重编程，包括成纤维细胞、角质形成细胞[102]、神经干细胞、肝细胞和胃上皮细胞[103]、脂肪细胞和造血细胞[104]。

与胚胎干细胞相比，诱导性多能干细胞有许多明显的优势，它们的起源在伦理上没有争议。此外，从任何供体中产生多能干细胞的能力对特定疾病模型的开发具有广阔的前景。然而，诱导性多能干细胞与胚胎干细胞的相似程度仍有待确定，至少在最初的实验中，转化组合中癌基因 *c-Myc* 的存在使人们在考虑临床应用时有所迟疑[61]。诱导性多能干细胞的最佳基因组合仍然是一个令人感兴趣的课题[61]，最近的一些观察结果表明，无须经过多能性中间阶段，就可以将细胞重编程到不同功能的细胞，使得这一问题变得更加复杂[105,106]。这是可能的，例如将成纤维细胞直接重编程成神经元[107]或心肌细胞[108]。在早期阶段，这显然进一步增加了创造研究和治疗用途的基因匹配组织的可能性。

七、干细胞和心脏

当从心脏的角度来讨论干细胞时，特别是在心脏衰竭的情况下，我们可以从几个不同的方面考虑。干细胞在心脏结构的形成中发挥作用[109]。从被称为第一生心区的部分开始，最先形成一个管状结构，内部有心内膜层，外部有心肌层，通过差异生长和折叠，最终将形成一个多室心脏。来自第一生心区的细胞形成心脏左侧，而来自第二生心区的细胞主要形成右侧和流出道[110,111]。在某种程度上，当心脏形成的时候祖细胞仍旧存在，并提供一定程度的再生潜能。也可能由其他来源的干细胞改善受损心脏组织的功能[112-114]，如内源性心脏细胞[115]，及其成体干细胞（如间充质干细胞）[116]和多能干细胞（ES 细胞和 ips 细胞）[21,110]。干细胞用于心脏修复的治疗在本书的其他地方有

更详细的讨论。

有趣的是，虽然在心肌梗死或其他损伤后心力衰竭时功能性心肌组织的再生能力受到限制，但心肌中仍存在心肌祖细胞[117-119]，也许可以利用这些细胞来改善衰竭心脏的功能。除了存在心脏祖细胞外，最近也有研究表明，至少一些现有的心肌细胞保留了分裂和替换细胞的潜力[120]。这种心肌细胞增殖的潜能可以通过给予外源性microRNA 来激发[121]。

八、结论

干细胞在成体的发育和延续过程中起着至关重要的作用。虽然人们对不同器官和生物体的干细胞生物学已经有了很多了解，但仍有许多领域需要探究。其临床应用前景是巨大的，目前的使用仅仅触及表面。要实现将干细胞广泛应用于临床的愿望，我们就必须克服研究过程中的种种困难，严谨的走好每一步。捷径很诱人，但在像这里讨论的复杂的系统中，当将研究转化到临床中去时，有条理的方法是唯一可靠的来区分什么是可行的和不可行的方式。在转化到临床的捷径上尝试和失败的最大危险是在测试之前就认定某些东西"不起作用"，并将其作为常识，这可能会阻止一些有前景的证据的发现。

第 31 章
心力衰竭的干细胞疗法
Stem Cell Therapy in Heart Failure

Sachil Shah　Alan W. Heldman　著

杨　政　郭　振　译

一、概述

虽然心血管疾病（CVD）在预防和治疗方面取得了进展，但仍然是美国患者高发病率和死亡率的主要原因。随着 CVD 死亡率的下降，越来越多的患者从急性心肌梗死、血运重建手术、心律失常以及先天性和后天性瓣膜和结构性心脏病的治疗中幸存下来。因此，心力衰竭（HF）的患病率持续增加，每年新增超过 550 000 例[1]。大约一半的 HF 患者会在发病后 5 年内死亡。心力衰竭被认为是 2008 年超过 280 000 人死亡的原因[1]。众所周知，HF 的治疗费用极高。医疗保健服务、药物治疗和生产力损失等同于美国每年 344 亿美元的国家负担[2]。这种临床和经济的高成本为开发新的 HF 治疗方法提供了巨大的推力。

人们一直认为，由于心肌细胞处于终末分化状态，人类心脏没有再生能力，但大量证据推翻了这一观点。虽然细胞更新率仍然是一个有争议的话题[3]，但在人类中证实了存在性别不匹配的移植心脏的嵌合体[4]，梗死后心肌中的有丝分裂[5]及 ^{14}C 的差异整合（来自冷战核弹试验）表明了心肌细胞的一些转化确实发生在人类身上[6]。动物模型研究中梗死后心肌再生为转化研究开辟了新的领域[7]。

现在可以逐步确定心肌干细胞治疗的细胞类型[8]、作用机制、给药途径和可治疗条件[9]。本章将简要回顾心肌再生治疗心力衰竭领域的一些重要临床试验。目前，从转化研究到临床信息试验正在科学合理地进行[10]。

二、干细胞

多伦多科学家 Till 和 McCulloch 在 1963 年对小鼠骨髓细胞辐射敏感性的研究中描述了干细胞[11]。干细胞是能够持续自我更新并分化成细胞谱系的细胞[12]。干细胞如果能形成成体的所有细胞类型，就被称为多能干细胞；如果能形成胚胎组织，就称为全能干细胞。一旦干细胞局限于某种组织内，其效力通常受限于分化成该组织的细胞类型。除心力衰竭外[13]，正在研究干细胞治疗的其他临床病种包括血管疾病、伤口、烧伤、血液疾病、恶性肿瘤、帕金森病、阿尔茨海默病、多发性硬化症、脊髓损伤、糖尿病等[14]。用于基础科学研究的干细胞可基于其分化潜能进行分类：全能胚胎干细胞、成体多能干细胞、成体组织特异性干细胞和"胚胎样"诱导的多能干细胞。自体（即患者自身）和同种异体（来自供体）细胞都在研究中。

干细胞和心脏再生

人类心脏再生的潜力造成我们对心肌病理生理学理解的革命性转变：除了细胞肥大、坏死、细胞凋亡和纤维化外，我们发现在合适的条件下另一种心肌应对损伤的反应—再生。虽然人类心脏中的细胞更新速率存在争议，但该现象的确是存在的，并且更新不足以恢复心肌梗死期间损失的心肌细胞。在左冠状动脉异常起源于肺动脉综合征（ALCAPA 或 Bland-White-Garland 综合征）中发现例外：虽然这些婴儿有心肌梗死的证据，但如果早期进行手术矫正可以恢复正常的左心室功能[15]。虽然这一现象的机制尚不清楚，但似乎提示婴儿心肌的再生潜力比成人大得多。

作为成人疾病的潜在治疗手段，干细胞移植可以作为增加心脏内源性再生能力和预防适应不良的后遗症的尝试。移植干细胞增强心脏再生的机制包括心肌细胞和新血管的形成、炎症的调节，以及心室重塑和纤维化的减轻[16]。

三、干细胞用于心肌疾病

在本节中，我们将回顾心肌再生研究中涉及的细胞类型。

（一）骨骼肌成肌细胞

骨骼肌成肌细胞是位于骨骼肌基底层下的干细胞；假定它们参与损伤后修复，是最先被考虑用于心肌再生治疗的细胞之一[17]。它们可以作为自体产物获得，在培养中具有高度自主性，并且对缺血具有抵抗作用。在动物模型中，骨骼肌成肌细胞的研究很有前景[18, 19]。早期临床研究确实遇到了安全问题，据推测，室性心动过速可能是由于移植体与内源性心肌细胞的机电耦合失败引起的[20, 21]。

（二）骨髓源干细胞

成年人骨髓富含大量支持细胞和多能前体谱系干细胞。骨髓源性干细胞（BMDSC）是所有干细胞研究中研究最早和最多的。在成年人中，BMDSC 可以通过髂嵴抽吸收集骨髓后培养扩增，或通过细胞因子动员后从外周血细胞中分选获得。BMDSC 在体外表现出可塑性，可分化成多种细胞类型，包括心源性谱系（如心肌细胞、冠状动脉和毛细血管等）[7]。BMDSC 参与构成许多不同的细胞类型，临床前研究[22]和临床试验已经研究了几种可能促进心肌梗死后良好愈合的 BMDSC。新近制备的 BMDSC 单核细胞成分是迄今为止最大的成果，但更具体的成分包括造血干细胞（HSC）、间充质干细胞（MSCs）和内皮祖细胞（EPC）的前体细胞尚需进一步研究，这些干细胞在单核细胞种群中占比不同[23]。

HSC 的谱系标记物呈阴性（lin⁻），但表达造血标记物 CD45 与阳性标记物 Sca-1⁺、CD34⁺、CD133⁺ 和 c-kit⁺（CD117）[24]。已经在动物模型中证实了 HSC 可向心脏中的心肌细胞和内皮细胞转分化。在大鼠梗死心肌中用 c-kit⁺ / lin⁻ HSC 处理，发现显著的心肌产生与改善的心肌灌注、血管生成和侧支血管形成有关[25]。无论是通过转分化还是其他机制，心肌功能都得到了明显改善[26]。EPC 具有分化成内皮细胞的潜能，存在于骨髓和外周循环中。EPC 与 HSC 具有共同前体并且均为 CD34⁺ 和 CD45⁻[27]。Kawamoto 等通过静脉和心内注射 EPC 证明了细胞移植可促进新生血管的形成并改善心脏功能[28, 29]。

MSC 占骨髓的一小部分，表达 Stro-1、CD90、CD106、CD13，但没有经典的造血细胞或内皮细胞标记物[30, 31]。MSC 具有分化成几种组织类型细胞的能力，包括成骨细胞、成软骨细胞和脂肪细胞。研究已经证明骨髓来源的 MSCs 移植到梗死心肌中可减少梗死瘢痕面积，改善心脏功能[32-34]。MSC 还具有免疫调节特性，在人类同种异体移植过程中抑制免疫反应[35]。在动物模型和人类受试者中使用同种异体移植物 MSC，尚未观察到移植排斥反应，这种方法可减小缺血性心肌病（ICM）的瘢痕面积并改善心脏功能[16, 36, 37]。

（三）心脏干细胞

从具有 Lin⁻/c-kit⁺ 表型的心脏获得的细胞似乎具有在体外分化为功能性心肌细胞、平滑肌细胞和内皮细胞的潜力；这些心脏干细胞（CSC）已经应用于动物模型和人类受试者，有望在体内分化形成心肌细胞。从成年心脏（比如心脏直视手术期间从右心耳切开）CSC 也表达其他标志物，包括 Sca-1⁺ 细胞[38]、侧群（SP）细胞[39]和 ISL-1⁺ 细胞。Sca1⁺ 细胞占心肌细胞房室的 0.3%，并且似乎具有表达心脏转录因子并在体内转分化为心肌细胞的潜力[40]。同样，Sca-1⁺ / CD31 细胞[41]和 SP 细胞[42]在细胞水平和动物模型中证明了心肌细胞更新的潜能。与 Islet-1⁺ 和 c-kit⁺ CSC 一起，这些干细胞和其他心脏干细胞可能存在于微环境中，并在此发生细胞增殖、迁移和再生[43]。

重建心脏干细胞已被认为是研究"心肌球"的潜在功效的基础策略，这种生物工程培养的多细胞结构含有 c-kit$^+$ 核心细胞和支持细胞[44, 45]，通过心肌球细胞培养得到的细胞也通过转分化途径促进心脏再生[46]。

（四）多能干细胞

多能干细胞（PSC）是指可以产生所有三个胚层（外胚层、中胚层和内胚层）并且无限自我更新的干细胞，包括从发育中的胚胎获得的胚胎干细胞（ESC）。ESC 也具有心脏分化的潜力[47]，但与其他细胞相比，ESC 用于治疗的类型的开发受限。尽管理论上可行，但是伦理问题和致癌性[48]已迫使研究者采用其他方法研究其多能性，包括已分化成体细胞细胞核的重编程[49, 50]。与 ESC 一样，诱导多能干细胞（iPSC）已在小动物实验中被证明可以改善心肌梗死后的心脏功能[51]。

（五）脐带干细胞

人脐带血是 HSC[52] 和 MSC[53] 的丰富来源，这些细胞保持增殖潜力，既不是胚胎性的也不是成体的，可能介于两者之间[54]。在临床上，脐带血来源的细胞已被用于治疗血液疾病[55]。在动物模型中，向心肌细胞和其他谱系的转分化[56]以及向梗死心肌移植可引起新生血管形成、梗死面积缩小和心室功能改善[57-59]。丰富的脐带血有利于细胞治疗的发展[60]。

（六）脂肪源干细胞

与临床医生和流行病学家对工业化社会中肥胖的增加趋势表示担忧相矛盾的是，人类脂肪组织中也含有具有多潜能的细胞[61]。体外研究表明，脂肪源干细胞（ADSC）可分化为心肌样细胞[62, 63]。ADSC 与 MSC 具有相似的特性，在动物实验中已经证明它可以使受损的心肌再生，引导了对人类受试者脂肪组织衍生产物转化的研究[64-66]。

四、干细胞治疗心血管疾病的目标

（一）缺血性心肌病

多数针对心肌疾病细胞疗法的研究都聚焦于缺血损伤性疾病。经过几十年的临床和临床前研究，无论是在心肌梗死的急性期，还是在慢性缺血性心肌病的后期阶段，这组密切相关的疾病已经研究得非常透彻，尤其是在小动物和大动物模型中[67]。此外，针对重要的非缺血性心肌病也已进行了干细胞治疗的转化研究。

（二）非缺血性心肌病

在动物模型中，遗传性非缺血性心肌病[68-70]、蒽环类药物化疗相关性心肌病[71, 72]、心肌炎后心肌病[73, 74]和起搏性心动过速诱发的心肌病[75]已被列为细胞疗法的潜在研究目标。虽然这些非缺血性心肌病的临床研究和试验少于急性和慢性缺血性心肌病的临床研究和试验，但已开始进行非缺血性心肌病的早期人体研究。

（三）干细胞的再生机制

干细胞可以转分化为功能性心肌细胞和血管细胞（类似于用草重新填充裸露的草坪）来取代受损的心脏组织[19, 22]，这种想法已被证明是一种误导性的过度简化。转分化可能发生在低概率事件中，很难解释心肌再生的程度和时间过程；相反，用细胞产物对内源性过程进行调节和扩增代表了一种主要的作用机制[76-78]。在猪心肌梗死模型中，骨髓来源的 MSC 导致内源性 c-kit$^+$CSC 增加 20 倍；这一结论在发现与 MSC 共培养可以从心脏活检组织中获得大量的心肌细胞中得到进一步支持。基于微环境调控细胞和心肌细胞的细胞间相互作用，在猪慢性 ICM 中联合使用 MSC 和 CSC 的疗效是单独使用一种细胞类型疗效的两倍[79]。

可能参与该作用的细胞因子包括血管内皮生长因子（VEGF）、碱性成纤维细胞生长因子（bFGF）、胰岛素生长因子 1（IGF-1）、胸腺素 β4（TB4）和基质细胞衍生因子 1（SDF-1）[80]。这些细胞因子可能以时空特异性表达，包括自分泌反馈、调节局部干细胞微环境、影响内源性干细胞的增殖、分化、心脏重塑和修复[81, 82]。其他旁分泌作用可能改善存活心肌细胞的代谢[83]和受损心肌的收缩性[84]，并且可能发生宿主细胞与移植干细胞的融合，最终表现出每种参与细胞的一些特征[85]。

五、干细胞递送技术

小动物模型中的细胞处理常通过心外膜直接向心肌注射细胞悬浮液。大型动物临床前研究开辟了更多选择，其中大部分已应用于人类受试者，包括冠状动脉内注射（连续或通过闭塞球囊停止流动）、经心内膜注射（使用专用装置）、经心外膜注射（通常为心内直视手术的辅助治疗）、逆行冠状动脉灌注和静脉给药。每种方法都有各自的原理和技术优劣势[86]，随着临床试验的进展，与递送技术相关的结果可能会像细胞制品一样影响移植的结果[87]。

急性心肌梗死再灌注后经常进行冠状动脉内给药。如果目标血管明显，可以通过冠状动脉灌注靶向受伤区域，但是植入需要细胞穿过内皮层并向内侧迁移，归巢到受损心肌[88]。届时，细胞产物阻塞微血管间隙需要重点关注[89]。

经心外膜或经心内膜入路的心肌内注射避免了这些劣势，但增加了细胞给药程序上的复杂性。细胞可以直接递送到受损（或邻近）的心肌，而不依赖于不确定的冠状动脉注射后转移。这些技术的空间准确性允许随后对细胞的局部影响、血运重建或组合进行分析[90]。心肌梗死区域内的经心内膜干细胞注射（TESI）有许多益处，即瘢痕面积的减小和局部收缩性的改善[91]，因此将针对性注射的方法纳入试验设计是有意义的[92]。将心肌梗死的 CT 或 MR 成像与室壁运动的心室造影评估相结合，使用荧光透视作为唯一的实时模态进行定向递送。当在左心室中导航导管时，双平面透视具有巨大优势。三维机电测图（EMM）[93]为 TESI 的潜在目标的实时评估增加了更多细节，同时提供了心肌活力和收缩性的空间评估[94]。

静脉输注细胞避免了上述方法的大部分技术挑战，但大多数细胞很可能被过滤并保留在肺血管系统中[95]，降低了细胞输注的效率[96, 97]。

六、临床试验

该领域临床试验的综合回顾会定期发布和更新[98, 99]，本章不再重复这些成果。为了使本章在过时之前尽量具有相关性，我们在此尝试将细胞生物学、心脏病理生理学和临床试验设计的原则联系起来，仅叙述 100 多项已开展或正在进行的研究中的一部分。

（一）急性心肌梗死

急性心肌梗死的细胞疗法研究纳入超过 1 000 名患者，大多数通过冠状动脉内输注 BMDSC，结果好坏不一。在一项进行良好的试验中，Lunde 等对初发前壁心肌梗死并通过 PCI 接受再灌注的 101 例患者进行实验。实验组患者用止血球囊闭塞通过冠状动脉输注骨髓单核细胞（中位数 $68×10^6$）。对照组患者未接受 / 安慰剂干预。在 6 个月后的心脏 MRI 检查中，细胞输注患者未发现获益[100]。

相比之下，REPAIR-AMI 试验将 204 例急性心肌梗死患者随机分组，在首次冠状动脉介入治疗后 3 ～ 7d 接受约 $200×10^6$ 骨髓单核细胞或安慰剂干预，再次通过冠状动脉内停止输注。在这种情况下，通过细胞疗法左心室射血分数变化和临床终点得到改善[101]。

在这些试验的众多潜在混杂因素中，有一些特别重要。即使在符合最严格控制的入选标准的患者中也存在明显的差异；冠状动脉疾病的严重程度和梗死前心绞痛程度、治疗时间等的差异将影响心肌损伤的程度、预后、再灌注后心肌收缩力的恢复率以及对左心室功能的净效应。虽然射血分数无疑是未来临床风险的重要标志，但是其主要由舒张末期左心室容积和收缩末期容积决定；可能在治疗的基础上变化很大。Meta 分析提示急性心肌梗死后骨髓细胞输注可使左心室 EF 改善，左心室收缩末期容积（ESV）降低以及梗死面积减小[102]。对于急性心肌梗死细胞治疗的这些患者和其他试验患者，包括基于静脉内给药的研究在内，可以看出 EF 显著降低的患者能获益更大[103, 104]。然而，只有一些大型临床试验，如正在进行的 BAMI（BM-MNC 的冠状动脉内再输注对急性心肌梗死的全因死亡率的影响）试验可以平衡这些变量。

（二）缺血性心肌病

与急性心肌梗死的试验相比，招募 ICM 患者的试验囊括更广泛的细胞类型和递送策略。研究的结果测量值和表征干细胞治疗后变化的技术之间也存在显著的差异。心脏 MRI 在这方面得到应用，不仅可以量化整体和局部心肌的功能，还能测量存活心肌和瘢痕的区域。虽然 MRI 目前是最为完备的技术，但现在 CT 在许多临床应用中与 MRI 功能接近。许多 ICM 患者植入了心脏起搏器和除颤器，这些设备会使 MRI 或 CT 成像产生伪影。此外，临床上还使用 SPECT、PET 和超声心动图来评估细胞治疗的效果。

一些试验中的临床疗效评估包括高度主观的（NYHA 心功能级别）和高度定量指标（最大MVO₂）的测量。当患有严重疾病的患者积极接受新疗法时，安慰剂效应的潜力可能性变大[105]，这提升了进行随机盲法安慰剂对照试验的价值。

1. 骨髓源性细胞治疗缺血性心肌病

从成年人骨髓中提取了许多细胞制品，其主要应用于临床前和临床试验。骨髓细胞类型多样，并可能存在显著的重叠特征。无论研究样本来自新鲜制备的骨髓细胞，还是从骨髓细胞中通过特定的表面标志物筛选，或是培养扩增得到，下文回顾了用于慢性 ICM 的骨髓来源细胞的临床试验。

2003 年，Perin 及其同事发表了一项前瞻性、非随机、开放标签、探究安全性和可行性的试验研究，研究了骨髓来源的 CD34 标记（＋）细胞经心内膜注射移植到 14 例严重左心室功能障碍的 ICM 患者与 7 名对照者之间的差异[106]。研究显示，通过单光子发射计算机断层扫描（SPECT）分析和 EMM 评估，细胞注射与心肌缺血面积减少、左心室功能改善和注射节段的机械改善相关。接受治疗的患者的纽约心脏病协会（NYHA）功

能分级、加拿大心血管学会心绞痛评分（CCSAS）、代谢当量（MET）和最大耗氧量（VO₂ max）方面也有显著改善；结果还证明了使用 NOGA® 系统心内膜干细胞递送的安全性。

骨髓源性细胞的随机试验尚未解决这种方法是否有效的问题。FOCUS-CCTRN 试验[107] 随机将 92 例缺血性心脏疾病和左心室 EF ≤ 45% 的患者通过心内膜注射接受 100×10^6 个自体骨髓单核细胞或安慰剂。采用 NOGA® 机电测图对 15 个存活心肌部位进行评估。在 6 个月时，超声心动图显示左心室容积和 EF、运动能力和 SPECT 灌注在各组之间没有差异。

当我们研究 65 例 ICM 和左心室 EF < 50% 的患者时，评估了不同的终点。TAC-HFT 试验[108] 比较了自体骨髓单核细胞组（n=19）与安慰剂组（n=10）和自体培养扩增的骨髓间充质干细胞组（n=19）与安慰剂组（n=11）。通过 CT 或 MRI 评估，干细胞注射到梗死瘢痕周围的 10 个位点，以及使用 Biocardia Helical Infusion Catheter® 的双侧左心室造影术，其在重要方面与 NOGA Myostar® 不同；由于缺乏 NOGA 系统的机电映射功能，Biocardia 导管被导航到先前心脏成像和实时荧光透视检查选择的部位。与 NOGA Myostar 的直针相比，Biocardia 导管的针尖是螺旋形的。在这项研究中，经心内膜注射培养的间充质干细胞与减少心肌瘢痕、增加存活心肌、改善生活质量和 6min 步行距离有关。

同样，结果差异是否与不同的患者群体、不同的细胞类型、不同的递送策略、不同的终点指标和技术有关，或者说与早期临床试验的变迁有关，只有在获得其他试验结果时才会有答案。

在接受 CABG 治疗的 ICM 患者中，也研究了经心外膜途径进行细胞移植的方法[109, 110]。Patel 随机选取 20 例 ICM 患者进行体外 CABG 治疗，与单纯体外 CABG 注射相比，直接注射自体 CD34+ 细胞在 6 个月时左心室 EF 有较大改善[111]。Stamm 及其同事随机将慢性 ICM 患者随机分为两组，观察直接注射新鲜制备的自体 CD133+ 骨髓细胞以及 CABG（n=20）与单独注射 CABG（对照组，

n=20），结果显示细胞治疗组6个月时左心室EF和心肌灌注改善[112]。

如上所述，针对急性心肌梗死的冠状动脉内细胞递送已经在大量患者中进行了研究，这种方法也被用于ICM患者骨髓源性细胞的递送，小规模的可行性研究表明骨髓源性细胞移植是安全的[113-116]。Strauer等比较了191例接受自体骨髓源性单核细胞移植的ICM患者与200例选择不接受细胞治疗的ICM患者。结果发现细胞治疗后的射血分数和长期生存得到了改善，但试验设计影响了结论的准确性[117]。

2. 骨骼肌成肌细胞

Menasche及其同事在2001年报道了一例患有ICM的患者在CABG期间通过心外膜注射将自体骨骼肌成肌细胞转移到心肌中[118]。非随机开放标签方式进行的后续研究表明心外膜注射骨骼肌成肌细胞患者的心肌区域收缩性有所改善，但会伴随新发的持续性室性心动过速[17]。当采用随机安慰剂对照设计对97例冠状动脉旁路移植术后并移植骨骼肌成肌细胞（$400×10^6$或$800×10^6$）或安慰剂的患者治疗时，经细胞治疗的心脏区域和左心室收缩性没有改善，并且接受注射骨骼肌成肌细胞的患者心律失常事件更多，但是各组间的主要不良心脏事件没有差异[119]。

Dib对12例ICM患者采用开放标签、非盲、随机化的方式经心内膜注射骨骼肌成肌细胞，并与11例对照组患者进行比较[120]。该试验报告了注射骨骼肌成肌细胞治疗后患者的NYHA分级和生活质量的改善。此外，两组间左心室容积变化无统计学差异。细胞治疗不会增加心律失常事件。尽管连续机电测图变化的意义尚不清楚，但有趣的是，细胞治疗后患者的3个月随访图谱显示治疗区段和整个心脏的单极心电图电压升高。

3. 心肌干细胞

在SCIPIO试验中，从接受冠状动脉旁路移植手术患者的右心耳取出自体心脏干细胞，通过c-kit+标记鉴定后，平均扩增培养113d后回输给患者。在一项16名患者的随机开放标签试验中，采用冠状动脉内灌注和停流技术将50万～100万个自体心脏干细胞注入梗死区域。其中9名患者在CABG 4个月后和输注CSC前接受了心脏MRI扫描，射血分数从基线时的27.5%，4个月后显著增加至35.1%，12个月后增加至41.2%，这与接受心脏干细胞治疗患者NYHA分级和生活质量改善有关[121]。

4. 心肌球源性细胞

在CADUCEUS试验中，通过心内膜活检（一种经导管微创手术）获得心脏组织。用获得的组织培养制备心肌球，随后将来自心肌组织的分散细胞通过冠状动脉输注回患者体内。这与其他一些缺血性心肌病试验的一个重要区别是，这些患者有非常新的梗死区域；他们在急性心肌梗死后2～4周入组，并在梗死后1.5～3个月接受方案治疗（*n*=17）或对照处理（*n*=8）。治疗6个月后，MRI显示瘢痕范围减少，存活心肌增加，区域收缩性得到改善。心室容量和EF在各组之间没有差异。12个月后的MRI评估也得到类似结果[122]。

（三）非缺血性心肌病

虽然与冠状动脉缺血相关的心肌疾病已成为更多临床前、转化和临床研究的主题，但其他形式的心肌病也很重要。特发性扩张型心肌病（DCM）和特殊疾病如家族性心肌病或化疗相关性心肌病开始被关注，人们期待细胞治疗可以再生或修复受损的心肌。

Arguero等进行了首次临床试验，将5例DCM患者经心外膜注射递送骨髓源性细胞[123]。同样，Arom等采用胸腔镜下注射的方式对20例缺血性心肌患者和21例DCM患者进行了外周循环细胞注射[124]。两项研究均报告了LVEF和心功能的改善。

Fischer-Rasokat等采用冠状动脉内注射BMDSC对33例DCM患者进行了研究。3个月后，患者心脏功能有明显改善，12个月时，血清N-末端脑钠肽前体（NT-proBNP）水平下降[125]。Martino等的一项类似研究报告了生活质量、临床症状、运动能力和心脏功能也有显著改善[126]。

在Seth等进行的首个随机、开放标签的对照试验中,给予 DCM 患者(n=24)自体骨髓单核细胞,并与 20 例对照组患者进行比较。在球囊阻塞冠状动脉静脉窦流出液期间,通过冠状动脉内注射细胞。6 个月时,与对照组相比,治疗组左心室 EF、NYHA 分级和心脏容量均有显著改善[127]。同一组后来的报告显示,与对照组(n=40)相比,接受细胞治疗后(n=41)患者的心脏功能和临床症状继续得到改善[128]。

Vrtovec 报道了 110 例 DCM 患者的长期随访。这些患者被随机分配到接受通过 GM-CSF 动员和血液分离获得的 CD34$^+$ 细胞的冠状动脉内注射组或对照组。LVEF 的增加可持续 3 年,之后有所下降,但在 5 年时,接受细胞治疗的患者仍然具有较高的 LVEF 和 6min 步行距离增加以及较低的 NT-proBNP(心力衰竭的血液生物标志物)[129]。

从上下文来看,这些结果确实表明非缺血性心肌病的干细胞治疗是可行的并且可以考虑在临床中实施;但在得出关于疗效的确切结论之前,需要进行随机、盲法、安慰剂对照的临床试验。

(四)自体和同种异体

如本文所调查的,多种自体细胞产品已经通过各种方法进行了早期测试。虽然预期自体细胞可避免宿主排斥反应,但与供体来源的同种异体产物的可能性相比,自体细胞移植确实具有更现实的临床局限性。根据需要的细胞类型,组织采集和处理以及培养扩增可能会在治疗需要时增加难度。此外,已经有人提出年龄较大、病情较重患者的干细胞数量较少或效力较低[130]。最后,为每个患者准备符合要求的(并进行预放行质量测试)细胞产品费用高昂。

来自年轻健康供体组织的同种异体细胞产品可能会克服这些障碍。患有并发症的患者将免于组织采集,当患者临床情况理想、适合治疗时,可以提前大量制备该产品以便进行给药(所谓的"现成的"同种异体产品)。少数研究初步探讨了排斥反应是否会限制同种异体细胞治疗的安全性和有效性。

MSC 具有不引起免疫排斥的特性。MSC 已在大动物模型的缺血和非缺血心肌及未使用免疫抑制药物的人体中进行移植试验[37, 104]。Penn 等报道了一项给 25 例急性心肌梗死患者通过新型冠状动脉外膜给药系统使用一种专有的同种异体细胞产品的研究;其中 19 名患者接受了细胞治疗,6 名为非随机对照组。梗死后 2～5d 给予细胞治疗,未检测到体液或细胞免疫反应。

2012 年,Penn 等对 25 名 AMI 患者进行了类似的研究。接受 MSC 注射的患者没有表现出免疫反应,4 个月时左心室 EF 和左心室容积有所改善,特别是接受 5 000 万剂量治疗的患者。据报道,接受细胞治疗的患者超声心动图提示左心室 EF 得到改善[131]。

在 POSEIDON 研究中,我们将 ICM 患者接受荧透视引导的心内膜注射(TESI)后随机分为两组,一组接受同种异体间充质干细胞治疗,另一组接受自体间充质干细胞治疗。同种异体细胞没有引起同种免疫反应,且两种细胞类型治疗都使 CT 扫描早期对比增强缺损减少,尤其是在基线收缩力严重受损的区域,以及 TESI 位点瘢痕减少,局部收缩力增强[91, 132]。

七、结论和展望未来

在这里,我们总结了迄今为止在心肌病细胞治疗领域的临床前期研究和临床研究。虽然大量的早期阶段研究已经完成,但它们的目的和设计的差异很大,因此得出结论还为时过早。虽然发表偏倚有可能改善整体情况,但值得注意的是,除了研究发现骨骼肌成肌细胞可能出现心律失常以及应用该疗法可能存在风险之外,该领域揭示细胞治疗不良反应的试验相对缺乏。

特别是考虑到 I 期临床试验结果的安全性和在此总结的各种疗效论证和建议,我们希望未来的临床试验结果能够引导临床医生和患者对治疗心脏病的再生方法做出合理的决定。

过度依赖 EF 作为终点评估指标可能会掩盖临床实际的研究成果,因为我们看到许多研究显示有临床实质性改善而 EF 没有相应地增加。虽然

EF 是许多心肌疾病风险分级的有力工具，但它高度依赖于负荷情况并且源自舒张末期和收缩末期的容积；例如，减少两者容积的情况下，即使 EF 没有增加，也提示可能是有益的重构（特别是伴随着心室几何结构改变时）。

现在已知的外源性给予细胞治疗的作用机制十分复杂，不仅仅是"重新播种裸露的草坪"。实验室研究与临床试验将继续联合阐明干细胞与宿主细胞相互作用的方式及其分泌产物、抗炎症和抗纤维化特性以及生理行为影响的结果。

操纵细胞的技术，如抗凋亡存活基因的过度表达，在临床前研究中具有前景[133]。其实际影响仍有待观察，特别是监管过程方面。增加心肌疾病细胞治疗再生潜能的其他方法包括组织工程构建[134]、辅助分子治疗和细胞类型组合等[135]。

Howard M. Julien　David J. Whellan　著
杨　政　孔春燕　译

一、质量度量的起源

使用质量指标来定义临床护理的运动起源于循证保健（EBHC）运动的出现。EBHC 指"认真利用现有的最佳证据，就个别患者的护理或医疗服务的提供做出决定"[1, 2]。循证保健包括循证医学（EBM）的实践，这是 Sackett 等给出的最好的定义。他们在 1996 年关于这个主题的社会讨论中提出，"循证医学是认真地、明确和明智地使用当前最佳证据来决定个体患者的护理"[3]。它位于最佳外部证据、患者价值观和期望以及个体临床专业知识之间的交叉点（图 32-1）。

EBM 是应用来自研究的数据来比较多种干预或治疗的功效以指导临床实践的方法。质量指标起源于 EBM，而 EBM 又源于临床流行病学研究结果。社会因素与研究技术的发展并行，这些因素共同促进了质量评估措施的应用和当前的医疗保健领域的发展。

质量测量和改进计划始于 20 世纪 90 年代末，随着医疗服务提供者和行业领导者的共识的发展，临床医疗理论护理与实际提供的护理之间发生脱节。

医学研究所设立了六个改进目标，以解决医疗保健系统表现不佳的领域。它们要求医疗保健应该：安全、有效、以人为本、及时、高效和公平[4]。国家评估卫生保健系统在何处以及在多大程度上表现不佳，并全力促进《公共卫生服务法案》第九条的通过。标题第 913（a）（2）节概述了美国国家医疗保健研究质量机构（AHRQ）的设立，并责成该机构编制"关于向美国人民提供的医疗质量的国家趋势的年度报告"。国家医疗质量报告（NHQR）或简称质量报告，于 2003 年首次发布，并概述了 5 个重要发现：①高质量的医疗保健尚未被普及；②预防性护理保健的机会经常被错过；③慢性病管理面临的独特质量挑战；④更多需要学习的地方；⑤更大改进的可能。

1998 年，联合委员会根据 ORYX 倡议启动了第一个国家级的医院质量测量和报告计划[5]。联合委员会（以前称为医疗机构认证联合委员会，JCAHO）是一个独立的非营利组织，负责对美国 19 000 多个医疗保健机构和项目进行认证。2002 年，联合委员会认可的医院需要收集和报告 2 个四项核心健康措施（心力衰竭、急性心肌梗死、妊娠和肺炎）的非标准化数据。这些数据于 2004

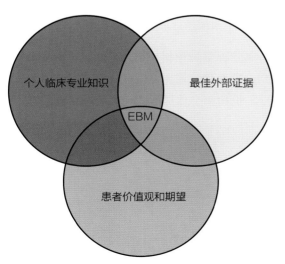

▲ 图 32-1　循证医学的基础（EBM）

年首次向公众公布[6]。

二、质量度量的概述

任何改进流程的尝试都首先要从改进的目标的定义开始。在医疗保健服务和患者护理领域，这就需要优质的医疗保健服务。最简洁的定义来自国家质量保证委员会（NCQA），这是一个成立于 1990 年的非营利组织。它收集提供者和健康计划的年度数据，并将结果与已制订的标准进行比较，以实现变革。NCQA 将高质量的医疗保健定义为"患者得到最有效的保护或恢复健康需要获得的护理"[7]。根据 NCQA 的定义，这包括接受预防性护理和及时获得有效的循证医学治疗。以上所提的干预措施的最终目标是通过衡量、监督和问责制来改善医疗保健的质量。

NCQA 使用连续的三阶段循环法：测量、分析和改进来推动变革。自我报告数据每年从 40 多个领域的卫生计划和提供者处获得。NCQA 与医疗计划、大型雇主、患者、医生和政策制定者一起制订了标准，就衡量这些结果的重要性达成共识。每年自我报告的数据与 NCQA 制订的标准的比较成为制定重点医疗质量改进举措的基础。

正如医学研究所（IOM）所概述的那样，质量改进计划应旨在开发安全、可避免伤害的系统，并提供有效、以患者为中心、公平的服务。为实现这些目标，质量指标应具有"科学有效性、计算和标准的规范以及潜在措施的可解释性、适用和可行的确定性"等特性[4]。

（一）指标和准则

绩效测量用于构建护理边界的框架，通常与

指南建议混淆。正如美国心脏病学会基金会和美国心脏协会（ACCF/AHA）关于绩效测量的工作组所概述的那样，"绩效测量将未能提供特定护理过程的护理定义为临床表现不佳"，而实践指南则描述为"通常应该用于特定病症患者的护理过程"[8]。正如编写委员会在 2005 年制订心力衰竭临床表现指标所强调的那样，质量指标的制订旨在捕捉那些护理过程或结构的实施，其支持证据"非常有力，以至于未能采取此类行动会降低患者达到最佳结局的可能性"[9]。

（二）过程与结果测量

一旦确定了质量改进计划的目标，实施该计划的个人或团体就需要工具来研究现有流程及其可能产生的结果。结果指标量化了高级别的安全性，患者护理和财务终端，指示了医疗机构组织在多大程度上实现了目标。理想情况下，结果指标规定了特定的研究群体和实施该措施的具体时间。

过程度量评估特定的步骤和任务，从而产生特定的结果指标。实际过程中可以依次研究几种过程度量，以编纂感兴趣的结果评估的步骤（图32-2）。虽然结果考核可用于衡量医疗保健机构的总体目标和方向，但过程度量可用于指导针对这些目标的详细干预措施。

三、心力衰竭作为一个质量重点：测量的基本原理

（一）改善护理质量

医疗保健质量指标是为广泛的受众和原因而建立。患者和购买者可以在挑选提供者和计划时使用，机构和个体提供者可以将它们用作推动绩

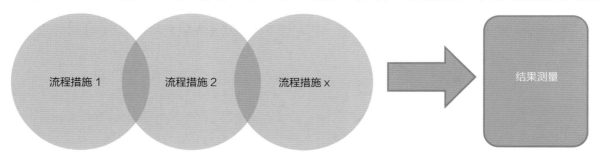

▲ 图 32-2 过程度量与结果度量之间的关系

效、改进计划、评估资源利用率或与竞争对手进行比较的工具。Donabedian 在 1991 年提出，可以通过结构、过程和结果来评估医疗保健质量[10]。在美国，IOM 将医疗保健质量定义为"在符合当前专业知识的情况下，个人和群体的健康服务提升预期健康结果的可能性所能达到的程度"。[11]

过程度量提供可用于影响系统内变更的医疗保健服务的信息。它具有额外的获益，即对患者疾病的风险调整很少（如果有的话）。制订过程测量需要确定适用该措施的合适人群[12]。一个例子是测量所有患有左心室收缩功能障碍（符合条件的人群）的患者和血管紧张素转化酶抑制药（ACEI）或血管紧张素受体阻滞药（ARB）的患者百分比。

Chassin 及其同事提出，根据 4 项标准判断过程测量，以最大限度地提高其与临床结果的相关性[5]。

● 测量应该建立强有力的证据，将护理过程与改进的结果联系起来。

● 准确地获取是否进行了护理过程的测量

● 解决在被测量者和目标结果之间没有护理过程被干预的问题

● 很小或没有机会诱发不良事件

（二）将心力衰竭作为质量重点的理论基础

在跨越质量鸿沟时，IOM 认为，关注特定条件可为患者在参与医疗保健的使用、交付、战略实施或购买时提供更多参考意义[4]。除了调整涉及医疗保健服务和利用的多个利益相关者之外，优先考虑疾病状况可以帮助解决医疗保健系统分裂和错位的问题并改进系统质量。

心力衰竭是一个重要的国家公共卫生问题，具有逐年升高的患病率、显著的发病率和死亡率，同时对患者、医疗服务提供者和支付者（公立和私立）产生巨大的成本影响。在美国，医疗保险在充血性心力衰竭诊断和治疗上的花费比其他任何疾病类型都要多。据估计，有 500 万美国人患有心力衰竭，每年还有新诊断的 55 万人[13]。对该病的病理生理学的探究推动了非有创性、药理学和生物力学工具的发展来诊断和治疗心力衰竭。

尽管取得了重大进展，但证据表明，这些新工具的落实和使用仍低于预期。

NCQA 将零碎的美国医疗保健系统描述为"众多联系松散的参与者提供着碎片式的医疗护理服务"[14]。此外，"协调不良的护理往往质量较低、成本较高、可能导致健康状况不佳。"

四、制订质量度量标准的主要组织

（一）ACC/AHA/PCPI

2000 年 2 月，AHA/ACCF 绩效评估工作组成立，以制订整个心血管疾病护理范围的指南。2003 年，ACC、AHA 和医师改善绩效协会（PCPI）为在门诊接受治疗的心力衰竭患者制订了措施。ACCF 和 AHA 于 2005 年首次为患慢性心力衰竭的成年人制定了住院临床表现指标[9]，根据 2005 年 ACCF/AHA Ⅰ类和 Ⅲ 类心力衰竭诊断和管理指南建议以及美国心脏协会心血管护理委员会的健康护理专家对心力衰竭患者团队管理的声明，提出了 5 项住院措施和 11 项门诊措施。这些措施最近于 2012 年 5 月由心力衰竭工作组更新，并与 PCPI 一起发布。更新后的评价标准扩大了其范围，包括了来自欧洲心脏病学会和美国心力衰竭学会（HFSA）的指南[15]。

ACCF/AHA/PCPI 在 2012 年更新中提出的措施已经简化，包括门诊和医院护理环境，旨在量化心力衰竭患者病程（过程度量），以影响发病率和死亡率（结果度量）。本次更新取消了 2005 年版指南中的 5 项门诊措施和 3 项住院措施。目前存在的 9 项措施分为了三组——结果措施、过程措施和配对 / 捆绑措施（表 32-1 和表 32-2）[15]。

考虑纳入 2012 年更新但尚未最终纳入的措施包括：使用醛固酮拮抗药，实施心脏再同步治疗（CRT），联合硝酸盐和肼屈嗪治疗以及用于非洲裔美国心力衰竭患者的 ACE 抑制药或 ARB 和 β 受体拮抗药的标准药物治疗。排除的原因因目标人群而不同（醛固酮拮抗药），现有文献对最佳服务患者群体（CRT）的不完整定义、临床试验数据狭窄且基于系统有重大实施障碍（非洲裔美国患者的硝酸盐和肼屈嗪联合治疗）。

（二）美国医疗机构评鉴联合会

联合委员会于 2001 年 5 月公布了医院的前 4 个核心测量区域。这些区域包括急性心肌梗死和心力衰竭。心力衰竭质量测量表的 3 个指标概述如下（表 32-3）[16]，并且受到了上述 ACC/AHA 指南的影响。联合委员会于 2002 年启动了疾病特定护理认证计划，迄今为止至少包括 26 个不同的计划。联合委员会认可的组织可获得疾病特异性护理认证，为期 2 年，间隔 1 年后进行重新评估[17]。

心力衰竭测量数据集的人群来自入院接受急症住院护理并出院接受家庭护理的患者。从该人群中选择 ICD-9-CM 主要诊断代码为心力衰竭的患者，并且排除具有 ICD-9-CM 主要诊断代码或其他诊断代码的左心室辅助装置或心脏移植的患

表 32-1　ACC/AHA 提供的满意表现量度 [15]

有助于改善患者的预后	基于证据的
	可解释的
	可行性
测量设计	基数精准定义
	计数精准定义
	有效性
	可信性
度量实施	可行性

有效性		表面效度
		内容效度
		结构效度
可行性		合理的努力
		合理的成本
		合理的收集周期

经 Bonow 等 [15] 许可转载，©2012

表 32-3　联合委员会 / CMS 心力衰竭质量测量集 [16]

心力衰竭分级的 ID	测量简称
HF-1	出院指示 a
HF-2	左心室功能的评估 a
HF-3	治疗左心室心力衰竭的 ACEI 或 ARB

经许可转载 © 联合委员会资源：《心力衰竭核心测量集》。
Ooook Terrance，IL：医疗保健组织认证联合委员会。（http://www.jointcommission.org/assets/1/6/Heart%20Failure.pdf）
经许可转载和电子副本
a. 表示非问责措施

表 32-2　心力衰竭工作组对来自 ACCF/AHA/PCPI 心力衰竭绩效测量集的质量措施的建议 [15]

测量标号	测量名称	测量结果	测量过程	以患者为中心的结果	解决以患者为中心的护理策略使用不足的措施	解决有效服务使用不足的问题	仅质量改进
1	左心室射血分数评估（门诊）		X			X	
2	左心室射血分数评估（住院）		X			X	
3	症状与活动评估		X		X		
4	症状管理	X		X			X
5	患者自我保健教育		X		X		X
6 a	用于左心室收缩功能障碍的 β 受体拮抗药治疗		X			X	
7 a	用于左心室收缩功能障碍的 ACEI 和 ARB 治疗		X			X	
8 b	为 LVSD 患者提供 ICD 植入联合治疗咨询					X	X
9 b	HF 患者出院后的预约		X				

经 Bonow 等 [15] 许可转载，©2012
a. 表示配对 / 捆绑措施；b. 解决护理协调问题

者。入院日期和出生日期用于计算年龄。入院年龄 > 18 岁且住院时间 ≤ 120d 的患者有资格进行抽样。根据联合委员会的规定，医院可以选择每季度或每月对数据进行采样，最小样本量按初始患者人口规模进行分级。

HF-1 测量集是一种过程类型的绩效测量，旨在评估机构的患者 / 护理人员教育计划。根据评估要求，患者 / 护理人员的教育计划将减少患者不遵守规律饮食和药物的情况——这是心力衰竭患者临床状态变化背后的关键因素。机构必须提供证据，证明在住院期间或出院时向患者 / 护理人员提供了书面说明或教育材料。根据上面列出的人群，将带有出院指示的患者百分比列表。除了上面列出的排除标准外，参加临床试验或记录为仅接受舒适措施的患者不被纳入评估基数中。如果症状恶化，所提供的说明 / 教育材料需要提供有关活动水平、饮食、出院药物、随访预约、体重监测和应急计划的信息。

HF-2 测量集是一种过程类型的性能测量，旨在评估左心室收缩期（LVS）功能。类似于 HF-1 测量集，参加临床试验或记录为仅接受舒适测量的患者从基数中排除。此外，出院到其他医院、无视医嘱出院、逾期和到医疗机构接受临终关怀护理的患者，或因医生 / 医师助理 / 高级执业护士记录的原因，没有进行左心室收缩功能评估的患

者都被排除在外。

HF-3 测量集也是一种过程类型绩效测量，用于检查出院时使用 ACE 抑制药或 ARB 药物的心力衰竭患者与所有左心室收缩功能不全（LVSD）心力衰竭患者的比例。该测量的基数再次包括心力衰竭测量数据集中的标准患者群体以及"LVEF < 40% 的图文报告或左心室收缩功能中度或重度障碍的叙述性描述"的患者。在联合委员会 HF 的三项措施中，它是唯一被指定为问责措施的规定。

联合委员会最近放宽了对经认证的心力衰竭相关结果报告的要求。自 2015 年 1 月 1 日起，医院不再需要上报上述核心措施。那些开始报告 2014 年前历年数据的组织，必须在 2014 年最后一个季度继续提供数据报告[18]。

（三）国家质量论坛

国家质量论坛（NQF）是一个自愿协商、制订标准共识组织，于 2012 年 1 月发表声明，支持 39 项心血管护理质量措施。其中 9 项与心力衰竭有关，并包括了上述联合会成员界定的措施如 CMS、PCPI、AHRQ[19]（表 32-4）。

五、临床实践中度量标准的表现

Scrutinio 等描述了护理措施过程对患者出院

表 32-4 支持心血管测量的 AHRQ 的心力衰竭子集[19]

序 号	测量名称	组 织
0079	心力衰竭：LVEF 评估（门诊设置）	PCPI
0081	心力衰竭：ACEI 或 ARB 治疗左心室收缩功能障碍	PCPI
0083	心力衰竭：LVSD 的 β 受体拮抗药治疗	PCPI
0135	左心室收缩功能障碍的评估	CMS
0162	ACEI 或 ARB 用于左心室收缩功能障碍—心力衰竭患者	CMS
0358	充血性心力衰竭（CHF）死亡率	AHRQ
0229	住院 30d，全因，18 岁以上患者心力衰竭后 RSMR 住院	CMS
0330	18 岁及以上患者心力衰竭住院后 30d、全因、风险标准化再入院率	CMS
0277	充血性心力衰竭的治疗	AHRQ

LVEF. 左心室射血分数；LVSD. 左心室收缩功能障碍

后 1 年生存率的有益影响。496 例符合治疗条件的急性失代偿性心力衰竭患者的分析报告显示，在调整已知的预后风险因素后，1 年死亡率的显著改善与肾素 - 血管紧张素系统抑制药 RASI（RR=0.59，$P = 0.015$）、β 受体拮抗药（RR=0.44，$P < 0.001$）的出院处方相关。此外，ACCF/AHA/PCPI 心力衰竭性能测量组中未采用联合治疗的患者也被发现出院后 1 年存活率有显著改善。醛固酮拮抗药的处方和计划的心脏复律除颤器植入术均无统计学意义（RR 分别为 0.87 和 0.49）[20]。

Mazimba 等在一项回顾性研究中，对某地区卫生系统的一家医院中 6063 名充血性心力衰竭患者临床表现的指标依从性与 30d 再入院率之间的关系进行了研究。这项研究前瞻性地评估了 4 项质量指标的依从性：书面出院指示、左心室收缩功能测量、出院时血管紧张素转化酶抑制药或 ARB 药物处方和戒烟建议。在 2002—2008 年期间，再住院率从 16.8% 增长到 24.8%，而行为依从性指标从 95.8% 上升到 99.9%。除了评估左心室射血分数外，30d 再入院率与行为依从性无关。再入院患者未测量 LVEF 的比例是首次统计占比的 2 倍（OR=2.0，$P < 0.00005$；CI $1.45 \sim 2.63$）[21]。

虽然临床试验已被用于制订最佳护理指南，而这些指南又被用于制订质量指标，但临床试验形式无法支持这种看似合乎逻辑的进展。Miller 等检查了 JCAHO 认证评分与 AHRQ 的住院患者质量指标和患者安全指标（IQI 和 PSI）之间的关联。尽管大多数机构对 JCAHO 评分的评价很高，但 IQI 和 PSI 表现差异并不显著，两者之间没有明显的关联。JCAHO 分类认证决策与 IQI/PSI 表现无显著相关性[22]。

（一）可信赖医疗组织

2010 年 3 月，患者保护和平价医疗法案（PPACA）或简称平价医疗法案（ACA）签署成为法律。它要求政府资助的医疗保健服务的众多变革之一是建立责任医疗机构（ACO），目标是管理和协调服务受益人的医疗保健费用。此外，"符合秘书制定的质量和性能标准的 ACO 有资格获得共享储蓄的支付"[23]。

这些变化是联邦医疗保险共享储蓄计划的一部分，该计划的授权最迟将于 2012 年 1 月 1 日颁布。它们旨在促进对患者群体的责任承担和服务协调，并促进"基础设施投资和医疗流程再设计"以提供优质高效的服务。ACO 中的服务提供商和供应商继续根据 A 部分和 B 部分的服务计划的原始医疗保险费用接收付款，"除非参与 ACO 有资格收到储蓄的付款，否则将以相同的方式接收付款。"为了参与该计划，ACO 必须为服务受益人提供至少 5 000 份医疗保险费，并参与共享储蓄计划至少 3 年。

评估 ACO 提供的护理质量的措施大致分为三类：临床过程和结果、患者 / 护理人员的护理和使用经验（即住院率）。此外，未达到质量绩效标准是终止与 ACO 协议的重要依据。护理质量将采用适用于 4 个领域的国家标准进行衡量——患者 / 护理人员经验、护理协调 / 患者安全、预防健康和高危人群。心力衰竭患者已被确定为风险人群中的一个，并且所指定的质量测量指标是 β 受体拮抗药治疗左心室收缩功能障碍。该质量测量重点关注 18 岁及以上患有心力衰竭且既往出现过左心室射血分数 < 40% 的患者。在门诊或出院时，必须在 12 个月内接受 β 受体拮抗药治疗。此结果的数据应使用专为临床质量测量而设计的 ACO 组织实践报告选项（GPRO）网络界面进行收集。

最终，收集的质量测量数据将用于指导在 ACO 最少 3 年的参与期内逐步分阶段实施的新绩效评估。在第一年，报告政策的薪酬适用于所有 33 项质量措施。在参与的第三年，绩效机制的薪酬将适用于 33 项质量措施中的 32 项。国家基准数据将在第二年开始时收集和发布，届时许多质量措施将开始按绩效支付费用。对于心力衰竭人群，左心室收缩功能障碍患者的 β 受体拮抗药治疗处方的性能报告被推迟至参加 ACO 的第三年。最低达标水平将设定为绩效基准的 30%，并分配一个浮动比例点值，最高成绩值达到或超过国家绩效基准的 90%。

最终的分数是基于上面列出的 4 个领域中每

个领域获得的平均分数和用于确定总体质量性能的分数和共享率的总分的加成。如果 ACO 未能达到每个领域 70％ 的措施的最低达标水平，那么该机构有可能被置于迄今未指定的纠正名单中。

（二）绑定支付

作为一种创新支付模式，捆绑式护理改善支付（BPCI）计划是由医疗保险和医疗补助创新中心（由 ACA 创建）联合开发，基于医疗事件为组织制定的支付安排。这与传统模式相反，传统模型要求向提供者支付他们提供的与单一疾病或疗程有关的每项服务费用。这些新的支付安排包括对护理事件的财务和绩效责任进行监督。同时，这种支付模式将使医疗保险的医疗保健成本降低，同时提高服务提供者之间的协调以及提供更好的整体护理质量。

CMS 于 2013 年 1 月 31 日宣布加入捆绑式护理质量改进计划的医疗保健机构。BPCI 计划正在使用 4 种实施模型进行测试，每种模式都以不同的方式定义了护理事件[24]。

在第一个模型中，护理事件被定义为住院患者在急性护理医院的住院时间。医疗保险将分别使用现有的住院患者预先支付系统（IPPS）和医师费用表向医院和医生分别追溯支付。根据该模式向医院支付的费用可从 IPPS 中扣除；然而，医院和医生有机会"分享医疗服务提供者的护理重新设计工作带来的收益"[24]。

第二和第三个模型要求追溯支付，然而，第二个实施模型将该事件定义为急诊医院的住院患者（包括所有相关服务，直至出院后 30、60 或 90d），而第三个模型和护理事件在急症护理医院住院并开始急症护理服务后开始。这些服务包括参与的专业护理设施、住院康复设施、长期护理医院或家庭健康机构等方面。

与之前的三种模式不同，第四种模式要求在住院期间对医院提供的所有服务包括医院本身、医生和其他涉及护理的提供方进行单一预期捆绑支付。医生和其他医疗服务提供者将不会按照惯例向医疗保险提交索赔，而是提交"无薪索赔"，

并将从最初的捆绑付款中收到医院的付款。初次出院后最多 30d 的再入院费将包含在支付给医院的捆绑支付金额中。

六、争议

存在一些潜在机制来解释随着时间的推移，分别由质量度量和实际患者结局决定的症状改善之间的差异。流程措施可能无法准确地反映设计的实施情况。HF-1 性能测量包含 6 种不同的潜在复杂组分，必须在出院指导中说明，但不能反映患者是否理解这些说明。一般教育水平、健康素养和学习方式在患者群体中差异很大，并且可能影响干预措施的成功程度。与患者满意度相关的质量评估可能导致医疗保健提供者将以前针对患者护理的资源分配给"客户服务"而牺牲临床疗效。

创建医疗护理共享储蓄计划试图提高提供者和供应商的护理协调和高质量护理的积极性。目前尚不清楚提供高质量护理是否直接导致医疗保健成本的变化。这就带来了激励措施的潜在挑战，而这些措施可能在长期财政上无法持续。此外，如果不能定期更新满足这些实践指标的质量指标和激励措施，以便跟上最新的科学证据，那么质量指标就有可能激励过时的甚至可能产生不利影响的临床实践[25]。

在迄今为止最大和最近的前瞻性研究中，Fonarow 等在 OPTIMIZE-HF 注册研究中检查了美国 91 家医院 5 791 例因心力衰竭住院患者的 ACC/AHA 表现指标与 60 ～ 90d 死亡率之间的关联[26]。该研究发现，除了出院时使用 ACEI 或 ARB 药物外，5 种 ACC/AHA 心力衰竭表现指标均与早期死亡风险（出院后 60 ～ 90d）的显著降低无关。出院时 β 受体拮抗药的使用与否（这不是研究时 ACC/AHA 心力衰竭表现指标之一）是降低死亡风险的重要预测因素（HR=0.48，95％ CI 0.30 ～ 0.79；P=0.004）。

在 Schopfer 等对美国 3665 家医院的心力衰竭治疗表现的依从性评估研究中发现，综合依从性前 1/4 的医院 30d 死亡率明显低于综合依从性的最后 1/4 的医院（11.1％ vs.11.5％，P ＜ 0.001）。

30d 再入院率没有显著差异（24.7% vs. 24.9%，$P=0.098$）。这些数据受到以下观察的限制：数据集中且更合规的医院位于转诊区域，白人较少，西班牙裔和亚洲人比例较高，高中毕业生较多，研究生学历较多，家庭收入较高。这些医院每年也有更多的心力衰竭入院，并且不太可能成为重要的医院。调整了年龄、种族/民族、收入、受教育程度、HF 入院人数和住院类型后，与所有其他医院相比，综合依从性最高的前 1/4 的医院 30d 死亡率无统计学意义（分别为 11.2% 和 11.3%，$P < 0.59$）。对于调整后和未调整的分析，30d 的再入院率未达到统计学意义 [27]。

此外，医疗保健费用和实践环境的区域差异没有考虑到绩效机制的薪酬。20 多年来，达特茅斯阿特拉斯卫生保健中心使用行政数据和调查信息来记录卫生保健资源利用的差异。符合国家质量标准的压力可能给大城市地区的从业者带来不必要的负担，在这些地区，提供医疗服务的成本可能更高。

由于质量评估措施可能与未来的医疗费用报销机制挂钩产生压力，医疗保健可能会倾向于遵守流程措施来确保报销，而不是采取提高患者护理质量的举措。在 2012 年心力衰竭性能测量集的更新中，ACCF/AHA 认识到他们的出院指示措施导致"在不考虑所提供的出院指导质量的情况下提高了依从性"。

在过去几十年中，临床研究在心力衰竭的诊断和治疗方面取得了巨大进步。专业协会将这些进展汇编成最佳实践指南。为了确保所有患者获得安全、有效、高效、及时、以患者为中心和公平的护理，根据 IOM 建议，质量指标已经出现，并且似乎在为心力衰竭患者提供医疗服务方面发挥着越来越大的作用。治疗心力衰竭的背后是基础和临床科学不断发展，因此医疗质量评估必须及时反映最佳临床实践的变化。

第 33 章
运动与心力衰竭患者
Exercise and Patients with Heart Failure

Donna Mancini　著

袁　园　译

一、心力衰竭患者运动耐量下降

心力衰竭是指心脏泵血能力下降导致全身器官灌注不足而引起的一组综合征。乏力、运动耐力下降和劳力性呼吸困难为心力衰竭的典型症状。以往的研究认为，慢性心力衰竭患者运动耐力下降的主要原因是心排血量对运动的反应降低，即运动时，心排血量不能相应增加，导致骨骼肌灌注不足和乳酸酸中毒[1, 2]。然而，骨骼肌、脉管系统和肺脏等继发性变化在乏力、运动耐力下降和呼吸困难等心力衰竭相关症状的发生中亦发挥重要作用[3]。

射血分数降低心力衰竭和射血分数保留心力衰竭患者都可能发生心力衰竭相关症状。本章节阐述的重点为射血分数降低心力衰竭。

（一）血流动力学因素

心脏病可通过多种机制限制心排血量增加，包括收缩力下降、变时反应性降低、缺血、心肌灌注不足和肺动脉高压[4]。心排血量减少时，心脏依赖三种主要代偿机制来维持其泵血功能。第一，Frank-Starling 机制，即通过增加心脏前负荷保持每搏输出量。第二，发生心肌肥大，增加具有收缩功能的心肌质量。第三，通过交感神经系统激活来增加心肌收缩力。在初期，以上代偿机制可帮助维持心排血量。但持续的代偿机制激活最终会导致心力衰竭的发生和发展。图 33-1 分别表示在正常个体和收缩性心力衰竭患者中，运动引起心排血量增加的发生机制[4]。

对正常个体和心力衰竭患者分别进行观察发现，与正常个体相比，慢性心力衰竭患者运动耐力下降归因于心排血量对运动的反应降低，即运动时，心排血量不能相应增加，导致骨骼肌灌注不足和乳酸酸中毒[1,2]。此外，心力衰竭患者充盈压显著增加，并伴随着明显的肺动脉高压。研究显示，心力衰竭患者肺毛细血管楔压高达 $50 \sim 60mmHg$[2]。

Karl Weber 在 1981 年首次观察并描述心力衰竭患者于平板运动实验时的血流动力学和通气功能变化[5]。其研究证实，心肺运动试验作为一种非有创性检查，对观察记录心脏储备和心功能状态是有效的。Karl Weber 还证明，心排血量和耗氧量之间具有显著相关性。他根据记录的数据将心力衰竭患者按照病情严重程度进行分组，并发现随着心力衰竭的发展，心排血量对运动的反应明显减弱。其他几项研究证实摄氧量峰值（VO_2 峰值）和心排血量之间有显著相关性[6-8]，提示应用 VO_2 峰值来判断心力衰竭的预后具有一定价值。随后，心肺运动试验在心力衰竭患者的病情评估中得到广泛应用。

（二）外周因素

心排血量不是影响心力衰竭患者运动耐力的唯一因素。在射血分数减少心力衰竭患者中，射血分数相近者，仍可表现出不同的运动耐力[3]。此外，使用正性肌力药物增加心排血量并不能使运动耐力明显增加[9,10]。影响射血分数降低心力衰

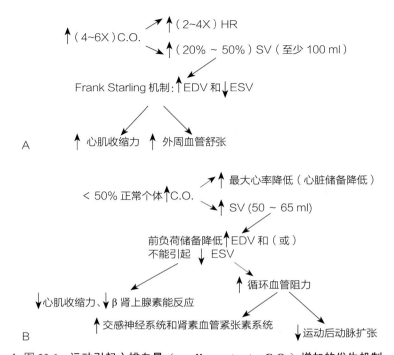

▲ 图 33-1　运动引起心排血量（cardiac output，C.O.）增加的发生机制
A. 正常个体；B. 心力衰竭患者 VO$_2$=C.O.（HR×SV）（Wolters Kluwer Health 许可，转载自 Pina 等[4]，©2003）

竭患者运动耐力的因素还可能包括骨骼肌和外周血管的异常。骨骼肌异常如骨骼肌代谢和质量的改变可影响心力衰竭患者运动耐力[11-14]，还可直接引发心力衰竭的主要症状，如疲乏和呼吸困难（图 33-2）。随着心力衰竭的进展，患者的骨骼肌功能会呈螺旋式下降（图 33-3）。

慢性心力衰竭患者可出现全身骨骼肌萎缩[11]。肌肉萎缩归因于蛋白质合成减少和（或）蛋白质降解增加。慢性心力衰竭患者中数种合成代谢激素缺乏，呈分解代谢状态[15-17]。在男性慢性心力衰竭患者中，循环中睾酮和胰岛素样生长因子（IGF-1）的缺乏较为常见，其水平与充血性心力衰竭的严重程度相关[18]。另外，慢性心力衰竭患者生长激素抵抗和骨骼肌 IGF-1 浓度降低，可引起蛋白质合成减少，导致骨骼肌萎缩[19]。研究提示，运动锻炼可增加正常个体和心力衰竭患者 IGF-1 的局部表达[20]。心力衰竭患者胰岛素抵抗与临床事件的发生及死亡率相关[21]。

慢性低水平全身性炎症是慢性心力衰竭的特征之一，也会导致骨骼肌改变并随着 CHF 的发展加重[22]。此外，炎症因子释放至循环血中可进一步促进全身系统炎症和肌肉萎缩[23,24]。

在心力衰竭进展过程中，随着局部血管调控的改变，外周循环也发生转变，包括血管内皮和血管平滑肌等。有研究认为心力衰竭患者骨骼肌毛细血管密度可出现改变，骨骼肌毛细血管密度与肌纤维数量和大小相关[25,26]。有氧训练可增加毛细血管密度。此外，心力衰竭患者可出现内皮功能障碍，造成一氧化氮（NO）介导的血管舒张能力减弱[27-29]。值得注意的是，有氧训练可通过增加剪切应力的机制使心力衰竭患者的内皮功能正常化[30]。

在心力衰竭患者中，呼吸肌也受到慢性低灌注和神经激素激活的影响[31]。呼吸肌无力合并肺充血，使患者出现呼吸困难。与正常个体相比，心力衰竭患者休息及运动时膈肌做功显著增加[32]。另外，研究发现，收缩功能障碍和舒张功能障碍的心力衰竭患者在吸气和呼气时均存在呼吸肌力量的下降[33,34]。与正常个体相比，心力衰竭患者呼吸肌耐力也降低[35]。目前已证实，选择性呼吸肌训练可影响心力衰竭患者症状如劳力性呼吸困难及运动能力。呼吸肌耐力、呼吸肌力量、次极量和极量运动能力可通过选择性呼吸肌训练得到

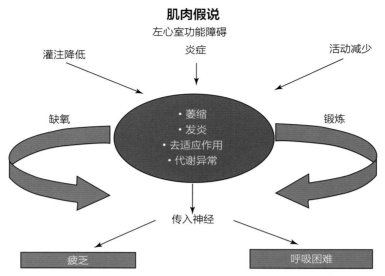

肌肉假说

左心室功能障碍

灌注降低　　炎症　　活动减少

缺氧　　· 萎缩　　锻炼
· 发炎
· 去适应作用
· 代谢异常

传入神经

疲乏　　呼吸困难

▲ 图 33-2　肌肉假说即骨骼肌异常导致运动耐力下降。骨骼肌异常可刺激麦角受体，即肌肉神经传入纤维，最终导致呼吸困难和疲乏

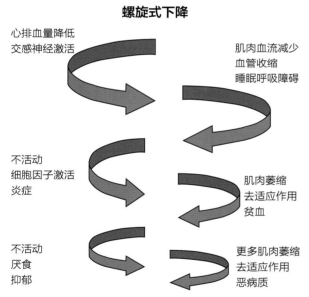

螺旋式下降

心排血量降低
交感神经激活

肌肉血流减少
血管收缩
睡眠呼吸障碍

不活动
细胞因子激活
炎症

肌肉萎缩
去适应作用
贫血

不活动
厌食
抑郁

更多肌肉萎缩
去适应作用
恶病质

▲ 图 33-3　心功能螺旋式下降和交感神经活性增加

显著提高 [36,37]。

　　总之，大多数慢性心力衰竭患者的运动能力明显降低，这归因于运动时心排血量减少以及骨骼肌、外周循环和肺的继发性改变。综上所述，导致慢性心力衰竭患者运动能力下降的大多数因素均可通过运动训练得到改善。

二、慢性心力衰竭患者运动功能和预后

　　依据 Fick 原理，VO_2 峰值受心排血量峰值和最大动静脉血氧含量差的影响。久坐的人动静脉血氧含量差较大，VO_2 峰值可作为心排血量储备的间接预测指标。外周因素也可影响 VO_2 峰值，如骨骼肌质量、内皮功能、年龄、性别和其他身体状态。

　　Szlachcic 首先使用 peak VO_2 预测心力衰竭患者的预后 [38]。一项纳入 114 例严重慢性心力衰竭拟接受心脏移植患者的前瞻性研究中，peak VO_2 小于 14ml/（kg·min）为慢性心力衰竭患者接受心脏移植的指征，peak VO_2 > 14ml/（kg·min）的慢性心力衰竭患者一年生存率为 94%。VO_2 峰值 < 低于 14 ml/（kg·min）并已接受移植后患者的 1 年生存率为 70%，而具有明显并发症和 VO_2 峰值降低的患者 1 年生存率为 47%。此项研究为评估慢性心力衰竭患者心脏移植术推迟的安全性提供了依据 [39]。

　　peak VO_2 可基于年龄、肥胖和性别等因素进行校正。有部分研究者认为校正后的 peak VO_2 可发挥更好的预测作用，但也有一部分研究者认为对 peak VO_2 进行校正无明显益处 [40,41]。校正所使用因素包括年龄、性别或其他身体指标在队列中的分布特征。在体重较为均一的中年男性中，相关因素校正与否对结果无明显影响 [40]。但参与研究的队列中性别、年龄等因素的异质性较

大时，应该对相应因素进行校正，并对体重极值进行调整[41]。

1991 年首次报道 peak VO_2 在指导选择移植候选人中具有一定价值。之后，心力衰竭的治疗取得了巨大进展，特别是 β 受体拮抗药的使用。β 受体拮抗药治疗可在不改变 peak VO_2 的情况下显著改善心力衰竭患者的长期生存率。在 β 受体拮抗药时代，peak VO_2 是否还保持其预测能力一直是科学家们关注的主题[42-44]。目前仍认为，peak VO_2 在预测生存率方面的作用是持续存在的，无论是以 14ml/（kg·min）还是 10ml/（kg·min）作为阈值。使用 β 受体拮抗药进行治疗时，患者存活率都有所提高，但仍会被 peak VO_2 影响导致患者生存率有差异。随着生存率的提高，大家已普遍接受选择一个低于 14ml/（kg·min）的 peak VO_2 作为阈值来指导心脏移植，AHA/ACC 指南现将 peak VO_2 低于 10ml/（kg·min）并达到无氧阈（在无明显禁忌证的情况下）作为心脏移植的绝对指征。peak VO_2 在 11 ～ 14ml/（kg·min），或为预测值的 55%，并导致患者日常活动受到严重限制，是心脏移植的相对参考指征[45]。

心肺运动期间收集的一些变量也可为预后提供一些信息。几名研究者发现，运动期间的通气效率（最常通过 VE/VCO_2 比值或斜率来衡量）比 peak VO_2 能更好地预测患者预后[46-50]。VE/VCO_2 改变是由通气灌注比例失调、化学敏感性和骨骼肌动力反射增强等所致。VE/VCO_2 改变发生在运动开始时，因此与 peak VO_2 不同，其不需要患者达到最大运动量。$VE/VCO_2 > 34$ 是许多研究中选择的临界点，但与 peak VO_2 相似，该参数是一个连续变量，没有绝对临界点。在研究中，经常发现 peak VO_2 和 VE/VCO_2 均具有独立的预测能力，VE/VCO_2 和 peak VO_2 能在预测方面提供互补的数据，因此，联合应用两者可更好地进行风险评估[46-50]。VE/VCO_2 与运动期间肺动脉压力的相关性比 peak VO_2 更强。此外，运动振荡呼吸与不良预后相关。在运动过程中出现过度通气和通气不足周期性变化，伴随呼气末氧气（PET O_2）和呼气末一氧化碳（PET CO_2）的相应变化，称为运动振荡呼吸。然而，目前对于运动振荡呼吸的定义尚无统一标准。在运动过程中，12% ～ 30% 的心力衰竭患者可出现这种呼吸模式，而且大多数运动振荡呼吸患者存在中枢性睡眠呼吸暂停。周期性呼吸的存在可单独预测死亡率，或者与通气斜率结合预测死亡率。一项纳入 156 名心力衰竭患者的研究提示，运动振荡呼吸与猝死密切相关[51,52]。

心肺运动试验期间测量的其他参数也对慢性心力衰竭具有预测能力，包括：运动时血压的变化（即运动时血压降低或未能升高与不良预后相关）、运动时心率变化（变时性功能不全）、通气阈值、循环功率（peak VO_2× 收缩压）、氧动力学、呼气末 CO_2 分压和运动后氧恢复等[45-53]。

peak VO_2 是预测运动时心排血量峰值的非有创性血流动力学指标。在心力衰竭患者中使用代谢车和经 Swan-Ganz 导管测得血流动力学参数进行研究表明，一些参数如运动峰值时左心室每搏做功指数（LVs.WI）的降低，比 peak VO_2 具有更好的预后预测意义[54-57]。由于运动时血流动力学参数测量很难进行，有研究者试图推导出一些非有创性血流动力学参数。Cohen-Solal [53] 提出了"循环功率峰值"，这是将 peak VO_2 和最后一次收缩压结合的一项参数。该数据测量不需要特殊设备，可从心肺运动试验中获得。研究者在一项涉及 175 名心力衰竭患者的研究中评估了"循环功率峰值"的价值。在 25±10 个月的随访中，16% 患者死亡，18% 患者接受心脏移植。多变量分析表明，"循环功率峰值"（χ^2= 19.9，$P < 0.001$）是预测死亡或移植需求的唯一变量。当用 peak VO_2 或循环功率峰值的四分位数来分析时，发现随着 peak VO_2 的下降，预后更差，但是循环功率峰值有助于选择预后特别差的亚组—peak VO_2 降低和血压降低同时存在的亚组。

代谢车技术也有取得了进展，目前可使用惰性气体再呼吸技术对心排血量进行无创测量[58,59]。惰性气体再呼吸是测量运动期间心排血量的一种新颖、非有创性方法，在慢性心力衰竭患者中应用具有可靠性、安全性且容易实施[59]。Innocor

再呼吸系统使用惰性可溶气体，即 0.5% 一氧化二氮（N_2O）和惰性不溶气体（0.1% 六氟化硫，SF_6）的富氧混合物。N_2O 浓度在再呼吸操作过程下降，且下降速率与肺血流量成正比。研究者在运动过程中可测量心排血量，继而推导出心脏功率。心脏功率将血压因素纳入运动时血流动力学评估中，可代表心脏的血流和压力产生能力。Tan[60] 认为心脏功率可被视为评估心脏功能的综合指标。研究者将惰性气体再呼吸测量技术应用于在自行车运动中出现症状限制的 171 名充血性心力衰竭患者[59]，其中 148 名患者（85% 的患者）获得一氧化碳峰值的精确测量，心脏功率峰值由平均动脉血压峰值和一氧化碳的乘积除以 451 得出。该研究平均随访时间为 1 年，还使用心肺运动变量（即 peak VO_2、一氧化碳峰值、心脏功率峰值、VE/VCO_2 斜率和无氧阈值下的 VO_2）进行单变量和多变量分析。该研究中，整个队列无事件生存率为 83%，有 5 例死亡，4 例左心室辅助装置（LVAD）置入和 16 例紧急移植，peak VO_2 为 12.9 ± 4.5 ml/（kg·min），峰值心脏功率为 1.7 ± 0.9W。peak VO_2、一氧化碳峰值、心脏功率峰值、VE/VCO_2 斜率和无氧阈值下的 peak VO_2 是不良预后的单变量预测因子。通过多变量分析得出，心脏功率峰值和一氧化碳峰值是预后的预测因子，其中心脏功率峰值是最强的独立预测因子（$P = 0.01$）。

随着人口老龄化，且越来越多的患者在心肌梗死和（或）以前无法治疗的心脏病中存活，心力衰竭的患病率不断增加。当患者达到晚期心力衰竭时，他们的治疗选择变得越来越有限。心脏移植和 LVAD 成为这些患者最后的救命稻草。由于移植供体供应有限，越来越多的慢性心力衰竭患者安装 LVAD。机械辅助装置支持的患者的运动反应将变得越来越重要。尽管有机械支持，但患者的运动能力显著降低[61,62]。这些患者的运动生理学的独特性，是心力衰竭的中心和外周效应以及机械装置的局限性共同造成的。常用的左心室流体动力装置不支持右心力衰竭。右心室功能障碍是这些患者运动峰值受限的因素之一，尤其是

因为运动反应主要由前负荷介导的。早期的脉动性 LVAD 具有自动填充模式，随着泵填充的增加，射血更快。然而，连续流动左心室辅助装置（CF-LVAD）在患者休息时以固定的泵速（8600～10000）工作。选择该速度是为了优化心室的排空并防止过度排空引起"抽吸"（低血压、心律失常）。这些装置的泵速不会随运动而改变，因此运动反应主要取决于前负荷。这些设备的最大心排血量为 10～12L/min。运动期间的额外心排血量反应可由与机械装置并行工作的天然心脏提供。新型连续性血流装置的一些长期并发症，如贫血和主动脉瓣叶融合（有或没有主动脉瓣关闭不全）的发展也可能影响运动表现[63,64]。

然而，与肺动脉压较低、心排血量较高的无辅助装置支持的心力衰竭患者相比，安装 LVAD 的患者在休息和运动时，血流动力学参数有所改善[61,62,64]。CF-LVAD 的 peak VO_2 平均为 12～17ml/（kg·min）。HeartMate II 研究显示，患者（$n = 18$）接受 LVAD 后 3 个月平均 peak VO_2 为 $49\% \pm 19\%$，或（15.6 ± 4.7）ml/（kg·min）。

6 分钟步行试验是广泛用于心力衰竭患者心功能评估的检测方法，也是衡量亚极量运动表现的一个指标。6 分钟步行试验，即在 6 分钟时间内的步行距离，比 NYHA 分级的主观程度低，但仍会受到患者和（或）测试人员主观的影响。SOLVD 研究纳入 898 名心力衰竭患者，结果证实，6 分钟步行距离 < 350m 的患者死亡率是步行距离 > 450m 的患者的 3.7 倍。同样，步行距离较短的患者，心力衰竭住院的风险是步行距离较长患者的 1.4 倍[65]，这说明 6 分钟步行试验在评估心力衰竭患者的预后中具有一定的预测价值。鉴于目前 LVAD 的局限性，6 分钟步行试验越来越多地被用于评估机械支持的治疗反应。

三、运动在慢性心力衰竭患者治疗中的意义

如前所述，心力衰竭患者骨骼肌中组织学和代谢变化可能归因于肌肉的失用[11,66]。运动干预具有多种积极的心血管作用，包括调节脂质代谢、

胰岛素抵抗、体重、高血压、炎症和情绪[67]。有氧运动对心肌组织的影响已得到很好的证实。规律运动可增加每搏输出量、心排血量和降低 β- 肾上腺素活性。运动训练可增加健康受试者的心肌质量、左心室体积和每搏输出量[68]。运动可改善外周因素如内皮功能和骨骼肌力量，增加慢性心力衰竭患者运动耐力，减轻心力衰竭症状[13]。

有氧训练引起的中心和外周的多种变化可能对心力衰竭患者有显著的治疗作用。运动训练的潜在意义（表 33-1）包括中心血流动力学变化，如每搏输出量增加、心肌收缩力增加、交感神经活性减少和自主神经张力改变，外周变化如内皮和血管功能改善、血管阻力降低、肌肉组织中酶学改变等（氧化能力增强和乳酸产生减少）。

研究者在探究运动训练对心力衰竭的影响时建立了一些动物模型。Musch[69] 利用缺血性心力衰竭大鼠模型研究耐力训练的效果。训练计划包括 60 分钟跑步机锻炼，每周 5d，持续 10 ～ 12 周。心力衰竭大鼠接受训练后，亚极量运动组 peak VO₂ 升高，琥珀酸脱氢酶活性增加，乳酸水平降低，而在局部灌注和血流动力学测量方面无改变。在大鼠心力衰竭模型中，所有训练的益处都来自于外周机制，而心功能没有改变。Todaka[70] 利用犬超速起搏诱导心力衰竭模型证实了运动训练的中心和外周效应。其中一组动物每天进行跑步机锻炼（4.4km/h，2h/d），而其他动物保持久坐不动。4 周后，血流动力学检测显示，与久坐不动组相比，运动组的心脏左心室压力上升最大速率和左心室舒张末期压力相对保持不变。随后的体外心功能分析显示两组动物的收缩功能均有相似程度的下降。而久坐组心肌僵硬度常数升高，运动组则正常（久坐犬 32±3，运动犬 21±3，其他正常犬 20±4）。因此，每日运动训练可改善在体血流动力学和离体心肌僵硬度。研究者总结，该心力衰竭犬模型中，心功能改变可能得益于运动训练带来的有益血流动力学效应，主要为对舒张功能的影响。

在慢性心力衰竭患者中，运动训练引起的血流动力学变化也可能逆转心肌重构[13,14,67]。一项研究提示运动训练可增加心排血量峰值[13]，并且同

表 33-1　有氧训练的意义

形态	↑ 心肌质量
	↑ LVEDV
	↑ 冠状动脉直径
	↑ 心肌和骨骼肌毛细血管与纤维的比值
骨骼肌	↑ 毛细血管密度
	↑ 线粒体体积和嵴
	↑ 柠檬酸循环和电子传递链
	± ↑ 肌红蛋白
	↑ 游离脂肪酸的使用
	↑ 糖原储备潜力
	↑ 局部 A-VO₂ 差异
	↑ 通过肌肉的最大血流
血流动力学	↓ 静息 HR
	↓ 亚极量运动双倍产物
	↑ 每搏输出量
	↑ 最大心排血量
	↑ 峰值耗氧量
代谢	↑ HDL
	↓ 三酰甘油
	↓ 空腹血糖
	↓ 儿茶酚胺
	↑ 脂蛋白脂肪酶
	↓ 肝脂肪酶（转化 HDL2、HDL3）
	↑ LCAT（与 FFA 酯化胆固醇，增强胆固醇运输）
	↑ β 羟酰辅酶 A 脱氢酶（↑ FFA β 氧化）

↑ 上升；↓ 下降；A-VO₂. 动静脉差；HDL. 高密度脂蛋白；VLDL. 极低密度脂蛋白；FFA. 游离脂肪酸；LVEDV. 左心室舒张末期容积；LCAT. 脂蛋白脂肪酶

样的运动负荷可在较低的心率和心率压力乘积[13] 下实现，这表明心肌功和耗氧量得到更为有效的利用。几项研究试图描述心力衰竭患者临床症状改善的生理机制。Sullivan 研究了 12 例心力衰竭患者，平均 VO₂ 为 16.3 ml/（kg·min），射血分数为 21%[71]。有氧训练每周进行 3 ～ 5h，持续 6 个月。

经过运动训练，peak VO_2 从 16.8ml/（kg·min）上升到 20.6 ml/（kg·min），上升了 23%；心排血量峰值、A-VO_2 差异峰值和腿部血流量峰值也显著增加，但射血分数没有变化；腿部乳酸产量降低；次极量运动时腿部血流量没有增加，说明训练的主要好处是通过增加骨骼肌的摄氧量。该研究表示，VO_2 的增加主要来自于外周机制，中心机制的作用可能较小。

选择性手臂训练[12] 对心力衰竭患者的骨骼肌代谢异常有改善作用，但不能促进其恢复至正常。股外侧肌经皮活检显示有氧训练可增加线粒体的体积和密度[72]。骨骼肌的氧化酶活性也随着运动训练的增加而增加，说明氧化功能得到改善[72]。

心力衰竭患者可计划各种形式的运动训练[73,74]。最常用的方法是动态有氧训练（如跑步和骑车），其次是阻力训练（如力量训练）。动态有氧训练为肌肉收缩和放松交替进行的动态运动，在强度增加时，收缩压稳定升高，舒张压变化最小。相反，阻力训练的特点是长时间等距肌肉收缩，组织间隙压力高会导致小动脉和毛细血管塌陷，血压随着收缩的强度和持续时间的增加而升高。阻力训练在心脏适应方面益处甚微，但其在纠正肌肉萎缩和无力方面是安全有效的[74]，而有氧训练对肌肉萎缩和无力无明显改善作用。可针对患者的特定问题进行个性化训练，设置不同的培训项目和强度。大多数对心力衰竭患者的研究都使用强度为大约 70% peak VO_2 的动态有氧训练。

Belardinelli 将心力衰竭患者随机分为训练组和对照组，研究低强度运动训练的价值[75]。该研究的运动方案为每周进行 3 次自行车运动训练，训练时间为 8 周，强度为 40%peak VO_2。训练前后分别进行 peak VO_2、血清儿茶酚胺、乳酸、股外侧骨骼肌活检等检测。研究发现，在次极量运动中，训练组 peak VO_2 升高，血清乳酸和儿茶酚胺水平下降，线粒体体积和密度增加。同样，Demopoulus 等也证实了低强度训练对重度心力衰竭患者的价值[76]。使用半卧式固定自行车，患者训练强度低于 peak VO_2 的 50%，每天 1h，每周 4 次，为期 3 个月后，peak VO_2 从 11.5 ml/（kg·min）上升至 15 ml/（kg·min）。小腿肌肉反应性充血峰值随训练而增加，前臂肌肉反应性充血峰值不随训练而增加。在该研究中，在较低训练负荷（＜ 50% peak VO_2）和较常规训练负荷（70% ～ 80% peak VO_2）自行车运动中测量左心室舒张期室壁压力，在较低训练负荷患者中，左心室舒张期室壁压力明显低于常规训练负荷患者。

慢性心力衰竭患者骨骼肌体积减小，同时可能存在早期骨骼肌疲劳和运动能力下降。物理性退化可能会导致肌肉萎缩，尤其是腿部肌肉。体育锻炼在增加腿部肌肉体积方面所起的作用还有待确定，但可能有助于训练后运动耐力的增强。

有氧训练可能影响内皮功能。前臂行握力训练可扩张血管，提高左心室泵血效率[77]。L- 单甲基精氨酸（L-NMMA）可减弱前臂行握力训练引起的血管扩张，这提示血管内皮一氧化氮释放增加可能是前臂行握力训练引起血管扩张的机制之一。此外，研究表明有氧训练可改善骨骼肌血流灌注。同时，大血管内皮功能的改善可能降低左心室后负荷，从而提高左心室射血分数。有研究提示，腿部骨骼肌血流灌注和心排血量的增加主要发生于极量负荷运动期间，而不是在亚极量负荷运动期间。

抑制交感神经过度激活是运动训练的另一个益处。运动训练增加副交感神经介导的心率变异性，延长运动时间，增加 VO_2 峰值[14]。同样，研究者通过心率变异性和放射性标记去甲肾上腺素评估训练对自主神经张力的影响，结果显示运动训练后发生了从交感神经活性增强到迷走神经活性增强的转变。还有研究证实，心力衰竭患者在接受有氧训练后，无论是休息状态还是在亚极量负荷运动时，血清儿茶酚胺水平都有所下降[78]。

HF-ACTION 研究是一项多中心大样本随机研究，主要研究运动训练对心力衰竭患者的影响。该研究主要共纳入 2331 例射血分数＜ 35% 的心力衰竭患者，随访时间超过 4 年。该研究的主要终点是全因死亡率。该研究没有达到其主要终点，运动训练使心力衰竭患者全因死亡率或住院率显著降低。亚组分析显示，运动训练对心力衰竭患者生活质量、摄氧量、运动能力的有益影响呈运动量依赖性提高。观察到的运动改善效果较小，VO_2 峰值或仅增加 0.3ml/（kg·min）。研究表明，在长期的密切监督和密集随访中，长时间运动训练对心力衰竭患者是安全有效的。以往研究表明，女性和老年患者可能对运动训练反应不佳，而 HF-ACTION 研究表明，运动相关的益处在性别、种族、年龄和其他群体中均存在[79]。在 HF-ACTION 研究中，运动训练对峰值运动能力的影响较弱，这可能与肌肉病理改变在心力衰竭患者运动耐力下降中发挥重要作用的观点相矛盾；然而，这可能归因于在一个较大的研究人群中坚持运动训练存在难度[80]。在前 3 个月目标是每周进行 ≥ 90min 的锻炼，只有 40% 的患者达到此目标。而到研究的最后一年仅有不到 30% 的人完全遵守了既定的锻炼方案。随后对 HF-ACTION 队列进行分析，研究运动量对临床事件和运动表现的影响，得出以下结论：在 ACTION 研究中未发现有统计学的差异主要与治疗依从性低有关。运动量的计算方法为每周运动小时数乘以平均运动强度。高运动量的患者全因死亡和住院的风险明显降低，且 VO_2 峰值明显增加。因此，HF-ACTION 研究并没有否定运动训练对心力衰竭患者肌肉功能和质量的有益影响。

HF-ACTION 研究主要针对非卧床 C 期心力衰竭患者。随着新型 CF-LVAD（Heartmate Ⅱ，Heartware）的发展，越来越多的 D 期心力衰竭患者从中受益，无论是作为移植的桥接治疗还是作为最终的治疗手段[81,82]。D 期患者常存在严重虚弱、卧床不起和营养不良，即使在休息状态，也需要依赖静脉药物维持循环。LVAD 植入后，这些患者可受益于强化康复，术后早期即可开始物理治疗。虽然 LVAD 植入后的正式心脏康复计划尚未达到共识，然而，通过给这些患者实行锻炼和康复计划，可能会加快恢复和提高运动耐力。目前，有氧训练对这些患者影响的数据较少。Kohli 等最近的一份报告[83]揭示了 22 例接受全人工心脏支持的患者和 12 例 LVAD（HeartMate Ⅱ）患者对训练的反应。训练方案采用在跑步机或上肢/下肢平卧踏步机上进行耐力训练。训练频率 3～5 天/周，从 5～10min 的运动开始，使主观疲劳评分 ≤ 13（Borg 评分量表），目标是达到 30min 以上的持续有氧运动。与全人工心脏不同，使用 HeartMate Ⅱ 的患者的平均动脉压随着运动而升高。对于全人工心脏患者，每周在跑步机上的平均表现从第 1 周的 1.6±0.2 Mets 增加到第 8 周的 2.4±0.6 Mets。有氧训练对 LVAD 患者的益处尚未见报道，使用脉动血泵的 HMXVE 研究，曾报道过一个病例[84]。但目前尚无晚期心力衰竭患者接受阻力训练的相关报道。

四、总结

运动耐力下降是心力衰竭患者的主要症状之一。中心和外周的血流动力学变化都会导致心力衰竭患者运动能力的降低。运动测试可为这些患者的治疗提供重要的预后信息。常规运动训练可作为一种治疗方法，可能对患者生活质量和预后产生重大影响，但目前其尚未得到充分应用。

Jooyoung Julia Shin　Ileana L. Piña　著

沈 波 袁 园 译

一、概述

心力衰竭（Heart failure，HF）作为一种综合征，是不同病因的缺血性心肌病、瓣膜性心肌病和扩张型心肌病等多种心脏疾病发展的终末阶段。心力衰竭患病率和发病率持续稳步增长，预计到 2030 年将超过 800 万人 [1]。心力衰竭的原因众多，主要包括人口老龄化、更好的急性心律失常管理、除颤器的使用、急性冠状动脉综合征患者及时得到介入治疗等。这种流行病不仅影响美国，而且影响世界其他地区。射血分数保留心力衰竭（heart failure and preserved ejection fraction，HFpEF）的患者也在持续增加。HFpEF 目前尚无较多循证治疗手段 [2]。

（一）经济负担

随着心力衰竭发病率的持续增加，其治疗费用也不可避免的增加。在美国，心力衰竭治疗的总成本（直接和间接成本）在 2012 年为 307 亿美元，预计在 2030 年将增加至 698 亿美元。到 2030 年，如果假设所有治疗费用都仅仅与心衰本身有关，预计心力衰竭患者的直接治疗成本将达 1600 亿美元。其中大约 80% 的费用与住院和护理有关，包括技术型护理设施 [1]。一项对 197 个国家进行的全球成本评估和预测的研究结果显示，2012 年，治疗心力衰竭的总经济成本估计为 1080 亿美元，分为直接成本 650 亿美元和间接成本 430 亿美元。值得注意的是，高收入国家在直接成本上的支出要高于中低收入国家 [3]。

（二）住院的主要原因

心力衰竭是医疗保险受益人住院的主要原因。与此同时，心力衰竭也是 30d 再住院的主要原因，其死亡率比稳定的门诊患者要高（每年死亡率 33% vs. 8%）[4-6]。心力衰竭患者每次住院均会增加不良后果，无论是由于心力衰竭恶化、治疗遗漏如未给予指南推荐的药物治疗（guideline directed medical therapy，GDMT）或中断 GDMT、未能重启 GDMT 和（或）使用指南不推荐用于心力衰竭的处方药物等 [7,8]。能够提高生存率和减少住院率的多种药物治疗仍然没有得到充分的应用，同时一直持续给予未及时上调的低剂量药物治疗 [9]。美国心脏协会（AHA）指南注册中心（GWTG）等质量改进项目重点推荐了在心力衰竭急性失代偿后出院的患者中使用 GDMT。随着住院时间的缩短，30d 的再住院率稳步上升，这引发了一个"患者是否过早出院？"的问题。那些出院时未充分减轻充血、未开始服药、未按计划使用药物、患者疾病教育不充分、未行药物调整、利尿药治疗方案不佳的患者，30d 内再入院的概率大大提高。

（三）住院死亡率的增加

大多数心力衰竭患者再入院发生在出院 3 周内，其中许多患者的再入院通常与心力衰竭有关，如过度利尿导致肾功能不全，但往往并非由于心力衰竭失代偿 [10-12]。其中超过 50% 的再入院患者是可以避免的，这部分患者出现再入院的原因较多，如不了解用药目的、给药时间或药物相互作用导致患者不遵医嘱，其他原因包括饮食不节制、没有进行自我护理，医疗工作者对挽救生命治疗的启动不足等。相对于将责任归咎于患者行为，医疗工作者加强患者教育为更优的策略，这通常可以提高患者对药物治疗和饮食控制的依从性。此外，也不应忽视对医疗工作者的教育，以帮助其克服药物使用惯性，即使患者看起来"很好"。具有多种干预措施的教育计划在改变医疗工作者行为方面效果较好[13]。

在过去 5 年里，越来越多的人关注心力衰竭患者[14]的高再入院率。心力衰竭住院改变了患者的生活，失代偿性心力衰竭患者从入院到出院后的 90d 内，死亡率和再入院率之和为 30%[15,16]。Jencks 等报道了平均再入院率为 20%，其中超过 50% 的患者在出院后 30d 内没有于门诊复诊。当然，这种趋势和住院后的死亡率是需要避免的，并已导致医疗保险和医疗补助服务中心（CMS）对再入院率过高的惩处力度加大。

为解决这一问题，医院启动了降低再入院率的内部项目。值得注意的是，许多再入院患者都有其他的主要诊断，而只有 28% ~ 40% 的患者是由于心力衰竭的再次恶化所致[17]。这表明，其他并发症可能在最初住院期间没有得到合理处理，从而大概率导致患者的再入院。

然而，再入院率在同一国家不同地区以及不同类型的医院之间存在差异[18]。这些不一致可能与当地文化和实践有关，不一定与治疗措施失败有关[18]。2008 年医疗保险公司分析和审查（MEDPAR）文件显示，美国各地区 306 家医院的再入院率为 11% ~ 32%，且全因入院率与心力衰竭再入院率之间有很强的相关性。心力衰竭再入院率四分位数最高的 76 个地区中心的平均值为 28%，而心力衰竭再入院率四分位数最低的地区中心的平均值为 20%。再入院率最高的人来自大中型医院，在东北部更多的为妇女、非裔美国人和拉美裔美国人。在计划项目实施过程中，不应忽视这些差异。然而，大多数干预措施只注重从医院到门诊的转变，而不是更广泛的公共卫生水

平上的干预，减少再入院患者、减少使用医疗服务为动机，继而减少医疗成本。

此外，考虑到越来越多的患者需要依赖成熟的护理设施或在探访护士陪伴下出院，评估这些患者的再入院率尤为重要[14]。Madigan 及其同事研究医疗保险慢性病数据库，发现这部分患者 30d 再住院率为 26%，其中 42% 的患者之后因心脏相关疾病接受家庭医疗服务[19,20]。再入院率与先前的住院次数、基线疾病严重程度和家庭保健护士监管强度密切相关。一些更详细的审查结果表明，许多再住院是可以避免的（表 34-1）。

鉴于很大比例接受家庭医疗保健的心力衰竭患者出现心力衰竭症状时是可以避免住院治疗的，由专家团队通过家庭医疗保健提供早期评估，甚至提供医生家访，实施指导性治疗，可以有效抑制不断增长的再入院率。

心力衰竭患者的再入院问题很复杂，若仅局限于一个狭窄的焦点，不太可能改善现状。我们必须瞄准各种方法进行有效整合，包括与初级保健提供者、护士主导的家庭保健以及成熟的护理设施的合作等。

表 34-1　AHRQ 为家庭保健心力衰竭患者指定的预防质量指标

AHRQ 预防 质量指标	主要诊断 （总占比 %，N）	次要诊断 （总占比 %，N）
心力衰竭	34%（6 514）	55%（10 589）
高血压	0.14%（27）	34%（6588）
COPD	2.6%（494）	32%（6184）
传染病	1.6%（312）	11.5%（2214）
脱水	2.2%（431）	10.6%（2041）
细菌性肺炎	4.7%（913）	6.8%（1305）
糖尿病长期	1.3%（244）	6.4%（1235）
不稳定型心绞痛	0.2%（47）	4.4%（847）
糖尿病血糖控制不佳	0.12%（23）	1.67%（311）

经 Blackwell 出版社、卫生服务研究协会、医院研究和教育信任、大学健康管理项目协会许可，转载和改编自 Madigan 等[20]，©2012。http://www.qualityindicators.ahrq.gov/pqi overview.htm；（N = 19 326）

二、心力衰竭治疗指南与临床实践之间的差距

心力衰竭的临床治疗应将疾病治疗指南真正实践[21]。然而现实情况是心力衰竭患者登记、应用治疗指南建议的药物剂量均未达到理想状态[22,23]。不同性别和种族之间，治疗也存在差异，例如，在符合条件的非洲裔美国人中，仅有不到1/4 的有症状心力衰竭患者使用了肼屈嗪和硝酸盐类药物[24]。重要的是，研究表明，需要入院但已经接受心力衰竭药物治疗的患者通过循证治疗出院的可能性较大[5]。

无法使药物达到目标剂量或临床试验水平的原因可能是多方面的，包括缺乏对药物的效能信心、医生认为患者不需要进一步复诊调整治疗方案、对不良反应的恐惧和治疗依从性低等。在临床应用 HF-GDMT 时，需要多方面实行以提高质量为目标的教育项目[13]。目前医师认证政策有望帮助缩小治疗指南与临床实践之间的差距，促进临床医生审视自身医疗实践并进行优化。多个文献报道，应用 HF-GDMT 后能有效改善患者预后，以及 GDMT 持续有效使用时的死亡率[25]。因此，心力衰竭患者应当接受最佳治疗方案。

尽管如此，注重有针对性和有指导性的质量改进项目已被证明可显著提高心力衰竭治疗水平[5,26]。其中一些项目对象为住院患者，有一些对象为门诊患者[27,28]。心力衰竭治疗的完善可积极支持医疗系统，并作为临床质量评估而受到广泛的重视，其中医务工作者需要成为优质护理的倡导者，从而促进心力衰竭治疗项目真正使患者获益。当在系统层面上执行计划，并在整个过程中得到临床医生的支持时，项目执行是最为成功的[29-31]。

目前有多种为心力衰竭患者提供的医疗服务。其中预防心力衰竭的发生是最重要的，可以避免心力衰竭诊断后的所有费用和患者负担。预防最有可能由患者的初级保健提供者提供，需要了解导致心力衰竭的危险因素（A 阶段），并积极干预改善这些因素，例如，高血压或高脂血症。急诊室或医院观察室、心力衰竭门诊、心力衰竭护士进行家庭保健等均为作为治疗方式。姑息治疗也作为部分晚期心力衰竭患者的治疗手段之一。

三、为什么需要心力衰竭项目

心力衰竭的流行导致了医疗资源占用和治疗成本过高。究其原因，包括偏离循证治疗、初级保健提供者和医疗专家之间沟通不畅、保健提供者和患者之间沟通不畅、未能解决心理社会问题、患者依从性差、疾病长期管理缺乏以及医院向家庭护理或专业护理机构过渡管理无效等（表 34-2）。专业心力衰竭项目可解决其中一些甚至大部分问题。降低成本并不是推动建立心力衰竭项目的唯一目标，保持高质量临床治疗和维持治疗的连续性应是首要目的，此外，维护医院作为专业治疗中心的声誉也是推动心力衰竭项目发展的目的之一。

计划心力衰竭项目时，需要考虑当地患者群体的社会和文化环境与城市内部环境的不同。目标人群的地理分布将决定患者获得临床治疗服务的难易程度，有些人群的治疗应优先考虑远程保健或家访等举措。心力衰竭的发生率、并发症和年龄也可能因地理位置而异。还应考虑其他人口因素，如社会经济特征、健康素养和种族，以确保在文化适宜的模式下提供有效的治疗。

心力衰竭治疗中心应有多个目标，例如，改善获得医疗保健的途径，在降低住院率的同时改

表 34-2　我们需要心力衰竭项目的原因

认识到：在目前的医疗环境中，一个医生不可能使用循证方法来治疗大量的心力衰竭患者
一个心力衰竭医生也不可能照顾越来越多的患者
其他医疗提供者是必不可少的
必须创建团队
医院的治疗是零散的
医院和系统正在收集质量评价
在不同的情况下，治疗的转变是不一致的
付款与质量有关
处罚存在
医疗提供者的其他惩罚是不可避免的

善患者的生活质量，控制卫生保健成本，以及改善追踪质量结果。与此同时，应将医疗保健、药理学干预、患者教育和患者支持无缝结合起来。

目前已有一些标准来确定哪些患者可以从心力衰竭治疗中获益最多[32]，纳入的高风险因素包括新近的心力衰竭住院史、肾功能不全或多种并发症等。若心力衰竭治疗中心不能提供高级治疗方式则应与其他机构合作，为符合条件的心力衰竭患者提供机械支持或心脏移植等治疗，但这部分患者只占心力衰竭患者的少部分。

四、将心力衰竭治疗作为疾病管理项目

疾病管理项目是一种在多学科框架下以经济有效的方式提高慢性病患者护理质量的方法。通过提高护理质量、加强以治疗指南为基础的诊疗方式和增加医疗服务的实践性，疾病管理项目可能是治疗心力衰竭患者或有心力衰竭风险患者的有效方法。疾病管理项目可通过提高质量和降低成本提高医疗服务的效率，还可通过综合性和前瞻性的护理为心力衰竭患者提供帮助，预防或减少心力衰竭对患者生活质量的影响。持续关爱联盟（前美国疾病管理协会）对疾病管理的定义有助于规范与疾病管理实践相关的术语。其将疾病管理定义为一种多学科的、以连续性为基础的卫生保健提供方法。疾病管理项目可主动识别处于风险的人群，以既定的医疗条件支持医患关系和护理计划，强调应用以循证为基础的诊疗指南且关注疾病治疗的经济成本，并积极鼓励患者参与疾病治疗如对患者进行自我管理教育，积极预防病情恶化和并发症，并持续评估临床、人文和经济结果，并以改善整体健康为目标。疾病管理项目应具备以下要素：人口识别过程、循证诊疗指南、医生和服务提供者的协作实践模式、介入治疗的风险识别和匹配、患者自我管理教育（包括行为矫正项目）、过程和预后监察、评估和管理、日常报告（可能包括与患者、医生和其他护理提供者的沟通）和适当使用信息技术（可能包括数据注册中心、远程医疗和自动化决策支持工具）等。

有大量临床证据支持使用疾病管理项目治疗心力衰竭患者[33-38]。疾病管理项目采用加强遵守科学指南和既定治疗计划的策略。心力衰竭疾病管理项目的目标是提高患者护理质量，同时减少公共卫生负担。心力衰竭疾病管理项目作为一个致力于提高患者整体幸福感的专家团队，也可提高患者在疾病治疗过程中的参与度和自我保健意识，帮助患者成为疾病治疗团队的积极成员。

美国心脏协会疾病管理专家小组为疾病管理项目的制订、实施和评估推荐了以下原则[39]。

——疾病管理的主要目标是提高护理质量和患者预后。

——科学衍生的同行评审指南应是所有疾病管理项目的基础，这些指导方针应以循证医学为基础，以共识为导向。

——疾病管理项目应有助于根据现有的最佳证据提高对治疗计划的遵守程度。

——疾病管理项目应包括基于共识的绩效评估。

——所有疾病管理工作必须包括持续的、基于科学的评估，包括临床结果。

——疾病管理项目应存在于一个综合的管理系统中，其中医患关系是中心。

——为确保最佳的患者预后，疾病管理项目应关注医疗并发症的复杂性。

——应将所有人群纳入疾病管理项目，尤其应重视医疗资源不足地区或弱势人群。

——参与疾病管理的组织应谨慎处理潜在的利益冲突。

大量研究表明，使用疾病管理策略可改善心力衰竭患者的疗效。一份纳入 10 项心力衰竭疾病管理观察性研究报告显示，疾病管理项目实施后，患者心力衰竭症状和心功能分级得以改善，入院率降低，住院时间缩短，对心力衰竭治疗的依从性改善，且患者和医生的满意度提升[40]。另一项纳入 9 项心力衰竭疾病管理项目随机对照试验的研究显示，疾病管理项目实施后，心力衰竭患者住院率、再入院率和住院时间减少，治疗成本降低，但死亡率没有明显改变[41]。其他几项研究显示，患者心脏功能分级和生活质量得以改善，对指导

性治疗的依从性增加，再入院率降低 [42-45]。

尽管研究提示心力衰竭疾病管理项目对心力衰竭治疗有益，但仍需对最成功的心力衰竭疾病管理项目进行更详细的调查研究。在最近的一项大型随机研究医疗保健健康支持试点项目中 [46]，将心力衰竭患者随机分为疾病管理组和常规护理组，以评估基于护士呼叫中心的疾病管理商业项目对临床护理质量、急性护理利用率和医疗保险支出的影响。这项研究共纳入 242 417 名患者（其中干预组 163 107 名，对照组 79 310 名）。最终，与常规护理组相比，商业疾病管理项目并没有减少住院人数或急诊室就诊人数。然而，在本项研究中，研究者确实观察到护理过程中有 14 个显著改进，但这些改进造成巨大的经济支出。研究者认为，使用基于护士呼叫中心的商业疾病管理项目仅可适度改善护理质量，而急性护理的使用或护理成本没有明显降低，这可能是由于研究对象中慢性病的严重程度不同、住院后患者接受疾病管理项目存在延迟，以及专家与初级护理提供者之间缺乏有效沟通。显然，我们仍需要更多的研究来确定疾病管理项目的哪些组成部分能够用来建立更完善的心力衰竭治疗服务体系。

心力衰竭治疗的障碍包括患者和医疗工作者两方面。患者方面包括无法维持复杂的自我保健管理、抑郁或功能差导致缺乏动力以及财务问题等。医疗工作者方面的问题包括缺乏高频率患者随访（通常是出院后 1 周，然后每 1 ～ 2 周进行药物调整和保持有效利尿），以及多个医疗工作者之间缺乏有效沟通。

（一）多学科结构

HF 是一种进行性疾病，其临床干预的一般特征是临床症状加重导致急性医疗服务的实施。对心力衰竭患者的有效治疗包括复杂的药物管理、耗时的患者教育和频繁的随访。缺乏对患者症状的认真管理，可导致急诊和医院服务的过度使用。事实上，多达 50% 的心力衰竭患者再入院是可以预防的 [47]。心力衰竭护理的目标是防止临床病情恶化，以确保患者有更好的生活质量和生存率，

并更有效的利用医疗资源。调整自身生活方式在心力衰竭治疗过程中有较大意义，这要求患者积极参与疾病管理过程，以预防临床恶化和维持良好的生活质量。对于医疗工作者来说，成功管理有症状的心力衰竭患者需要频繁的随访，以提高患者对医疗和生活方式改变的坚持程度。虽然目前的研究支持心力衰竭疾病管理项目中的一些护理提供流程，但它没有将某个单一、特定的医疗服务模式指定为最成功的系统。具体的项目实施可能需要根据当地患者群体的具体需求和资源可用性进行具体调整 [40]。一般来说，对心力衰竭患者的护理可通过一个较为全面的护理系统进行，并同时保持高效的医疗服务。

许多不同的慢性心力衰竭护理项目都包含以下重要元素：不同医疗提供者之间的护理协调、患者 / 护理者教育、患者 / 护理者支持，重点关注患者自我管理和依从性、药物管理、严格的临床监测和实施以治疗指南为导向的治疗方法 [48]。ACC/AHA 指南指出，最佳护理最好由包括初级护理医师和心脏病学家 [7] 的团队提供，有强有力的证据支持多学科项目对心力衰竭管理的益处。例如，一项对 30 项多学科心力衰竭项目的随机对照试验的系统分析结果显示，与接受常规护理的患者相比，心力衰竭项目组患者全因住院（风险降低 13%）、心力衰竭相关入院（30%）和死亡率（20%）都有所降低；干预措施包括医生和至少一种其他类型的卫生专业人员，如护士、药剂师、营养师或社会工作者 [49]。其他多项研究表明，多学科的心力衰竭管理干预可提高患者的依从性和功能状态，并降低入院风险、缩短住院时间、提高生存率和降低医疗成本 [30,41,48-58]。

2008 年，美国心力衰竭协会（Heart Failure Society of America）发表了一份共识声明，描述了心力衰竭门诊的整体要素，该声明关注的系统和程序将提供基于证据指南的应用，并最终确保最佳的患者护理 [59]。该共识重点提出以下领域：疾病管理、功能评估、生活质量评估、医疗和药物评估、设备评估、营养评估、随访、提前规划、沟通、提供者教育和质量评估等领域尚缺乏标准

的实施方案，很少有研究有足够统计数据来表明心力衰竭专科门诊降低了心力衰竭患者的死亡率。然而，有许多研究表明心力衰竭门诊可改善心力衰竭患者生活质量、功能状态和患者满意度，并可减少患者住院次数[41]。以患者为中心的研究（PCORI）可能可使用患者随访结果（如生活质量和对护理的满意度）来对心力衰竭治疗策略进行比较。

大多数专业的心力衰竭门诊都采用多学科的方法，可能包括医生、护士、药剂师、营养学家、社会工作者、运动生理学家和其他接受过心力衰竭管理专业培训和技能培训的专业保健人员[60,61]。随着 GDMT 的持续应用，基于改善患者健康、提高医疗服务效率的共同目标，多学科团队与单个患者建立了长期关系、优化治疗、提供频繁的临床随访，使患者在心力衰竭失代偿时及时获得治疗调整。多学科团队还可为患者和护理者提供疾病教育，在多个护理提供者之间建立密切的护理协调，还可对患者及家属进行全面教育，重点为促进其对治疗的坚持和自我护理，以改善心力衰竭预后。多项临床研究为心力衰竭多学科疾病管理的有效性提供了有力的证据，明确了心力衰竭管理项目的组成部分，包括健康专家多学科团队、强化患者教育和自我管理，以及随时提供医疗服务等。

一个成功的多学科心力衰竭门诊需要足够的财政资源支持医疗提供者培训，并构建医疗服务提供与质量评估的框架，还需要建立合适的医疗提供者与患者的比率以支持个性化和全面的患者治疗。

（二）心力衰竭患者的管理

对心力衰竭患者进行系统评估是有效治疗心力衰竭的关键。心力衰竭患者的持续管理应涉及以下组成部分：导致心肌功能障碍的病因和持续因素、循环状态、相关的并发症、持续治疗的目标、心理和社会缺陷、患者偏好和临终关怀（表34-3）[62]。心力衰竭管理的重要元素包括症状回顾、药物治疗、患者教育、护理提供者和家庭的

教育、自我管理、并发症管理、电话支持、社会心理和护理提供者支持以及姑息治疗。诊室就医的频率应以既定的方案为指导，以确保实现基于治疗指南的最佳治疗。患者最好在出院后 1 周内复诊，如果出现不稳定症状，则每 2 周就诊一次。稳定的心力衰竭患者应至少每 3 个月随访一次。GWTG 的最新证据表明，出院后 1 周内复诊可降低再住院率[31]。

功能评估仍是心力衰竭患者初始和后续评估的重要组成部分。有 3 种有效的评估心力衰竭患者功能状态的方法：纽约心脏协会（NYHA）分级、6 分钟步行试验（6MWT）和心肺运动试验（CPET）[63-66]。BNP 检测可能也有用，但其用于指导心力衰竭门诊治疗目前正在研究中。基础状态 NYHA 分级应评估，并应于每次就诊时重新评估。应首先对 6MWT 或 CPET 的功能状态进行客观评

表 34-3　心力衰竭评估 [62]

左心室功能障碍的原因及影响因素：

病因（如缺血、酒精）

其他加重因素（如心动过速、贫血、感染、肺栓塞、肥胖、过量饮酒、使用娱乐性药物、使用非甾体类抗炎药、甲状腺疾病）

循环系统现状：

静息状态——充血或低灌注的证据
心血管储备——活动水平，限制的证据
调整治疗可能改善目前的状态——治疗体液潴留和症状性低血压

相关的风险：

心律失常症状
栓塞事件的风险或症状
复发的缺血性事件

确定治疗目标：

建立临床稳定性
维持临床稳定性
疾病进展的调节 -ACEI 和 β 受体拮抗药的目标剂量

行为、心理和社会风险：

不遵守以及导致这种情况的因素
焦虑抑郁
社交孤立
患者偏好和临终决定

估,然后连续进行评估,以确定对临床干预的反应。CPET 对潜在需要高级治疗如机械辅助装置或心脏移植的患者风险分层很重要。CPET 期间获得的耗氧量峰值是该人群死亡率最有力的预测因子之一,也可用于提供个性化运动处方。通过明尼苏达州心力衰竭生活问卷或堪萨斯城心肌病问卷等一系列健康状况访问表,也可预测心力衰竭患者的生存率和住院风险[67-69]。

为确保所有医疗工作者治疗策略统一,促进指南指导的心力衰竭药物的目标剂量使用和优化,最好将权威机构发布的心力衰竭药物和器械治疗循证实践指南[7,70]放于心力衰竭门诊管理协议中。综合药物评估可降低住院率并提高生存率[51,60,71-74]。每次访视时都应重点关注患者依从性,促进患者积极参与心力衰竭治疗过程。

对心力衰竭患者的营养评估和教育作为心力衰竭整体治疗的一部分,可由医生或营养师进行。鉴于钠和液体的不科学摄入至少占心力衰竭再入院原因的 18%[75],医疗工作者应重视教育患者限制盐和液体的摄入,特别是频繁发生急性心力衰竭加重的患者。此外,恶病质是心力衰竭预后不良的一个标志,因此早期识别和干预恶病质也很重要[76]。

有效沟通对于改善心力衰竭患者预后非常重要。医疗工作者和患者共同决策可提高依从性和患者满意度[77]。此外,不同医疗工作者之间将进行有效沟通可降低药物治疗错误的发生率和治疗计划的冲突。心力衰竭患者通常还有许多并发症,他们接受的所有治疗都应协调好,改善患者预后和医疗服务效率。

针对每个心力衰竭患者应有个性化的长期治疗计划,包括心力衰竭管理目标、治疗计划、生活方式调整、用药和交通工具等。应为医疗工作者提供明确的患者联系方式。应向患者、医疗工作者提供治疗计划。心力衰竭患者教育应包括患者的医疗状况、需要改变的生活方式、药物及其病情的预后信息。患者家属和护理工作者也应接受心力衰竭教育。标准化心力衰竭教育资源如健康手册或小组会议,可用于对患者及其护理工作者进行心力衰竭教育。

患者自我管理是一种由患者自身积极参与并负责其医疗保健护理的模式。这种模式需要患者有一定知识储备和自我管理动力。通过促进心力衰竭患者的自我管理,患者可了解自身疾病和治疗方法,并能够在其发病前识别心力衰竭失代偿的迹象。

通过电话随访进行症状评估、药物治疗调整、患者教育或提供情感支持,是作为临床面对面治疗的补充治疗,应该由一个精通心力衰竭护理的护士来完成,电话交流内容应以循证医学为指导。

较少一部分心力衰竭患者还需要进行高级心力衰竭治疗,这些患者应集中在具有机械支持装置和(或)心脏移植能力的三级医院中进行管理。对于不适宜高级治疗的晚期心力衰竭患者,可通过姑息治疗提高患者生活质量、延缓患者死亡。治疗心力衰竭卫生专业技术人员应接受姑息治疗理念的培训。

五、家庭护理和远程监护

心力衰竭疾病管理项目可将家庭护理和远程监控纳入其项目系统[78]。一些研究表明,包括家庭护理在内的多学科干预对心力衰竭治疗最有效[79]。家庭护理可由探访护士或其他家庭保健专业人员提供[80]。医生的家庭探视也是改善心力衰竭患者结局的另一个策略[81]。现已证实,家庭护理可降低全因和 HF 相关因素入院的风险[49]。

心力衰竭门诊还可利用远程监控技术帮助因地理限制或身体因素无法频繁就诊的患者[82,83]。远程监控是利用电信或其他电子信息处理技术远程监控患者的健康状况。远程监测装置包括监测生命体征和体重的装置。生理数据如体重、血压和心率可以通过电子方式获取,以便在需要时进行复查和干预。胸内阻抗的远程分析也可用于监测心力衰竭是否出现恶化[84,85]。远程监测可改善心力衰竭患者的预后,如降低入院率和死亡率[49]。研究表明,远程监测可能与其他疾病管理方案一样有效,以降低患者住院风险和提高生活质量[86-88],而其他研究显示,患者结局没有差异[89,90]。仔细检查一些远程监测项目会发现，在早期研究阶段之后，患者对干预措施的坚持度会下降，因此几乎不太可能确定真正的疗效。因此，更重要的可能是对远程监控系统的部署，而不是使用哪种类型的远程监控。

（一）医院到门诊的转换

心力衰竭是一种慢性疾病，如果只处理急性加重的心力衰竭症状，就不能达到对心力衰竭进行整体治疗的目标。为确保最佳预后，应将持续治疗作为心力衰竭治疗的重点。当患者因急性失代偿性心力衰竭住院时，未充分评估即出院是患者早期再住院的主要因素[75]。患者应在心力衰竭住院或急诊就诊后尽早进行门诊随访。风险模型的使用可能有助于指导后续治疗[91-93]。高危患者应在 72h 内随访，这可以通过电话随访、家庭健康访问或门诊随访来完成。在患者住院期间开始拟定治疗管理策略可降低再入院风险[94,95]。

（二）康复计划

基于共识的指南建议，所有稳定的心力衰竭患者在 GDMT 基础上，应启用个性化的运动疗法。数据表明，康复计划可能会改善心力衰竭患者的机体功能和生活质量。HF-ACTION 研究发现，当患者坚持运动疗法时，其预后有所改善。对于心力衰竭患者，有氧训练也具有良好安全性。然而，关于家庭或其他运动项目是否最能满足患者康复需求的数据目前有限[96-99]。与大多数长期项目一样，尽管进行多次干预以提高患者依从性，HF-ACTION 项目的心力衰竭患者对运动干预的依从性会有所下降[100]。尽管规模较小的试验结果提示，有氧训练可改善 HFpEF 患者预后，我们仍需要通过较大的样本量进行确认。此外，通过一定的干预措施改善患者对运动疗法的依从性，促进患者

坚持进行康复锻炼也非常必要。

（三）心力衰竭治疗的评估

心力衰竭治疗质量评估可分为结果、过程和结构三个部分[101,102]。结果指标，如生存率和生活质量，从患者和医疗工作者的角度来看是最重要的质量指标。治疗过程是医院和个人最公认的质量指标。在随机试验中，使用过程监测可改善患者预后。

结果指标包括死亡率、心力衰竭再入院率、接受指南指导的药物治疗最大耐受剂量的心力衰竭患者比率、患者功能状态、生活质量和满意度等。过程指标包括涉及多学科心力衰竭治疗的患者数量、有心功能评估记录的心力衰竭患者百分比及已制订高级治疗计划的患者百分比。医院和心力衰竭门诊可通过联合委员会和美国心脏协会等组织对其预后指标进行正式评估。

六、结论

早期干预治疗心力衰竭可预防临床失代偿性心力衰竭，也可提高患者生存率。在初步评估和实施指导性药物治疗后，心力衰竭门诊管理策略侧重于维持患者稳定性（图 34-1）。患者教育、坚持自我管理及出院计划可能会帮助心力衰竭患者保持临床稳定性并获得良好预后。多学科心力衰竭管理项目可能有助于改善心力衰竭患者预后包括减轻症状、提高生活质量、降低住院率等。此外，多学科心力衰竭管理项目还可帮助我们节约医疗成本。

心力衰竭治疗原则包括：使用以患者为中心的多学科方法，通过书面协议严格遵守循证治疗，早期发现病情恶化，制订个性化治疗计划，促进患者自我管理，保持治疗延续性，连续监测项目结果和促进质量改进。

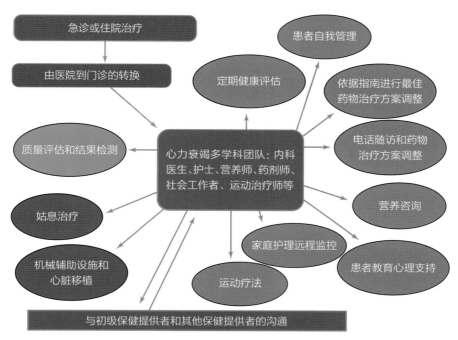

▲ 图 34-1　与初级保健提供者和其他保健提供者的沟通

第 35 章
炎症与心力衰竭
Inflammation and Heart Failure

Kyung-Hee Kim　Diana Kim　Howard J. Eisen　著

徐斯驰　译

一、心力衰竭的小动物模型

心力衰竭是导致死亡的主要病因，给全世界造成了巨大的社会经济压力[1]。心力衰竭是多种病因引起的一组临床综合征。虽然大部分患者最终都进入终末期心力衰竭阶段，但每个患者从最初心肌受损进展至心功能降低，其病理生理机制各不相同[2]。因此，需要多种心力衰竭动物模型来研究人类心力衰竭的病理特点。而左心室肥大导致心力衰竭模型为心力衰竭的复杂发病机制研究提供了新的研究视野，同时为前期临床治疗方法提供了新的实验对象[3]。

许多人因为操作方便，饲养廉价以及和人类心血管系统类似等特点，从而选择小型动物为研究对象，同时随着超声心动图及微纳米电导体导管的研究进展，可以帮助人们准确可靠评估小动物心脏功能变化[4-5]。然而，应用这些动物模型对于理解疾病和开发新疗法的作用不可过分强调。但小型动物研究花费少，使得该方法更加可行。现在更加关注新的大鼠心力衰竭模型，以下是 3 种大鼠心脏模型进展为心力衰竭的临床特征：压

力超负荷模型（向心性肥大）；容量超负荷模型（离心性肥大）；混合负荷左心室重塑模型（图 35-1）[6]。在除外高血压、心肌缺血、容量负荷过重等起始因素下，炎症也是导致心肌肥大的重要因素。在我们讨论心力衰竭炎症的病理生理变化前，我们首先要提到心力衰竭的主要动物模型，我们应该意识到人类疾病导致心力衰竭的复杂机制很难在小型动物模型上复制，主要是小型动物模型有利有弊，因此，从实验室心力衰竭模型到人类心力衰竭的转化需要更严格的评估。然而，许多新的治疗方案已经在不同心力衰竭动物模型上成功应用，且在随后的人类心力衰竭的研究中得到证实。基于以上所有的因素，本章将根据人类心力衰竭病理生理学分类，对几种不同心力衰竭动物模型进行总结。我们将会根据炎症对心力衰竭病理生理的影响及其表现形式进行讨论。

（一）压力超负荷大鼠心肌肥大模型

主动脉缩窄术

采用主动脉缩窄术诱导压力超负荷模型广泛

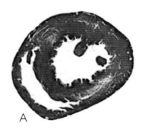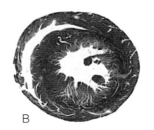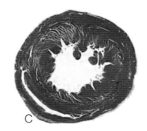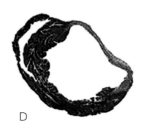

▲ 图 35-1　动物心力衰竭模型
A. 对照组；B. 肾主动脉结扎后的压力超负荷模型；C. 二尖瓣反流后容量超负荷模型；D. 心肌梗死后的混合负荷重构模型

应用于心肌肥大、亚细胞衰竭及血管重塑的病理生理研究中。外科主动脉缩窄方法很多，其中升主动脉缩窄术应用最为广泛，在断奶大鼠升主动脉周围进行缩窄结扎[7-8]。与升主动脉结扎相比，腹主动脉结扎更符合模拟人体生理环境。腹主动脉结扎导致压力超负荷诱导的心肌肥大已经广泛应用了几个世纪[9-10]。首先在左肾动脉上方暴露腹主动脉，经其下方穿过丝线，23 号套管针纵向沿主动脉放置，主动脉和套管针均系紧固定，然后取出套管针，留下由套管针直径决定大小的主动脉腔（图 35-2），之后皮肤由钳子夹紧闭合，并由焦油喷雾覆盖。Kim 团队用此方法成功探索新型磷酸二酯酶 -5 抑制药（PDE5 抑制药）乌地那非可预防心力衰竭，同时减少压力超负荷诱导的心力衰竭模型中炎性因子的表达。他们发现乌地那非可以减轻心肌纤维化和细胞凋亡，减少心肌基质金属蛋白酶 -9 的表达，增加血清 IL-10 的浓度。在压力超负荷诱导心肌肥大大鼠长期给予乌地那非，可以预防心脏重塑，提高心脏运动耐量和大鼠存活率。

（二）容量超负荷大鼠心肌肥大模型

1. 动静脉瘘

由于容量超负荷模型较少，因此人们对容量超负荷诱导心肌肥大模型的信号机制的认识较压力超负荷肥大模型少。有趣的是，与左心室压力超负荷不同，容量超负荷和心肌周围纤维化有关[12-13]。大鼠动静脉瘘导致左心室扩张性增强，但由于动静脉分流左心室压力并未明显升高。在人容量超负荷时，一段时间后，左心室表现出明显的离心性重构，表现为左心室舒张末期压力及左心室舒张末期内径和室壁厚度比例增加。该方法主要是通过外科手术干预，在远离肾动脉处，将下腔静脉和腹主动脉进行动静脉瘘手术[14-15]。

2. 大鼠二尖瓣反流模型

大鼠二尖瓣反流（mitral regurgitation，MR）模型是最常见导致左心室容量超负荷的瓣膜病模型。Pu[16] 团队开创了首个 MR 模型。但是他们并未对动物模型、左心室重塑、心脏运动耐量及组织学进行详细阐述，而这些在以后的研究中至关重要。Kim[17] 等用小动物建立了一个可靠的慢

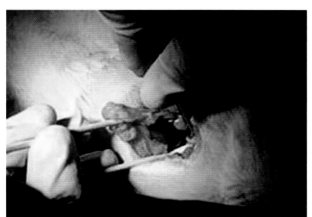
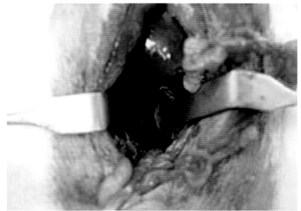
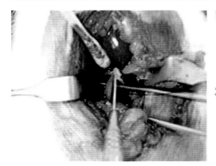
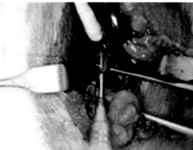
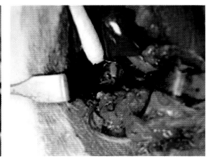

▲ 图 35-2　压力超负荷模型过程：肾上腹主动脉结扎术

性 MR 模型，并用连续超声心动图验证了该模型的病理生理特点。在麻醉后，将心腔内超声心动图导管插入食管进行经食管超声心动图检查，紧接着行侧胸廓切开术，在食管超声心动图引导下，将针通过心尖部沿二尖瓣移行，在二尖瓣瓣叶上形成一个洞，并由此诱发 MR 模型。在此种模型下，他们发现西地那非可以减轻左心室重塑，预防运动耐量的减低，提示可能是因为西地那非具有抗凋亡、抗炎的作用。他们对心尖组织采用转录谱分析发现，炎症反应、DNA 损伤反应、细胞周期检查点、细胞信号通路等相关基因在西地那非组变化显著增加（图 35-3）。

（三）大鼠缺血性损伤 / 心肌梗死模型（混合负荷左心室重塑模型）

通过多种方法结扎冠状动脉可以制作不同心肌梗死和心肌缺血模型。大鼠左心室心肌梗死模型由 Pfeffer 等首次创立 [18]，简单地说，在麻醉后，经口气管插管、侧胸廓切开术后，迅速暴露心脏，使用细线在左冠状动脉近端结扎，通过观察结扎远端变白的组织，识别动脉阻塞。一旦大鼠梗死面积超过 46%，那么在 21d 后，不断增加的充盈压力会导致心脏射血分数的降低，对前负荷和后负荷的反应降低，可迅速进展至明显的充血性心力衰竭。左心室功能的损害程度和心肌细胞的减少密切相关。和永久性梗死模型相比，再灌注心肌梗死模型心脏炎症细胞浸润增加，纤维化反应较轻，梗死区新生血管增多 [19]。

二、方法思考

心力衰竭动物模型必须仔细验证以确保他们具有上述所描述的重要特征，最终的表征水平则由实验设计和当前可用的设备和器材决定。随着动物模型的继续开展，还有以下几点必须关注：①我们首先考虑的是实验动物心脏的大小和性别，这在以前的实验中被忽略，在我们以前的实验中发现，大鼠心脏在 8 ～ 10 周龄生长最快 [LVESD，（3.40±0.15mm）vs.（4.02±0.27 mm）；LVEDD，（6.41±0.34 mm）vs.（7.31±0.34mm）；$P < 0.01$]，因此这段时间不适合评估左心室重塑（图 35-4）；②考虑到新的治疗方法，确定是否可逆转心室重塑的实验比预防心力衰竭的研究更重要；③对动物进行完整的血流动力学监测包括静态和动态血流动力学参数，以及评估心室结构参数的改变。

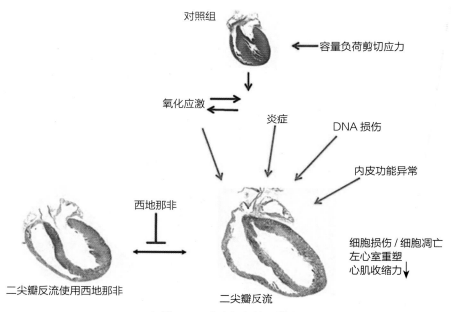

▲ 图 35-3　心尖组织转录谱分析

二尖瓣反流导致左心室进行性扩张，室壁变薄及心肌细胞伸长，其概括了炎症细胞浸润、细胞外基质降解和 DNA 损伤途径激活导致的偏心性重塑。西地那非的抗炎和抗细胞凋亡作用似乎在预防左心室重塑中发挥了关键作用

评估心脏功能也至关重要；④评估疾病组和实验组动物的心脏功能，以确定药理学干预使血流动力学和心脏功能的改变是否有临床意义；⑤对实验组的长期治疗效果研究，必须要包括生存率和毒性的研究。我们在下面简要介绍常规的可靠的表征小动物心力衰竭模型方法。

（一）体内心脏功能

经胸超声心动图可以评估麻醉和清醒状态下大鼠心脏功能变化[17,20-22]。M 型超声心动图可在乳头肌水平测量左心室室间隔厚度和左心室后壁厚度（SWT/PWT），左心室舒张末期容积和收缩末期容积（EDD/ESD），左心室射血分数（EF）和左心室质量可以通过已经建立的公式推测出[23]。经胸二维 M 型超声心动图和脉冲多普勒已经可以通过市场上各式各样的超声仪器探测（图 35-5）。通过一系列检测可以评估心力衰竭的结构和功能的变化，以及评价治疗的效果。最近对大鼠小型化和高场强 MRI（9.4T）的改进，促进了啮齿动物心肺循环系统的非有创性表征的呈现[24-25]。然而小型动物模型的心脏 MRI 需要更长的成像时间，所以麻醉时间可能影响呈现效果。

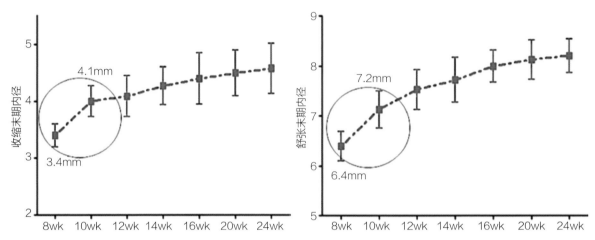

▲ 图 35-4　左心室重塑大鼠模型中心脏生长的影响。大鼠在 8 ～ 10 周龄显示出心脏的快速生长 [8 周龄 vs. 10 周龄，LVESD，（3.40±0.15mm）vs.（4.02±0.27mm）；LVEDD，（6.41±0.34mm）vs.（7.31±0.34mm），P <0.01]，因此这个时期对于评估左心室重塑不是最佳的

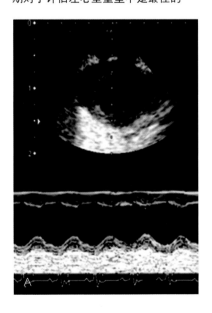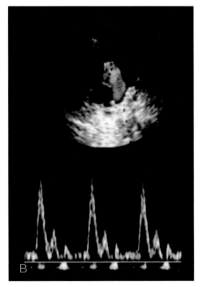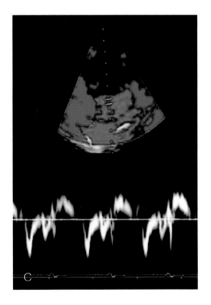

▲ 图 35-5　超声心动图
A.2D &M 超 彩色多普勒；B. 频谱多普勒 二尖瓣流入；C.组织多普勒 二尖瓣环

（二）体内运动能力的测量

对心力衰竭患者运动能力的测定至关重要。大鼠的运动能力可以通过多种方法检测。Kim 等通过转棒疲劳仪检测[17]，大鼠在旋转的滚花鼓上跑步。所有的动物在实验前都进行两次试验以调整转棒仪。转棒仪速度从每分钟 3rpm 增加到每分钟 15rpm，记录最大运动时间。Guazzi 等则采用传统电机驱动转棒仪测量最大运动耐力。它们均有两周适应期。在第 1 周适应期内，大鼠在转棒仪上进行 3 次缓慢步行，每次 10 ～ 15min；在第 2 周，大鼠进行了 3 次最大运动能力测试，取最后两次的平均值。如果有特殊的代谢室，则可以检测最大氧耗量（VO₂）。将大鼠放在跑步机上，封闭在密闭的代谢室中，这个代谢室通过改装，可用开路法测定氧气吸收量（VO₂）[27]。

（三）体内心脏负荷测量

随着微导管技术的发展，左心室容积 - 压力关系已成功应用在大鼠这些小动物模型上，可以准确记录心脏功能的变化。该方法可以为心脏功能提供特异性的检测方法，同时受血管负荷条件影响较小。Pacher 等在《Nature Protocols》上对这种方法进行了详细深入的介绍[4]。虽然该操作为有创性，但这种复杂的方法对检测多种啮齿动物的心血管功能具有重大潜力。

（四）总结

目前为止，尚无一个可以完全模仿人类心力衰竭病理特点的临床前动物模型。但是，动物模型已经并且继续向我们提供大量关于导致和加重心力衰竭的宝贵视野。这些模型将能够帮助我们研究与心力衰竭有关的各种触发因素之间的相互作用，这些作用在心力衰竭中已经明确。它们对信号通路的影响，以及它们在结构和功能异常中随时间的演变都将共同导致心肌功能障碍。采用经典和新构建的动物模型将帮助我们继续严格测试关于发病机制的假说，并评估新开发的药物预防和逆转既定疾病的疗效。同时为提高任何治疗心力衰竭的方法和机制的安全性和高效性，更需要进行仔细严格的临床试验。

三、病理生理学

心力衰竭是一系列复杂的病理生理综合征，并不是简单的心血管系统疾病。心力衰竭常被认为是在神经激素假说的背景下产生的，该假说认为交感神经和副交感神经平衡失调，以及肾素 - 血管紧张素 - 醛固酮系统紊乱导致心力衰竭[28]。另外，涉及各种细胞因子的全身性炎症，可进一步加重慢性心力衰竭的进展，这就是所谓的"细胞因子假说"[29]。目前，虽然炎性因子和神经内分泌系统的具体机制并未完全阐述清楚，但研究显示两种机制相互影响共同加重心力衰竭的进展[30]。近期研究表明两个系统可以在这种发病机制上互相影响[31]。这部分将会讨论炎症和神经激素对心力衰竭病理生理的影响，以及心力衰竭综合征的其他方面，比如恶病质、内皮细胞功能障碍，骨骼肌血流减少。

（一）心力衰竭中的细胞因子

心力衰竭患者血液循环中可以发现大量促炎因子。其中最主要的细胞因子包括 TNF-α、IL-6 和 IL-1。许多趋化因子如 MCP-1、IL-8、MIP-1α 也和心力衰竭密切相关，这些因子随着心力衰竭的加剧而增加。Damas 等研究表明心力衰竭患者中炎性因子和趋化因子蛋白和 mRNA 水平上调，而在冠脉循环中发现更高水平表达[32]，由于缺乏抗炎因子如 IL-10 的存在，促炎作用无法被抑制，这种不平衡的结果导致全身炎症反应[33]。心力衰竭的炎症反应原因是多种多样的。心肌梗死早期炎症反应可以启动免疫反应，这就可以解释心力衰竭患者中的促炎信号。而且，机械负荷和剪切应力导致各种细胞类型的细胞因子表达，包括内皮细胞、白细胞以及心肌细胞自身。这表明这些细胞因子不仅由免疫系统产生，而且自身心脏细胞也可产生。这些促炎因子可导致自由基一氧化氮、氧化应激和凋亡等结果的产生。接下来单独讨论 TNF-α、IL-6、IL-1、TLR 及 MMP 等在心力衰竭中对促进炎症反应的作用以及和神经激素激活的内在联系。

（二）肿瘤坏死因子 -α

肿瘤坏死因子 -α（TNF-α）是心肌细胞损伤时所释放的炎症因子，被认为是心力衰竭进展中最重要的因子之一。TNF-α 主要通过普遍表达的 TNF-α 受体（TNFR）发挥作用。血液循环中的 TNF-α 在慢性心力衰竭患者中明显升高，并且随着心力衰竭的恶化进行性升高[34]，表明 TNF-α 和心力衰竭的进展成正比。TNF-α 主要通过以下两种途径调节心肌功能：①在与配体相互作用并激活后数分钟即可瞬时激活鞘磷脂酶信号通路；2. 涉及一氧化氮抑制 β 肾上腺素的较慢的延迟反应[35]。TNFR-1 是 TNF 受体表达最多的一种，主要介导 TNF-α 大部分的促炎作用，比如心肌重构、肥大、NF-κB 的产生及凋亡。TNF-α 主要通过结合 TNF 受体胞内的死亡结构域，进一步激活 NF-κB 信号通路。另外，细胞因子对心肌细胞产生毒性作用，导致心肌细胞坏死[36]。NF-κB 效应和细胞坏死共同进一步损伤心脏的组成和功能。TNFR-2 表达较少，主要为心肌提供保护效应。Valgimigli 等对心肌梗死患者进行研究，发现 TNFR-1 是心力衰竭死亡的独立危险因素[37]。尽管 TNFR-1 和 TNFR-2 的作用相反，Hamid 等指出这两种受体是介导 TNF 的病理生理学效应所必需的[38]，包括左心室功能受损和重塑，心肌细胞凋亡，厌食症的发展和恶病质，骨骼肌血流的减少，内皮细胞功能障碍及其他作用。

（三）白细胞介素 -6

循环中白细胞介素 -6（IL-6）含量的增多和心力衰竭的进展密切相关。而且，在冠心病住院患者中，IL-6 水平和心血管全因死亡率密切相关[39]。IL-6 型细胞因子通过表面的糖蛋白（gp）130 受体亚基介导其信号传导，这是心力衰竭患者中检测到的主要炎症信号。在心肌缺血中 IL-6R 的短期激活可以通过膜结合信号传导发挥保护心脏效应。然而，在心力衰竭中，gp130 持续激活，可以

通过 IL-6 反式信号通路导致心肌肥大、心功能不全和肌肉萎缩[40]。然而，遗传学研究表明 IL-6 并非心力衰竭必需的病理生理机制。Fuchs 研究表明 IL-6 基因敲除小鼠和正常小鼠相比，在心肌梗死后左心室功能和肥大并无明显差异。他们推测该系统和 JAK/STAT 途径之间存在交叉关系，通过替代受体发挥代偿机制[41]。

（四）白细胞介素 -1

白细胞介素 -1（IL-1）和 TNF-α 协同作用通过剂量依赖性抑制心肌收缩力。IL-1 和 TNF-α 相似，是导致在体心肌凋亡和肥大的潜在因素[42,43]。而且它还参与心律失常，导致心力衰竭的加重[44]。近期研究表明 TNF-α 和 IL-1 主要是通过间接激活和释放 IL-8 对心肌产生负性肌力作用[45,46]。前期临床研究表明 IL-1 阻断药对衰竭心脏产生有益作用，并且关于探究 IL-1 阻断药改善心力衰竭患者症状的临床试验正在进行[47]。

（五）Toll 样受体

Toll 样受体（Toll-like receptor, TLR）和心力衰竭患者炎症反应有重要关系。TLR 属于模式识别受体，在保守的微生物分子存在下启动固有免疫反应。研究显示心肌梗死后心力衰竭患者，单核细胞中 TLR 被激活。比如，Satoh 报道在急性心肌梗死患者的临床研究中，单核细胞中 TLR4 水平和 IL-6 和 TNF-α 呈正相关[48]，提示我们心肌细胞炎症反应激活的 TLR4 和心肌梗死后心力衰竭患者密切相关。炎症细胞因子上调内皮细胞 TLR2 和 TLR4，可能参与心力衰竭患者内皮细胞相关的炎症反应，该现象更加支持了上述观点。另外，受损的心肌 TLR2 和 TLR4 的上调效应更加明显，并相继募集先天免疫细胞，导致心肌炎症反应。TLR 不仅对微生物做出反应，也能和受损细胞所释放的因子反应，比如与纤维连接蛋白以及热休克蛋白相互作用，由此 TLR 和炎症的关系得以阐述[49]。

（六）基质金属蛋白酶（MMP）

炎症因子，特别是 TNF-α，是蛋白酶水解系

统调节心肌活性的重要因子，该系统包括基质金属蛋白酶（MMP）以及它的抑制药—金属蛋白酶组织抑制药（TIMP）。在左心室重塑和心力衰竭中，负责分解细胞外基质的基质金属蛋白酶以及它的抑制药 TIMP 之间存在良好的平衡。研究表明，心肌梗死导致心力衰竭的不同阶段，存在和功能相对应的重要时空变化。TNF-α 和其他大量因子一样，在心肌细胞中大量表达，相对于 TIMP 活性增加 MMP 的蛋白水解活性，导致纤维胶原蛋白紊乱，最终导致心室扩张。因此 TNF-α，通过诱导 MMP 相关物质影响左心室重塑，是心力衰竭的显著特征。有趣的是，这种现象是短暂的，随着时间的进展，TNF-α 和 TIMP 的增加，MMP 的活性逐渐降低，导致心肌胶原含量增加以及心肌纤维化。

（七）神经激素的激活

现在研究已经证实除炎症反应外，心力衰竭中存在神经激素的激活。神经激素的激活是涉及 RAAS 和肾上腺素系统的过程。两个系统几乎在心肌损伤时被同步激活，导致去甲肾上腺素、血管紧张素 II、内皮素、TNF-α、醛固酮产生增加[51]，以维持心脏的机械功能。在心排血量减少时 Ang II，RAAS 的主要因子，是收缩肾出球小动脉和全身循环的强血管收缩因子。Ang II 刺激交感神经末梢去甲肾上腺素的释放，导致醛固酮和血管加压素（AVP）的增加，两者共同通过水钠潴留作用增加循环血量。低心脏排血量同样可激活交感神经系统，增加周围血管的收缩力，该效应有益于存活心肌恢复心排血量。两个系统持续的激活对心功能产生灾难性后果，特别是在已经受损的心脏中更为明显。通过 RAAS 和 SNS 的联合收缩血管，可以导致心室后负荷增加，这样就会反过来导致心脏需氧量增加，肺毛细血管楔压增加，左心室舒张末期容积增加，均会导致心力衰竭的进展。另外，醛固酮和 AVP 导致血管容量增加，引起心腔内压升高、肺淤血及水肿[52]。交感神经的过度激活和心肌细胞凋亡、心肌肥大及局灶性心肌坏死密切相关[53]。另外，Ang II 也可直接导致心肌细胞坏死并改变细胞外基质环境[54]，继

而促进反应性血管周围间质纤维化。神经激素的活性和心力衰竭的严重程度密切相关已不足为奇。Francis 对左心室功能障碍伴或不伴有充血性心力衰竭患者的神经激素的活性研究表明，血浆去甲肾上腺素、AVP 及肾素的水平随着心力衰竭的进展而增加[55]。此外神经激素的活性和心力衰竭的预后密切相关。比如，北斯堪的纳维亚开展的依那普利生存性研究中，重度心力衰竭患者被随机分为依那普利治疗组和空白对照组，研究证实血浆血管紧张素、心房钠尿肽、去甲肾上腺素和肾上腺素在死亡患者较生存患者明显增加[56]。心力衰竭患者给予神经激素活性抑制药后，患者心排血量增加以及死亡率降低，更加证实了心力衰竭患者中神经激素的活性与患者的预后密切关系。在充血性心力衰竭美托洛尔 CR/XL 随机干预（MERIT-HF）的研究显示，除最佳标准治疗外，给予患者美托洛尔（一种 β 受体拮抗药），每日一次可以提高慢性心力衰竭患者生存率[57]。β 受体拮抗药被认为可以有效抑制 SNS 的许多有害的血流动力学效应和代谢效应，并至少部分地干预心力衰竭患者的 RAAS[58]。β 受体拮抗药可以抑制 SNS 的许多有害血流动力学和代谢效应，至少可以干预心力衰竭患者的 RAAS 系统[58]。同理，ACE 抑制药和 Ang II 受体拮抗药，可以通过抑制血管紧张素的活性抑制神经激素的激活。需要指出的是，心力衰竭中炎症反应和神经激素的激活并非相互独立的过程。研究显示，Ang II 可以对血管壁产生显著的促炎效应，可以诱导白细胞的活化以及黏附分子、ROS、炎症因子的合成，加剧了内皮细胞功能的损害和血管炎症反应[59]。而且，SNS 的激活可以抑制先天免疫系统的激活，同时可以调节获得性免疫系统的细胞[60]。Gurantz 等报道 TNF-α 和 IL-1 与心肌中 Ang II 受体密度的增加直接相关[30]。RAAS 和 SNS 系统的相互作用，在前期临床前动物研究中已得到详细的阐述，需要更好地理解其中复杂的过程。

四、临床疾病

心力衰竭可以是急性的，或者是慢性的，主

要表现在心室无法得到正常的充盈和输出，会导致心排血量降低，无法满足机体营养的需要。而且，血流迂缓，在肺脏、肝脏及微循环沉积，将会导致一系列症状：呼吸困难、端坐呼吸、阵发性或间歇性夜间呼吸困难、疲劳、发绀和水肿。正如之前研究所示，衰竭心脏神经激素和炎症系统的激活，主要是维持血压及血容量，从而维持正常的心排血量。心力衰竭最常见病因是冠状动脉疾病，主要占据心力衰竭患者中的 70%[61]，而现在对心肌梗死后再灌注治疗的提高导致心力衰竭患者生存率增加，受益患者越来越多。包括缺血、梗死面积、心室重塑、机械应力、心肌细胞死亡在内的多种因素共同导致了整体性心脏功能障碍和心力衰竭[62]。除冠心病，心力衰竭和未控制的高血压、酗酒、药物滥用、甲状腺功能亢进心脏瓣膜异常有关，病毒感染和心肌炎也和心力衰竭密切相关，虽然它们是较少见的病因。这里，我们讨论这些临床疾病背后的病理生理炎症流行病学病因，并进一步阐述它们和贫血、心脏恶病质、肺动脉高压及系统性炎症反应的关系。

（一）心力衰竭炎症的临床病因

原发性高血压是心力衰竭的另一种常见但未被认识的原因，并导致机体促炎状态。在高血压患者中，由于周围血管压力的增加导致心脏后负荷增加，这些改变可以调节机械因素和免疫因子，导致内皮细胞功能异常，细胞因子的生成和分泌、ECM 的沉积和炎症反应。在高血压动物模型中，在血管系统中发现了炎症反应。此外，C 反应蛋白（CRP）和 IL-6 也与高血压血管重构和心血管预后不良有关[63]。在其他动物模型和人类疾病研究中，高血压血管中也存在涉及 RAAS 系统相关的促炎因子，并进一步证实了该过程。因此炎症是高血压及其导致心力衰竭的根本病因[64]。

另一种导致心力衰竭的病因是酒精性心肌病，主要表现为心脏扩张。并且很多时候，这种心肌病可以随着戒酒完全逆转。这种疾病，酒精可以引起慢性炎症反应最终导致心力衰竭。研究显示，酒精肝患者体内促炎因子水平较高[65]。而且，人

类促炎和抗炎因子的基因组成和酒精相关疾病关系密切。在此种情况下，长期慢性饮酒可以导致肠道细菌移位，导致 LPS 相关的炎症反应，LPS 本身则是细菌的组成成分。在正常人中，LPS 则被解毒，防止导致系统性炎症反应。然而，在慢性酒精中毒过程中，肝脏功能障碍导致对 LPS 产生一系列炎症反应，导致 TNF-α 和 TLR 等免疫原性信号的激活，它们正是之前描述的心力衰竭进展重要炎症因子[66]。

甲状腺功能紊乱和心力衰竭密切相关，无论是甲状腺功能减退还是甲状腺功能亢进。在已经有心脏病患者中，甲状腺功能亢进会加剧心肌收缩力和心排血量的受损。甲状腺功能亢进可通过持续性窦性心动过速和房颤，单独导致心肌收缩功能受损。相反，低水平甲状腺激素导致心肌基因表达改变，增加全身血管的阻力，导致心力衰竭[67]。虽然甲状腺功能可直接影响心脏，但甲状腺功能障碍的许多病因在本质上属于自身免疫性疾病。例如，桥本甲状腺炎和其他自身免疫性甲状腺炎主要是由体液免疫和细胞免疫的失衡，导致促炎反应，就像模拟心力衰竭患者系统性炎症反应。IL-6 在桥本甲状腺炎的病理生理中占有重要地位，同时也是和心力衰竭进展相关的炎性因子[68]。

瓣膜性心脏病可以通过改变压力容积关系导致心力衰竭并进一步加重心肌重构。近期研究表明瓣膜性心脏病心力衰竭和炎性因子密切相关，比如，主动脉瓣狭窄经常伴有明显的单核炎症细胞浸润[69]。其他炎症标志物也常见于风湿和非风湿性心脏瓣膜疾病[70] 提示炎症和心力衰竭密切相关。

心肌炎主要是由炎症病因引起心力衰竭的一种疾病，其主要表现为心肌组织炎症细胞的浸润。心肌炎的本质是感染性或自身免疫性疾病，从实验室模型推测大部分为促炎因子和不同细胞介导的炎症反应。其中最常见的病因学主要是柯萨奇病毒 B3（CVB3），其发展至慢性心肌炎，在遗传易感个体中则进展为心力衰竭。在分子水平上，CVB3 已经被证实可以直接导致细胞死亡。而且，已有研究证实，对于 CVB3 的亚型，一些肌细胞

可以因免疫应答而恢复，特别是通过 NK 细胞、抗体、巨噬细胞、T 细胞、干扰素 -α 和干扰素 -β。因此在感染 CVB3 病毒复制后而启动的免疫反应是防止心肌细胞坏死和凋亡的关键。然而，需要指出的是，抗 CVB3 启动的炎症反应，也可导致自身免疫炎症反应，因此常表现为有害作用。在类似的试验中，Neu[71] 等发现 CVB3 感染后机体产生抗心脏肌球蛋白的自身免疫抗体。在其他小鼠心肌炎模型中也发现对其他蛋白质的自身免疫抗体（体液），包括抗核苷酸转运蛋白（ANT），分支链酮酸脱氢酶和细胞外基质蛋白，这些抗体在心肌炎患者血浆中也可被检测到。

（二）炎症和心力衰竭临床综合征

为了解机体炎症反应，首要理解其在促进贫血、恶病质、肺动脉高压及系统性炎症作用。1/3 的病例中发现贫血，通常在一半的心力衰竭中和肾功能不全有关，且通常由肾脏缺血和肾血管收缩引起。因此，肾脏不能产生出足够水平的 EPO，从而导致贫血。最近研究表明，贫血也可由免疫系统直接引起。比如，慢性心力衰竭患者中过多的 TNF-α 和 IL-6 会导致 EPO 分泌减少，甚至干扰 EPO 在骨髓中信号的传递。这些信号已被证实可以在翻译和转录水平抑制 EPO 的产生[72]，而且，这些促炎细胞因子减少骨髓中铁的供应。铁调素，由肝脏产生的蛋白质样激素，可协调铁代谢，也可介导贫血和炎症之间的联系。在严重的炎症反应中，铁调素在细胞因子水平上增加，与 CRP 及淀粉样蛋白的释放呈正相关。贫血不仅通过引起心动过速压力和容量增加，并也可减少肾血流量和液体潴留，导致心脏功能的恶化。贫血也和心力衰竭的死亡率相关[73,74]。

在恶病质中，身体消瘦通常被认为与心力衰竭有关，并与 LVEF 的降低有关，同时它还与脂肪和骨的总质量减少有关。越来越多的研究证据表明，神经激素和免疫异常加剧心力衰竭的进展。比如，心脏恶病质和血浆中的炎症因子，如 TNF-α 和神经内分泌的激活，可导致分解代谢过程和合成代谢过程的比例失衡[75]。促炎因子在维持代谢过程中发挥的巨大作用。例如，TNF-α 增加分解代谢激素瘦素的表达，IL-1 减少神经肽 Y 的表达，两者都参与分解代谢过程。内毒素和细胞因子诱导瘦素的表达，TNF-α 导致肥胖相关的高瘦素血症，而 IL-1 对 CNS 的影响导致神经肽 Y 的释放。此外，由于心力衰竭和饮食不足导致的肠道血流灌注减少也发挥重要作用。而且，IL-6 的激活需要大量的必需氨基酸，导致骨骼肌组织分解。TNF-α 导致横纹肌中蛋白分解从而引起肌肉逐渐萎缩[76]。心排血量减少导致氧供减少，贫血可导致肺循环缺氧性收缩，而且，神经激素的激活进一步加剧此反应，导致肺动脉高压和右心衰竭。而且，肺动脉血管床的充盈触发炎症反应[77]，导致疲劳和呼吸困难。在肺动脉组织中发现了单核细胞和巨噬细胞以及激活的 IL-6 及抗原提呈 T 细胞。肺动脉高压中这些斑块可导致心力衰竭患者肺动脉高压综合征，产生水肿。比如，抑制 TNF-α 的表达可减轻肺动脉高压，TNF-α 在肺动脉高压患者中明显升高[78]。

CRP 在心力衰竭中升高，并且可以导致诸如 COPD 此类疾病病理进展。而且，心脏和肺脏之间的联系中有着特殊的作用，称之为心肺联合体，这些连接体和 CRP 及 IL-6 相关。此外自身抗原及氧化的 LDL 可以导致 T 细胞、巨噬细胞、肥大细胞的激活，导致 IFN-γ 和 TNF-α 分泌增多，也可激活 MMP。在心肺疾病中 TNF-α 至关重要，TNF-α 和 IL-6 导致 CRP 升高，可以进一步加重动脉粥样硬化水平，增加纤维蛋白原和促凝血酶原合成，增加患者发生凝血的风险[79]。